W. Hiddemann (Hrsg.)

Medizin im Brennpunkt
Aktuelle Fragen der klinischen Medizin

Springer-Verlag Berlin Heidelberg GmbH

W. Hiddemann (Hrsg.)

Medizin im Brennpunkt

Aktuelle Fragen der klinischen Medizin

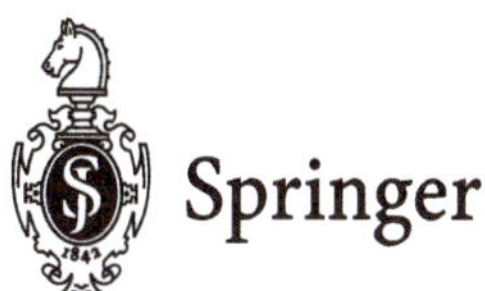

Professor Dr. Wolfgang Hiddemann
LMU München
Klinikum Großhadern
Medizinische Klinik und Poliklinik III
Marchioninistraße 15, D-81377 München

Die Deutsche Bibliothek – CIP-Einheitsaufnahme
Medizin im Brennpunkt: aktuelle Fragen der klinischen Medizin / Hrsg.: W. Hiddemann. – Berlin; Heidelberg; New York; Barcelona; Hongkong; London; Mailand; Paris; Singapur; Tokio : Springer, 2000
ISBN 978-3-540-66864-0 ISBN 978-3-642-59730-5 (eBook)
DOI 10.1007/978-3-642-59730-5

ISBN 978-3-540-66864-0 Springer-Verlag Berlin Heidelberg New York

Springer-Verlag ist ein Unternehmen der Fachverlagsgruppe BertelsmannSpringer

Satz: Goldener Schnitt, 76547 Sinzheim
Umschlaggestaltung: de'blik, 10435 Berlin

Gedruckt auf säurefreiem Papier SPIN: 10734041 22/3130 5 4 3 2 1 0

Vorwort

Obwohl es die vordringliche Aufgabe einer Fachzeitschrift ist, den Leser über aktuelle Problemfelder der klinischen Medizin kompetent zu informieren und ihn damit vordringlich zum Empfänger von Informationen zu machen, findet auch der umgekehrte Weg vom Leser an den Autor zurück in guten und lebendigen Zeitschriften seine Berücksichtigung. Die Rubrik „Leser fragen – Experten antworten" hat seit ihrer Einführung in den unterschiedlichen Facharztzeitschriften des Springer-Verlages eine große Resonanz gefunden. Sie ermöglicht dem Leser, konkrete Fragen an Experten des Herausgebergremiums und wissenschaftlichen Beirates zu stellen, die somit die Informationen der Artikel ergänzen und erweitern. Die hohe Zahl von Anfragen aus dem Leserkreis unterstreicht das große Interesse an dieser Sparte nachdrücklich und untermauert darüber hinaus die Aktualität und Vitalität des beidseitigen Dialoges. Um diese Entwicklung weiter zu verstärken, hat sich der Springer-Verlag dazu entschlossen, aktuelle Fragen der klinischen Medizin aus der Sparte „Leser fragen – Experten antworten" in Form einer kleinen Sammlung zusammenzustellen. Diese ist nach unterschiedlichen Fachgebieten sortiert und ermöglicht auf diese Weise eine rasche, fachbezogene Information. Auf diese Weise ist es möglich, die vielen Leser sicherlich auch auf der Zunge liegenden Fragen und vor allem die Antworten von ausgewiesenen Experten nachzulesen und sich damit über aktuelle Sachfragen der klinischen Medizin näher zu informieren.

München, im März 2000 — Prof. Dr. Wolfgang Hiddemann

Inhaltsverzeichnis

1 Gastroenterologie

1.1 Säurehemmung nach Eradikation ... 3
1.2 Schlingenbiopsie bei Gastroskopie ... 11
1.3 Der ^{13}C-Harnstoff-Atemtest ... 14
1.4 Akute Gastroenteritis im Kindesalter ... 17
1.5 Ulkustherapie bei Morbus Crohn ... 20
1.6 Isotretinoin bei entzündlichen Darmerkrankungen ... 24
1.7 Kontrastmittel-induzierte Zwischenfälle bei ERCP ... 30
1.8 Ungewöhnliche Hepatitis B-Serologie ... 32
1.9 Superinfektion bei Hepatitis C ... 34
1.10 Nachsorge des kolorektalen Karzinoms ... 40
1.11 PEG und ventrikuloperitonealer Shunt ... 47

2 Kardiologie und Angiologie

2.1 Pathophysiologie der AV-Knoten-Reentry-Tachykardie ... 53
2.2 Thrombolyse beim „non-Q-Wave"-Infarkt? ... 59
2.3 Systemische Lyse bei intrakardialen Thromben? ... 63
2.4 Kardiomyopathie durch Antidepressiva ... 68
2.5 Auswirkung von Digitalis auf den Herzrhythmus ... 75
2.6 Primärprävention durch Lipidsenkung ... 80
2.7 Thrombolyse bei Dialysepatienten ... 84
2.8 Reinsult bei Vorhofflimmern ... 87
2.9 Thromboseprophylaxe bei Insultpatienten ... 90
2.10 Alternativen zu ASS? ... 92
2.11 Antithrombozytäre Therapie rezidivierender TIA's ... 103
2.12 Heparinprophylaxe ... 110
2.13 Kompressionsbehandlung bei Beinvenenthrombose ... 115
2.14 Orale Antikoagulation nach Phlebothrombose ... 121
2.15 Stent-Implantation bei Aortenaneurysma ... 124

3 Rheumatologie und Nephrologie

3.1 Diagnose des Fibromyalgiesyndroms 129
3.2 Ätiologie und Inzidenz des Karpaltunnelsyndroms 135
3.3 Antiphospholipid - Antikörpersyndrom 140
3.4 T-Zellen bei Pollinosis und Kolitis 144
3.5 Zerebrovaskuläre Manifestationen der Riesenzellarteriitis 147
3.6 Nephrotoxizität von MRT-Konstrastmitteln 152
3.7 Hämaturie bei polyzystischer Nierenerkrankung 157
3.8 ASS bei Niereninsuffizienz 167

4 Endokrinologie und Stoffwechsel

4.1 Gastroenterale diabetische Neuropathie 173
4.2 Eingeschränkte Glukosetoleranz 180
4.3 Therapie des kindlichen Diabetes 190
4.4 Diättherapie bei Hypercholesterinämie 192
4.5 CK-Erhöhung unter lipidsenkender Therapie 195
4.6 Verursacht Schokolade Migräne? 198
4.7 Asymptomatische Hyperurikämie 199
4.8 Homocystein und Atherogenese 201
4.9 Behandlung des isolierten Testosteronmangels 207
4.10 Vitaminsupplementierung 212

5 Pädiatrie

5.1 Therapie des kindlichen Asthmas 219
5.2 Parenterale Jodzufuhr bei Frühgeborenen 221
5.3 Kombination von Vitamin D mit Fluorid 223
5.4 Vitamin-K-Prophylaxe 225
5.5 Nachweis konnataler Infektionen durch Gesamt-IgM 227
5.6 Qualitätskriterien für die Hüftsonographie 230
5.7 Hüftdysplasie bei Neugeborenen 232
5.8 Behandlung der geburtstraumatischen Plexusläsion 235
5.9 Hautreinigung von Säuglingen mit Feuchttüchern 240
5.10 Raynaud-Phänomen im Kindesalter 244
5.11 Höhenexposition von Kindern 246
5.12 Blasenentleerungsstörung 248
5.13 Angeborene radioulnare Synostose 250

6 Gynäkologie und Geburtshilfe

6.1 Hymenalatresie 255
6.2 Anästhesie und „Pille" 256
6.3 Antikoagulation in der Schwangerschaft 260
6.4 Nüchternheitsgebot im Kreißsaal 263
6.5 Fenoterol vor Sektio 266
6.6 Rückenmarknahe Anästhesie bei Sektio 269
6.7 Intubationsnarkose und Stillen 272
6.8 Hypertonie in der Stillzeit 278

7 Notfall- und Intensivmedizin / Anästhesiologie

7.1 Funktionsweise der Bülau-Drainage.................... 285
7.2 Lyse und ZVK bei akutem Myokardinfarkt............... 289
7.3 Kortikoide bei Hirnödem............................... 296
7.4 Tracheotomie bei Langzeitbeatmung 300
7.5 Autologes Plasma oder Volumenersatz? 309
7.6 Einsatz und Sicherheit von Blutplasma 313
7.7 Erythromycin bei Darmatonie 315
7.8 Patientenverfügung im Notfalldienst................... 321
7.9 Remifentanil im Rettungsdienst 325
7.10 Aufklärung bei Wahleingriff 328
7.11 Präoperatives Nüchternheitsgebot..................... 330
7.12 Präoperatives Management bei Marcumar.............. 333
7.13 Wirkung von Muskelrelaxanzien auf den Herzmuskel 336
7.14 Gefahren von Chloräthyl 339
7.15 Narkoserisiken bei Anabolika 340
7.16 Biguanide und elektive Anästhesien 345

8 Pharmakologie und Pharmakotherapie

8.1 ASS und das operative Risiko 351
8.2 ASS-induzierter Tinnitus 354
8.3 Alternierende Dosierung von Bisoprolol? 355
8.4 Eisensubstitution oral oder parenteral? 356
8.5 Wundinfektion durch Eisen............................. 360
8.6 Misteltherapie 362
8.7 Allergische Reaktionen auf Chlorhexidin................ 368

8.8 Wirkungen und Gefahren von Ecstasy 370
8.9 Opioidgabe bei Drogenabhängigen 375
8.10 Lokalbehandlung mit Chloramphenicol 379
8.11 HMG-CoA-Reduktasehemmer 381
8.12 Alkohol-Inhalation bei Asthma bronchiale 384
8.13 Therapie bei Asthma bronchiale 388
8.14 Arzneimittelinteraktionen von Protonenpumpeninhibitoren 394
8.15 Therapie der Transfusionshämochromatose 399

9 Dermatologie

9.1 Kalzium und allergologische Hauterkrankungen 407
9.2 Tumeszenz-Anästhesie 410
9.3 Tumormarker bei Nävus und Melanom 412
9.4 Therapieempfehlung bei Befall mit Augustpocken 414
9.5 Pigmentstörungen bei Kortikoidinjektionen 416
9.6 Verletzungen durch Feuerwerkskörper 419
9.7 Externe Wismuttherapie 421

10 Public Health

10.1 Impfungen nach Splenektomie 425
10.2 Chronischer Tinnitus 428
10.3 Warzen beim Schwimmunterricht 432
10.4 BCG-Schutzimpfung bei Neugeborenen 437
10.5 Rötelntherapie bei nephrotischem Syndrom 439
10.6 Wiederzulassung zur Schule bei Verlausung 441
10.7 Rezidivierende Pertussis nach Impfung 443
10.8 Malariaprophylaxe 447
10.9 Multiresistente Staphylokokken 450

11 Umweltmedizin

11.1 Nachweis einer Amalgamallergie 457
11.2 Aspergillus fumigatus in der Raumluft 461
11.3 Gesundheitliche Aspekte eines Waldkindergartens 465
11.4 BSE durch Heparin oder Gelatinepräparate 467
11.5 Allergisierende Potenz von Teebaumöl 472
11.6 Lungenkrebs durch Chemikalien 478

12 Genetik

12.1 Warum bluten Bluter? 489
12.2 Besonderheiten bei Thalassämia minor 492
12.3 Antikoagulation bei hereditärer Thrombophilie 495
12.4 APC-Resistenz 500
12.5 Lebertransplantation bei Familiärer Amyloid Polyneuropathie 504

13 Labor und Diagnose

13.1 Das „Routinelabor" 511
13.2 Bewertung von Anti-Streptolysin Titern 518
13.3 Diagnostik bei Chlamydien 521
13.4 Gemischte Kryoglobulinämie bei chronischer Hepatitis C 525
13.5 Serumlipoproteine nach Myokardinfarkt 529
13.6 Bronchiale Provokationstestung 532
13.7 Zellulärer Antigenstimulationstest (CAST) 536
13.8 Korrekte Blutdruckmessung 540
13.9 Rechtliche Folgen einer histologischen Fehldiagnose 547
13.10 Saures Blut durch Streß? 553

Autorenverzeichnis

Prof. Dr. G. Adler
Abteilung Innere Medizin 1,
Medizinische Klinik, Universität Ulm
Robert-Koch-Straße 8, D-89081 Ulm

Dr. D.M. Albrecht
Klinikum für Anästhesie und
Intensivtherapie, Universitätsklinikum
Carl Gustav Carus,
Fetscherstr. 74, D-01307 Dresden

Prof. Dr. R. Arnold
Zentrum für Innere Medizin,
Baldinger Straße, D-35043 Marburg

Prof. Dr. G. Assmann
Institut für Klinische Chemie und
Laboratoriumsmedizin der
Westfälischen Wilhelms-Universität,
Albert-Schweitzer-Straße 33,
D-48149 Münster

Prof. Dr. C. Aul
Medizinische Klinik II (Hämatologie,
Onkologie und Immunologie)
St. Johannes-Hospital
An der Abtei 7-11, D-47166 Duisburg

Dr. J. Bahm
Klinik für Plastische Chirurgie
Hand- und Verbrennungschirurgie
Universitätsklinikum der RWTH
Pauwelsstr. 30, D-52057 Aachen

Priv.-Doz. Dr. U. Bahner
Kuratorium für Dialyse und
Nierentransplantation e.V.
Hans-Brandmann-Weg 1
D-97080 Würzburg

Prof. Dr. L. Balleisen
Medizinische Klinik,
Hämatologie/Onkologie,
Evangelisches Krankenhaus Hamm
Werler Straße 110, D-59063 Hamm

Dr. K. Becker
Institut für Medizinische
Mikrobiologie der Westfälischen
Wilhelms-Universität
Domagkstraße 10, D-48149 Münster

Dr. Barbara Beland
Klinik und Poliklinik für
Anästhesiologie und
operative Intensivmedizin
Albert-Schweitzer-Straße 33,
D-48149 Münster

Dr. T. Benter
Abt. für Hämatologie, Onkologie und
Tumorimmunologie, Robert-Rössle-
Klinik am Max Delbrück-Zentrum
für Molekulare Medizin
Virchow-Klinikum der
Humboldt Universität
Lindenberger Weg 80, D-13125 Berlin

Priv. Doz. Dr. Renate Bergmann
Zentrum für Kinder- und Jugendmedizin
Virchow-Klinikum der
Humbold-Universität, Augustenburger
Platz 1, D-13353 Berlin

Dr. J.-U. Bleyl
Klinikum für Anästhesie und
Intensivtherapie, Universitätsklinikum
Carl Gustav Carus,
Fetscherstr. 74, D-01307 Dresden

Prof. Dr. M. Böhm
Klinik III für Innere Medizin der
Universität zu Köln
Joseph-Stelzmann-Straße 9,
D-50924 Köln

Prof. Dr. W. Bommer
Tropenmedizinisches
Beratungszentrum,
Werner-von-Siemens-Str. 10,
D-37077 Göttingen

Dr. M. Braun
Abteilung Kardiologie, Angiologie und
Pulmologie der Medizinischen
Universitätsklinik
Bergheimer-Straße 58,
D-69115 Heidelberg

Prof. Dr. G. Breithardt
Medizinische Klinik und Poliklinik
Innere Medizin C
Westfälische Wilhelms-Universität
Albert-Schweitzer-Str. 39,
D-48129 Münster

Prof. Dr. Eva-B. Bröcker
Universitäts-Hautklinik
Josef-Schneider-Str. 2,
D-97080 Würzburg

Prof. Dr. H.D. Bruhn
I. Medizinische Universitätsklinik
Schittenhelmstraße 12,
D-24105 Kiel

Prof. Dr. T. Brüssel
Klinik und Poliklinik für
Anästhesiologie und operative
Intensivmedizin
Westfälische Wilhelms-Universität
Albert-Schweitzer-Straße 33,
D-48149 Münster

Prof. Dr. A.B. Buchwald
Medizinische Klinik und Poliklinik
der Georg-August-Universität
Robert-Koch-Straße 40,
D-37075 Göttingen

Dr. jur. D. Buchwald
Rudolf-Breitscheid-Str. 124,
D-14482 Potsdam

Prof. Dr. H. Burchardi
Zentrum Anästhesiologie
Rettungs- und Intensivmedizin
Abteilung II
Georg-August-Universität Göttingen
Robert-Koch-Straße 40,
D-37075 Göttingen

Dr. G. Burgard
Klinik und Poliklinik für
Anästhesiologie und operative
Intensivmedizin
Westfälischen Wilhelms-Universität
Münster
Albert-Schweitzer-Straße 33,
D-48149 Münster

Prof. Dr. F. Daschner
Institut für Umweltmedizin und
Krankenhaushygiene
Hugstetter Straße 55,
D-79106 Freiburg

Dr. M. Dettenkofer
Institut für Umweltmedizin und
Krankenhaushygiene
Hugstetter Straße 55,
D-79106 Freiburg i. Br.

Prof. Dr. C. Diefenbach
Klinik für Anästhesiologie und
operative Intensivmedizin der
Universität zu Köln
Joseph-Stelzmann-Str. 9,
D-50931 Köln

Dr. F.L. Dumoulin
Allgemeine Innere Medizin,
Medizinische Universitätsklinik
Sigmund-Freud-Straße 25,
D-53127 Bonn

Prof. Dr. S. Eber
Universitätskinderklinik
Steinwiesstr. 75, CH-8032 Zürich

Priv.-Doz. Dr. A. von Eckardstein
Institut für Klinische Chemie und
Laboratoriumsmedizin der
Westfälischen Wilhelms-Universität,
Albert-Schweitzer-Straße 33,
D-48149 Münster

Prof. Dr. J.H.H. Ehrich
Abteilung Kindernephrologie,
Universitätsklinik und Poliklinik für
Kinderheilkunde
Universitätsklinikum Charité
Schumannstr. 20/21, D-10117 Berlin

Dr. B. Eisenbart
Georg-August-Universität
Postfach 3744, D-37027 Göttingen

W. Fehrs
Ichthyol-Gesellschaft Cordes,
Hermanni & Co., Med.-Wiss. Abteilung
Sportallee 85, D-22335 Hamburg

Prof. Dr. R. Ferlinz
III. Medizinische Klinik, Schwerpunkt
Pneumologie der Universitätsklinik,
Langenbeckstraße 1, D-55131 Mainz

Dr. D. Fingerhut
Klinik und Poliklinik für
Anästhesiologie und operative
Intensivmedizin
Westfälischen Wilhelms-Universität
Albert-Schweitzer-Straße 33,
D-48149 Münster

Prof. Dr. J. Floege
Medizinische Klinik II
der RWTH Aachen
Pauwelsstr. 30,
D-52057 Aachen

Dr. Heike Freidank
Institut für Medizinische
Mikrobiologie und Hygiene der
Universität
H.-Herder-Straße 11,
D-79104 Freiburg

Prof. Dr. Th. Fuchs
Hautklinik und Poliklinik,
Funktionsbereich Allergologie der
Georg-August-Universität,
Von-Siebold-Straße 3,
D-37075 Göttingen

Priv.-Doz. Dr. N. Gattermann
Klinik für Hämatologie,
Onkologie und klinische Immunologie,
Medizinische Klinik u. Poliklinik
Moorenstr. 5,
D-40225 Düsseldorf

Prof. Dr. G. Geserick
Institut für Rechtsmedizin,
Medizinische Fakultät der Humboldt-
Universität Berlin
Hannoversche Straße 6,
D-10115 Berlin

Dr. A. Giagounidis
Medizinische Klinik II (Hämatologie,
Onkologie und Immunologie)
St. Johannes-Hospital
An der Abtei 7-11, D-47166 Duisburg

Prof. Dr. C.H. Gleiter
Abteilung Klinische Pharmakologie
der Universität
Wilhelmstr. 56,
D-72074 Tübingen

Priv.-Doz. Dr. M. Griese
Kinderpoliklinik der
Universität München
Pettenkoferstr. 8a,
D-80336 München

Prof. Dr. G. Gross
Univ.-Hautklinik
Augustenstr. 80-85,
D-18055 Rostock

Prof. Dr. M.H. Hackenbroch
Klinik und Poliklinik für
Orthopädie der Universität Köln
Joseph-Stelzmann-Str. 24,
D-50931 Köln

Dr. C. Hafer
Abteilung Rheumatologie, Zentrum
Innere Medizin und Dermatologie
Medizinische Hochschule
Carl-Neuberg-Straße 1,
D-30625 Hannover

Dr. A. Hahn
Bundesinstitut für gesundheitlichen
Verbraucherschutz und
Veterinärmedizin
Thielallee 88-92, D-14195 Berlin

Dr. M. Haid
Universitäts-HNO-Klinik
Robert-Koch-Str. 40, D-37075 Göttingen

Prof. Dr. H. Hartmann
Medizinische Klinik und Poliklinik der
Georg-August-Universität
Robert-Koch-Straße 40,
D-37075 Göttingen

Dr. Th. Hauer
Institut für Umweltmedizin und
Krankenhaushygiene
Hugstetter Straße 55,
D-79106 Freiburg

Dr. W. Haverkamp
Medizinische Klinik und Poliklinik,
Innere Medizin C, Westfälische
Wilhelms-Universität
Albert-Schweitzer-Str. 39,
D-48129 Münster

Prof. Dr. Dr. hc. A. Heidland
Kuratorium für Dialyse und
Nierentransplantation e.V.
Hans-Brandmann-Weg 1,
D-97080 Würzburg

Prof. Dr. H. Heimpel
Medizinische Universitätsklinik
Robert-Koch-Str. 8, D-89081 Ulm

PD. Dr. U. Heininger
Universitäts-Kinderspital
beider Basel UKKB
Postfach, CH-4005 Basel

Prof. Dr. V. Hempel
Anästhesie I und Zentrallabor,
Klinikum Konstanz
Luisenstr. 7, D-78461 Konstanz

Priv.-Doz. Dr. W. Heppt
Hals-Nasen-Ohren-Klinik,
Städtisches Klinikum
Postfach 6280, D-76042 Karlsruhe

Prof. Dr. A. Heuck
Radiologisches Zentrum München
Pasing
Pippinger Str. 25, D-81245 München

Dr. G. Hindricks
Universität Leipzig, Herzzentrum,
Kardiologie
Russenstr. 19, D-04289 Leipzig

Dr. G. Huether
Psychiatrische Klinik der Universität
v. Siebold-Straße 5, D-37075 Göttingen

Dipl. Chem. Prof. Dr. med. H. Ippen (†)
Springstr. 67, D-37077 Göttingen

Dr. K.P. Ittner
Institut für Pharmakologie,
Universität Regensburg
Franz-Josef-Strauß-Allee 11,
D-93042 Regensburg

Dr. Th. Jansen
Klinik und Poliklinik für Dermatologie
und Allergologie der Ludwig-
Maximilians-Universität
Frauenlobstr. 9-11, D-80337 München

Prof. Dr. A. Kapp
Dermatologische Klinik und Poliklinik
der Medizinischen Hochschule
Ricklingerstr. 5, D-30449 Hannover

Prof. Dr. Ch. Keller
Klinikum Innenstadt, Medizinische
Poliklinik der Ludwig-Maximilians-
Universität
Pettenkoferstr. 8a, D-80336 München

Priv.-Doz. Dr. K.M. Keller
Deutsche Klinik für Diagnostik
Aukammallee 33, D-65191 Wiesbaden

Dr. E. Kilger
Herzklinik der Universität München
am Augustinum
Wolkerweg 16, D-81375 München

Priv.-Doz. Dr. C. Kirchmaier
Blutspendedienst des DRK
Sandhofstraße 1,
D-60528 Frankfurt/Main

Prof. Dr. G. Klose
Zentralkrankenhaus Links der Weser,
Medizinische Klinik
Senator-Weßling-Straße 1,
D-28277 Bremen

Priv.-Doz. Dr. F.-M. Köhn,
Klinik und Poliklinik für Dermatologie
und Allergologie am Biederstein
Technische Universität München
Biedersteiner Str. 29, D-80802 München

Dr. C.-H. Köhne
Abt. für Hämatologie, Onkologie und
Tumorimmunologie, Robert-Rössle-
Klinik am Max Delbrück-Zentrum für
Molekulare Medizin Virchow-Klinikum
der Humboldt Universität
Lindenberger Weg 80, D-13125 Berlin

Dr. Britta Köppe
Abteilung Innere Medizin 1,
Medizinische Klinik, Universität Ulm
Robert-Koch-Straße 8, D-89081 Ulm

Prof. Dr. H. C. Korting
Dermatologische Klinik und Poliklinik
der LMU München
Frauenlobstr. 9–11, D-80337 München

Priv.-Doz. Dr. H. Kottkamp
Universität Leipzig, Herzzentrum,
Kardiologie
Russenstr. 19, D-04289 Leipzig

Dr. B. Kränke
Universitäts-Hautklinik,
Abteilung für Umweltdermatologie
Auenbruggerplatz 8, A-8036 Graz

Priv.-Doz. Dr. B.K. Krämer
Klinik und Poliklinik für
Innere Medizin II, Klinikum der
Universität Regensburg
Franz-Josef-Strauß-Allee 11,
D-93042 Regensburg

Prof. Dr. R. v. Kries, Msc.
Institut für Soziale Pädiatrie und
Jugendmedizin
Heiglhofstr. 63, D-81377 München

Prof. Dr. M. Landthaler
Universitäts-Hautklinik
Franz-Josef-Strauß-Allee 11,
D-93053 Regensburg

Prof. Dr. H. Laubenthal
St. Josef-Hospital,
Ruhr-Universität Bochum
Gudrunstraße 56, D-44791 Bochum

Dr. J. Leidel
Gesundheitsamt der Stadt Köln,
D-50667 Köln

Prof. Dr. Th. Lenarz
Klinik und Poliklinik für Hals, Nasen, und Ohrenheilkunde
Carl-Neuberg Straße 1,
D-30625 Hannover

Prof. Dr. U. Leonhardt
Abt. Gastroenterologie und Endokrinologie, Zentrum Innere Medizin,
Georg-August-Universität Göttingen
Robert-Koch-Straße 40,
D-37075 Göttingen

Dr. T. Linares
Klinik für Anästhesiologie,
Medizinische Universität zu Lübeck
Ratzeburger Allee 160,
D-23562 Lübeck

Prof. Dr. B. Lüderitz
Medizinische Universitäts-Klinik und Poliklinik II
Sigmund-Freud-Straße 25,
D-53105 Bonn

Dr. H.C. Ludwig
Klinik und Poliklinik für Neurochirurgie der Georg-August-Universität
Robert-Koch-Straße 40,
D-37075 Göttingen

Prof. Dr. D. Luft
Abteilung Innere Medizin IV, Med. Klinik und Poliklinik der Universität
Otfried-Müller-Straße 10,
D-72076 Tübingen

Prof. Dr. P. Mallmann
Universitäts-Frauenklinik
Joseph-Stelzmann-Str. 9, D-50924 Köln

Prof. Dr. M.P. Manns
Abteilung Gastroenterologie und Hepatologie, Medizinische Hochschule
Carl-Neuberg-Straße 1,
D-30623 Hannover

Prof. Dr. F. Manz
Forschungsinstitut für Kinderernährung
Heinstück 11, D-44224 Dortmund

Prof. Dr. E. Martin
Universitäts-Klinik für Anästhesiologie
Im Neuenheimer Feld 110,
D-69120 Heidelberg

Prof. Dr. R. Meister
Marienkrankenhaus, Klinik für Erkrankungen der Atmungsorgane, Asthma und Allergie
Auguste-Viktoria-Allee 2,
D-33175 Bad Lippspringe

Priv.-Doz. Dr. R. Mesters
Medizinische Klinik und Poliklinik, Abteilung Innere Medizin A,
Albert-Schweitzer-Straße 33,
D-48129 Münster

Dr. M. Metzger
Universitätsklinikum Carl-Gustav Carus der Technischen Universität Dresden
Klinik für Anästhesie und Intensivtherapie
Fetscherstr. 74, D-01307 Dresden

Prof. Dr. J. Mössner
Medizinische Klinik und Poliklinik II,
Zentrum für Innere Medizin der
Universität
Ph. Rosenthal-Straße 2,
D-04103 Leipzig

Prof. Dr. K.-M. Müller
Institut für Pathologie,
Berufsgenossenschaftliche Kliniken
Bergmannsheil
Bürkle-de-la-Camp-Platz 1,
D-44789 Bochum

Prof. Dr. Christine Neumann
Universitäts-Hautklinik
Von-Siebold-Straße 3,
D-37075 Göttingen

Prof. Dr. W. Paulus
Abteilung für Klinische
Neurophysiologie der Georg-August-
Universität
Robert-Koch-Straße 40,
D-37075 Göttingen

Prof. Dr. G. Peters
Institut für Medizinische
Mikrobiologie der Westfälischen
Wilhelms-Universität
Domagkstraße 10,
D-48149 Münster

Prof. Dr. P.E. Petrides
Medizinische Klinik und Poliklinik,
Abteilung Onkologie und
Hämatologie
Schumannstr. 20/21,
D-10117 Berlin

Priv.-Doz. Dr. L. Pizzulli
Medizinische Universitäts-Klinik
und Poliklinik II
Sigmund-Freud-Straße 25,
D-53105 Bonn

Prof. Dr. G. Plewig
Klinik und Poliklinik für Dermatologie
und Allergologie der Ludwig-
Maximilians-Universität
Frauenlobstr. 9-11,
D-80337 München

Prof. Dr. C.F. Poets
Kinderklinik der Medizinischen
Hochschule Hannover
Carl-Neuberg-Str. 1,
D-30625 Hannover

Dr. H. Pollmann
Hämophilie-Ambulanz, Klinik und
Poliklinik für Kinderheilkunde,
Westfälische Wilhelms-Universität
Albert-Schweitzer-Straße 33,
D-48129 Münster

Dr. M. Popp
Klinikum für Anästhesie und
Intensivtherapie, Universitätsklinikum
Carl Gustav Carus,
Fetscherstr. 74, D-01307 Dresden

Prof. Dr. R. Porschen
Abteilung Innere Medizin 1,
Medizinische Klinik und Poliklinik der
Universität
Otfried Müller-Straße 10,
D-72076 Tübingen

Prof. Dr. S. Post
Chirurgische Klinik,
Universitätsklinikum Mannheim der
Universität Heidelberg
Theodor-Kutzer-Ufer,
D-68135 Mannheim

Prof. Dr. H. Prange
Neurologische Universitätsklinik
Robert-Koch-Straße 40,
D-37075 Göttingen

Prof. Dr. G. Ramadori
Abteilung Gastroenterologie und Endokrinologie, Zentrum Innere Medizin Georg-August-Universität, Robert-Koch-Straße 40, D-37075 Göttingen

PD Dr. med. J. Rathgeber
Zentrum Anästhesiologie, Rettungs- und Intensivmedizin, Abteilung II Georg-August-Universität Göttingen Robert-Koch-Straße 40, D-37075 Göttingen

Dr. Eva Reinhold-Keller
Poliklinik für Rheumatologie der Medizinischen Universität zu Lübeck Medizinische Krankenhausabteilung der Rheumaklinik Bad Bramstedt Oskar-Alexander-Straße 26, D-24572 Bad Bramstedt

Prof. Dr. M. Reiser
Institutfür Radiologische Diagnostik, Klinikum Großhadern der Universität Marchioninistraße 15, D-81377 München

Priv.-Doz. Dr. K. Rett
Abt. Innere Medizin IV, Medizinische Klinik und Poliklinik der Universität Otfried-Müller-Straße 10, D-72076 Tübingen

Priv.-Doz. Dr. M. Reuss-Borst
Abteilung Nephrologie und Rheumatologie, Zentrum Innere Medizin der Universität Göttingen Robert-Koch-Straße 40, D-37075 Göttingen

Prof. Dr. J.F. Riemann
Medizinische Klinik C, Klinikum der Stadt Ludwigshafen, Bremserstraße 79, D-67063 Ludwigshafen

Dr. U. Ritzel
Abt. Gastroenterologie und Endokrinologie, Zentrum Innere Medizin, Georg-August-Universität Göttingen Robert-Koch-Straße 40, D-37075 Göttingen

Prof. Dr. R. Roos
Abt. für Neonatologie, Intensivpflege und Stoffwechsel, Städtisches Krankenhaus München-Harlachingen Sanatoriumsplatz 2, D-81545 München

Dr. M. Rostock
Klinik für Tumorbiologie an der Albert-Ludwigs-Universität Hugstetterstraße 55, D-79106 Freiburg

Prof. Dr. jur. E. Samson
Institut für Umweltschutz-, Wirtschafts- und Steuerstrafrecht der Christian-Albrechts-Universität, Neufeldtstraße, D-24118 Kiel

Dr. G. Sattler
Rosenparkklinik Darmstadt Heidelberger Landstr. 20 D-64297 Darmstadt

Prof. Dr. T. Sauerbruch
Allgemeine Innere Medizin, Medizinische Universitätsklinik, Sigmund-Freud-Straße 25, D-53127 Bonn

Dr. M. Schäfer
Klinik für Anästhesiologie und operative Intensivmedizin, Freie Universität Berlin Hindenburgdamm 30, D-12200 Berlin

Prof. Dr. I. Scharrer
Medizinische Klinik I, Zentrum der Inneren Medizin Theodor-Stern-Kai 7, D-60590 Frankfurt/Main

Dr. H.H. Scheld
Klinik für Thorax-,
Herz- & Gefäßchirurgie
Westfälische Wilhelms-Universität
Albert-Schweitzer-Straße 33,
D-48149 Münster

Prof. Dr. Helga Schiffner
Universitätsklinikum Carl Gustav Carus
der Technischen Universität Dresden
Klinik für Anästhesie und
Intensivtherapie
Fetscherstraße 74, D-01307 Dresden

Prof. Dr. Dr. habil. W.-B. Schill
Zentrum für Dermatologie und
Andrologie der Justus-Liebig-
Universität
Gaffkystr. 14, D-35385 Gießen

Dr. J. Schlegel
III. Medizinische Klinik, Schwerpunkt
Pneumologie der Universitätsklinik,
Langenbeckstraße 1,
D-55131 Mainz

Dr. C. Schmid
Klinik für Thorax-, Herz- &
Gefäßchirurgie, Westfälische
Wilhelms-Universität
Albert-Schweitzer-Straße 33,
D-48149 Münster

Dr. H. Schmidt
Abteilung Gastroenterologie und
Hepatologie, Medizinische Hochschule
Carl-Neuberg-Straße 1,
D-30623 Hannover

Dr. H. Schmidt
Klinik für Anaesthesiologie, Ruprecht-
Karls-Universität Heidelberg
Im Neuenheimer Feld 110,
D-69120 Heidelberg

Prof. Dr. U. Schmitz-Huebner
Medizinische Klinik II,
Klinikum Kreis Herford
Schwarzenmoorstraße 70,
D-32049 Herford

Prof. Dr. P. Schmucker
Klinik für Anästhesiologie,
Medizinische Universität zu Lübeck
Ratzeburger Allee 160,
D-23562 Lübeck

Dr. A. Schnabel
Poliklinik für Rheumatologie,
Universität Lübeck und Rheumaklinik
Bad Bramstedt
Oskar-Alexander-Straße 26,
D-24576 Bad Bramstedt

Prof. Dr. W. Schneider
Klinik für Hämatologie, Onkologie und
klinische Immunologie der Heinrich
Heine Universität
Moorenstraße 5, D-40225 Düsseldorf

Dr. W. Schnieder
Medizinische Klinik II,
Klinikum Kreis Herford
Schwarzenmoorstraße 70,
D-32049 Herford

Prof. Dr. W. Schramm
Medizinische Klinik der Ludwig-
Maximilians-Universität München,
Klinikum Innenstadt
Ziemssenstraße 1, D-80336 München

Prof. Dr. H.-L. Schreiber
Georg-August-Universität
Postfach 3744, D-37027 Göttingen

Prof. Dr. K.M. Schrott
Urologische Klinik mit Poliklinik der
Universität Erlangen-Nürnberg
Maximiliansplatz, D-91023 Erlangen

Dr. G. Schwieder
Strandklinik Boltenhagen
Ostseeallee 103,
D-23945 Ostseebad Boltenhagen

PD Dr. H. Schwörer
Abt. Gastroenterologie
und Endokrinologie,
Zentrum Innere Medizin
Georg-August-Universität
Robert Koch Straße 40,
D-37075 Göttingen

Dr. Ora Seewi
Klinik und Poliklinik für
Kinderheilkunde der Universität Köln,
Joseph-Stelzmann-Straße 9,
D-50924 Köln

Prof. Dr. P. Sefrin
Klinik für Anästhesiologie der
Universität Würzburg
Josef-Schneider-Str. 2,
D-97080 Würzburg

Prof. Dr. D. Seidel
Institut für Klinische Chemie,
Klinikum Großhadern
Marchioninistraße 15,
D-81377 München

Dr. D. Söhngen
Medizinische Klinik I,
Universitätsklinikum
Joseph-Stelzmann-Straße 9,
D-50931 Köln

Priv.-Doz. Dr. St. Sollberg
Klinik und Poliklinik für Dermatologie
und Venerologie der Universität Köln
Joseph-Stelzmann-Str. 9,
D-50924 Köln

Dr. M. Spannagl
Med. Klinik der Ludwig-Maximilians-
Universität, Klinikum Innenstadt
Ziemssenstraße 1, D-80336 München

Prof. Dr. med. Dr. med. h.c.
G.K. Steigleder
Kerpener Str. 111
D-50937 Köln

Dr. H. Stiegler
Angiologische Abteilung, Städtisches
Krankenhaus München Schwabing
Kölner Platz 1,
D-80804 München

Prof. Dr. R.H. Strasser
Abteilung Kardiologie, Angiologie und
Pulmologie der Medizinischen
Universitätsklinik
Bergheimer-Straße 58,
D-69115 Heidelberg

Prof. Dr. G.W. Sybrecht
Abteilung Pneumologie,
Universitätsklinik
D-66421 Homburg/Saar

Priv.-Doz. Dr. M. Tepel
Medizinische Klinik I,
Universitätsklinik Marienhospital der
Ruhr-Universität
Hölkeskampring 40,
D-44625 Herne

Priv. Doz. Dr. J. Thiery
Institut für Klinische Chemie,
Klinikum Großhadern
Marchioninistraße 15,
D-81377 München

Dr. Y. Trautmann
Hals-Nasen-Ohren-Klinik,
Städtisches Klinikum
Postfach 6280, D-76042 Karlsruhe

RA Prof. Dr. Dr. Klaus Ulsenheimer
Maximiliansplatz 12,
D-80333 München

Prof. Dr. C. Unger
Klinik für Tumorbiologie
an der Albert-Ludwigs-Universität
Hugstetterstraße 55,
D-79106 Freiburg

Dr. Th. Vestring
Institut für Klinische Radiologie
Westfälische Wilhelms-Universität
Albert-Schweitzer-Straße 33,
D-48149 Münster

Prof. Dr. T. Wagner
Bereich Hämatologie/Onkologie,
Medizinische Klinik I, Medizinische
Universität zu Lübeck
Ratzeburger Allee 160,
D-23538 Lübeck

Prof. Dr. V. Wahn
Kinderklinik der Heinrich-Heine-
Universität
Moorenstr. 5, D-40225 Düsseldorf

Dr. J. Warnecke
Ichthyol-Gesellschaft Cordes,
Hermanni & Co., Med.-Wiss. Abteilung
Sportallee 85, D-22335 Hamburg

Dr. Bettina Wedi
Klinik und Poliklinik für Dermatologie
und Venerologie der Medizinischen
Hochschule Hannover
Ricklinger Straße 5,
D-30449 Hannover

Prof. Dr. M. Wehling
Institut für Klinische Pharmakologie
der Ruprecht-Karls-Universität
Heidelberg
Fakultät für Klinische Medizin
Mannheim
Theodor-Kutzer-Ufer,
D-68167 Mannheim

Prof. Dr. D. Weitzel
Deutsche Klinik für Diagnostik,
Fachbereich Kinderheilkunde
Aukammallee 33, D-65191 Wiesbaden

Prof. Dr. M. Welte
Klinik für Anästhesiologie und
operative Intensivmedizin
Universitätsklinikum Benjamin
Franklin der Freien Universität Berlin
Hindenburgdamm 30,
D-12200 Berlin
Priv.-Doz. Dr. T. Werfel
Dermatologische Klinik und Poliklinik
der Medizinischen Hochschule
Hannover
Ricklingerstr. 5,
D-30449 Hannover

Dipl.-Biol. Th. Wiethege
Institut für Pathologie,
Berufsgenossenschaftliche Kliniken
Bergmannsheil
Bürkle-de-la-Camp-Platz 1,
D-44789 Bochum

Prof. Dr. E. Windler
Medizinische Kernklinik und Poliklinik,
Universitäts-Krankenhaus Eppendorf
Martinistraße 52,
D-20246 Hamburg

Prof. Dr. G. Wolfram
Institut für Ernährungswissenschaft in Weihenstephan
Technische Universität München,
D-85350 Freising

Dr. R. Wößner
Abteilung Pneumologie,
Universitätsklinik
D-66421 Homburg/Saar

Prof. Dr. H. Zeidler
Abteilung Rheumatologie, Zentrum Innere Medizin und Dermatologie
Medizinische Hochschule
Carl-Neuberg-Straße 1,
D-30625 Hannover

1 Gastroenterologie

1.1 Säurehemmung nach Eradikation ... 3
1.2 Schlingenbiopsie bei Gastroskopie ... 11
1.3 Der ^{13}C-Harnstoff-Atemtest ... 14
1.4 Akute Gastroenteritis im Kindesalter ... 17
1.5 Ulkustherapie bei Morbus Crohn ... 20
1.6 Isotretinoin bei entzündlichen Darmerkrankungen ... 24
1.7 Kontrastmittel-induzierte Zwischenfälle bei ERCP ... 30
1.8 Ungewöhnliche Hepatitis B-Serologie ... 32
1.9 Superinfektion bei Hepatitis C ... 34
1.10 Nachsorge des kolorektalen Karzinoms ... 40
1.11 PEG und ventrikuloperitonealer Shunt ... 47

1.1 Säurehemmung nach Eradikation

J. Mössner

Ist mit der Helicobacter pylori Eradikationstherapie über 7 Tage die Therapie bei Ulcus duodeni abgeschlossen oder sollte eine H_2-Blocker Therapie angeschlossen werden?

Wenn ja, wie lange?

Die Antwort auf die Leserfrage lautet „im Prinzip ist keine weitere säuresekretionshemmende Therapie nach einwöchiger Eradikationstherapie erforderlich, aber ...“ Das „aber“ umfaßt die Beachtung verschiedener Faktoren.

Ulkusgenese

Praktisch alle Patienten mit Ulcus duodeni und die überwiegende Mehrzahl der Patienten mit Ulcus ventriculi weisen eine Infektion des Magens mit dem von Marshall und Warren entdecktem Keim Helicobacter pylori auf [17]. Da jedoch nur bei einem Teil der infizierten Patienten Ulzera entstehen, müssen weitere Faktoren eine Rolle spielen. Das Postulat von Schwarz aus dem Jahr 1910 „ohne Säure kein Ulkus“ gilt unverändert. In der Regel sind beim Duodenalgeschwür die Aggressionsfaktoren vermehrt, beim Magengeschwür dagegen sind die Schutzfaktoren bei normalen oder leicht verminderten Aggressionsfaktoren vermindert. Die Senkung der Säuresekretion, sei es medikamentös durch H_2-Blocker oder Protonenpumpenblocker oder operativ durch Vagotomie, führt zur beschleunigten Ulkusabheilung. Nach Absetzen der Medikation oder nach insuffizienter Vagotomie ist das Rezidiv vorprogrammiert. Beseitigung psychosozialer Streßsituationen oder Beendigung des Nikotinabusus mag zur Senkung der Rezidivrate beitragen.

Es ist heute unbestritten, daß die Heilung der H. pylori Infektion zur Heilung der Ulkuskrankheit führt [10, 12, 17, 21]. Das Reinfektionsrisiko ist in den Industrienationen niedrig [20]. Die Indikation zur H. pylori Eradikation besteht daher bereits beim ersten dokumentierten Ulkus [19].

Ulkus unter NSAR

Differenzierter zu sehen ist die Ulkustherapie bei Einnahme nicht steroidaler Antirheumatika (NSAR) und Vorliegen einer H. pylori positiven Gastritis. In den Industrienationen sind derzeit noch 60–80% der über 60-jährigen H. pylori positiv. Die Einnahme von NSAR ist aufgrund ihrer Indikationen, wie koronare Herzkrankheit und Polyarthrose, im Alter ebenfalls hoch. Es ist daher eher die Regel, daß sich bei einem Ulkus eines älteren Patienten mit der anamnestischen Angabe einer Therapie mit NSAR auch eine H. pylori Gastritis nachweisen läßt. Handelt es sich um ein Rezidivulkus, wird H. pylori als kausales Agens anzusehen sein. Handelt es sich um das erste Ulkus, wird in der Therapie mit NSAR die Ursache gesehen.

Insgesamt ist noch unklar, ob eine vorbestehende H. pylori Infektion die ulzerogene Wirkung der NSAR verstärkt [22], und ob die Sanierung der H. pylori Infektion die Entstehung der NSAR induzierten Läsionen verhindern kann. Aufgrund der bisher publizierten Studien scheint eine vorbestehende H. pylori Gastritis das ulzerogene Risiko von NSAR nicht zusätzlich zu erhöhen [9]. Die Einnahme von NSAR führt nicht zu einer erhöhten Infektionsrate mit H. pylori; auch konnte keine Veränderung in der Verträglichkeit der NSAR bei einer H. pylori Infektion festgestellt werden [9]. Bei fortgesetzter Einnahme von NSAR schützt die Heilung der H. pylori Infektion wahrscheinlich nicht vor einem RezidivUlkus. Bei unter NSAR aufgetretenem Ulkus und notwendiger Dauertherapie mit NSAR wird daher eine Prophylaxe mit Misoprostol (zugelassene Indikation) empfohlen [25]. Neuere Studien belegen auch die Wirksamkeit für den Protonenpumpenblocker Omeprazol in der Prophylaxe NSAR verursachter Ulzerationen [8].

Das Rezidivulkus nach Vagotomie dürfte in den meisten Fällen auf eine mangelhafte Säureblockade bei fortbestehender H. pylori Gastritis zurückzuführen sein. Dieses Problem müßte sich, obgleich hierzu keine Studien vorliegen, durch Beseitigung des Keims lösen lassen. Das Anastomosenulkus nach Magenteilresektion dürfte durch unterschiedliche Pathomechanismen bedingt sein. Auch hierzu fehlen beweisende Studien: ein Fortbestehen der B-Gastritis, Gallereflux, Mangeldurchblutung etc. müssen diskutiert werden. Zur Wirksamkeit einer H. pylori Eradikation liegen keine Studien vor.

Es ist belegt, daß auch das blutende Ulkus auf dem Boden einer H. pylori Gastritis nach erfolgreicher Therapie der Infektion nicht rezidiviert [11, 15]. In der Akutsituation kann es schwierig sein, zu entscheiden, ob die Ulkusblutung Folge eines H. pylori Ulkus oder beispielsweise eines NSAR-Ulkus ist.

Zusätzliche Faktoren

Die Geschwindigkeit der Ulkusabheilung und somit auch im weitesten Sinne die Geschwindigkeit der Schmerzbefreiung hängt von Begleitfaktoren ab. Junge Frauen ohne Nikotin- und Alkoholabusus zeigen in kontrollierten Doppelblindstudien auch unter Plazebo eine rasche Ulkusabheilung. Männliches Geschlecht, Nikotin- und Alkoholabusus, ein bereits bestehender Narbenbulbus und verzögerte Ulkusabheilung bei früheren Rezidiven sind mit einer verzögerten Ulkusabheilung assoziiert.

Therapieempfehlungen

Selbstverständlich sollte bei Fortbestehen von Schmerzen eine säurehemmende Therapie bis zur Schmerzfreiheit fortgesetzt werden. Vergleichsstudien Protonenpumpenblocker versus H_2-Blocker speziell in dieser Situation, also nach einwöchiger Tripel-Therapie, liegen nicht vor. Da der therapeutische Zugewinn einer stärkeren Säureblockade gerade bei größeren und/oder langsam abheilenden Ulzeration besonders ausgeprägt ist, sollte meines Erachtens hier Protonenpumpenblockern der Vorzug gegeben werden. Auch bei fortgesetzter NSAR Einnahme heilen unter Omeprazol Magenulzera rascher ab als unter Therapie mit Ranitidin [24].

Säuresuppression

Sowohl die Abheilungsgeschwindigkeit des Ulcus duodeni als auch des Ulcus ventriculi korreliert mit dem Ausmaß und der Zeitdauer der Säuresuppression. Es konnte in mehreren Therapiestudien gezeigt werden, daß für eine nahezu 100%ige Abheilungswahrscheinlichkeit eines Ulcus duodeni innerhalb von 4 Wochen eine Anhebung des Magen-pH auf Werte zwischen 3 und 4 über einen Zeitraum von 18 Stunden pro Tag erforderlich ist [6]. Dieses Ziel wird am ehesten mit Protonenpumpenblockern erreicht.

Die zusätzliche Therapie der H. pylori Infektion führt möglicherweise zu einer weiteren Beschleunigung der Ulkusabheilung. In einer Studie aus Hongkong waren nach klassischer nur einwöchiger Tripel-Therapie mit einem Wismutsalz in Kombination mit Metronidazol und Tetrazyklin 4 Wochen später etwas mehr Patienten ulkusfrei als nach 4wöchiger Therapie mit Omeprazol (20 mg/die) [21]. Der Unterschied war allerdings statistisch nicht signifikant und die allein mit Omeprazol behandelten Patienten wurden rascher schmerzfrei. Die Studie belegt, daß es auch beim Ulcus ventriculi nach erfolgreicher H. pylori Eradikation im Beobachtungszeitraum nicht mehr zu Rezidiven kommt.

In einer Studie aus Österreich waren nach sechswöchiger H_2-Blocker Therapie (Ranitidin 300 mg/die) in Kombination mit zwölftägiger Behandlung mit Metronidazol und Amoxicillin etwas mehr Patienten ulkusfrei als nach alleiniger Ranitidintherapie. Auch diese Studie belegt eindrucksvoll die Senkung der Rezidivrate nach H. pylori Eradikation [12]. Prospektive doppelblind angelegte Vergleichsstudien zwischen einer alleinigen Säureblockade versus Antibiotikakombinationen ohne gleichzeitige Gabe eines Säureblockers oder Wismutsalzes zur Klärung der Frage, welchen Einfluß die alleinige

H. pylori Eradikation auf die Geschwindigkeit der Ulkusabheilung hat, liegen nicht vor.

Eradikationstherapie

Eine Vielzahl an Therapieempfehlungen zur H. pylori Sanierung steht zur Verfügung [18, 23]:

- klassische Tripeltherapie bestehend aus der Kombination Wismutsalz, Metronidazol und Tetrazyklin [21],
- duale Therapie mit Protonenpumpenblocker Omeprazol in Kombination mit Amoxicillin oder Clarithromycin [2, 3],
- Tripeltherapie bestehend aus Kombination H_2-Blocker, Metronidazol und Amoxicillin [12] oder Clarithromycin [26],
- klassische Tripel-Therapie in Kombination mit Protonenpumpenblocker oder
- nur viertägige Quadrupel-Therapie [7].

Als Therapie der ersten Wahl wird heute in Europa die „französische" oder „italienische" Tripel-Therapie unter Verwendung der Antibiotikakombinationen Clarithromycin/Amoxicillin oder Clarithromycin/Metronidazol in Kombination mit einem Protonenpumpenblocker empfohlen [4, 14]. Vom deutschen Bundesinstitut für Arzneimittel und Medizinalprodukte ist Omeprazol in Kombination mit Clarithromycin und Amoxicillin als Therapie der ersten Wahl und in der Kombination Clarithromycin mit Metronidazol als Therapie der 2. Wahl zugelassen. In der Regel ist die heute empfohlene einwöchige Tripel-Therapie ausreichend [1, 13]. Die Ergebnisse von Labenz [13] zeigen aber auch, daß die Ulkusabheilung nicht unbedingt von der H. pylori Sanierung abhängig ist: Die Ulkusabheilung war zwar bei erfolgreicher H. pylori Sanierung erfolgreicher (96 von 99 Patienten, 97%) aber auch bei erfolgloser H. pylori Therapie kam es in 10 von 13 Fällen (76,9%) zur Ulkusabheilung nach 5 Wochen.

Fazit

Zusammenfassend besteht daher beim beschwerdefreien Patienten mit unkompliziertem Ulkus keine Veranlassung, eine säureblockierende Therapie nach einwöchiger Tripeltherapie fortzusetzen.

Bei ungünstigeren Voraussetzungen, wie fortgesetzter Nikotinabusus, langanhaltenden Schmerzen, häufigen früheren Rezidiven, Ulkuskomplikationen in der Anamnese, Narbenbulbus oder Ulkusblutung sollte eine Säureblockade bis zur endoskopisch dokumentierten Ulkusabheilung fortgesetzt werden. Dieser nicht durch Studien belegten Empfehlung liegt die Vorstellung zugrunde, daß eine effektive Säureblockade aufgrund rascher Ulkusabheilung das Risiko einer narbigen Abheilung oder weiterer Ulkuskomplikationen minimiert. Da Protonenpumpenblocker in der Mehrzahl der Studien bezüglich Geschwindigkeit der Ulkusabheilung den H_2-Blockern überlegen sind, sollte dieser Substanzgruppe der Vorzug gegeben werden.

Literatur

1. Arnold R (1996) Kommentar. Dtsch Med Wochenschr 121: 7–8
2. Bayerdörffer E, Mannes GA, Sommer A, Höchter W, Weingart J, Hatz R, Lehn N, Ruckdeschel G, Dirschedl P, Stolte M (1992) High dose omeprazole treatment combined with amoxicilline eradicates Helicobacter pylori. Eur J Gastroenterol Hepatol 4: 697–702
3. Bayerdörffer E, Miehlke S, Mannes GA, Sommer A, Höchter W, Weingart J, Heldwein W, Klann H, Simon T, Schmitt W, Bästlein E, Eimiller A, Hatz R, Lehn N, Dirschedl P, Stolte M (1995) Double-blind trial of omeprazole and amoxicillin to cure Helicobacter pylori infection in patients with duodenal ulcers. Gastroenterology 108: 1412–1417
4. Bazzoli F, Zagari RM, Fossi S, Pozzato P, Alampi G, Simoni P, Scottili S, Roda AE (1994) Short-term low-dose triple therapy for the eradication of Helicobacter pylori. Eur J Gastroenterol Hepatol 6: 773-777
5. Borody TJ, Andrews P, Fracchia G, Brandl S, Shortis NP, Bae H (1995) Omeprazole enhances efficacy of triple therapy in eradicating Helicobacter pylori. Gut 37: 477–481

6. Burget DW, Chiverton SG, Hunt RH (1990) Is there an optimal degree of acid suppression for healing of duodenal ulcers? Gastroenterology 99: 345–351
7. De Boer WA, Driessen WMM, Tytgat GN (1995) Only four days of quadruple therapy can effectively cure Helicobacter pylori infection. Aliment Pharmacol Ther 9: 633–638
8. Ekström P, Carling L, Wetterhus S, Wingren PE, Anker-Hansen O, Lundegardh G, Thorhallsson E, Unge P (1996) Prevention of peptic ulcer and dyspeptic symptoms with omeprazole in patients receiving continuous non-steroidal anti-inflammatory drug therapy. A nordic multicentre study. Scand J Gastroenterol 31: 753–758
9. Graham D, Lidsky M, Cox A, et al. (1991) Long-term nonsteroidal antiinflammatory drug use and helicobacter pylori infection. Gastroenterology 100: 1653–1657
10. Graham DY, Lew GM, Klein PD, Evans DG, Evans DJ, Saeed ZA, et al. (1992) Effect of treatment of Helicobacter pylori infection on the long-term recurrence of gastric and duodenal ulcer. Ann Intern Med 116: 705–708
11. Graham DY, Hepps KS, Ramirez FC, Lew GM, Saeed ZA (1993) Treatment of Helicobacter pylori reduces the rate of rebleeding in peptic ulcer disease. Scand J Gastroenterol 28: 939–942
12. Hentschel E, Brandstätter G, Dragosicz AB, Hirschl AM, Nemec H, Schütze K, Taufer M, Wurzer H (1993) Effect of rantidine and amoxicillin plus metronidazole on the eradication of Helicobacter pylori and the recurrence of duodenal ulcer. N Engl J Med 328: 308–312
13. Labenz J, Tillenburg B, Peitz U, Köhl H, Becker T, Stolte M, Börsch G (1996) Ulkusheilung durch Helicobacter-pylori-Eradikation: Genügt eine Woche Therapie? Dtsch Gesellsch Med Wochenschr 121: 3–6
14. Lind T, Veldhuyzen van Zanten S, Unge P, Spiller R, Bayerdörffer E, O'Morain C, Bardhan KD, Bradette M, Chiba N, Wrangstadh M, Cederberg C, Idström J-P (1996) Eradication of Helicobacter pylori using one-week triple therapies combining omeprazole with two antimicrobials: The MACH I study. Helicobacter 3: 138–144
15. Maier M, Schilling D, Dorlars D, Wegener K, Kohler B, Benz C, Riemann JF (1995) Eradication of Helicobacter pylori or H_2-Blokker maintenance therapy after peptide ulcer bleeding – A prospective randomized trial. Gastroenterology 108: A156
16. Marshall B, Warren JR (1983) Unidentified curved bacillus on gastric epithelium in active chronic gastritis. Lancet I: 1273–1275
17. Marshall B, Goodwin CS, Warren JR, et al. (1988) Prospective double-blind trial of duodenal ulcer relapse after eradication of Campylobacter pylori. Lancet II: 1437–1442

18. Mössner J (1996) Helicobacter pylori: wann Diagnostik, welche Therapie. Klinik der Gegenwart IV: 241-26
19. NIH consensus statement (1994) Helicobacter pylori in peptic ulcer disease. 12: Number 1
20. Schütze K, Hentschel E, Dragosics B, Hirschl AM (1995) Helicobacter pylori reinfection with identical organisms: transmission by the patients' spouse. Gut 36: 831-833
21. Sung JJY, Chung SCS, Ling TKW, Yung MY, Leung VKS, Ng EKW, Li MKK, Cheng AFB, Li AKC (1995) Antibacterial treatment of gastric ulcers associated with Helicobacter pylori. N Engl J Med 332: 139–142
22. Taha AS, Russel RJ (1994) Helicobacter pylori and non steroidal anti-inflammatory drugs. Uncomfortable partners in peptic ulcer disease. Gut 34: 580–583
23. Tytgat GNJ (1994) Treatments that impact favourable upon eradication of Helicobacter pylori and ulcer recurrence. Aliment Pharmacol Ther 8: 359–368
24. Walan A, Bader J-P, Classen M, Lamers CBHW, Piper DW, Rutgersson K, Eriksson S (1989) Effect of omeprazole and ranitidine on ulcer healing and relapse rates in patients with benign gastric ulcers. N Engl J Med 320: 69–75
25. Walt RP (1992) Misoprostol for the treatment of peptic ulcer and antiinflammatory drug-induced gastroduodenal ulceration. N Engl J Med 327: 1575–1580
26. Yousfi MM, El-Zimaity HMT, Cole RA, Genta RM, Graham DY (1996) Metronidazole, ranitidine and clarithromycin combination for treatment of helicobacter pylori infection (modified Bazzoli's triple therapy). Aliment Pharmacol Ther 10: 119–122

Prof. Dr. J. Mössner
Medizinische Klinik und Poliklinik II,
Zentrum für Innere Medizin der Universität
Ph. Rosenthal-Straße 2, D-04103 Leipzig

1.2 Schlingenbiopsie bei Gastroskopie

J.F. Riemann

In welchen Fällen ist bei einer Gastroskopie eine Schlingenbiopsie indiziert?

Ist eine Schlingenbiopsie gegenüber einer Zangenbiopsie zu bevorzugen?

In der Regel wird die Biopsiezange zur Gewinnung von Gewebeproben benutzt, um diagnostische Hilfestellung durch Histologie zu leisten. Die so gewonnenen Partikel reichen meist aus, um eine spezifische Diagnose stellen zu können. Bei wenigen Situationen in Speiseröhre, Magen und Duodenum ist die Abtragung eines größeren Areals notwendig, um entweder die gesamte Mukosa zu erfassen oder einen suspekten Schleimhautbefund in toto abzutragen und so mit der diagnostischen zugleich eine therapeutische Maßnahme zu verbinden. Der Terminus „Schlingenbiopsie" bleibt der Abtragung gestielter Läsionen (Polypektomie) und Gewebeproben aus Riesenfalten vorbehalten, während sich für die Abtragung breitbasiger, flächiger Veränderungen der Begriff „Mukosektomie" durchzusetzen beginnt. Gerade der obere Verdauungstrakt ist der endosonographischen Untersuchung umschriebener Läsionen besonders gut zugänglich. Daher sollte vor einer Schlingenabtragung oder Mukosektomie immer eine Endosonographie zum Staging vorgeschaltet werden.

Bei der Schlingenbiopsie aus Riesenfalten ist in der Regel keine zusätzliche Vorbehandlung notwendig. Bei den anderen Läsionen hat sich die sogenannte „Stripbiopsy-Technik" durchgesetzt. Nach Unterspritzung der Läsion mit Kochsalzlösung läßt sich der Schleimhautbezirk durch Abhebung von der Submukosa besser einfangen und mit speziellen Elektroschlingen abtragen. Die weitere Technik entspricht der Polypektomie im Kolon.

Die Schlingenbiopsie respektive Mukosektomie ist bei folgenden Konstellationen indiziert:

- Zur histologischen Klärung der Genese von Magenriesenfalten (z.B. Lymphom, M. Menétrier, Riesenfaltengastritis anderer Genese) [2].
- Abtragung flacher Adenome der Speiseröhre, des Magens und des Duodenums [6, 8].
- Zur endoskopischen Resektion von Ösophagus- und Magenfrühkarzinomen, soweit sie von der Größe und der Wuchsform her einer solchen Therapie zugänglich und operative Verfahren aus individuellen Gründen nicht einsetzbar sind [1, 3, 4, 5, 7].

Die Komplikationsrate der Schlingenbiopsie ist deutlich höher als bei der Zangenbiopsie. Bei unsachgemäßer Technik ist vor allem die Perforation gefürchtet. Aus diesem Grunde sollten eine Schlingenabtragung oder Mukosektomie nur von einem in der endoskopischen Technik erfahrenen Gastroenterologen bei genauester Indikationsstellung durchgeführt werden.

Literatur

1. Fujimori T, Nakamura T, Hirayama D, Satonaka K, Ajiki T, Kitazawa S, Maeda S, Nagasako K, Yamaguchi H, Yoshida S (1992) Endoscopic mucosectomy for early gastric cancer using modified strip biopsy. Endoscopy 24: 187–189
2. Komorowski RA, Caya JG, Geenen JE (1986) The morphologic spectrum of large gastric folds: utility of the snare biopsy. Gastrointest Endosc 32:190–192
3. Moreira LF, Kamikawa Y, Naomoto Y, Haisa M, Orita K (1995) Endoscopic mucosal resection for superficial carcinoma and high-grad dysplasia of the esophagus. Surg Laparosc Endosc 5: 171–175
4. Obata S, Araki K, Kimu ra K, Maeda K (1995) Use of strip biopsy for early duodenal cancer – a case report. Cancer Detect Prev 19: 535–538
5. Okazaki Y, Tada M (1991) Endoscopic treatment of early gastric cancer. Semin Surg Oncol 7: 351–355
6. Seifert E, Schulte F, Stolte M (1992) Adenoma and carcinoma of the duodenum and papilla of Vater: a clinicopathologic study. Am J Gastroenterol 87:37–42

7. Souquet JC, Napoleon B, Pujol B, Keriven O, Ponchon T, Descos F, Lambert R (1994) Endoscopic ultrasonography in the preoperative staging of esophageal cancer. Endoscopy 26: 764–766
8. Takemoto T, Yanai H, Tada M, Aibe T, Fujimura H, Murata N, Karita M, Okita K (1992) Application of ultrasonic probes prior to endoscopic resection of early gastric cancer. Endoscopy 24 [Suppl 1]: 329–333

Prof. Dr. J.F. Riemann
Medizinische Klinik C,
Klinikum der Stadt Ludwigshafen,
Bremserstraße 79, D-67063 Ludwigshafen

1.3 Der ^{13}C-Harnstoff-Atemtest

H. Schwörer G. Ramadori

Welchen Stellenwert nimmt der ^{13}C-Harnstoff-Atemtest in der Diagnostik ein?

Bei der Diagnostik der Helicobacter pylori Infektion wird zwischen invasiven und nichtinvasiven Nachweisverfahren unterschieden. Die invasiven Nachweisverfahren (Histologie, Urease-Schnelltest, Kultur, PCR im Gewebe) sind an bei der Gastroduodenoskopie entnommene Biopsien gebunden. Die Sensitivität dieser invasiven Verfahren liegt zwischen 70 und 100%, die Spezifität zwischen 90 und 100% [7, 10].

Methode

Der ^{13}C-Harnstoff-Atemtest gehört zu den nicht-invasiven Nachweisverfahren. Dieser Test basiert auf der Eigenschaft von H. pylori, Urease zu bilden [7, 10]. Harnstoff, der mit dem stabilen Kohlenstoffisotop ^{13}C markiert ist, wird oral zugeführt. Im Magen wird der zugeführte ^{13}C-Harnstoff bei Anwesenheit von Urease in $^{13}CO_2$ und Ammoniak gespalten. $^{13}CO_2$ wird nachfolgend über die Ausatemluft abgeatmet und kann massenspektrometrisch nachgewiesen werden [7, 10]. Hierdurch wird eine bestehende Infektion mit H. pylori erfaßt. Die Sensitivität des Testes liegt zwischen 90 und 100%, die Spezifität bei 99–100% [2–11].

Anwendung

- Der ^{13}C-Harnstoff-Atemtest eignet sich zur Überprüfung des Eradikationserfolges nach durchgeführter Therapie bei Patienten mit Ulcus duodeni [5, 7, 10]. Eine Kontrolle des Therapieerfolges sollte frühestens 4 Wochen nach Beendigung der Eradikationsbehandlung erfolgen, um falsch negative Befunde, die unter Säuresuppression auftreten können, zu vermeiden [1, 6, 7, 10].
- Die hohe Sensitivität und Spezifität des ^{13}C-Harnstoff-Atemtest läßt ihn für die Untersuchung von Kindern, Schwangeren und Patienten mit Kontraindikationen für Biopsieentnahmen (Antikoagulation, Koagulopathien) geeignet erscheinen [1, 10].
- Bei Patienten mit Ulcus ventriculi sollte die Ulkusheilung in Anbetracht des Karzinomrisikos endoskopisch und bioptisch kontrolliert werden [1, 5, 7, 8, 10].

Literatur

1. Atherton JC (1997) Non-endoscopic tests in the diagnosis of Helicobacter pylori infection. Aliment Pharmacol Ther 11 (Suppl 1): 11–20
2. Braden B, Duan LP, Caspary WF, et al. (1994) More convenient 13C-urea breath test modifications still meet the criteria for valid diagnosis of Helicobacter pylori infection. Z Gastroenterol 32: 198–202
3. Cutler AF, Havstad S, Ma Ch, et al. (1995) Accuracy of invasive and noninvasive tests to diagnose Helicobacter pylori infection. Gastroenterology 109:136–141
4. Dominguez-Munoz JE, Leodolter A, Sauerbruch T, et al. (1997) A citric acid solution is an optimal test drink in the ^{13}C-urea breath test for the diagnosis of Helicobacter pylori infection. Gut 40: 459–462
5. Gossner L, Hahn EG (1996) Peptisches Ulkus und Erosionen im Duodenum. In: Hahn EG, Riemann JF (Hrsg) Klinische Gastroeneterologie. G. Thieme Verlag, Stuttgart, Band I, 741–755
6. Graham DY, Klein PD (1991) What you should know about the methods, problems, interpretations and use of urea breath tests. Am J Gastroenterol 86: 1118–1122
7. Hackelsberger A, Malfertheiner P (1997) Problem: Diagnostik der Helicobacter-pylori-Infektion. In: Schölmerich J, Bischoff SC, Manns MP (Hrsg) Diagnostik in der Gastroenterologie und Hepatologie. G. Thieme Verlag, Stuttgart, S 47–53

8. Labenz J, Stolte M, Aygen S, et al. (1993) Qualitative und semiquantitative invasive und nicht-invasive Diagnostik der Helicobacter pylori Kolonisation der gastralen Mukosa. Z Gastroenterol 31: 437–443
9. Lotterer E, Ramaker J, Lüdtke FE, et al. (1991) The simplified ^{13}C-urea breath test-one point analysis for detection of Helicobacter pylori infection. Z Gastroenterol 29: 590–594
10. Nilius M, Malfertheiner P (1996) Diagnostische Verfahren bei Helicobacter-pylori-Infektion. In: Malfertheiner P (Hrsg) Helicobacter pylori – von der Grundlage zur Therapie. G. Thieme Verlag, Stuttgart S 139–147
11. Thijs JC, van Zwet AA, Thijs WJ, et al. (1996) Diagnostic tests for Helicobacter pylori: a prospective evaluation of their accuracy, without selecting a single test as the gold standard. Am J Gastroenterol 91: 2125–2129

PD Dr. H. Schwörer, Prof. Dr. G. Ramadori
Abteilung Gastroenterologie und Endokrinologie,
Zentrum Innere Medizin,
Georg-August-Universität,
Robert Koch Straße 40,
D-37075 Göttingen

1.4 Akute Gastroenteritis im Kindesalter

K. M. Keller

Von naturheilkundlich orientierten Kinderärzten werden bei Gastroententeritis bei Kindern und Säuglingen zur Rehydrierung Einläufe von ca. 20–100 ccm Kochsalzlösung durchgeführt, wie sie behaupten mit spektakulären Erfolgen. Gibt es dafür eine wissenschaftliche Erklärung oder handelt es sich dabei um eine unsinnige und evtl. sogar gefährliche Therapie?

Für die Therapie der akuten Gastroenteritis liegen klare internationale und nationale Richtlinien vor, die von uns auch in der Monatsschrift für Kinderheilkunde ausführlich dargelegt sind [2].

Standardverfahren: orale Rehydrationslösungen!

Standardverfahren ist der Ausgleich der erlittenen und laufenden Verluste an Wasser und Elektrolyten mittels der sicheren, definierten und kommerziell verfügbaren oralen Rehydratationslösungen (ORL) und die frühzeitige Realimentation unter Belassung der vorher gewohnten Nahrung. Die ORL nutzen das physiologische Prinzip des glukosegekoppelten Natriumtransports und sekundären Wassereinstroms in die Dünndarmzellen aus. Sie sind nach den Richtlinien der Europäischen Society for Paediatric Gastroenterology and Nutrition (ESPGAN) und den in Europa zu erwartenden Elektrolytverlusten komponiert [1]. Niedrig osmolare Super-ORL auf Reisbasis mögen zusätzliche Vorteile einer rascheren Stuhlkonsistenz haben [3]. Die Fermentation nicht im Dünndarm resorbierter Kohlenhydrate durch Bakterien im Kolon unter Bildung von Acetat und anderen kurzkettigen Fettsäuren vermag einerseits Energie andererseits auch Natrium und Wasser für den Organismus zu konservieren [4, 5]. Insofern hat das Colon unter antegrader Benutzung eine gewisse Reservekapazität für die Resorption von Natrium und Wasser, die z. B. bei Kurzdarmpatienten von entscheidender Bedeutung ist [5].

Bewertung von Einläufen

Retrograde Einläufe erreichen maximal die linke Colonflexur und dürften als Kochsalzeinläufe erstens für die Säuglinge unangenehm, zweitens bei stark ausgeprägter Enteritis sofort wieder zum Vorschein kommen und nicht signifikant zur Kochsalzaufnahme beitragen.

Ich würde derartige Einläufe in den Bereich der Plazebowirkungen einordnen und besser unterlassen.

Von gefährlichen Nebenwirkungen solcher Kochsalzeinläufe ist mir nichts bekannt. Bei Innervationsstörungen des Darmes im Sinne eines Morbus Hirschsprung sind aber z.B. bei rektaler Applikation von phosphathaltigen salinischen Klysmen Phosphatintoxikationen durch die Resorption dieser Substanz im Colon vorgekommen.

Literatur

1. Booth I, Desjeux J-F, Ferreire RC, Farthing M, Guandalini S, Hoekstra H, Isolauri E, Milla P, Molla M, Sandhu B, Taminiau J, Caillie-Bertand M van. Walker-Smith J (1992) Recomendations for composition of oral rehydration solutions for the children of Europe. Report of an ESPGAN working group. J Pediatr Gastroenterol Nutr 14: 113-115
2. Goriup U, Keller KM, Koletzko B, Lentze M, Stern M (1994) Therapie akuter Durchfallerkrankungen bei Kindern. Empfehlungen der Gesellschaft für Pädiatrische Gastroenterologie und Ernährung. Monatsschr Kinderheilkd 142: 126-130
3. International Study Group on Reduced-Osmolarity ORS Solutions (1995) Multi-centre evaluation of reduced-osmolarity oral rehydration salts solution. Lancet 345: 282-285

4. Jenkins HR, Schnackenberg U, Milla PJ (1993) In vitro studies of sodium transport in human infant colon: the influence of acetate. Pediatr Res 34: 666-669
5. Nordgaard I, Hansen BS, Mortensen PB (1994) Colon as a digestive organ in patients with short bowel. Lancet 343: 373-376

Priv.-Doz. Dr. K. M. Keller
Deutsche Klinik für Diagnostik,
Aukammallee 33, D-65191 Wiesbaden

1.5 Ulkustherapie bei Morbus Crohn

R. Arnold

Welche Behandlungsmöglichkeiten gibt es, wenn ein durch M. Crohn verursachtes Ulcus duodeni unter Ranitidin (bis 600 mg) nicht abheilt, nachdem unter Langzeittherapie eine Blutung aufgetreten war? Die Dickdarmmanifestation ist unter Azulfidine remittiert.

Annähernd 50% der Patienten mit M. Crohn weisen neben anderen Manifestationsformen zumindest eine histologische Beteiligung der gastroduodenalen Schleimhaut auf [6]. Dagegen ist die isolierte makroskopische Manifestation eines M. Crohn im Bereich des Magens und/oder Duodenums mit 1-5% der Patienten selten [2, 5]. In der endoskopischen Diagnostik können chronische, lineare oder aphthöse Ulzera mit Bevorzugung des Bulbus duodeni, aber auch nur eine streifenförmige Rötung, ein Ödem oder ein Pflastersteinrelief nachgewiesen werden [3, 7]. Im Magen sind rezidivierende und gegenüber der konservativen Therapie resistente Riesenulzera beschrieben worden, die zu Komplikationen wie Perforation und Magenausgangsstenose neigen. Ein Beteiligung des oberen Magen-Darmtrakts ist häufiger bei Patienten, die sowohl einen Crohnbefall des Dünn- als auch des Dickdarms haben [4, 7].

Histologischer Nachweis

Für eine nur histologisch faßbare Manifestation des M. Crohn im Magen und Duodenum sprechen die fokale Verteilung einer eher unspezifischen akuten (granulozytären) und/oder chronischen (mononukleären) Entzündung.

Beweisend für einen M. Crohn des Magens oder Duodenums ist aber einzig der Nachweis epitheloidzelliger Granulome.

Insbesondere die H. pylori Gastritis kann ein ähnliches Entzündungsmuster verursachen [7]. Granulome aber entgehen leicht dem Nachweis, da sie häufig in tieferen Schleimhautschichten lokalisiert sind und so bei Verwendung kleiner Biopsiezangen nicht miterfaßt werden oder weil in der Routine nicht die gesamte Biopsie aufgearbeitet wird. Das Auffinden von den M. Crohn beweisenden Granulomen wird erleichtert mit steigender Anzahl von Biopsien aus Antrum, Bulbus und absteigendem Duodenum sowie bei Verwendung großer Biopsiezangen.

Besonderheiten des konkreten Falles

Nach Rückfrage bei dem Kollegen, der die o.g. Frage aufgeworfen hat, ist bei seinem Patienten der M. Crohn mit dominierender Dickdarmmanifestation bereits seit Jahren bekannt. Unter Gabe von Salazosulfapyridin kam es zur Remission der Dickdarmentzündung. Ein Ulcus duodeni wurde erstmals 1995 diagnostiziert, der H. pylori Status war negativ. Eine mehr als 6-monatige Therapie mit bis zu 600 mg Ranitidin führte nicht zur Ulkusabheilung. Die Besonderheit des Falles besteht zusätzlich darin, daß unter der Kortikoid-Langzeittherapie eine Ulkusblutung aufgetreten war.

Offenbar waren die bisherigen Bemühungen, die Genese des Ulkus zu sichern vergeblich, da Granulome in der Schleimhaut nicht nachgewiesen wurden. H. pylori konnte nicht nachgewiesen werden. Hier muß allerdings hinterfragt werden, ob der Test unter Gabe von 600 mg Ranitidin durchgeführt worden ist. Es ist bekannt, daß Säureblockade zu einem falsch-negativen Test führen kann. So ist nicht ausgeschlossen, daß es sich bei dem Ulcus duodeni doch um eine H. pylori assoziierte Erkrankung gehandelt hat. Erfahrene Pathologen sollten zwar in der Lage sein, auch unter Säuresupprimierender Therapie eine B-Gastritis zu diagnostizieren. Im Zweifelsfall müßte der H-2-Blocker für 10 Tage abgesetzt werden, um dann mittels Urease-Schnelltest und Histologie zu einer eindeutigen Diagnose zu kommen. Alternativ käme hier auch die serologische H. pylori Antikörperbestimmung zu ihrem Recht, die ein Absetzen der Therapie mit der damit verbundenen Gefährdung für den Patienten nicht erforderlich macht. Bestünden Anhaltspunkte für eine H. pylori-Infektion, wäre die therapeutische Konsequenz klar: Es müßte eine 1-wöchige Therapie mit einer Tripel-Therapie erfolgen [1].

Sollte dagegen die H. pylori Bestimmung „richtig-negativ" ausgefallen sein, kann eine M. Crohn Manifestation als Ursache des Ulcus duodeni dann als gesichert gelten, wenn andere Ulkusursachen wie die Einnahme nicht-steroidaler Antirheumatika oder das extrem seltene Zollinger-Ellison-Syndrom ausgeschlossen wurden.

Therapieempfehlungen

Zusammenfassend kann im vorliegenden Fall ohne die Kenntnis des histologischen Befundes aus Antrum- und Corpusschleimhaut sowie des H. pylori-Status (Serologie) nicht entschieden werden, ob es sich nicht doch um ein H. pylori-assoziiertes Ulkusleiden handelt. Hierfür würde auch der Hinweis auf eine bereits stattgehabte Blutung sprechen, die für ein

- Bei H. pylori Verdacht sollte eine Eradikationsbehandlung erfolgen [1].
- Andernfalls bleibt nur eine Therapie mit Steroiden, selbstverständlich unter zusätzlicher Säure-supprimierender Therapie (H_2-Blocker/Protonenpumpenblocker). Die Steroidtherapie sollte mit mindestens 50 mg Prednisolon pro die begonnen und in wöchentlichen Abständen um 5 mg reduziert werden.
- Heilt auch unter zusätzlicher hochdosierter Therapie mit einem Protonenpumpenblocker das Ulkus nicht ab oder ergeben sich Anhaltspunkte für ein Blutungsrezidiv, sollte eine chirurgische Sanierung mit Ulkusexzision erwogen werden.

Crohn-Ulkus eher untypisch, wenn auch nicht ausgeschlossen ist. Bei Crohnbefall des Magens oder Duodenums sind Magenausgangsstenosen oder eine narbige Duodenalstenose typischer [2, 3, 5].

Literatur

1. Caspary W, Arnold R, Bayerdörffer E et al (1996) Diagnostik und Therapie der Helicobacter-pylori-Infektion. Z Gastroenterol 34: 392
2. Haggitt RC, Meissner WA (1973) Crohn's disease of the upper gastrointestinal tract. Am J Clin Pathol 59: 613
3. Korelitz BI, Waye JD, Kreining J et al (1981) Crohn's disease in endoscopic biopsies of the gastric antrum and duodenum. Am J Gastroenterol 76: 103
4. Lenaerts C, Roy CC, Vaillancourt M, Weber AM, Morin CL, Seidman E (1989) High incidence of upper gastrointestinal tract involvement in children with Crohn disease. Pediatrics 83: 777
5. Lossing A, Langer B, Jeejeebhoy KN (1983) Gastroduodenal Crohn's disease: diagnosis and selection of treatment. Can J Surg 26: 358
6. Schmitz-Moormann P, Malchow H, Pittner PM (1985) Endoscopic and bioptic study of the upper gastrointestinal tract in Crohn's disease patients. Pathol Res Pracr 179: 377
7. Rotterdam H, Stehan DG, Sommers SC (1993) Infectious gastric ulcers. In: Biopsy diagnosis of the digestive tract; 2nd edn. Biopsy Interpretation Series, vol 1. Raven Press, New York S 141

Prof. Dr. R. Arnold
Zentrum für Innere Medizin,
Baldinger Straße, D-35043 Marburg

1.6 Isotretinoin bei entzündlichen Darmerkrankungen

T. Jansen, G. Plewig

Besteht eine Kontraindikation für Isotretinoin bei Patienten mit chronisch-entzündlichen Darmerkrankungen?

In der Literatur wird die Frage, ob Isotretinoin (13-*cis*-Retinsäure, Roaccutan®) zur Exazerbation chronisch-entzündlicher Darmerkrankungen führen kann, kontrovers diskutiert. Im Rahmen der internationalen Spontandatenerfassung von Entzündungen des Magen-Darm-Traktes wurden vereinzelte Berichte in Verbindung mit oraler Isotretinoinbehandlung von Morbus Crohn und Colitis ulcerosa registriert. Hierbei handelt es sich in den meisten Fällen um die Erstmanifestation einer chronisch-enzündlichen Darmerkrankung und in etwa 10% um die Exazerbation einer vorbestehenden Erkrankung. Die Berichtsfrequenz beträgt etwa 8 bis 10 Patienten weltweit pro Jahr. Auf die Möglichkeit dieser unerwünschten Arzneimittelwirkung wird in der Fachinformation des Herstellers von Isotretinoin (Hoffmann-La Roche AG, Grenzach-Wyhlen) im Abschnitt über Nebenwirkungen hingewiesen.

Kasuistische Behandlungsergebnisse

Hull u. Cunliffe [5] behandelten zwei Patienten mit Colitis ulcerosa und einen Patienten mit Morbus Crohn, Leyden [8] sieben Patienten mit Colitis ulcerosa. Komplikationen bezüglich der Darmerkrankungen traten nicht auf. McHenry et al. [10] setzten Isotretinoin mit Erfolg und ohne Komplikationen zur Therapie einer Rosacea fulminans (Pyoderma faciale) bei einem Patienten mit Morbus Crohn ein. Wir haben einen 28jährigen Patienten mit Rosacea fulminans und seit drei

Jahren in Schüben verlaufender, histologisch gesicherter Colitis ulcerosa mit Isotretinoin in einer Tagesdosis von 1,0 mg/kg Körpergewicht über fünf Monate behandelt [6]. Darunter kam es zu einer nahezu vollständigen Abheilung der Hautveränderungen. Das kosmetische Ergebnis war exzellent mit nur geringer Narbenbildung. Über einen Beobachtungszeitraum von drei Jahren besteht seitdem Rezidivfreiheit. Endoskopisch und histologisch zeigte sich korrespondierend zu der subjektiven Symptomlosigkeit während der Behandlung das Bild einer inaktiven Colitis ulcerosa.

Korelitz [7] hält chronisch-entzündliche Darmerkrankungen wie Morbus Crohn oder Colitis ulcerosa nicht für absolute Kontraindikationen für eine orale Isotretinoinbehandlung. Er führt aus, daß die Behandlung mit Isotretinoin, falls eine solche erforderlich ist, vorrangig sein sollte. Dies ist in Übereinstimmung mit den Schlußfolgerungen von Schleicher [11].

Komplikationen unter Isotretinoin

Brodin [1] berichtete über eine Patientin, bei der unter oraler Isotretinoinbehandlung eine schwere Proktitis auftrat. Martin et al. [9] beschrieben einen Patienten, bei dem es unter Isotretinoin zu einer akuten Proktosigmoiditis mit positiver Reexposition kam. Godfrey u. James [3] beobachteten vier Patienten mit chronisch-entzündlichen Darmerkrankungen (Morbus Crohn n=3, Colitis ulcerosa n=1) unter Behandlung mit Isotretinoin. Bei drei Patienten traten hinsichtlich der Darmerkrankung keinerlei Komplikationen auf. Bei einem Patienten kam es zu einer Exazerbation des Morbus Crohn, allerdings war die Erkrankung zu Therapiebeginn bereits subakut vorhanden. Ein weiterer Fallbericht über einen 51jährigen Patienten mit Rosacea fulminans und Colitis ulcerosa stammt von Schmitz u. Zouboulis [12]. Die Symptome setzten perakut zwei Wochen nach Absetzen der Therapie der Colitis ulcerosa mit Mesalazin und rektal angewandten Kortikosteroiden ein, wobei zusätzlich täglich Fieberschübe bis 39°C auftraten. Unter innerlicher Therapie mit Doxyzyklin und Metronidazol (2×500 mg/die i.v.) sowie Erythromyzin und

Metronidazol topisch kam es zunächst zu einer Progredienz der Symptomatik. Nach Einleitung einer oralen Behandlung mit Isotretinoin und Prednisolon (jeweils 40 mg/die) kam es zu einer nahezu vollständigen Abheilung der Hautveränderungen. Wegen des erneuten Auftretens von blutigen Diarrhöen mußte die Retinoidtherapie abgebrochen werden. Der Hautbefund blieb jedoch stabil unter kurzfristiger Erhöhung der Steroiddosis auf 100 mg/die Prednisolon, die allmählich herabgesetzt werden konnte. Insbesondere wegen der Darmsymptomatik wurden jedoch 20 mg/die Prednisolon als Erhaltungstherapie belassen.

Deplaix et al. [2] beobachteten bei einem Patienten eine hämorrhagische Kolitis unter Isotretinoin. Als pathogenetischer Mechanismus wurde eine Störung der Synthese von Glykoproteinen, die zur Schädigung der mukosalen Integrität und somit zur erhöhten Suszeptibilität gegenüber intraluminalen aggressiven Faktoren führte, angenommen. Wagdy Dessoukey et al. [14] berichteten über eine Patientin mit Rosacea fulminans und Colitis ulcerosa, bei der es unter oraler Isotretinoinbehandlung zu einer Exazerbation der chronisch-entzündlichen Darmerkrankung kam. Im Anschluß an Prednisolon (60 mg/die) und Minozyklin (200 mg/die) wurde eine Behandlung mit Isotretinoin (1,0 mg/kg Körpergewicht/die) eingeleitet. Die Autoren konnten nicht entscheiden, ob die Reaktivierung der chronisch-entzündlichen Darmerkrankung im Rahmen des normalen Krankheitsverlaufs oder als Folge der oralen Isotretinoinbehandlung auftrat.

Ebenso wurde auf das Auftreten von chronisch-entzündlichen Darmerkrankungen unter Etretinatbehandlung hingewiesen. Gold et al. [4] berichteten über einen Patienten mit Erstmanifestation eines Morbus Crohn unter Etretinat.

Hautveränderungen bei entzündlichen Darmerkrankungen

Bei den chronisch-entzündlichen Darmerkrankungen finden sich neben anderen extraintestinalen Manifestationen insbesondere Hautveränderungen, die bei noch fehlenden intestinalen Symptomen auf die Grundkrankheit hinweisen oder einem erneuten Krankheitsschub vorausgehen können. Inwieweit ätiopathogenetische Zusammenhänge zwischen Erkrankungen wie Rosacea fulminans und chronisch-entzündlichen Darmerkrankungen bestehen, läßt sich derzeit nicht abschließend beurteilen. Das gleichzeitige Vorliegen von Rosacea fulminans und chronisch-entzündlichen Darmerkrankungen in einigen Fällen könnte auf eine gemeinsame Autoimmungenese dieser Erkrankungen hindeuten. Diese Hypothese wird durch die Beeinflußbarkeit der Erkrankungen durch Kortikosteroide und Retinoide unterstützt.

In einer Fallvorstellung von Sigl u. Bauerdorf [13] fand sich bei einer von zwei Patientinnen mit Colitis ulcerosa neben der Rosazea im Gesicht als weitere kutane Manifestation ein Erythema nodosum an beiden Unterschenkeln. Auffallend war bei beiden Patientinnen, daß sich bei subjektiver Beschwerdefreiheit bereits ein endoskopisch erkennbarer Kolitisschub ankündigte. Auf eine orale Therapie der Hautveränderungen mit Tetrazyklinen wurde verzichtet, um eine weitere Irritation des Darms zu vermeiden. Trotz Symptomfreiheit wurde eine Dauertherapie mit Sulfosalazopyridin und 5-Aminosalizylsäure eingeleitet bzw. die Dosierung bei der zweiten Patientin erhöht. Zu einer Abheilung des Erythema nodosum kam es erst, als sich auch die Hauterscheinungen im Gesicht deutlich besserten.

Pathophysiologische Überlegungen

Pathophysiologisch fundierte Erkenntnisse hinsichtlich nosologischer Beziehungen zwischen Erkrankungen des Magen-Darm-Traktes und der Haut sind spärlich. Der Darm ist reichlich mit lymphatischem Gewebe ausgestattet, das viele immunologische Reaktionen auslösen und unterhalten kann. Sowohl die Haut als auch der Darm sind große Grenzflächenorgane, die über ähnliche oder gleichartige Schutz- und Abwehrmechanismen verfügen. Insbesondere im Darm findet ein sehr intensiver Kontakt mit vielen verschiedenen Fremdantigenen statt. Hier ist die eigentliche Barriere gegen die ständige antigene Exposition die Schleimhaut. Weitere Abwehrfunktionen haben dort Mukus, Lysozym, Phagozyten, Lymphozyten sowie humorale und biogene Modulatoren entzündlicher und immunologischer Reaktionen (Mukosablock). Die kontrollierte Antigenaufnahme durch das Darmepithel kann eine lokale oder systemische Immunreaktion auslösen oder zur Suppression der systemischen Immunreaktion ihnen gegenüber führen (orale Toleranz). Versagt diese Toleranz, kommt es zur Fehlanpassung und Krankheit. Es gibt Situationen, in denen die Abwehrmechanismen des Darms unvollständig sind, oder andere, bei denen das Immunsystem überreagiert. Der Darm kann Entstehungsort immunologischer Krankheiten sein; umgekehrt vermag der Darm als Immunorgan bei verschiedenen immunologischen Allgemeinkrankheiten mitzureagieren.

Fazit

Bei Patienten mit chronisch-entzündlichen Darmerkrankungen in der Vorgeschichte wurde über die Erstmanifestation der Erkrankungen unter Isotretinointherapie berichtet, andererseits liegen komplikationslose Behandlungsverläufe bei bestehenden Erkrankungen vor. Aufgrund der vorliegenden Daten ist nicht von einer absoluten Kontraindikation bei chronisch-entzündlichen Darmerkrankungen in der Vorgeschichte auszugehen. Grundsätzlich sollte das Präparat abgesetzt werden, wenn unter der Behandlung mit Isotretinoin Anzeichen einer entzündlichen Darmerkrankung auftreten.

Literatur

1. Brodin MB (1996) Inflammatory bowel disease and isotretinoin. J Am Acad Dermatol 14: 843
2. Deplaix P, Barthélémy C, Védrines P, Perrot JL, Lanthier K, Pignato F, Audigier JC (1996) Vraisemblable colite aiguë hémorragique à l'isotrétinoïne avec test de réintroduction positif. Gastroenterol Clin Biol 20: 113-114
3. Godfrey KM, James MP (1990) Treatment of severe acne with isotretinoin in patients with inflammatory bowel disease. Br J Dermatol 123: 653- 655

4. Gold MH, Roenigk HH, Vanagunas A (1988) The retinoids and inflammatory bowel disease. Arch Dermatol 124: 325-326
5. Hull SM, Cunliffe WJ (1989) The safety of isotretinoin in patients with acne and systemic diseases. J Dermatol Treat 1: 35-37
6. Jansen T, Plewig G (1997) Fulminant rosacea conglobata (rosacea fulminans) and ulcerative colitis. Br J Dermatol 137: 830-831
7. Korelitz BI (1984) Systemic 13-*cis*-retinoic acid therapy and exacerbation of colitis. JAMA 252: 2463
8. Leyden JJ (1988) Retinoids and acne. J Am Acad Dermatol 19: 164-168
9. Martin P, Manley PN, Depew WT, Blakernan JM (1987) Isotretinoin-associated proctosigmoiditis. Gastroenterology 93: 606-609
10. McHenry PM, Hudson M, Rennie JAN, Mowat NAG, White MI (1992) Pyoderma faciale in a patient with Crohn's disease. Clin Exp Dermatol 17: 460-462
11. Schleicher SM (1985) Oral isotretinoin and inflammatory bowel disease. J Am Acad Dermatol 13: 834-835
12. Schmitz S, Zouboulis CC (1995) Pyoderma faciale (Rosacea fulminans) assoziiert mit Colitis ulcerosa. Z Hautkr 70: 939-940
13. Sigl I, Bauerdorf R (1989) Granulomatöse Rosacea assoziiert mit Colitis ulcerosa: 2 Fallbeispiele. Z Hautkr 64: 499-502
14. Wagdy Dessoukey M, Omar MF, Abdel Dayem H (1996) Pyoderma faciale: manifestation of inflammatory bowel disease. Int J Dermatol 35: 724-726

Dr. Th. Jansen, Prof. Dr. G. Plewig
Klinik und Poliklinik für Dermatologie und Allergologie
der Ludwig-Maximilians-Universität,
Frauenlobstr. 9-11, D-80337 München

1.7 Kontrastmittel-induzierte Zwischenfälle bei ERCP

F.L. Dumoulin, T. Sauerbruch

Wie hoch ist das Risiko, durch eine ERCP eine Anaphylaxie oder eine Hyperthyreose auszulösen?

Müssen Jodallergie und Schilddrüsenautonomie unter die relativen Kontraindikationen der ERCP eingereiht werden?

Bei einer endoskopisch retrograden Cholangio-Pankreatikographie (ERCP) kommt es zur systemischen Absorption von Kontrastmittel aus dem Pankreasgangsystem, in geringerem Umfang auch aus den Gallenwegen, mit einem bis zu 100-fachen Anstieg von freiem Jod und Jodid im Serum [4]. Systematische Untersuchungen zur Häufigkeit einer anaphylaktischen Reaktion oder einer jod-induzierten Hyperthyreose nach einer ERCP liegen jedoch nicht vor. Bei der größten bisher veröffentlichten Studie zu Komplikationen bei ERCP wurden nur bei 3 von 10.000 Untersuchungen Urtikaria und Hautveränderungen beobachtet [1], über eine klinisch signifikante Hyperthyreose wurde nicht berichtet.

Anaphylaktoide Reaktionen bei einer ERCP wurden kasuistisch mitgeteilt [3,5]. Trotz der Seltenheit anaphylaktoider Reaktionen sollte bei entsprechender Anamnese die Indikation zur ERCP äußerst streng gestellt werden und zunächst alternative Untersuchungsmethoden (z.B. Magnetresonanz, Cholangiographie) eingesetzt werden.

Ist eine ERCP nicht zu umgehen, empfehlen wir, diese nach einer Prämedikation mit Antihistaminika (z.B. Clemastin 2 mg und Ranitidin 50 mg intravenös 15 Minuten vor der Untersuchung) in Notfallbereitschaft vorzunehmen.

Das Risiko für eine jod-induzierte Hyperthyreose hängt von der absorbierten Jodmenge sowie der Größe des autonomen Gewebes ab. Obwohl die Jodaufnahme bei einer ERCP sehr gering ist, könnte unter ungünstigen Bedingungen theoretisch eine passagere Hyperthyreose induziert werden. Kasuistische Mitteilungen zur Auslösung einer Hyperthyreose oder einer thyreotoxischen Krise nach ERCP liegen jedoch nicht vor. Auch nach einer intravenösen Kontrastmittelapplikation beträgt das Risiko für eine thyreotoxische Krise lediglich 1:40.000 [2].

Daher halten wir eine Blockade der thyreoidalen Jodaufnahme vor ERCP (z.B. mit Perchlorat) auch bei klinischem Verdacht einer Schilddrüsenautonomie (Struma) nicht für notwendig.

Literatur

1. Bilbao MK, Dotter CT, Lee TG, Katon RM (1976) Complications of endoscopic retrograde cholangiopancreaticography (ERCP). Gastroenterology 70: 314–320
2. Glöbel B, Glöbel H (1991) Die Schilddrüsenfunktion nach Applikation jodhaltiger Röntgenkontrastmittel. In: Peters PE, Zeitler E (Hrsg) Röntgenkontrastmittel. Springer, Berlin Heidelberg New York, S 70–75
3. Gmelin E, Kramann B, Weiss HD (1977) Kontrastmittelzwischenfall bei einer endoskopisch retrograden Cholangio-Pankreatikographie. Münch Med Wochenschr 119: 1439–1440
4. Mann K, Rendl J, Busley R, Saller B, Seybold S, Hoermann R, Sauerbruch T, Börner W (1994) Systemic iodine absorption during endocopic application of radiographic contrast agents for endoscopic retrograde cholangiopancreaticography. Eur J Endocrinol 130: 498–501
5. Zimmerer J, Mainos D, Tittor W, Spannagel B (1990) Lebensbedrohliche Kontrastmittelreaktion bei ERCP. Dtsch Med Wochenschr 115: 1077–1078

Dr. F.L. Dumoulin, Prof. Dr. T. Sauerbruch
Allgemeine Innere Medizin, Medizinische Universitätsklinik, Sigmund-Freud-Straße 25, D-53127 Bonn

1.8 Ungewöhnliche Hepatitis B-Serologie

H. Hartmann

Im Rahmen einer arbeitsmedizinischen Vorsorgeuntersuchung fiel uns bei der Hepatitis-Serologie folgende Konstellation auf:

Anti-HBs nicht nachweisbar, GPT 7 U/l, anti-HBc positiv, HBs-Ag negativ, anti-HBc-IgM negativ.

Es müßte sich hier offensichtlich um eine zurückliegende Hepatitis B ohne Anhalt für Infektiosität bzw. Chronizität handeln. Es stellt sich darüber hinaus die Frage, ob ein Schutz gegen eine Reinfektion besteht und ob eine Impfung erforderlich ist. Gibt es Fälle von Zweitinfektionen und ist die Bestimmung von HBV-DNA sinnvoll?

Die vorliegenden serologischen Befunde und der Normalwert für die GPT-Aktivität lassen am ehesten an eine in der Vergangenheit durchgemachte Hepatitis-B-Virusinfektion denken, die offensichtlich spontan ausgeheilt ist. Somit dürfte keine Infektiosität und keine Chronizität gegeben sein.

Möglicherweise handelt es sich jedoch bei dem positiven Befund für anti-HBc um ein falsch positives Resultat, da die üblicherweise zur Bestimmung herangezogenen Immunoassays eine unbefriedigende Spezifität und Sensitivität aufweisen [1]. Somit besteht die Möglichkeit, daß bisher kein Kontakt mit dem Hepatitis-B-Virus stattgefunden hat und auch keine Immunität besteht. Handelt es sich, trotz fehlenden Nachweises von Anti-HBs, um eine durchgemachte HBV-Infektion, ist keine Protektion gegeben, so daß eine Immunisierung anzuraten ist [3].

Empfehlungen

Angesichts des Normalwertes für die GPT erscheint die Bestimmung der HBV-DNA im Serum nicht sinnvoll. Grundsätzlich sollte jedoch bei Verdacht auf das Vorliegen einer chronischen Hepatitis, also bei auffälligen klinisch-chemischen Befunden oder einer suspekten histopathologischen Befundkonstellation, auch an die Möglichkeit einer HBV-Mutante gedacht werden. In dieser Situation wäre eine weiterführende Diagnostik unter Einschluß der HBV-DNA-Bestimmung sinnvoll [2].

Literatur

1. Caspari G, Beyer H-J, Elbert G, Koerner K, Muss P, Schunter FW, Uy A, Gerlich W, Thomssen R, Schmitt H (1989) Unsatisfactory specificities and sensitivities of six enzyme immunoassays for antibodies to hepatitis B core antigen. J Clin Microbiol 27: 2067–2072
2. Grethe S (1996) Neue genetische Varianten des Hepatitis B Virus: Bedeutung für Pathogenese, Diagnostik, Infektkettenanalyse und Immunprophylaxe. Inaugural-Dissertation der Mathematisch-Naturwissenschaftlichen Fachbereiche der Georg-August-Universität Göttingen
3. Lemon SM, Thomas DL (1997) Vaccines to prevent viral hepatitis. N Engl J Med 3: 196–204

Prof. Dr. H. Hartmann
Zentrum Innere Medizin, Medizinische Klinik
und Poliklinik, Georg-August-Universität,
Robert-Koch-Straße 40, D-37075 Göttingen

1.9 Superinfektion bei Hepatitis C

B. Köppe, G. Adler

Ist bei chronischer Hepatitis-C-Infektion eine Superinfektion mit einem anderen HCV-Typ oder Subtyp möglich?

Welche Bedeutung hätte dies für die Prophylaxe z.B. in Dialyse-Einrichtungen?

Das HCV wurde 1989 von Choo et al. entdeckt [7]. Das Virus besitzt eine hohe Mutationsrate und Replikationsrate, was die ausgesprochene Variabilität des Virus bedingt. Sequenzanalysen haben zu einer Einteilung des HCV in 6 Typen mit mehreren Subtypen geführt [19]. In Deutschland sind die Typen 1, 2, und 3 am häufigsten [2]. Eine Infektion mit HCV geht in 50–90% der Fälle in eine chronische Hepatitis über. Langzeitfolgen sind die Leberzirrhose sowie das hepatozelluläre Karzinom (HCC). Einzige therapeutische Möglichkeit ist Interferon-α, das jedoch in nur ca. 25% der Fälle einen langfristigen Erfolg zeigt. Ein Impfstoff steht bisher nicht zur Verfügung.

Super- und Reinfektion

Die ersten Versuche an HCV-infizierten Schimpasen zeigten, daß diese Tiere sowohl mit autologem als auch mit heterologem Virus superinfizierbar sind [8]. Eine protektive Immunität wurde somit nicht aufgebaut. Die hohe Variabilität des Virus macht Escape-Phänomene wahrscheinlich, die zur Ineffizienz der gebildeten Antikörper führen. Jede Reinfektion der Schimpansen führte zu einem erneuten Anstieg der Transaminasen sowie zu einer Reaktivierung der Hepatitis, die histologisch gesichert wurde. Inzwischen liegen weitere Studien über die Reinfektionen bei Affen vor, bei denen es ebenfalls gelang, mit homologem oder heterologem Virus zu superinfizieren [16, 17]. Wie bei den ursprünglichen Studien von Farci et al. gingen diese Reinfektionen mit einem Anstieg der Transaminasen einher.

Auch beim Menschen sind inzwischen multiple Infektionen mit HCV dokumentiert [11-13, 15, 21]. Kao et al. beschrieben bei einem mit dem Subtyp 1b infizierten Patienten eine Superinfektion mit dem gleichen Subtyp [12]. Lai et al. wiesen bei Kindern mit Thalassämie multiple HCV-Infektionen nach [13]. Nach der ersten Episode einer Hepatitis normalisierten sich die Transaminasen und es war keine HCV-RNA im Blut mehr nachweisbar. Nach der zweiten hepatitischen Episode persistierte die HCV-RNA im Serum und die Transaminasen blieben dauerhaft erhöht. Die Studie von Morales et al. beschreibt anti-HCV-positive Patienten, die entweder mit anti-HCV-positiven Nieren oder mit anti-HCV-negativen Nieren transplantiert wurden [15]. Vier der fünf anti-HCV-positiven aber HCV-RNA-negativen Patienten, die eine anti-HCV+/HCV-RNA+ Niere erhielten, wurden im weiteren Verlauf HCV-RNA+. Zwei dieser Patienten entwickelten gleichzeitig klinische Zeichen einer chronischen Lebererkrankung.

Superinfektion bei chronischer HCV-Infektion mit einem anderen HCV-Subtyp führten in einer Studie von Widell et al. zu drei verschiedenen Situationen [21]:

- Das vor der Transplantation vorhandene Virus persistierte.
- Es entwickelte sich eine Mischinfektion aus altem und neuem Virus.
- Nur das mit der Niere erhaltene Virus war noch nachweisbar.

Diese Ergebnisse zeigen, daß HCV-infizierte Patienten weder vor einer Reinfektion mit dem eigenen noch mit einem anderen Subtyp geschützt sind.

Bei einigen Patienten kam es nach der Superinfektion zu einer klinischen Verschlechterung. Daten über den langfristigen klinischen Verlauf derartiger Superinfektionen fehlen bisher. Zukünftige Studien müssen klären, ob multiple Infektionen eine schnellere Progression zur Leberzirrhose oder zum HCC verursachen.

Prophylaxe

Ziel der prophylaktischen Maßnahmen sollte sein, sowohl Neuinfektionen mit HCV als auch Superinfektionen zu verhindern.

Screening

Durch das Screening auf HCV-Antikörper kann ein großer Teil der HCV-Infizierten identifiziert werden. Allerdings sind vor allem bei niereninsuffizienten Patienten gelegentlich keine Antikörper gegen HCV jedoch HCV-RNA nachweisbar [5]. Auch kann das Intervall von der Infektion bis zur Serokonversion mehrere Monate lang sein. Diese Patienten sind infektiös und sollten mittels HCV-RT-PCR identifiziert werden. Als pragmatisches Vorgehen kann hier die einmalige Durchführung der HCV-RT-PCR bei allen HCV-Antikörpernegativen Dialysepatienten eines Zentrums vorgeschlagen werden, um bisher unerkannte Infektionen zu erfassen. Anschließend wird die RT-PCR bei neu ins Dialyseprogramm aufgenommenen Patienten durchgeführt falls die HCV-Ak negativ sind (oder bei dringendem Verdacht einer Mini-Epidemie).

Die Transaminasen sind kein verläßlicher Marker für die Hepatitis C, da die Höhe der Transaminasen nicht mit der Aktivität der Hepatitis korreliert.

Patienten mit normalen Transaminasen und aktiver Hepatitis sind beschrieben [10]. Andererseits ist es sinnvoll, bei einem Dialysepatienten mit erhöhten Transaminasen und fehlenden HCV-Antikörpern eine HCV-RT-PCR durchzuführen.

Mehrere Gruppen berichteten über nosokomiale, von Bluttransfusionen unabhängige, HCV-Infektionen [1, 4, 14, 20]. Für Dialysestationen wird die Übertragung über Dialysemaschinen, durch das betreuende Personal sowie über gemeinsam genutzte Instrumente diskutiert [14, 20]. In der Studie von McLaughlin et al. schien die Infektion durch direkten oder indirekten Personenkontakt am wahrscheinlichsten und eine Übertragung über Dialysegeräte wenig plausibel [14]. In einer gastroenterologischen Klinik erfolgte die Infektion wahrscheinlich durch ein verschmutztes Endoskopiegerät [4]. Auch Mehrfachinjektionen kommen als Übertragungsweg in Betracht. Auf einer onkologischen Station wurden 30 Patienten mit HCV infiziert [1]. Dabei konnten fünf Virus-Cluster mit ähnlichen oder identischen Viren identifiziert werden. Der Übertragungsmodus wurde nicht eindeutig geklärt, die Daten deuten jedoch am ehesten auf eine Übertragung durch Personenkontakt hin.

Nosokomiale Infektionswege

Vom Center of Disease Control (CDC) in Atlanta, USA wurden Maßnahmen zur Vermeidung von Infektionskrankheiten beschrieben [6]. Dazu gehören Tragen und regelmäßiger Wechsel von Handschuhen, die Reinigung von Geräten und Oberflächen, die Unterbindung der gemeinsamen Nutzung von Instrumenten oder Mehrfachinjektionen sowie häufiges Händewaschen. Eine prospektive Studie wies die Effizienz dieser Maßnahmen für die Infektionsprophylaxe nach [9]. Auch die genannten Beispiele nosokomialer Infektionen unterstreichen die Wichtigkeit dieser Regeln. HCV-infizierte Patienten sollten an speziellen Maschinen dialysiert werden und der Reinigungsprozeß sollte sorgfältig überwacht werden. Anders als bei der Hepatitis-B-Infektion ist eine Superinfektion durch ein weiteres Hepatitis-C-Virus möglich. HCV-infizierte Patienten sind durch diese Superinfektionen gefährdet und müssen davor geschützt werden. Membranen, die zur Dialyse von HCV-Patienten genutzt wurden, sollten nicht wiederverwendet werden. Bei Endoskopiegeräten ist das Bürsten nach dem Gebrauch besonders wichtig um grobe Verschmutzungen zu entfernen und das Antrocknen von infiziertem Material zu vermeiden.

„Universal Precautions“

Isolierung

Die Isolierung von Hepatitis-C-Patienten auf Dialysestationen wird u.a. aus Kostengründen kontrovers diskutiert. Die Studie von Gilli et al. zeigte, daß die strikte Einhaltung der „universal precautions„ ohne Isolierungsmaßnahmen effektiv vor Infektionen schützen kann [9]. Eine andere prospektive Studie wies die Isolierung als effiziente Methode zur Prävention von HCV-Infektionen nach [18]. Blumberg et al. isolierten HCV-Patienten nicht in einem eigenen Raum sondern in einem eigens dafür vorgesehenen Bereich der Dialysestation [3]. Auch in dieser Studie konnte einer Ausbreitung der HCV-Infektionen vorgebeugt werden. In diesen Studien fanden sich weder Neuinfektionen, noch ergaben sich bei dem Screening mittels Transaminasen Hinweise auf Superinfektionen. Möglicherweise trug die strengere Einhaltung der „universal precautions„ zu den guten Ergebnissen der Isolierungsmaßnahmen bei.

Literatur

1. Allander T, Gruber A, Naghavi M, Beyene A, Söderström T, Björholm M, Grillner L, Persson MAA (1995) Lancet 345: 603–607
2. Berg T, Hopf U, Stark K, Baumgarten R, Lobeck H, Schreier E (1997) J Hepatol 26: 484–491
3. Blumberg A, Zehnder C, Burckhardt JJ (1995) Nephrol Dial Transplant 10: 230–233
4. Bronowicki JP, Venard V, Botte C, Monhoven N, Gastin I, Chone L, Hudziak H, Rhin B, Delanoe C, LeFaou A, Bigard M-A, Gaucher P (1997) N Engl J Med 337: 237–240
5. Caramelo CC, Bartolomé J, Albalate M, Sequera P de, Navas S, Bermejillo T, Oliva H, Marriott E, Ortiz A. Tuñón CR, Casado S, Carreño V (1996) Kidney Int 50:2027–2031
6. Center for Disease Control (1988) JAMA 260: 462–465
7. Choo Q-L, Kuo G, Weiner AJ, Overby LR, Bradley DW, Houghton M (1989) Science 244: 359–362
8. Farci P, Alter HJ, Govindarajan S, Wong DC, Engle R, Lesniewski RR, Mushahwar IK, Desai SM, Miller RH, Ogata N, Purcell RH (1992) Science 258: 135–140
9. Gilli P, Soffritti S, Paoli Vitali E de, Bedani PL (1995) Nephron 70: 301–306
10. Healey CJ, Chapman RW, Fleming KA (1995) Gut 37: 274–278

11. Kao J-H, Chen P-J, Lai M-Y, Chen D-S (1993) Gastroenterology 105: 583–587
12. Kao JH, Chen PJ, Wang JT, Yang PM, Lai MY, Wang TH, Chen DS (1996) J Med Virol 50: 303–308
13. Lai ME, Mazzoleni AP, Argiolu F, De Virgilis S, Balesterieri A, Purcell RH, Cao A, Farci P (1994) 343: 388–390
14. McLaughlin KJ, Cameron SO, Good T, McCruden E, Ferguson JC, Davidson F, Simmonds P, Mactier RA, McMillan MA (1997) Nephrol Dial Transplant 12: 304–309
15. Morales JM, Campistol JM, Castellano G, Andres A, Colina F, Fuertes A, Ercilla G, Bruguera M, Andreu J, Carretero P, Rodicio JL, Levey AS, Pereira BJG (1995) Kidney Int. 47: 236–240
16. Okamoto H, Mishiro S, Tokita H, Tsuda F, Miyakawa Y, Mayumi M (1994) Hepatology 20: 1131–1136
17. Prince AM, Brotman B, Huima T, Pascual D, Jaffery M, Inchauspé G (1992) J Infect Dis 165: 438–443
18. Santos JP dos, Loureiro A, Neto MC, Pereira BJG (1996) Nephrol Dial Transplant 11: 2017–2022
19. Simmonds P et al. (1994) Hepatology 19: 1321–1324
20. Stuyver L, Claeys H, Wyseur A, Arnhem W van, Beenhouwer H de, Uytendaele S, Beckers J, Matthijs D, Leroux-Roels G, Maertens G, Paepe M de (1996) Kidney Int 49: 889–895
21. Widell A, Månsson S, Persson NH, Thysell H, Hermodsson S, Blohme I (1995). Transplantation 60: 642–647

Dr. Britta Köppe, Prof. Dr. Guido Adler
Abteilung Innere Medizin 1, Medizinische Klinik,
Universität Ulm
Robert-Koch-Straße 8, D-89081 Ulm

1.10 Nachsorge des kolorektalen Karzinoms

C.-H. Köhne, T. Benter

Ist im Rahmen des Nachsorgeprogramms bei Patienten mit operierten Kolonkarzinomen (R_0) die Bestimmung weiterer Tumormarker zusätzlich zum CEA sinnvoll, notwendig oder überflüssig?

Trotz radikaler Resektion eines kolorektalen Karzinoms besteht für die betroffenen Patienten ein hohes Risiko eines lokoregionären Rezidives, metachroner Metastasen oder eines Zweitkarzinoms. Dieses Rezidivrisiko korreliert mit dem Tumorstadium und möglicherweise auch mit der Qualität der chirurgischen Therapie [5]. Nachsorgeprogramme bei Patienten mit kolorektalem Karzinom haben das Ziel, Rezidive (lokoregionär oder Fernmetastasen) oder Zweitkarzinome (geschätztes Risiko 0,5% pro Jahr) möglichst frühzeitig zu erkennen. Es besteht dabei die Annahme, daß erstens ein Rezidiv erneut kurativ operabel ist und zweitens eine frühzeitigere Erfassung dieser Rezidive die Wahrscheinlichkeit einer kurativen Resektion erhöht.

Nachsorgeprogramm

Die American Gastroenterological Association hat daher in einem Konsensuspapier ein sehr intensives und engmaschiges Nachsorgeprogramm empfohlen [4].

Die Bestimmung des Tumormarkers CEA wird dabei neben den instrumentellen, apparativen und klinischen Parametern als ein wichtiger Baustein des Nachsorgeprogramms der Patienten mit einem kolorektalen Karzinom angesehen.

- Anamnese, körperliche Untersuchung, Nachweis von okkultem Blut im Stuhl sowie Bestimmung der Transaminasen sollten alle 3-6 Monate für 2 Jahre, danach alle 6-12 Monate für 2 Jahre und dann jährlich durchgeführt werden.
- Die Bestimmung des karzino-embrionalen Antigens (CEA) war alle 2 Monate in den ersten 2 Jahren vorgesehen, danach alle 4 Monate in den folgenden 2 Jahren und ab dem 5. Jahr jährlich.
- Bei Vorliegen eines Rektumkarzinoms wurde die Sigmoidoskopie alle 6–12 Monate empfohlen und bei einem Kolonkarzinom die jährliche Koloskopie für die ersten 2 Jahre, danach einmal alle 3 Jahre. Eine Röntgenuntersuchung des Thorax sollte alle 6–12 Monate in den ersten 2 Jahren und danach jährlich durchgeführt werden.

Studienergebnisse

Verwunderlich scheint, daß trotz Kenntnis des unterschiedlichen Rezidivrisikos und Rezidivmusters diese Empfehlung weder für Patienten mit Kolon- oder Rektumkarzinom noch für unterschiedliche Tumorstadien differenziert wird. Verständlich wird dies jedoch, wenn man bedenkt, auf welch schwacher Datenbasis diese Empfehlung beruht und wie widersprüchlich der Stellenwert einer Tumornachsorge überhaupt betrachtet wird. Nachsorgeprogramme sind vor allem in unkontrollierten und häufig retrospektiven Studien durchgeführt und beschrieben worden.

Eine einzige randomisierte Studie liegt vor, welche ein intensives Nachsorgeprogramm mit Einschluß von CEA mit einem weniger intensiven Programm vergleicht [7]. Die „Standard-Nachsorge" beinhaltete eine vierteljährliche Anamnese und körperliche Untersuchung, Blutuntersuchungen einschließlich CEA, Röntgen-Thorax und Sigmoidoskopie. Im intensiven Nachsorgeprogramm wurden zusätzlich immer eine Koloskopie, Sonographie des Abdomens und CT-Untersuchungen durchgeführt. Dadurch gelang es, Rezidive im Median 5 Monate früher zu entdecken und häufiger Rezidivoperationen durchzuführen, ohne daß dies allerdings zu einem Überlebensvorteil der intensiv nachgesorgten Patienten führte. Befürworter von intensiven Nachsorgeprogrammen stützen sich vor allem auf eine Meta-Analyse mit Einschluß von 3287 Patienten aus 7 nicht randomisierten Studien [3], welche einen Überlebensvorteil (9%) für Patienten mit intensiver Nachsorge zeigte. Die Bestimmung des CEA hatte dabei scheinbar eine besondere Bedeutung im Aufdecken von asymptomatischen Rezidiven mit anschließender kurativer Resektion. Es fehlt jedoch letztlich eine randomisierte Studie, welche mit ausreichend großer Fallzahl den Stellenwert von Nachsorgeprogrammen mit statistischer Sicherheit belegt und dabei auch Kosten-Nutzen Aspekte berücksichtigt. Die EORTC plant derzeit eine solche Studie und es ist zu hoffen, daß ein solches Programm Bestandteil randomisierter adjuvanter Therapiestudien wird.

Stellenwert der Tumormarker

In Kenntnis der widersprüchlichen und unsicheren Datenlage hat die American Society of Clinical Oncology (ASCO) in einem Konsensuspapier [2] den Stellenwert von Tumormarkern in der Nachsorge von Patienten mit operiertem kolorektalen Karzinom diskutiert. Diese Empfehlungen zu den am häufigsten untersuchten Markern CEA, LASA, CA 19-9, DNA-Ploidie und Zellzyklusanalysen sowie p53 und RAS-Onkogen sind im folgenden zusammengefaßt:

CEA im Serum wird vor allen Dingen bei Patienten mit Lebermetastasen erhöht gefunden. Die frühzeitigere (5 Monate früher) Entdeckung von Lebermetastasen ist letztlich nur dann sinnvoll, wenn bei den Patienten eine Resektion von Lebermetastasen grundsätzlich möglich erscheint. Die Bestimmung des CEA sollte bei Patienten im Stadium II und III alle 2-3 Monate für die ersten 2 Jahre nach Diagnose durchgeführt werden. Erhöhte CEA-Werte müssen unbedingt durch

Empfehlungen zur Bewertung von Tumormarkern bei Patienten mit kolorektalem Karzinom. American Society of Clinical Oncology [2]

- CEA kann nicht als Screening-Test eines kolorektalen Karzinoms empfohlen werden.
- Die präoperative CEA Bestimmung ist dann sinnvoll, falls dieser Parameter für das Staging und die Operationsplanung hilfreich ist. Es ist bekannt, daß präoperativ erhöhte CEA-Werte (>5 mg/ml) mit einer schlechteren Prognose korrelieren. Diese Daten rechtfertigen jedoch noch nicht, stadiumabhängig eine adjuvante Therapie bei diesen Patienten mit erhöhten präoperativen CEA-Werten durchzuführen.
- Bei Patienten im Stadium II oder III wird empfohlen, postoperativ CEA alle 2-3 Monate für mindestens 2 Jahre zu bestimmen. Dies ist insbesondere dann sinnvoll, wenn bei diesen Patienten die Resektion von Lebermetastasen klinisch möglich und indiziert wäre. Ein erhöht gefundener CEA-Wert soll erneut kontrolliert werden und ist Anlaß, eine metastasierte Erkrankung oder ein Rezidiv durch weitere Untersuchungen zu sichern. Erhöhte CEA-Werte alleine rechtfertigen nicht den Einsatz einer systemischen Chemotherapie als adjuvante Maßnahme oder Behandlung der vermuteten metastasierten Erkrankung.
- Die gegenwärtige Datenlage erlaubt es nicht, nur CEA alleine für die Beurteilung des Erfolges einer Chemotherapie heranzuziehen. Nur falls keine andere Untersuchung zur Beurteilung des Therapieerfolges zur Verfügung steht, sollte CEA bei Beginn der Behandlung einer metastasierten Erkrankung bestimmt und dann alle 2-3 Monate während der Behandlung die Bestimmung wiederholt werden. Zwei Werte über dem Ausgangswert vor Therapiebeginn sind ausreichend, eine Tumorprogression zu diagnostizieren. CEA gilt als Tumormarker der Wahl.
- Die gegenwärtige Datenlage reicht nicht aus LASA (Lipid associated sialic acid), CA 19-9, DNA-Ploidie, Zellzyklusanalysen, p53 oder RAS-Onkogene für das Screening, Diagnose, Staging oder Nachsorge sowie Monitoring des Therapieerfolgs von Patienten mit kolorektalem Karzinom zu benutzen.

eine zweite Bestimmung überprüft werden, da es bekanntermaßen falsch positive Ergebnisse gibt. Ein kontinuierlicher Anstieg des Tumormarkers scheint ein besonders bedeutsamer Hinweis für das Auftreten eines Rezidives zu sein. Ein erhöhter CEA-Wert allein rechtfertigt bei vermuteter metastasierter Erkrankung keine adjuvante oder palliative Therapie. Diese ist erst bei Nachweis von inoperablen Metastasen indiziert.

Neben der Bestimmung des CEA wurde besonders CA 19-9 auf seine Möglichkeit untersucht, frühzeitig Rezidive zu erkennen [6]. In einer Studie konnten bei Rezidivpatienten in 48% der Fälle auch tatsächlich pathologische Werte gefunden werden. Allerdings waren hiervon nur ein Viertel der Patienten asymptomatisch und die Erhöhung ging der klinisch anderweitig faßbaren Erkrankung nur um drei Monate voraus. Dagegen war CEA bei 82% der Rezidivpatienten erhöht und damit der sensitivere Parameter. CA 19-9 alleine oder in Kombination mit CEA ist der alleinigen Bestimmung von CEA nicht überlegen. Weitere Serummarker sind z.Z. in der Diskussion, ohne daß deren genauer Stellenwert derzeit bekannt ist.

Tabelle 1. Beitrag einzelner Untersuchungsmethoden zur Erfassung eines Rezidives nach kurativer Resektion eines kolorektalen Karzinoms bei 113 Rezidivpatienten von 505 Nachsorgepatienten (Mod. nach Audisio et al. [1]). Anzahl der Rezidivpatienten (%) mit positivem Untersuchungsergebnis

	Anamnese, körperliche Untersuchung	Röntgen-Thorax	Sono-Abdomen	CEA	Koloskopie
Anamnese, körperliche Untersuchung	33%	4%	4%	11%	6%
Röntgen-Thorax	4%	9%	–	2%	–
Sono-Abdomen	4%	–	7%	17%	–
CEA	11%	2%	17%	4%	–
Koloskopie	6%	–	–	–	3%
Summe	58%	15%	28%	34%	9%

Weitere Untersuchungsmethoden

Im Hinblick auf den ungesicherten Stellenwert der Nachsorge überhaupt bzw. der Intensität der Nachsorge und des unklaren Stellenwerts der einzelnen Komponenten der Nachsorge ist es heutzutage daher nicht notwendig und auch nicht gerechtfertigt, zusätzliche Tumormarker in der Nachsorge einzuführen. Der Beitrag einzelner Untersuchungsmethoden für die Erfassung eines Rezidives wurde in einer Arbeit einer italienischen Arbeitsgruppe [1] recht anschaulich dargestellt (Tabelle 1). Im Rahmen eines Nachsorgeprogramms mit Einschluß von 505 Patienten konnten 113 Patienten mit einem Rezidiv identifiziert werden. Die sorgfältige Anamnese und körperliche Untersuchung allein war bereits bei einem Drittel der Patienten richtungsweisend. Ein weiteres Drittel hatte zusätzlich zu einer auffälligen Anamnese und körperlichen Untersuchung noch eine auffällige Röntgenuntersuchung, Ultraschall, CEA-Erhöhung oder Koloskopie. Ultraschall-Untersuchung sowie CEA waren bei etwa einem Drittel der Patienten pathologisch verändert. Der Stellenwert der Koloskopie war marginal. Nur bei 3% der Patienten konnte allein durch eine Koloskopie ein Rezidiv entdeckt werden. Bei weiteren 6% der Patienten konnte durch die Koloskopie zusätzlich zur Anamnese und körperlichen Untersuchung das Rezidiv gesichert werden.

Diese Daten verdeutlichen den herausragenden Stellenwert einer sorgfältigen Anamnese und körperlichen Untersuchung, welche bei zwei Drittel der Patienten bereits ein Rezidiv sichern können. Eine alleinige Erhöhung des CEA-Wertes war nur bei 4% der Patienten vorhanden, allerdings hatte ein Drittel aller Rezidivpatienten eine CEA-Erhöhung, so daß dieser Parameter eine wichtige zusätzliche Säule in der Nachsorge darstellt.

Literatur

1. Audisio RA, Setticarro P, Segala M, Capko D, Andreoni B, Tiberio G (1996) Follow up in colorectal cancer patients: A cost benefit analysis. Ann Surg Oncology 3: 349-357

2. Bast RC, Bates S, Bredt AB, Desch CE, Fritsche H, Fues L, Hayes DF, Kemeny NE, Kragen M, Jessup J et al (1996) Clinical Practice guidelines for the use of tumor markers in Breast and colorectal cancer. J Clin Oncol 14: 2843-2877
3. Bruinvels DJ, Stiggelbout AM, Kievit J, van Houwelingen HC, Habbema JD, van deVelde CJ (1994) Follow-up of patients with colorectal cancer. A meta-analysis. Ann Surg 219: 174-182
4. Fleischer DE, Goldberg SB, Browning TH, Cooper JN, Friedman E, Goldner FH, Keeffe EB, Smith LE (1989) Detection and surveillance of colorectal cancer. JAMA 261: 580-585
5. Hermanek P, Jr, Wiebelt H, Riedl S, Staimmer D, Hermanek P (1994) Long-term results of surgical therapy of colon cancer. Results of the Colorectal Cancer Study Group. Chirurg 65: 287-297
6. Kouri M, Pyrhonen S, Kuusela P (1992) Elevated CA19-9 as the most significant prognostic factor in advanced colorectal carinoma. J Surg Oncol 49: 78-85
7. Makela J, Laitinen S, Kairaluoma MI (1992) Early results of follow-up after radical resection for colorectal cancer. Preliminary results of a prospective randomized trial. Surg Oncol 1: 157-161

Dr. C.-H. Köhne, Dr. T. Benter,
Abteilung für Hämatologie, Onkologie und Tumorimmunologie,
Robert-Rössle-Klinik am Max Delbrück-Zentrum
für Molekulare Medizin,
Virchow-Klinikum der Humboldt Universität,
Lindenberger Weg 80, D-13125 Berlin

1.11 PEG und ventrikuloperitonealer Shunt

U. Ritzel, U. Leonhardt

Ist die Anlage einer perkutanen endoskopischen Gastrostomie bei Patienten mit ventrikuloperitonealem Shunt kontraindiziert? Wenn nicht, sollte zwischen Shunt- und PEG-Anlage ein mehrtägiger zeitlicher Abstand gewählt werden?

Die in den 80er Jahren eingeführte Technik der perkutanen endoskopischen Gastrostomie (PEG) gilt heute als sichere und komplikationsarme Methode. Sie wird durchgeführt, wenn eine orale Nahrungsaufnahme aus den verschiedensten Gründen nicht möglich ist. Ein erhöhtes Komplikationsrisiko besteht bei Voroperationen im Abdominalbereich, wie z.B. nach Magen-, Kolon-, Leber- und Gallenblasenoperationen, aber auch bei Patienten mit einem ventrikuloperitonealem Shunt [3, 5]. Bei der letzteren Gruppe wird Liquorflüssigkeit über den ventrikuloperitonealen Shunt in die freie Bauchhöhle abgeleitet.

Durch die Anlage einer PEG droht möglicherweise eine direkte Beeinträchtigung des Shunts oder eine aszendierende ZNS-Infektion. Mehrere Arbeiten belegen jedoch, daß eine PEG auch bei liegendem ventrikuloperitonealem Shunt erfolgreich durchgeführt werden kann. Stellato et al. [5] legten bei 25 Patienten mit Voroperationen im Abdominalbereich eine PEG an. In 9 Fällen bestand ein ventrikuloperitonealer Shunt. Die Durchführung der PEG gelang bei allen Shunt-Patienten ohne Komplikationen. In ähnlicher Weise berichten Cantor und Miskovitz [1] über die erfolgreiche Durchführung einer PEG bei 5 Patienten mit ventrikuloperitonealem Shunt. Während der 14tägigen Nachbeobachtungsperiode ließen sich keine neurologischen Komplikationen sowie keine lokalen bzw. systemischen Infektionen beobachten. Bereits vor der PEG-Anlage wurde mit der Gabe eines Cephalosporins (Cefoxitin) zur Infektionsprophylaxe begonnen.

Prophylaktische Antibiose

Die Bedeutung eines antibiotischen Schutzes und die Art der Durchführung wird von den verschiedenen Autoren unterschiedlich eingeschätzt. In einem Einzelfallbericht [4] wird von einer 30jährigen Patientin berichtet, bei der 12 Monate nach Anlage einer PEG bei bestehendem ventrikuloperitonealem Shunt ein Wechsel der PEG-Sonde ohne antibiotischen Schutz durchgeführt wurde. Im Anschluß an den Wechsel trat eine Shuntinfektion mit Nachweis von grampositiven Kokken im Liquor auf. Aufgrund dieses Verlaufes halten die Autoren die intravenöse Applikation eines Antibiotikums bei jeder Neuanlage einer PEG oder dem Wechsel der Sonde für erforderlich.

Neben einer Reihe sporadischer Berichte liegt mittlerweile eine amerikanische Studie vor, die prospektiv 15 Patienten mit ventrikuloperitonealem Shunt und anschließender PEG-Anlage untersucht [2]. In allen Fällen wurden Antibiotika zur Infektionsprophylaxe gegeben. Bei 10 Patienten mündete der ventrikuloperitoneale Shunt unterhalb des rechten Rippenbogens ein, bei 5 Patienten in die linke Abdominalhälfte. Frühestens eine Woche nach Anlage des ventrikuloperitonealen Shunts (im Mittel nach 2,2 Wochen) wurde eine PEG durchgeführt. Während des Follow-up-Zeitraumes (1 bis 4 Monate, im Mittel 8,6 Monate) traten keine Komplikationen auf, die in unmittelbaren Zusammenhang mit der PEG standen. Ein Patient starb während des Beobachtungszeitraumes einige Wochen nach Anlage der PEG an kardiopulmonalem Versagen. In einem weiteren Fall kam es zu einer Dysfunktion des ventrikuloperitonealen Shunts im Bereich des proximal gelegenen Reservoirs, was zur Revision des Shunts führte.

Empfehlungen

- Es läßt sich zusammenfassen, daß das Vorhandensein eines ventrikuloperitonealen Shunts keine Kontraindikation für eine PEG darstellt.
- Eine antibiotische Prophylaxe wird sowohl bei der Erstanlage einer PEG als auch bei Interventionen am Stoma für erforderlich gehalten.
- Obgleich die Anlage einer PEG bereits eine Woche nach Implantation eines ventrikuloperitonealen Shunts erfolgreich durchgeführt wurde, wäre eine längere Konsolidierungsphase zwischen beiden Eingriffen wünschenswert, wenn sie klinisch vertretbar zu sein erscheint.

Literatur

1. Cantor M, Miskovitz P (1988) Percutaneous endoscopic gastrostomy following ventriculoperitoneal shunting for increased intracranial pressure: preliminary report. Gastrointest Endosc 34: 202–203
2. Graham SM, Flowers JL, Scott TR, Lin F, Rigamonti D (1993) Safety of percutaneous endoscopic gastrostomy in patients with a ventricularperitoneal shunt. Neurosurgery 6: 932–934
3. Ponsky JL, Gauderer MWL (1989) Percutaneous endoscopic gastrostomy: indications, limitations, techniques, and results. World J Surg 13: 165–170
4. Rahmin M, Roston A, Miskowitz P (1994) PEG placement in patients with ventriculoperitoneal shunts (letter). Gastrointest Endosc 40: 395
5. Stellato TA, Gauderer MWL, Ponsky JL (1984) Percutaneous endoscopic gastrostomy following previous abdominal surgery. Ann Surg 200: 46–50

Dr. U. Ritzel, Prof. Dr. U. Leonhardt
Abteilung Gastroenterologie und Endokrinologie,
Zentrum Innere Medizin,
Georg-August-Universität Göttingen,
Robert-Koch-Straße 40, D-37075 Göttingen

2 Kardiologie und Angiologie

2.1 Pathophysiologie der AV-Knoten-Reentry-Tachykardie 53
2.2 Thrombolyse beim „non-Q-Wave"-Infarkt? 59
2.3 Systemische Lyse bei intrakardialen Thromben? 63
2.4 Kardiomyopathie durch Antidepressiva 68
2.5 Auswirkung von Digitalis auf den Herzrhythmus 75
2.6 Primärprävention durch Lipidsenkung 80
2.7 Thrombolyse bei Dialysepatienten 84
2.8 Reinsult bei Vorhofflimmern 87
2.9 Thromboseprophylaxe bei Insultpatienten 90
2.10 Alternativen zu ASS? 92
2.11 Antithrombozytäre Therapie rezidivierender TIA's 103
2.12 Heparinprophylaxe 110
2.13 Kompressionsbehandlung bei Beinvenenthrombose 115
2.14 Orale Antikoagulation nach Phlebothrombose 121
2.15 Stent-Implantation bei Aortenaneurysma 124

2.1 Pathophysiologie der AV-Knoten-Reentry-Tachykardie

H. Kottkamp, G. Hindricks

Gibt es theoretische Vorstellung über die Entstehungsursachen einer AV-junktionalen Reentry-Tachykardie?

AV-Knoten-Reentry-Tachykardien (AV-junktionale Reentry-Tachykardien, AVNRT) gehören neben den Tachykardien unter Einbeziehung akzessorischer Leitungsbahnen zu den häufigsten Ursachen paroxysmaler supraventrikulärer Tachykardien [6]. Während in früheren Jahren das Konzept der ausschließlich intranodal gelegenen Kreisbahn bestanden hatte, konnte in der letzten Zeit durch experimentelle und intraoperative Mappinguntersuchungen sowie durch Ergebnisse der Hochfrequenzstrom-Katheterablation gezeigt werden, daß den AVNRT ein komplexes pathophysiologisches Substrat unter Einbeziehung des AV-Knotens und des perinodalen Vorhofmyokards zugrunde liegt [2, 4, 5, 7, 8, 12].

Anatomie

Der kompakte AV-Knoten und die Übergangszellen zwischen Vorhofmyokard und AV-Knoten liegen innerhalb des Koch' schen Dreiecks [1] (Abb. 1a). Die obere Grenze dieses Dreiecks wird durch die Todaro-Sehne gebildet, einer kollagenen Struktur, die im muskulären Sinusseptum verläuft und im zentralen fibrösen Körper an der Spitze des Koch'schen Dreiecks mündet. Die untere Grenze wird durch den septalen Anulus der Trikuspidalklappe geformt, die Basis des Dreiecks wird durch die Mündung des Koronarvenensinus begrenzt.

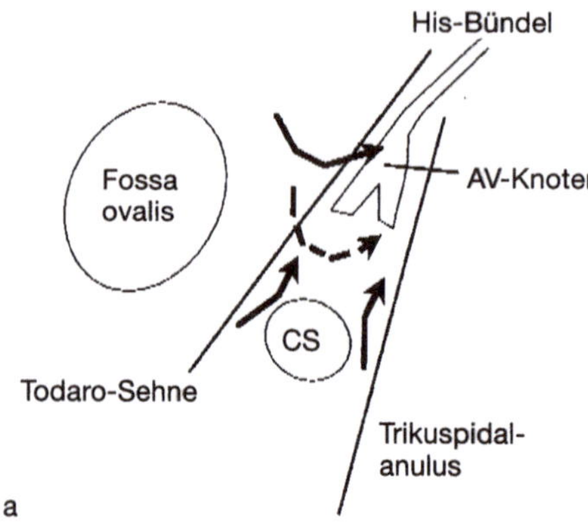

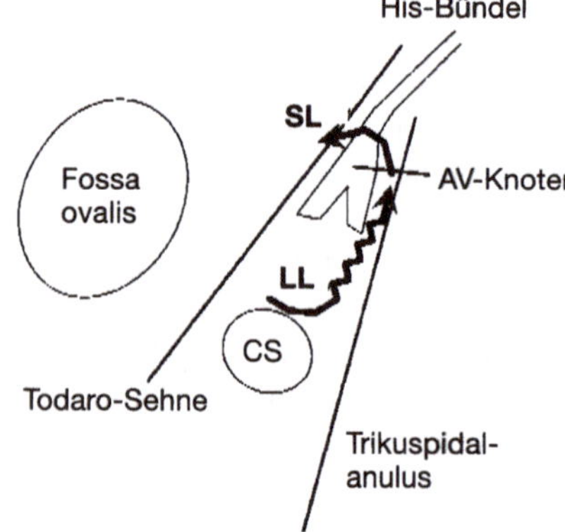

Abb. 1. Schematische Darstellung der AV-junktionalen Region innerhalb des Koch' schen Dreiecks.
a Von mehreren Richtungen bestehen „Eingänge" von Vorhofmyokard in den Bereich des kompakten AV-Knotens: vom anterioren Limbus der Fossa ovalis, von oberhalb und unterhalb des Koronarsinusostiums und von der linken Seite des interatrialen Septums (gestrichelter Pfeil),
b In einem zweidimensionalen Modell der AV-Knoten-Reentry-Tachykardie beinhaltet die Kreisbahn einen sogenannten schnellen Leitungsweg (SL) an der Spitze des Koch' schen Dreiecks und einen sogenannten langsamen Leitungsweg (LL) an der Basis des Koch'schen Dreiecks. Der Reentry-Kreis bezieht den kompakten AV-Knoten, die Übergangszellen und das perinodale Vorhofmyokard mit ein. CS = Koronarsinusostium

Basierend auf zellulären Charakteristika und der morphologischen Architektur können folgende Bereiche innerhalb der spezialisierten AV-junktionalen Region beschrieben werden [1]:

- Eine Übergangszone zwischen der Arbeitsmuskulatur der Vorhöfe und dem kompakten AV-Knoten,
- der kompakte AV-Knoten selbst,
- das penetrierende AV-(His-)Bündel und
- die Tawara-Schenkel.

Der kompakte AV-Knoten liegt an der Spitze des Koch'schen Dreiecks im muskulären atrioventrikulären Septum nahe dem Vorhofteil des zentralen fibrösen Körpers. Die Übergangszone entspricht der Verbindung zwischen Vorhofarbeitsmuskulatur und dem kompakten AV-Knoten und ist durch Bindegewebe in zahlreiche Faszikel unterteilt. Die Zone der Übergangszellen zeigt heterogene zelluläre Charakteristika mit fließendem Übergang zwischen Eigenschaften der Vorhofarbeitsmuskulatur und des kompakten AV-Knotens.

Durch das Arrangement der Übergangszellen können mehrere Gruppen abgegrenzt werden, sogenannte atriale Eingänge in den kompakten AV-Knoten:

- Eine superfizielle Übergangszellgruppe mit Verbindung zum rechtsseitigen interatrialen Septum vor und hinter der Fossa ovalis,
- eine posteriore Gruppe zur Vorhofmuskulatur neben dem Koronarsinusostium und
- eine tiefe Übergangszellgruppe mit Verbindung zur linken Seite des interatrialen Septums.

Bezüglich des Arrangements und der Verteilung der Gruppen wurde eine beträchtliche interindividuelle Variabilität beschrieben [1]. Detaillierte morphologische Vergleiche zwischen AV-junktionalen Regionen von Patienten mit und ohne AVNRT liegen kaum vor oder konnten keine bedeutsamen Unterschiede zeigen. Die Veränderungen im strukturellen Arrangement der AV-junktionalen Region können in Unterschieden der nichtuniformen Anisotropie, der interzellulären Kopplung oder in veränderten Einflüssen der autonomen Innervation liegen.

Pathophysiologie

Bereits 1913 beschrieb Mines die Induzierbarkeit eines „reziprokierenden Rhythmusses" einer Vorhof-Kammer-Präparation mit den typischen elektrophysiologischen Charakteristika von AVNRT [9]. Durch Scherf und Shookhoff [13] wurde der Begriff der „longitudinalen Dissoziation“ des AV-Knotens, durch Moe [10] der Begriff der „dualen AV-Leitung“ geprägt. Diese longitudinale Dissoziation in einen „langsamen“ a-Leitungsweg mit einer relativ kurzen Refraktärzeit und einen „schnellen“ b-Leitungsweg mit einer relativ langen Refraktärzeit erlaubte eine kreisende Bewegung innerhalb der AV-junktionalen Region. Detaillierte Mappinguntersuchungen sowie die Ergebnisse der Hochfrequenzstrom-Katheterablation konnten zeigen, daß sowohl der schnelle als auch der langsame Leitungsweg die atrialen

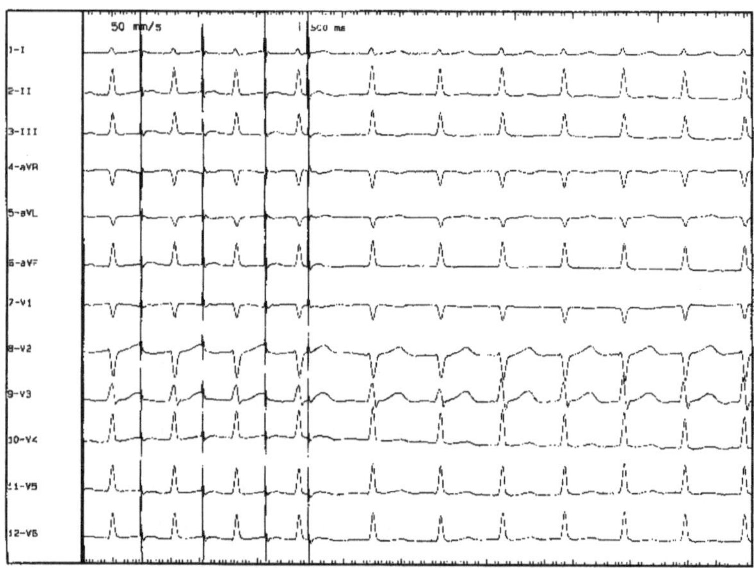

Abb. 2. Induktion einer typischen AV-Knoten-Reentry-Tachykardie bei der programmierten Vorhofstimulation während invasiver elektrophysiologischer Untersuchung. Nach einer Basis-Vorhofstimulation mit einer Zykluslänge von 430 ms wird ein vorzeitiger atrialer Extrastimulus mit einem Ankopplungsintervall von 300 ms abgegeben. Der Extrastimulus wird in der schnellen Leitungsbahn blockiert und antegrad mit langer Leitungszeit (beachte das lange PQ-Intervall) über den langsamen Leitungsweg übergeleitet. Anschließend erfolgt zeitgleich mit der antegraden Überleitung über das His-Bündel die rückwärtige Leitung zum Vorhof über den wiedererholten schnellen Leitungsweg. Die somit induzierte AV-Knoten-Reentry-Tachykardie zeigte eine Zykluslänge von 425 ms.

Eingänge in den AV-Knoten mit einbeziehen (Abb. 1b). Die übliche Form der AVNRT wird klinisch in der überwiegenden Zahl der Fälle durch vorzeitig einfallende Vorhofextrasystolen ausgelöst (Abb. 2) [3, 6, 11]. Der Impuls wird dabei in dem schnellen Leitungsweg wegen der relativ langen Refraktärzeit blockiert, durchläuft mit einer relativ langen Leitungszeit antegrad den langsamen Leitungsweg und findet schließlich den schnellen Leitungsweg vor, der seine Erregbarkeit wiedererlangt hat und den Impuls retrograd zurück auf den Vorhof leitet. Von dort findet der Impuls über das perinodale Vorhofmyokard wieder Anschluß an den langsamen Leitungsweg, wodurch der Reentry-Kreis geschlossen wird.

Neben dieser gewöhnlichen Form der AVNRT mit antegrader Leitung über den langsamen Leitungsweg und retrograder Leitung über den schnellen Leitungsweg, („slow-fast") kommt sehr selten auch die ungewöhnliche Form der AVNRT mit umgekehrter Erregungsleitungsrichtung vor (antegrad über die schnelle Leitungsbahn und retrograd über die langsame Leitungsbahn, „fast-slow"). In klinischen Mappinguntersuchungen konnte gezeigt werden, daß bei Ventrikelstimulation der Ausgang der sogenannten schnellen Leitungsbahn des AV-Knotens anterosuperior an der Spitze des Koch'schen Dreiecks und der Ausgang der langsamen Leitungsbahn posteroinferior in der Nähe des Koronarsinusostiums gelegen ist [5, 7, 8, 14]. Dieses zweidimensionale Modell der AVNRT ist allerdings eine vereinfachte Darstellung, da die jeweiligen „Leitungsbahnen" keine diskreten anatomisch abgrenzbaren Muskelfaserbündel darstellen wie die akzessorischen Leitungsbahnen beim Wolff-Parkinson-White Syndrom. Bei der AVNRT läuft die Kreisbahn vielmehr in dem komplexen dreidimensionalen AV-junktionalen Bereich ab und bezieht den kompakten AV-Knoten, die Übergangszellen und das perinodale Vorhofmyokard mit ein.

Literatur

1. Anderson RH, Becker AE, Brechenmacher C, Davies MJ, Rossi L (1975) The human atrioventricular junctional area: A morphological study of the A-V node and bundle. Eur J Cardiol 3: 11–25

2. Cox JL, Holman WL, Cain MEe (1987) Cryosurgical treatment of atrioventricular node reentrant tachycardia. Circulation 76: 1329–1336
3. Denes P, Wu D, Dhingra RC, et al. (1973) Demonstration of dual A-V nodal pathways in patients with paroxysmal supraventricular tachycardia. Circulation 48: 549–555
4. Haissaguerre M, Gaita F, Fischer B, et al. (1992) Elimination of atrioventricular nodal reentrant tachycardia using discrete slow potentials to guide application of radiofrequency energy. Circulation 85: 2162–2175
5. Jackman WM, Beckman KJ, McClelland JH, et al. (1992) Treatment of supraventricular tachycardia due to atrioventricular nodal reentry by radiofrequency catheter ablation of slow-pathway conduction. N Engl J Med 327: 313–318
6. Josephson ME (1993) Supraventricular tachycardias. In: Josephson ME (ed) Clinical cardiac electrophysiology. Lea & Febiger, Philadelphia, London, p 181–275
7. Kottkamp H, Hindricks G, Willems S et al (1995) An anatomically and electrogram-guided stepwise approach for effective and safe catheter ablation of the fast pathway for elimination of atrioventricular node reentrant tachycardia. J Am Coll Cardiol 25: 974–981
8. McGuire MA, Bourke JP, Robotin MC, Johnson DC, Meldrum-Hanna W, Nunn GR, Uther JB, Ross DL (1993) High resolution mapping of Koch's triangle using sixty electrodes in humans with atrioventricular junctional (AV nodal) reentrant tachycardia. Circulation 88: 2315–2328
9. Mines GR (1913) On dynamic equilibrium of the heart. J Physiol (London) 46: 349–382
10. Moe GK, Preston JB, Burlington HJ (1956) Physiologic evidence for a dual A-V transmission system. Circ Res 4: 357–375
11. Rosen KM, Mehta A, Miller RA (1974) Demonstration of dual AV nodal pathways in man. Am J Cardiol 33: 291–294
12. Ross DL, Johnnson DC, Denniss AR, Cooper MJ, Richards DA, Uther JB (1985) Curative surgery for atrioventricular junctional (AV nodal) reentrant tachycardia. J Am Coll Cardiol 6: 1383–1392
13. Scherf D, Shookhoff C (1926) Experimentelle Untersuchungen über die „Umkehr-Extrasystole“ (reciprocating beat). Wien Arch Inn Med 12: 501–529
14. Sung R, Harvey LW, Saksena S, Juma Z (1981) Sequence of retrograde atrial activation in patients with dual atrioventricular pathways. Circulation 64: 1059–1067

Priv.-Doz. Dr. H. Kottkamp, Dr. G. Hindricks
Universität Leipzig, Herzzentrum, Kardiologie
Russenstr. 19, D-04289 Leipzig

2.2 Thrombolyse beim „non-Q-Wave"-Infarkt?

M. Böhm

Profitieren Patienten mit einem „non-Q-Wave"-Infarkt klinisch in signifikanter Weise von einer systemischen Lysetherapie?

Beim „non-Q-Wave"-Myokardinfarkt ist die Infarktgröße in der Regel kleiner als beim typischen „Q-wave" Infarkt, was an einer frühen Rekanalisierung des Infarktgefäßes durch eine auch spontan verlaufende Thrombolyse oder an einer Lösung von Koronarspasmen oder an beiden Mechanismen liegen kann. Da es sich in der Regel um nichttransmurale Infarkte handelt, besteht auch die Möglichkeit, daß das vom Infarktgefäß versorgte Herzmuskelareal generell kleiner ist [3].

Indikation zur Lyse

Zur Indikationsstellung der Thrombolysetherapie bei akutem Myokardinfarkt werden typische EKG-Kriterien wie ST-Streckenhebungen >0,1 mV in mindestens zwei benachbarten Ableitungen oder ein neu aufgetretener Schenkelblock vergesellschaftet mit dem typischen Infarktschmerz von mehr als 15-minütiger Dauer herangezogen [3, 9]. Das Vorliegen einer Q-Zacke wird nicht als Kriterium für oder gegen eine Lyse verwendet. Eine Thrombolysetherapie muß schnell, wenn möglich vor Ausbildung einer Q-Zacke im EKG erfolgen. Dementsprechend werden in der Praxis viele akute Myokardinfarkte ohne bereits ausgebildete Q-Zacke lysiert. Hierbei handelt es sich allerdings meist um Patienten, die ohne Lyse einen „Q-Wave"-Infarkt mit einer höhergradigen ventrikulären Schädigung erleben würden.

Interessant ist allerdings die Frage, ob Patienten mit eher kleineren akuten „non-Q-Wave"-Infarkten oder auch mit einer instabilen Angina pectoris aggressiv mit einer Thrombolyse behandelt werden sollten. Prospektive und kontrollierte Daten wurden in den TIMI-III A- (koronarangiographische Daten) und der TIMI-III B (klinische Daten) -Studien erhoben (TIMI: Thrombolysis in Myocardial Ischemia).

Zunahme von Myokardinfarkten durch t-PA!

Die TIMI-III B-Studie [8] bearbeitete die Frage, ob eine aggressive und frühzeitige Therapie mit t-PA-Thrombolyse zu einer signifikanten Verbesserung der Sterblichkeit bzw. des Fortschreitens zu einem transmuralen Myokardinfarkt bei kleinen Q-Zackeninfarkten und instabiler Angina pectoris führt. Die Einschlußkriterien waren ein für fünf bis sechs Stunden anhaltender Angina pectoris-typischer Schmerz innerhalb der letzten 24 Stunden vor Aufnahme oder eine objektive Evidenz für eine ischämische Herzerkrankung (EKG, vorliegendes Koronarangiogramm mit mindestens 60%igen Lumeneinengungen der Herzkranzgefäße). 729 Patienten wurden der t-PA-Gruppe und 744 Patienten der Plazebogruppe zugeordnet. Überraschenderweise hatte die Gabe von t-PA keinen günstigen Effekt auf die Entwicklung eines Myokardinfarktes oder auf die Letalität nach sechs Wochen. Es kam sogar zu einer leichten Zunahme von tödlichen und nicht tödlichen Myokardinfarkten in der t-PA-Gruppe (7,4%) gegenüber der Plazebogruppe (4,0%, P=0,04). Außerdem traten in der t-PA-Gruppe vier intrazerebrale Blutungen gegenüber keiner in der Kontrollgruppe auf.

In der TIMI-III-A-Studie [7] wurden 306 Patienten frühzeitig koronarangiographiert und der Effekt von t-PA (n=150) mit dem Effekt einer konservativen Behandlung in der Plazebogruppe (n=156) verglichen. Bei Einschluß aller beobachteten Patienten zeigte sich kein signifikanter Unterschied in der angiographischen Verbesserung des Stenosegrades durch t-PA (gemessen an einer 10%igen Zunahme des koronaren Lumendurchmessers oder einer Verbesserung um zwei oder mehr TIMI-Flußgrade). Eine Ausnahme stellten Patienten dar, bei denen in der Koronarangiographie ein Thrombus nachzuweisen war. Nur bei diesen Patienten ließ sich eine objektivierbare Verbesserung der Koronarperfusion nachweisen.

Fazit

Alles in allem zeigen diese, [7, 8] aber auch ältere Studien [1, 2, 5], daß Patienten mit einem kleinen „non-Q-Wave"-Infarkt und einer instabilen Angina pectoris eher nicht von einer Thrombolysetherapie profitieren.

Die leichte Tendenz einer Zunahme von Myokardinfarkten nach Thrombolyse könnte durch die im Intervall auftretende prokoagulatorische Wirkung des Thrombolytikums bedingt sein. Darüber hinaus könnten Einblutungen in instabile Plaques zu einer zusätzlichen Lumeneinengung und zum Übergang der instabilen Angina pectoris und des „non-Q-Wave"-Infarktes in einen „Q-Wave"-Infarkt führen [4, 6]. Nachteilig bei der Thrombolysetherapie dieser Syndrome ist natürlich auch die relative Häufigkeit von Blutungskomplikationen bei fehlenden günstigen Wirkungen.

Literatur

1. Ardissino D, Barberis P, de Servi S (1990) Recombinant tissue-type plasminogen activator followed by heparin compared with heparin alone for refractory unstable angina pectoris. Am J Cardiol 66: 910–914
2. Bär FW, Verheugt FW, Col J, Materne P, Monassier JP, Geslin PG, Metzger J, Raxnaud P, Foucault J, de Zwaan C, Vermeer F (1992) Thrombolysis in patients with unstable angina improves the angiographic but not the clinical outcome. Results of UNASEM, a multicenter, randomized placebo-controlled, clinical trial with anistreplase. Circulation 86: 131–137
3. Giri S, Waters DD (1966) Pathophysiology and initial management of the acute coronary syndromes. Curr Opin Cardiol 11: 351–360

4. Osborne JA, Stone PH (1994) Recent advances in the understanding and mangement of stable and unstable angina pectoris and asymptomatic myocardial ischemia. Curr Opin Cardiol 9: 448–456
5. Schreiber TL, Macina G, McNulty A (1989) Urokinase plus heparin versus aspirin in unstable angina and non-Q-wave-myocardial infarction. Am J Cardiol 64: 840–844
6. Stone PH, Thompson B, Anderson V, Kronenberg MW, Gibson RS, Rogers WJ, Diver DJ, Thèroux P, Warnica W, Nasmith JB, Kells C, Kleinman N, McCabe CH, Schactman M, Knatterud GL, Braunwald E (1996) Influence of race, sex, and age on management of unstable angina and non-Q-wave myocardial infarction. JAMA 275: 1104–1112
7. TIMI-IIA Investigators (1993) Early effects of tissue-type plasminogen activator to conventional therapy on the culprit coronary lesion in patients presenting with ischemic cardiac pain at rest: results of the thrombolysis in myocardial ischemia (TIMI-IIIA). Circulation 87:38–52
8. TIMI-IIIB Investigators (1994) Effects of tissue plasminogen activator and a comparison of early invasive and conservative strategies in unstable angina and non-Q-wave myocardial infarction. Circulation 89: 1545–1556
9. Woo KS, White HD (1994) Thrombolytic therapy in acute myocardial infarction. Curr Opin Cardiol 9: 471–482

Prof. Dr. M. Böhm
Klinik III für Innere Medizin der Universität zu Köln
Joseph-Stelzmann-Straße 9, D-50924 Köln

2.3 Systemische Lyse bei intrakardialen Thromben?

M. Böhm

Stellen intrakardiale Thromben eine relative oder absolute Kontraindikation einer systemischen Thrombolysetherapie dar?

Die Häufigkeit von linksventrikulären Thromben nach einem akuten oder abgeheilten Myokardinfarkt beträgt etwa 30% [6, 9, 14, 16]. Die Thrombusbildung im linken Ventrikel tritt nahezu ausschließlich nach Vorderwandinfarkten (39%) und nur in seltenen Fällen beim Hinterwandinfarkt (0–5%) auf [2, 4, 6, 15, 19, 24]. Die Risikofaktoren zur Entwicklung eines linksventrikulären Thrombus nach einem Myokardinfarkt sind eine schlechte Pumpfunktion, eine anteroseptale oder apikale Dyskinesie und eine linksventrikuläre Dilatation [7, 9, 21]. Etwa 75% der linksventrikulären Thromben entwickeln sich innerhalb der ersten Woche nach einem Myokardinfarkt [7, 21]. Die Bildung eines linksventrikulären Thrombus ist mit einer schlechteren Prognose des Myokardinfarktes vergesellschaftet [7, 9]. Faßt man die Daten, die in verschiedenen Studien an 921 Patienten erhoben wurden, zusammen, so beträgt das Thromboembolierisiko etwa 18% bei Vorliegen eines Thrombus und nur 2% bei Patienten ohne den Nachweis eines linksventrikulären Thrombus [16, 19, 22, 23].

Embolierate

Neben dem Vorliegen eines Thrombus ist die Wahrscheinlichkeit einer Embolisierung von der Thrombusmorphologie abhängig. Insbesondere die im echokardiographischen Bild beweglich imponierenden Thromben neigen zu einer erhöhten Embolisierungsrate bis 55% im Vergleich zu 10% bei sessilen Thromben [10, 13, 15]. In der Sekundärprävention nach Myokardinfarkt zeigt sich eine ähnliche Reduktion von kardiovaskulären Komplikationen, wenn eine Behandlung mit oraler Antikoagulation oder Thrombozytenaggregationshemmung erfolgt [3, 26]. Bei Patienten nach Myokardinfarkt mit echokardiographisch nachgewiesenem Thrombus läßt sich durch eine orale Antikoagulation das Risiko, eine Thromboembolie zu erleiden um etwa 70% reduzieren [6]. Liegt ein Thrombus vor, wird normalerweise mit einer intravenösen Heparintherapie begonnen und eine orale Antikoagulation angeschlossen [11]. Eine thrombolytische Therapie von ventrikulären Thromben wurde ausprobiert. Hierbei besteht allerdings die Möglichkeit, daß sich die Mobilität eines zum Beispiel apikal lokalisierten Thrombus ändert [16]. Die Umwandlung eines sessilen in einen beweglichen Thrombus erhöht wiederum seine Neigung, Thromboembolien zu verursachen. Kasuistische Berichte haben in der Tat schwere embolische Komplikationen dokumentiert [1]. Dementsprechend gibt es keine Indikation, einen vorliegenden linksventrikulären Thrombus durch eine Thrombolyse zu behandeln.

Thrombussuche

Die Frage stellt sich aber, ob vor Beginn einer Thrombolyse bei Myokardinfarkt nach dem Vorliegen eines linksventrikulären Thrombus gefahndet werden muß. Durch eine frühzeitige und effiziente Thrombolyse kann der linksventrikuläre Funktionsverlust beim Myokardinfarkt günstig beeinflußt werden. Da eine schlechte linksventrikuläre Funktion und insbesondere eine regionale Wandbewegungsstörung die Inzidenz einer Thrombusbildung erhöht, kann die Erhaltung der myokardialen Funktion (zum Beispiel durch eine rechtzeitige Thrombolyse) das Risiko der Thrombusentwicklung nach einem Myokardinfarkt reduzieren [5, 8, 12, 17, 18]. Tritt nach dem Infarkt allerdings eine linksventrikuläre Funktionseinschränkung ein, so ist das Risiko, einen Thrombus im Infarktareal zu entwickeln bei Patienten, die bei ähnlicher ventrikulärer Schädigung mit Thrombolyse oder mit konservativen Methoden behandelt wurden, nicht unterschiedlich [4, 12]. Dies spricht gegen einen direkten Effekt der Thrombolyse auf die ventrikuläre Thrombusbildung.

Fazit

Alles in allem kann also gesagt werden, daß bei Vorliegen eines linksventrikulären Thrombus die thrombolytische Therapie das thromboembolische Risiko eher erhöht als senkt.

Besteht allerdings die Möglichkeit eine höhergradige linksventrikuläre Dysfunktion zu vermeiden, kann der Hinweis auf einen linksventrikulären Thrombus nicht als absolute Kontraindikation für die Thrombolyse bezeichnet werden. Es handelt sich somit um eine relative Kontraindikation, bei der die Lyseindikation kritisch in Abhängigkeit von anderen Begleitumständen (auch der Thrombusmorphologie) beurteilt werden muß. Da die Mehrzahl der Thromben sich erst nach einem Intervall von einer Woche nach Infarkt bilden, ist die Thrombenbildung bei akutem, thrombolysierbaren Infarkt sehr selten und eine Suche nach einem Thrombus sollte den Lysebeginn nicht unnötig verzögern.

Literatur

1. Abassade P, Iung B, Boudouy PY, Vuong PN, Valleteau de Moulliac M (1991) Bilateral renal embolism during thrombolysis with tissue plasminogen activator in a patient with a left ventricular thrombus. Arch Mal Coeur Vaiss 84: 583–585
2. Arvan S (1983) Left ventricular mural thrombi secondary to acute myocardial infarction: predisposing factors and embolic phenomenon. J Clin Ultrasound 11: 467–473
3. ASPECT Research Group (1994) Effect of long term oral anticoagulant treatment on mortality and cardiovascular morbidity after myocardial infarction. Lancet 343: 499–503
4. Bhatnagar SK, Al Yusuf AR (1983) Left ventricular thrombi after myocardial infarction. Postgrad Med J 59: 495–499

5. Bhatnagar SK, Al Yusuf AR (1991) Effects of intravenous recombinant tissue type plasminogen activator therapy on the incidence and associations of left ventricular thrombus in patients with a first acute Q wave anterior myocardial infarction. Am Heart J 122: 1251–1256
6. Dantzig van JM, Delemarre BJ, Bot H, Visser CA (1996) Left ventricular thrombus in acute myocardial infarction. Eur Heart J 17:1640–1645
7. Domenicucci S, Chiarella F, Bellotti P, Lupi G, Scarsi G, Vecchio C (1990) Early appearance of left ventricular thrombi after anterior myocardial infarction: a marker of higher in-hospital mortality in patients not treated with antithrombotic drugs. Eur Heart J 11: 51–58
8. Eigler N, Maurer G, Shah PK (1984) Effect of early systemic thrombolytic therapy on left ventricular thrombus formation in acute myocardial infarction. Am J Cardiol 54: 261–263
9. Funke-Küpper AJ, Verheugt FWA, Peels CH, Galema TW, Roos JP (1989) Left ventricular thrombus incidence and behavior studied by serial two dimensional echocardiography in acute anterior myocardial infarction: left ventricular wall motion, systemic embolism and oral anticoagulation. J Am Coll Cardiol 13: 1514–1520
10. Haugland JM, Asinger RW, Mikell FL, Elsperger J, Morrison Hodges (1984) Embolic potential of left ventricular thrombi detected by two dimensional echocardiography. Circulation 70: 588–598
11. Heik SCW, Kupper W, Hamm C (1994) Efficacy of high dose intravenous heparin for treatment of left ventricular thrombi with high embolic risk. J Am Coll Cardiol 24: 1305–1309
12. Held AC, Gore JM, Paraskos J (1988) Impact of thrombolytic therapy on left ventricular mural thrombi in acute myocardial infarction. Am J Cardiol 62:310–311
13. Johannessen KA, Nordrehaug JE, Von der Lippe G, Vollset SE (1988) Risk factors for embolisation in patients with left ventricular thrombi and acute myocardial infarction. Br Heart J 60: 104–110
14. Jordan RA, Miller RD, Edwards JE, Parker RL (1952) Thromboembolism in acute and in healed myocardial infarction. Intracardiac mural thrombosis. Circulation 6: 1–6
15. Jugdutt BI, Sivaram CA (1989) Prospective two-dimensional echocardiographic evaluation of left ventricular thrombus and ambolism after acute myocardial infarction. J Am Coll Cardiol 13: 554–564
16. Keren A, Goldberg S, Gottlieb S (1990) Natural history of left ventricular thrombi: their appearance and resolution in the posthospitalization period of acute myocardial infarction. J Am Coll Cardiol 15: 790–800
17. Lupi G, Domenicucci S, Chiarella F, Bellotti P, Vecchio C (1989) Influence of thrombolytic treatment followed by full dose

anticoagulation on the frequency of left ventricular thrombi in acute myocardial infarction. Am J Cardiol 64: 588–590
18. Natarajan D, Hotchandani RK, Nigam PD (1988) Reduced incidence of left ventricular thrombi with intravenous streptokinase in acute myocardial infarction: prospective evaluation by cross sectional echocardiography. Int J Cardiol 20: 201–207
19. Nihoyannopoulos P, Smith GC, Maseri A, Foale RA (1989) The natural history of left ventricular thrombus in myocardial infarction: a rationale in support of masterly inactivity. J Am Coll Cardiol 14: 903–911
20. Smith P, Arnesen H, Holme I (1990) The effect of warfarin on mortality and reinfarction after myocardial infarction. N Engl J Med 154: 2649–2657
21. Spirito P, Bellotti P, Chiarella F, Domenicucci S, Sementa A, Vecchio C (1985) Prognostic significance and natural history of left ventricular thrombi in patients with acute anterior myocardial infarction: a two dimensional echocardiographic study. Circulation 72: 774–780
22. Stratton JR, Resnick AD (1987) Increased embolic risk in patients with left ventricular thrombi. Circulation 75: 1004–1011
23. Visser CA, Kan G, Meltzer RS, Dunning AJ, Roelandt J (1985) Embolic potential of left ventricular thrombus after myocardial infarction: a two dimensional echocardiographic study of 119 patients. J Am Coll Cardiol 1276–1280
24. Visser CA, Kan G, Meltzer RS, Lie Kl, Durrer D (1984) Long-term follow-up of left ventricular thrombus after acute myocardial infarction: a two-dimensional echocardiographic study in 96 patients. Chest 86: 532–536

Prof. Dr. M. Böhm
Klinik III für Innere Medizin der Universität zu Köln
Joseph-Stelzmann-Straße 9, D-50924 Köln

2.4 Kardiomyopathie durch Antidepressiva

M. Braun, R.H. Strasser

Ist eine sekundäre kongestive Kardiomyopathie durch die Einnahme von trizyklischen Antidepressiva möglich?

Welche trizyklischen Antidepressiva haben die geringste Kardiotoxizität, wenn Serotonin-Re-uptake-Hemmer nicht ausreichen?

Aufgrund der häufigen Assoziation einer bestehenden Herzerkrankung, wie einer KHK oder Kardiomyopathie, mit einer begleitenden depressiven Verstimmung im Rahmen dieser Grunderkrankung, ist es von besonderem Interesse, den Einfluß trizyklischer Antidepressiva (TAD) wie Amitryptilin, Doxepin oder Imipramin auf das kardiovaskuläre System genauer zu kennen [4]. Die kombinierte Prävalenz von leichten und schweren Depressionen im Anschluß an einen Myokardinfarkt beträgt bis zu 35% [11]. Der antidepressiven Therapie mit TAD im Rahmen des Infarktgeschehens stehen viele Kliniker jedoch aufgrund der bekannten kardiotoxischen Nebenwirkungen (Hypotension, proarrhythmische Effekte) dieser Stoffgruppe skeptisch gegenüber. Auch die endogene Depression ihrerseits scheint umgekehrt mit einer erhöhten Inzidenz der koronaren Herzerkrankung (KHK) verbunden zu sein [2, 11]. Im folgenden soll unter Berücksichtigung einer Reihe auch kürzlich veröffentlichter Untersuchungen Aufschluß über die Nebenwirkungen antidepressiver Medikamente auf das kardiovaskuläre System gegeben werden.

Grundlagen

Der Effekt der TAD auf das Herz beruht auf unterschiedlichen Wirkungen dieser Substanzen, wie zum Beispiel ihrem anticholinergen, ihrem quinidinartigen, ihrem blockierenden

Effekt auf den Noradrenalin-reuptake am synaptischen Spalt und einer a-adrenerg-blockierenden Komponente [4, 12, 13]. Aufgrund dieser unterschiedlichen Eigenschaften der TAD kommt es am Herzen und am Kreislaufsystem zu einer Reihe von Veränderungen:

So wurde unter chronischer Therapie mit TAD eine Zunahme der Ruheherzfrequenz beschrieben, die am ehesten durch den anticholinergen Effekt der TAD [8, 15] und durch die Blokkade des Re-uptakes des Noradrenalins zu erklären ist. Es kann weiterhin zu Veränderungen des Reizleitungssystems am Herzen kommen. Hierzu zählen typischerweise eine relative Verlängerung des PR-Intervalls, der intraventrikulären Überleitungszeit, eine QT-Verlängerung sowie das vermehrte Auftreten von Schenkelblockbildern und ventrikulären Extrasystolen. Diese Störungen der Reizleitung unter TAD werden besonders dann manifest, wenn bereits vorbestehende Schädigungen des Myokards vorliegen. In höheren Dosen bei chronischer Therapie mit TAD wurden AV-Blockierungen beschrieben [5, 14]. Für Amitryptilin ist bei Patienten mit KHK sogar eine Zunahme des plötzlichen Herztodes unter chronischer TAD-Therapie beschrieben worden [9]. Inwieweit diese Zunahme direkt durch die TAD bedingt ist oder einem Zufallsbefund entspricht, konnte in dieser nicht randomisierten Belastungsstudie nicht geklärt werden. Prospektive, randomisierte Studien zu dieser Fragestellung liegen, bedingt auch durch die geringe Patientenzahl, nicht vor.

Kardiotoxische Wirkung

Hinsichtlich eines direkten kardiotoxischen Effektes der TAD zeigten Acosta und Ramos in Zellkulturen von Kardiomyozyten, daß TAD eine vermehrte Freisetzung der LDH bewirken [1]. Dies legt den Schluß auf einen direkt toxischen Effekt der TAD auf das Myokard nahe. Eine myokardiale Aufnahme von In-111-markierten monoklonalen Antimyosin Antikörpern kann als weiterer Hinweis auf eine direkte myokardiale Schädigung gewertet werden [10]. Unter chronischer Amitryptilin-Behandlung kommt es zur vermehrten Aufnahme dieser Antikörper. Für Imipramin und Clomipramin konnte dieses Phänomen in der selben Studie jedoch nicht nachgewiesen werden, so daß man davon ausgehen muß, daß Amitryptilin möglicherweise stärker kardiotoxisch ist als die anderen beiden TAD. Außerdem wurde für Amitryptilin eine vermehrte Proteindegeneration in den kardialen Myozyten beschrieben.

Auch die kardiotoxische Wirkung und die mögliche Koinzidenz einer endogenen Depression und einer dilatativen idiopathischen Kardiomyopathie konnte bisher nicht belegt oder widerlegt werden. Allerdings konnte bei zwei Patienten mit DCMP gezeigt werden, daß sich die echokardiographisch bestimmte linksventrikuläre Pumpfunktion und die klinische Symptomatik nach Absetzen der chronischen Therapie mit Amitryptilin deutlich verbesserten. Dies führte dazu, daß bei diesen Patienten die vorgesehene Transplantation zunächst zurückgestellt werden konnte. Einschränkend muß jedoch hervorgehoben werden, daß die Möglichkeit einer Spontanbesserung nicht definitiv ausgeschlossen werden kann und daß diese Beobachtungsstudie nur zwei Patienten einschloß.

Sollte demnach bei einem Patienten, der unter einer medikamentösen Therapie mit TAD steht oder bei dem eine solche Therapie eingeleitet werden soll, eine eingeschränkte linksventrikuläre Funktion vorliegen, so ist diese zunächst als getrennte Entität abklärungsbedürftig. Alle diagnostischen Möglichkeiten der nicht invasiven und invasiven Kardiologie sollten dazu nach klinischen Kriterien unabhängig von der Zweiterkrankung, der endogenen Depression, Anwendung finden. Die medikamentöse Therapie der chronischen Herzinsuffizienz mit dem vordringlichen Ziel, die progressive Verschlechterung der linksventrikulären Funktion zu verhindern, basiert insbesondere auf der Therapie mit ACE-Hemmern, die als neutral hinsichtlich der endogenen Depression zu werten sind. Therapiekonzepte mit Einbezug von niedrig dosierten Beta-Blockern sollten bei vorbestehender endogener Depression auf Grund des Nebenwirkungsprofils vermieden werden.

Therapieempfehlungen

Hinsichtlich der Frage zur medikamentösen, antidepressiven Therapie bei vorbestehender, eingeschränkter linksventrikulärer Funktion kann basierend auf den unterschiedlichen Wirkprofilen der einzelnen Substanzen folgende Therapieempfehlung gegeben werden:

Therapie der ersten Wahl: Serotonin-Aufnahme-Hemmer!

Aufgrund der oben beschriebenen Studien muß davon ausgegangen werden, daß sich Amitryptilin stärker kardiotoxisch verhält als Imipramin, Doxepin und Maprotilin. Beim Imipramin (Tofranil) handelt es sich um einen Serotonin/Noradrenalin-Aufnahme-Hemmer mit vor allem anticholinergen und a_1-blockierenden Wirkungen. Ludiomil (Maprotilin) hingegen blockiert vor allem die Noradrenalin-Aufnahme und ist ungefähr gleich stark a_1-blockierend, aber weniger anticholinerg als das Tofranil. Aufgrund dieses unterschiedlichen Wirkungsprofils ist zu erwarten, daß Ludiomil weniger kardiotoxisch ist. Diese Aussage beruht allerdings auf den unterschiedlichen pharmakologischen Effekten und ist nicht durch prospektive Studien gesichert. Reine Serotonin-Aufnahme-Hemmer wie das Fluoxetin sind hinsichtlich möglicher kardialer Nebenwirkungen noch günstiger zu beurteilen und sollten Therapie der ersten Wahl bei Patienten mit vorbestehender Herzerkrankung sein. Insbesondere bestehen Hinweise darauf, daß Reizleitungsstörungen unter einer Therapie mit Serotonin-Uptake-Hemmern deutlich seltener auftreten als unter einer Therapie mit konventionellen TAD [5, 3].

Serotonin-Uptake-Hemmer

Es muß jedoch nochmals deutlich darauf hingewiesen werden, daß die Überlegungen und empirischen Therapieempfehlungen im wesentlichen auf dem unterschiedlichen pharmakologischen Wirkungsprofil der jeweiligen Substanzen beruhen.

Eine Reihe kürzlich publizierter Veröffentlichungen belegen, daß Serotonin-Uptake-Hemmer in der medikamentösen Therapie der Depression sowohl bei herzgesunden Patienten als auch bei Patienten mit kardialer Vorerkrankung wie z.B. einer KHK deutlich geringere kardiotoxische Wirkungen haben als die konventionellen TAD [3, 12]. Auch bei einer Überdosierung der Serotonin-Uptake-Hemmer scheinen die kardialen Nebenwirkungen eine wesentlich niedrigere Prävalenz aufzuweisen als beispielsweise Amitryptilin oder Imipramin. Neuere kleinere Studien verglichen in noch kleinen Patientengruppen die kardiovaskulären Effekte zwischen konventionellen TAD, wie Imipramin, und den neueren nicht-trizyklischen Antidepressiva, wie Venlafaxin, einem Uptake-Hemmer für Serotonin, Noradrenalin und zu geringerem Anteil für Dopamin. Dabei fand sich eine Erhöhung der Herzfrequenz unter Imipramin, unter Venlafaxin jedoch eine Reduktion der Herzfrequenz [3, 6, 7]. Da sowohl die Reduktion des systemischen Blutdruckes und damit der kardialen Nachlast als auch die Reduktion einer erhöhten Herzfrequenz wesentliche Ziele der medikamentösen Therapie der eingeschränkten linksventrikulären Funktion darstellen, sind nach diesem Wirkungsprofil die Serotonin-Uptake Hemmer in der Therapie des Patienten mit endogener Depression und gleichzeitig bestehender Einschränkung der linksventrikulären Funktion gegenüber den konventionellen TAD zu bevorzugen.

Infarktrisiko

Eine neue, vor kurzem veröffentlichte prospektive Studie zeigt jedoch, daß umgekehrt das Vorliegen einer endogenen Depression das Risiko eines myokardialen Infarktes erhöhen kann. In dieser Konstellation konnte prospektiv ein Zusammenhang zwischen der medikamentösen Therapie mit Barbituraten, Meprobamaten, Phenothiazinen und Lithium und dem erhöhten Infarktrisiko gefunden werden [11]. Aus dieser Studie wie auch aus früheren Beobachtungen kann der effektiven Behandlung einer aktiven, schweren Depression sogar ein protektiver Effekt hinsichtlich der Infarktmorbidität bzw. -mortalität zugeschrieben werden. Die pathophysiologischen Mechanismen dieser bisher aus epidemiologischen Studien abgeleiteten Schlußfolgerungen sind schwer verständlich und bisher auch nicht im Detail charakterisiert.

Fazit

- Auch ein Patient mit eingeschränkter linksventrikulärer Funktion kann nach klinischer Indikation mit antidepressiv wirksamen Pharmaka behandelt werden.
- Aufgrund des Nebenwirkungsprofils sollten Serotonin-Aufnahme-Hemmer bevorzugt eingesetzt werden.
- Die diagnostische Abklärung der zugrunde liegenden kardialen Erkrankung und auch die medikamentöse Therapie der eingeschränkten linksventrikulären Pumpfunktion darf dem Patienten mit endogener Depression unter psychoaktiver Therapie nicht vorenthalten werden.
- Umgekehrt kann aufgrund der neuen Studienlage eine effektive antidepressive Therapie möglicherweise die Infarktmortalität reduzieren.

Literatur

1. Acosta D, Ramos K (1984) Cardiotoxicity of tricyclic antidepressants in primary cultures of rat myocardial cells. J Toxicology Environ Health 14: 137–143
2. Cleophas TJ (1997) Depression and myocardial infarction. Implications for medical prognosis and options for treatment. Drugs-Aging 11 (2): 111-118
3. Feighner JP (1995) Cardiovascular safety in depressed patients: focus on venlafaxine. J Clin Psychiatry 56: 574–579
4. Glassman AH (1998) Cardiovascular effects of antidepressant drugs: updated. J Clin Psychiatry 59 (Suppl 15): 13-18
5. Glassman AH, Preud'homme XA (1993) Review of the cardiovascular effects of heterocyclic antidepressants. J Clin Psychiatry 54(Suppl): 16–22
6. Grunder G, Wetzel H, Schlosser R, Benkert O (1996) Subchronic antidepressant treament with venlafaxine or imipramine and

effects on blood pressure and heart rate: assessment by automatic 24-hour monitoring. Pharmacopsychiatry 29: 72–78
7. Hewer W, Rost W, Gattaz WF (1995) Cardiovascular effects of fluvoxamine and maprotiline in depressed patients. Eur Arch Psychiatry Clin Neurosci 246: 1–6
8. Moir DC (1973) Tricyclic antidepressants and cardiac disease. Am Heart J 86: 841-842
9. Moir DC, Crooks J, Sawyer P, Turnbull MJ, Weir RD (1972) Proceedings: Cardiotoxicity of tricyclic antidepressants. Br J Pharmacol 44: 371-372
10. Obrador D, Ballester M, Carrio I, Moya C, Bosch I, Marti V, Berna l, Estroch M, Udina C, Marrugat J, Auge J, Carreras F, Pons-Llado G, Caralps J (1994) Presence, evolving changes and prognostic implications of myocardial damage detected in idiopathic and alcoholic dilated cardiomyopathy. Circulation 89: 2054–2061
11. Pratt LA, Ford DE, Crum RM, Atmenian HK, Gallo JJ, Eaton WW et al (1996) Depression, psychotrophic medication and risk of myocardial infarction. Prospektive data from the Baltimore ECA follow-up. Circulation 94: 3123–3129
12. Sheline YI, Freedland KE, Carney RM (1997) How safe are serotonin reuptake inhibitors for depression in patients with coronary heart disease? Am J Med 102(1): 54-59
13. Svensson TH, Usdion T (1978) Feedback inhibition of brain noradrenaline neurons by tricyclic antidepressants: alpha-receptor mediation. Science 202: 1089-1091
14. Taylor DJ, Braithwaite RA (1978) Cardiac effects of tricyclic antidepressant medication. A preliminary study of nortriptyline. Br Heart J 40: 1005–1009
15. Veith RC, Raskind MA, Caldwell JH, Barnes RF, Gumbrecht G, Ritchie JL (1982) Cardiovascular effects of tricyclic antidepressants in depressed patients with chronic heart disease. N Engl J Med 306: 954–959

Dr. M. Braun, Prof. Dr. R.H. Strasser
Abteilung Kardiologie, Angiologie und Pulmologie
der Medizinischen Universitätsklinik
Bergheimer-Straße 58, D-69115 Heidelberg

2.5 Auswirkung von Digitalis auf den Herzrhythmus

W. Haverkamp, G. Breithardt

Welchen Stellenwert besitzt Digitalis für den Erhalt von Sinusrhythmus nach Kardioversion von Vorhofflimmern unterschiedlicher Genese?

Digitalis gehört zu den am längsten und häufigsten in der Behandlung von Vorhofflimmern eingesetzten Medikamenten. Durch zahlreiche experimentelle und klinische Studien gut belegt ist die digitalisinduzierte Senkung der Kammerfrequenz durch Verlangsamung der Vorhof-Kammer-Überleitung. Sie basiert auf unterschiedlichen Effekten.

Die Leitungsgeschwindigkeit im AV-Knoten wird indirekt durch vagomimetische und antiadrenerge Wirkungen und direkt durch, wenn auch geringe, refraktärzeitverlängernde Effekte herabgesetzt [8]. Eine weitere Verminderung der maximalen Leitungskapazität des AV-Knotens wird durch die Zunahme sog. verborgener Erregungsleitung im AV-Knoten (concealed conduction) hervorgerufen [5]. Dieser Effekt basiert auf der digitalisinduzierten Verkürzung der atrialen Refraktärzeiten [8]. Sie hat zur Folge, daß in einem bestimmten Zeitintervall mehr Vorhofimpulse den AV-Knoten erreichen. Die gegenseitige Kollision bzw. Aufhebung dieser Erregungsfronten im AV-Knoten resultiert in einer Leitungsverzögerung, da neu eintreffende Impulse auf unvollständig erregbares Gewebe treffen.

Die Dominanz der indirekten, durch das autonome Nervensystem vermittelten Digitaliseffekte führt dazu, daß sich unter körperlicher Belastung oder anderweitigen Zuständen erhöhter adrenerger Stimulation (bei gleichzeitig vermindertem Vagotonus) mittels Digitalis allein häufig keine ausreichende Frequenzkontrolle erzielen läßt.

Lange Zeit wurde angenommen, daß Digitalis auch direkte rhythmisierende Effekte entfaltet und zum einen in der Lage ist, bestehendes Vorhofflimmern in Sinusrhythmus zu überführen und zum anderen einen Schutz gegenüber erneuten Arrhythmieepisoden nach elektrischer Kardioversion oder bei paroxysmalem Vorhofflimmern zu gewährleisten. Trotz des nahezu 20jährigen Gebrauchs von Digitalis bei Vorhofflimmern liegen in der speziellen Literatur nur relativ wenige Studien vor, in denen die Fragestellungen untersucht wurden.

Konversion in Sinusrhythmus

Die Ergebnisse einer randomisierten, doppelblinden Studie, in der die Effektivität von Digitalis bei der Wiederherstellung von Sinusrhythmus bei erst kurze Zeit bestehendem Vorhofflimmern untersucht wurde, wurden Ende der 80er Jahre von Falk und Mitarbeitern [4] veröffentlicht. 36 Patienten, bei denen Vorhofflimmern höchstens 7 Tage bestand, wurden randomisiert mit Plazebo oder Digoxin behandelt. In der Kontrollgruppe erfolgte bei 8 von 18 Patienten innerhalb der ersten 18 Stunden nach Studienbeginn eine spontane Konversion zu Sinusrhythmus. In der Digoxin-Gruppe kam es bei 9 von 18 Patienten zu Sinusrhythmus. Die mittlere Dauer bis zur Konversion in Sinusrhythmus betrug bei den mit Digoxin behandelten Patienten 5,1 Std. und in der Plazebogruppe 3,3 Std. Keiner der Unterschiede war statistisch signifikant. Bei 34 Patienten mit bei akutem Myokardinfarkt aufgetretenem Vorhofflimmern verglichen Cowan und Mitarbeiter [2] die Wirksamkeit von Digoxin i.v. mit der von Amiodaron i.v. Die Zahl der Patienten, die nach 24 Stunden Sinusrhythmus zeigten, war in beiden Kollektiven statistisch nicht signifikant unterschiedlich. Patienten, denen Amiodaron i.v. verabreicht wurde, konvertierten jedoch signifikant schneller und auch die bei Vorhofflimmern resultierende Kammerfrequenz war signifikant niedriger. Ein Vergleich mit Plazebo erfolgte in dieser Untersuchung nicht.

In Studien, im Rahmen derer Digoxin bei postoperativ neu aufgetretenem Vorhofflimmern verabreicht wurde, erwies sich Digoxin hinsichtlich der beobachteten Konversionsraten in nicht plazebokontrollierten Studien im Vergleich zu intravenös verabreichtem Procainamid [7] oder Flecainid [1] signifikant geringer wirksam.

Prophylaxe bei paroxysmalem Vorhofflimmern

Die Bedeutung von Digitalis für die Prophylaxe erneuter Arrhythmieepisoden bei Patienten mit paroxysmalem Vorhofflimmern wurde von Steinbeck und Mitarbeitern [10] untersucht. Insgesamt 45 Patienten wurden in einer prospektiven Vergleichsstudie randomisiert drei Gruppen zugeteilt. Je 15 Patienten erhielten entweder allein Digoxin, Digoxin und Chinidinhydrogensulfat oder eine vergleichbare Kombination bestehend aus Digoxin und Flecainid. Während einer mittleren Nachbeobachtungszeit von 11 Monaten erwies sich die Behandlung mit Digoxin allein den beiden anderen Therapien als signifikant unterlegen. Bei den Patienten, die allein Digoxin erhielten, traten nur in 2 Fällen (13%) keine erneuten Arrhythmieepisoden während der Nachbeobachtung auf. Demgegenüber waren in der Gruppe, die zusätzlich Chinidin erhielt, 5 Patienten (33%) und in der Gruppe, die zusätzlich Flecainid erhielt, 9 Patienten (60%) erfolgreich behandelt. Die Studie wies keinen Plazeboarm auf. Bei Patienten mit intermittierendem Vorhofflimmern verglichen Rawles und Mitarbeiter [11] mittels Langzeit-EKG Inzidenz und Dauer von Arrhythmieepisoden bei Patienten mit und ohne Digoxin-Medikation. Die Anzahl der Arrhythmieereignisse war etwa gleich in beiden Gruppen. Die Dauer der Ereignisse war bei mit Digoxin behandelten Patienten signifikant länger. Die Kammerfrequenz zum Zeitpunkt des Einsetzens der Rhythmusstörung war in beiden Gruppen gleich.

Prophylaxe nach Kardioversion

Nur sehr begrenzte Erfahrungen liegen zur prophylaktischen antiarrhythmischen Wirkung von Digitalis nach elektrischer Kardioversion vor. Grande und Mitarbeiter [6] verglichen eine alleinige Therapie mit Digoxin, eine Behandlung mit Chinidin und eine Kombination bestehend aus Digoxin und Chinidin mit einer Plazebobehandlung hinsichtlich ihrer Wirksamkeit im Sinne einer Rezidivprophylaxe nach elektrischer Kardioversion. Nach einem Jahr erwies sich Chinidin hinsichtlich der Erhaltung von Sinusrhythmus (50% der Patienten im Sinusrhythmus) als signifikant wirksamer als Plazebo (23%), Digoxin (30%) oder Digoxin in Kombination mit Chinidin (36%).

Sonderfälle

Eine klinische Situation, im Rahmen derer die Effekte von Digitalis bisher nicht prüfbar waren, in der aber positive Effekte denkbar sind, ist das Auftreten von Vorhofflimmern bei dekompensierter Herzinsuffizienz. Entsprechend klinischen Beobachtungen ist hier durch die positiven hämodynamischen Effekte von Digitalis ein gleichfalls positiver Einfluß auf die spontane Konversion von Vorhofflimmern zu Sinusrhythmus denkbar.

Ansonsten kann Digitalis im Einzelfall bei Patienten mit paroxysmalem Vorhofflimmern auch zu einer Zunahme der Häufigkeit von Arrhythmieepisoden im Sinne eines proarrhythmischen Effektes führen [10]. Dies scheint besonders für Patienten mit sogenanntem vagal induzierten Vorhofflimmern zu gelten. Diese besondere Form des Vorhofflimmerns tritt bevorzugt bei männlichen Patienten während der Nacht, abends oder postprandial auf. Alkoholkonsum begünstigt das Auftreten und manchmal läßt sich die Arrhythmie durch vagale Manöver induzieren. Ursächlich scheint die vagomimetische Wirkung von Digitalis, die zu einer weiteren Verkürzung der Aktionspotentialdauer und Refraktärzeit des Vorhofmyokards führt [8], den ungünstigen Effekten bei diesen Patienten zugrunde zu liegen.

Fazit

Faßt man die Ergebnisse der vorliegenden Studien zusammen, so zeigt sich trotz mancher methodischer Unzulänglichkeiten der bisher durchgeführten Untersuchungen, daß Digitalis allein bei Vorhofflimmern in den meisten Fällen weder in der

Konversionstherapie noch in der Arrhythmieprophylaxe wesentlich wirksam ist. Digitalis allein stellt demnach in diesen Situationen keineswegs die Therapie der ersten Wahl dar. In diese Richtung gehen auch die Therapieempfehlungen [9].

Literatur

1. Borgeat A, Petropoulos P, Cavin R et al (1991) Prevention of arrhythmias after noncardiac thoracic operations: Flecainide versus digoxin. Ann Thorac Surg 51: 964-968
2. Cowan JC, Gardiner P, Reid DS, et al. (1986) A comparison of amiodarone and digoxin in the treatment of atrial fibrillation complicating suspected acute myocardial infarction. J. Cardiovasc Pharmacol 8: 252-256
3. Falk RH (1992) Proarrhythmia in patients treated for atrial fibrillation or flutter. Ann Intern Med 117:141-150
4. Falk RH, Knowlton AA, Bernard SA et al (1987) Digoxin for converting recent-onset atrial fibrillation to sinus rhythm. A randomized, double-blinded trial. Ann Intern Med 106: 503-506
5. Fisch C (1990) Electrocardiography of arrythmias. Lea & Febiger, Philadelphia London
6. Grande P, Sonne B, Pederson A (1986) A controlled study of digoxin and quinidine in patients DC reverted from atrial fibrillation to sinus rhythm. Circulation 74 (Suppl): II-402
7. Hjelms E (1992) Procainamide conversion of acute atrial fibrillation after open-heart surgery compared with digoxin treatment. Scand J Thorac Cardiovasc Surg 26: 193-196
8. Meijler FL (1985) An „account" of digitalis and atrial fibrillation. J Am Coll Cardiol (Suppl): 60A-68A
9. Prystowsky EN, Benson W, Fuster V et al (1996) Management of patients with atrial fibrillation. A statement for healthcare professionals from the subcommittee on Electrocardiography and Electrophysiology, American Heart Association. Circulation 93: 1262-1277
10. Steinbeck G, Doliwa R, Bach P (1988) Therapie des paroxysmalen Vorhofffflimmerns. Dtsch Med Wochenschr 113: 1867-1871
11. Rawles JM, Metcalfe MJ, Jennings K (1990) Time of occurrence, duration, and ventricular rate of paroxysmal atrial fibrillation: The effect of digoxin. Br Heart J 63: 225-227

Dr. W. Haverkamp, Prof. Dr. G. Breithardt
Medizinische Klinik und Poliklinik, Innere Medizin C
Westfälische Wilhelms-Universität
Albert-Schweitzer-Str. 39, D-48129 Münster

2.6 Primärprävention durch Lipidsenkung

G. Klose

Ist eine medikamentöse Primärprophylaxe kardio-vaskulärer Erkrankungen durch Lipidsenkung überhaupt empfehlenswert (wie es die Pharmaindustrie, speziell die Anbieter von teuren CSE-Hemmern, suggeriert)?

Unter Primärprävention wird meist eine Maßnahme zur Verhinderung eines klinischen Ereignisses bei asymptomatischen Personen verstanden. Eine Primärprävention der koronaren Herzkrankheit ist wegen der Häufigkeit von relevanten klinischen Ereignissen inklusive des plötzlichen Herztodes als Erstmanifestation einer koronaren Herzerkrankung von großer medizinischer und individueller Bedeutung.

Studienergebnisse

Schon in zwei länger zurückliegenden großen Studien zur Wirksamkeit der Primärprävention mit lipidsenkender Medikation (Lipid Research Clinic-Studie 1984, Ionenaustauscher, Helsinki Herz-Studie 1987, Fibrate, Gemfibrozil) konnte gezeigt werden, daß mit der Therapie das relative Risiko wichtiger kardio-vaskulärer Endpunkte sinkt [5, 9]. Dennoch entsprachen die Verordnungen lipidsenkender Medikamente beispielsweise in Deutschland nie der Prävalenz von aus den Studien ableitbaren metabolischen Risikokonstellationen [6]. Zu den wesentlichen Vorbehalten gehörte die fehlende Beeinflussung der Gesamtmortalität.

Der Nutzen der Primärprävention wurde in Studien bewiesen!

Das Ergebnis der im November 1995 im New England Journal of Medicine veröffentlichten West of Scotland Coronary Prevention Study (WOS-

Studie) findet als eindeutiger wissenschaftlicher Nachweis der Wirksamkeit einer Prävention der koronaren Herzkrankheit durch medikamentöse Cholesterinsenkung eine sehr viel breitere Akzeptanz [8]. In der plazebokontrollierten, randomisierten Studie an 6595 Männern mit einer durchschnittlichen LDL-Cholesterinsenkung um 26% konnte das relative Risiko nicht tödlicher Myokardinfarkte und des letalen Ausgangs durch KHK in durchschnittlich 4,9 Jahren um 31% gesenkt werden. Darüber hinaus blieben unter der Therapie mit dem CSE-Hemmer Pravastatin Häufigkeit und Art nicht-kardiovaskulärer Todesfälle gleich, so daß sich die Senkung der kardio-vaskulären Mortalität auch als Abnahme der Gesamtmortalität um 22% ($p < 0{,}051$) auswirkt.

Die AFCAPS/Tex CAPS-Studie bestätigte Weiterhin die Präventionschancen durch Statine, jetzt mit Mevinacor bei Cholesterinausganswerten von im Mittel nur 221 mg/dl [3]

Mit der positiven Antwort auf die Frage nach einem klinischen Nutzen der Primärprävention hat sich eine Diskussion um die Kosteneffektivität der leider teuren CSE-Hemmer entwickelt. Der Nutzen der Primärprävention mit lipidsenkenden Maßnahmen hängt vom Ausmaß des Risikos und der Risikominderung ab. Das Risiko wird nur zum Teil durch Cholesterin bzw. LDL-Cholesterin wiedergegeben. Das hohe 5-Jahres-Myokardinfarkt-Risiko der WOS-Population findet sich beispielsweise bei den Personen der Göttinger Risikoinzidenz und Prävalenzstudie (GRIPS) mit entsprechendem LDL-Cholesterin nur, wenn zusätzlich weitere Risikofaktoren wie Hypertonie, Rauchen und Diabetes vorhanden sind. Senkungen des relativen Risikos um > 30% sind immer dann zu erwarten, wenn das Herzinfarktrisiko über 2% pro Jahr liegt [2, 5].

Welche Lipidparameter führen zur Indikationsstellung bei der Primärprophylaxe?

a) Gesamt-Cholesterin und LDL erhöht?
b) LDL: HDL-Quotient > 5?
c) andere?

Empfehlungen zur Indikationsstellung für die lipidsenkende Therapie mit primärpräventivem Anspruch liegen von mehreren wissenschaftlichen Gremien und Fachgesellschaften vor zuletzt 1999 von der Arzneimittelkommision der Deutschen Ärzteschaft [4]. Als entscheidender Lipidparameter gilt LDL-Cholesterin. In Ergänzung zu früheren Empfehlungen mit der Formulierung von Lipidgrenzwerten enthalten die jetzigen Empfehlungen Therapieziele in Abhängigkeit von klinischen Konstellationen sowie Art und Ausmaß der Lipidstoffwechselstörung.

Im Prinzip wird die Ableitung des Therapieziels von der Zuordnung in 3 Risikokategorien für die koronare Herzkrankheit abhängig gemacht.

- Die Vermeidung von LDL-Cholesterin > 160-180 mg/dl (4,1-4,6 mmol/l) gilt bei gering erhöhtem KHK-Risiko als ausreichend. Diese Konstellation geht von Cholesterinwerten von 200-300 mg/dl aus, weitere Risikofaktoren fehlen jedoch, es bestehen keine klinischen Manifestationen der Atherosklerose.
- Als mäßig erhöhtes Risiko gilt das Vorhandensein von mindestens einem weiteren Risikofaktor, der LDL-Cholesterin-Zielwert ist < 130-160 mg/dl (3,4-4,1 mmol/l).
- Ein hohes kardio-vaskuläres Risiko ergibt sich aus der klinischen Manifestation, d.h. dem sekundärpräventiven Anspruch, aus Cholesterinwerten über 300 mg/dl und weiteren Risikofaktoren, vor allem der Familienanamnese mit vorzeitigen kardiovaskulären Krankheitsmanifestationen. Hier ist das Ziel eine LDL-Cholesterinsenkung mindestens < 100-130 mg/dl (2,5-3,4 mmol/l).

Ist die Bestimmung von Lp(a) auch bei der Primärprophylaxe ein Kriterium für oder gegen einen Therapiebeginn?

Die Bestimmung von Lp(a) kann ein Kriterium für die Entscheidung zur Primärprävention sein. Eine positive Korrelation zwischen Lp(a) von > 30 mg/dl und koronarer Herzkrankheit oder anderen Atherosklerose-Manifestationen ist in umfangreichen Studien gesichert. Lp(a) stellt somit ein Risikomerkmal dar, das für die Zuordnung zu den oben erwähnten Risiko-Kategorien eine Rolle spielt, d.h. praktisch, daß Lp(a)-Erhöhungen eine Erhöhung der KHK-Risiko-Kategorie mit entsprechenden Konsequenzen für den LDL-Zielwert bedeuten [1].

Literatur

1. Assmann G, Cullen P (1995) Nationale kardiovaskuläre Initiative: Erkennung und Behandlung von Fettstoffwechselstörungen. Dtsch Ärztebl, Beilage z. Heft 51/52
2. Cremer P, Nagel D (1992) Diagnostische Strategien zur Beurteilung von Fettstoffwechselstörungen und zur therapeutischen Zielsetzung. Internist 33: 32–37
3. Downs JR et al (1998) Primary Prevention of Acute Coronary Events with Lovastatin in men and women with average cholesterol levels. Results of AFCAPS/Tex CAPS. JAMA 279: 1615-1622
4. Empfehlungen zur Therapie von Fettstoffwechselstörungen, Arzneimittelverordnung in der Praxis (AVP)-Sonderheft 2. Auflg. 1999, Arzneimittelkommission der Deutschen Ärzteschaft.
5. Frick MH et al (1987) Helsinki Heart Study: primary-prevention trial with gemfibrozil in middle-aged men with dyslipidemia: safety of treatment, changes in risk factors, and incidence of coronary heart disease. N Engl J Med 317: 1237–1245
6. Klose G, Schwabe U (1999) Lipidsenkende Mittel in: Arzneiverordnungsreport 99. Springer Verlag Berlin Heidelberg New York
7. Klose G (1996) Sieg der Primärprävention – oder? Fortschr Med 114: 231–232
8. Shepherd J et al for the West of Scotland Coronary Prevention Study Group (1995) Prevention of coronary heart disease with Pravastatin in men with hypercholesterolemia. N Engl J Med 333: 1301–1307
9. The Lipid Research Clinics Coronary Primary Prevention Trial results (1984) II. The relationship of reduction in incidence of coronary heart disease to cholesterol lowering. J Am Med Assoc 251: 365–374

Prof. Dr. G. Klose
Zentralkrankenhaus Links der Weser, Medizinische Klinik
Senator-Weßling-Straße 1, D-28277 Bremen

2.7 Thrombolyse bei Dialysepatienten

W. Schnieder, U. Schmitz-Huebner

Stellt eine regelmäßige Hämodialysebehandlung eine Kontraindikation für eine Lysebehandlung bei Herzinfarkt oder tiefer Beinvenenthrombose wegen der stattgehabten bzw. notwendigen Punktionen aterialisierter (Shunt-) Gefäße dar?

Wenn nein, welche Besonderheiten sind zu beachten?

Lysetherapie bei Myokardinfarkt

Kontraindikationen für eine Thrombolysetherapie bei akutem Myokardinfarkt sind:

- Hirnblutung in der Anamnese, Schlaganfall oder zerebrovaskuläres Ereignis innerhalb des letzten Jahres
- Hirntumor
- aktive innere Blutung (nicht Periodenblutung)
- Verdacht auf Aortendissektion

Relative Kontraindikationen sind:

- schwerer unkontrollierter Bluthochdruck (>180/110 mmHg), Anamnese einer schweren, chronischen Hypertonie
- Anamnese mit abgelaufenem zerebrovaskulären Ereignis oder intrazerebraler Anomalie, die nicht zu den absoluten Kontraindikationen zählt
- Antikoagulantientherapie in therapeutischer Dosis (INR >2–3)
- bekanntes Blutungsleiden
- bekanntes Trauma (innerhalb 2–4 Wochen), einschließlich Schädeltrauma oder traumatische oder prolongierte (>10 min) kardiopulmonale Reanimation oder größere chirurgische Eingriffe (<3 Wochen)
- nichtkomprimierbare Gefäßpunktionen
- kurz zurückliegende (2–4 Wochen) innere Blutung, aktives peptisches Ulkus

- für Streptokinase: vorangehende Therapie mit diesem Medikament (speziell innerhalb 5 Tagen – 2 Jahren) oder bekannte allergische Reaktion
- Schwangerschaft

Die Punktion eines Shuntgefäßes ist als Punktion eines gut komprimierbaren Gefäßes nicht als Kontraindikation für eine Lysetherapie bei akutem Myokardinfarkt anzusehen.

Thrombosetherapie

Bezüglich der Thrombolysetherapie bei tiefer Beinvenenthrombose ist die Indikation zu einer Therapie wesentlich schlechter gesichert als bei der Behandlung des akuten Myokardinfarktes. Nur wenige Studien geben Hinweise darauf, daß die Häufigkeit des Auftretens eines postthrombotischen Syndroms vermindert werden kann. Die Letalität der akuten Phlebothrombose wird unter adäquater Heparintherapie mit 0,4–1,6% und unter Fibrinolyse mit 1,0–2,4% angegeben. Eine Indikation ist somit nur gegeben bei einer Mehretagenthrombose, bei vermutlich kurzem Thrombosealter von weniger als 7–10 Tagen und bei sicherem Ausschluß von Erkrankungen, die das Erleben eines postthrombotischen Syndroms unwahrscheinlich machen. Die Punktion eines Shuntgefäßes stellt auch in diesem Zusammenhang sicher keine absolute Kontraindikation für die Lysetherapie dar.

Bei Patienten, die sich in einem regelmäßigen Dialyseprogramm befinden, wird bei einer Thrombolysetherapie einer Phlebothrombose, z.B. nach dem „Martin-Schema“, im allgemeinen eine Dialyse während der Durchführung der 3-5 Lysetherapiezyklen erforderlich werden. Auch wenn die Dialyse kurz vor dem Beginn des jeweils nächsten Thrombolysetherapiezyklus durchgeführt wird, ist die Kontrolle der Gerinnungssituation sicherlich erschwert, was die Häufigkeit von Blutungskomplikationen weiter erhöhen wird.

Die Indikation zu einer Thrombolyse bei Phlebothrombose bei Dialysepatienten muß vor diesem Hintergrund sehr kritisch betrachtet werden.

Literatur

1. Ryan TJ, Anderson JL, Antman EM, Braniff BA, Brooks NH, Califf RM, Hillis LD, Hiratzka LF, Rapaport E, Riegel BJ, Russell RO, Smith EE III, Weaver WD (1996) ACC/AHA guidelines for the management of patients with acute myocardial infarction: a report of the American College of Cardiologie/American Heart Association Task Force on Practice Guidelines (Committee on Management of Acute Myocardial Infarction). J Am Coll Cardiol 28: 1328-1428
2. Hirsh J, Hoak J (1996) AHA Medical/Scientific Statement: Management of deep vein thrombosis and pulmonary embolism. Circulation 93: 2212-2245
3. Diehm C, Stammler F, Amendt K (1997) Die tiefe Beinvenenthrombose. Dt Ärzteblatt 94: A301-311

Dr. W. Schnieder, Prof. Dr. U. Schmitz-Huebner
Medizinische Klinik II, Klinikum Kreis Herford
Schwarzenmoorstraße 70, D-32049 Herford

2.8 Reinsult bei Vorhofflimmern

H. Stiegler

Welche medikamentöse Therapie läßt man einem Patienten mit nachfolgender Anamnese zukommen: zerebraler Insult 1989, absolute Arrhythmie bei Vorhofflimmern, seitdem Marcumar, in der Echokardiographie jetzt kein Thrombus nachweisbar, Absetzen der Marcumar-Therapie aufgrund Hämorrhoidalblutung, Umstellung auf Acetylsalicylsäure, darunter Reinsult.

Ist eine subcutane Heparinisierung (3x7.500 IE) unter Fortführung der ASS-Therapie zu vertreten oder ist die alleinige Therapie mit ASS ausreichend?

Auch ohne echokardiographischen Nachweis eines intrakardialen Thrombus handelt es sich hier um einen Risikopatienten für das Auftreten erneuter kardialer Embolien.

Während nach der Framingham-Studie [5] das Schlaganfallrisiko bei Vorliegen eines chronischen, nicht-rheumatischen Vorhofflimmerns ca. fünffach gegenüber der Kontrollgruppe mit Sinusrhythmus erhöht ist – dies entspricht einer ca. 4%igen jährlichen Schlaganfallsrate –, so wird nach einer neueren Studie das Risiko für eine erneute Embolie unter ASS mit > 6% pro Jahr angegeben [3]. Liegen zusätzliche Risikofaktoren wie koronare Herzkrankheit, Hypertonus, hohes Lebensalter oder eine eingeschränkte linksventrikuläre Funktion vor, dann erhöht sich das jährliche Embolierisiko.

Studienergebnisse

In der Primärprophylaxe des thromboembolischen Ereignisses ließ sich nach der AFASAK-Studie unter oraler Antikoagulation (INR 2,8 bis 4,2) eine Reduktion um 64% erzielen, während sich ASS in einer Dosierung von 75 mg/die als unwirksam erwies [2]. Erhöht man jedoch die ASS-Dosis wie bei der SPAF-Studie [4] und betrachtet die Patienten unter 75 Jahre, so läßt sich sowohl für die orale Antikoagulation als auch für ASS (325 mg/die) eine Senkung der jährlichen Embolierate auf 1,3 bzw. 1,9 erzielen. Diese Studien unterstreichen einmal mehr die Überlegenheit der Antikoagulation gegenüber ASS in der Embolieprophylaxe bei Vorhofflimmern. Dies zeigt sich auch in der einzigen zur Sekundärprophylaxe veröffentlichten Studie von Patienten mit stattgehabter TIA oder minor stroke bei nicht-rheumatischem Vorhofflimmern. In der EAFT-Studie [1] ließ sich die jährliche Embolierate von 17 auf 8/100 Patientenjahre senken, was einer Reduktion von 53% entspricht. Unter täglich 325 mg ASS betrug die Reduktion der jährlichen Thromboembolierate lediglich 21% (von 19 auf 15/100 Patientenjahre). Faßt man alle Schlaganfälle zusammen, so ließ sich unter Antikoagulation eine jährliche Reduktion von 67% erzielen, während diese für ASS nur bei 17% lag.

Therapieempfehlungen

Da im vorliegenden Falle der Reinsult unter ASS und nach Absetzen von Marcumar aufgetreten war, ist eine erneute Marcumar-Therapie anzuraten.

Im Falle einer erneuten Hämorrhoidalblutung würden wir die orale Antikoagulation durch eine kurzfristige Heparinbehandlung, z.B. mit 3x7500 IE, was jedoch keiner Vollheparinisierung entspricht, überbrücken und nach Sanierung der Blutungsursache die erneute Marcumar-Therapie wieder aufnehmen. Nach der Vorgeschichte kann eine alleinige ASS-Behandlung als nicht ausreichend betrachtet werden. Einem relevanten intestinalen Blutungsrisiko könnte man durch die Einstellung auf eine sogenannte Low-dose-Marcumarisierung (INR 1,5 bis 2,5) begegnen. Eine Dauerantikoagulation mit 3x7500 IE Heparin s.c. erscheint uns für den Patienten nicht akzeptabel. Ferner liegen hierzu keine vergleichbar großen Untersuchungszahlen wie für Marcumar vor.

Literatur

1. EAFT (European Atrial Fibrillation Trial) study group (1993) Secondary prevention in non-rheumatic atrial fibrillation alter transient ischaemic attack or minor stroke. Lancet 342: 1255-1262
2. Petersen P, Boysen G, Godtfredsen J, Andersen ED, Andersen B (1989) Placebo controlled, randomised trial of warfarin and aspirin for prevention of thromboembolic complications in chronic atrial fibrillation: The Copenhagen AFASAK study. Lancet 1: 175-179
3. Stroke prevention in atrial fibrillation investigators (1995) Risk factors for thromboembolism during aspirin therapy in patients with atrial fibrillation: the stroke prevention in atrial fibrillation study. J Stroke Cerebrovasc Dis 5: 147-157
4. Stroke prevention in atrial fibrillation investigators (1994) Warfarin vs. aspirin for prevention of thromboembolism in atrial fibrillation: stroke prevention in atrialfibrillation 11 study. Lancet 343: 687-691
5. Wolf PA, Dawber TR, Thomas HE, Kannel WB (1978) Epidemiologic assessment of chronic atrial fibrillation and risk of stroke: the framingham study. Neurology 28: 973-977

Dr. H. Stiegler
Angiologische Abteilung,
Städtisches Krankenhaus München Schwabing
Kölner Platz 1, D-80804 München

2.9 Thromboseprophylaxe bei Insultpatienten

H. Stiegler

Wie verhält man sich beim immobilisierten Insultpatienten ohne tiefe Beinvenenthrombose in der Vorgeschichte? Genügt die alleinige Gabe von ASS oder sollte zusätzlich Heparin s.c. angewendet werden?

Nach einer Zusammenstellung von Partsch [6] ist das Thromboembolierisiko beim immobilisierten Schlaganfallpatienten bezogen auf die paretische Extremität in etwa vergleichbar mit dem Risiko nach einem orthopädischen Eingriff und wird mit ca. 60% angegeben. Nach einer Metaanalyse randomisierter Studien zur Wirksamkeit physikalischer Maßnahmen und Low-dose-Heparin in der Thromboseprophylaxe konnte durch die Kombination beider Maßnahmen eine hochsignifikante Reduktion der tiefen Venenthrombose von 39,2% in der Kontrollgruppe auf 9% in der Low-dose-Heparin plus Kompressionsbehandlungs-Gruppe erzielt werden [3].

Die mittels aPTT nicht meßbare inhibierende Wirkung der Low-dose-Heparinisierung auf den Faktor X_a setzt an der Bildung der im Venensystem relevanten Fibrinthromben an, während die Acetylsalizylsäure ihre Hauptwirkung bei der Entwicklung von primär im arteriellen System auftretenden Plättchenthromben entfaltet. Dennoch konnte nach einer systematischen Übersicht von 62 Studien an 9000 Patienten (gemischt: chirurgisch und internistisch) eine Risikoreduktion von 40 bis 60% unter ASS errechnet werden. Neben einer erheblich divergierenden ASS-Dosis (250-3900 mg täglich) entsprachen eine Reihe der hier zitierten Arbeiten nicht der erforderlichen Sorgfalt und internationalem Standard, so daß die thromboseprophylaktische Wirkung von ASS beim Hochrisikopatienten nach Schlaganfall im Gegensatz zur Low-dose-Heparinisierung als nicht gesichert angesehen werden muß [1].

Wie aus der Übersichtsarbeit von Partsch ersichtlich, sollte die Low-dose-Heparinisierung (3 × 5000 IE/die) stets auch mit einer wirksamen Kompressionsbehandlung kombiniert werden. Das Risiko der hämorrhagischen Infarzierung wird nach einer Übersichtsarbeit für die PTT-wirksame Heparinisierung (2-2,5fach verlängert) mit 1-3% [5] und in einer Vergleichsstudie Low-dose-Heparin vs. niedermolekulares Heparin mit 2% für beide Gruppen angegeben [7]. Für die in der Wirksamkeit vergleichbaren niedermolekularen Heparine [2] ließ sich gegenüber Plazebo keine erhöhte hämorrhagische Transformation der ischämischen Läsion nachweisen [4].

Therapieempfehlung: Low-Dose-Heparin und Kompressionsbehandlung

Literatur

1. Antiplatelet Trialists' Collaboration (1994) Collaborative overview of randomised trials of antiplatelet therapy-III. Reduction in venous thrombosis and pulmonary embolism by antiplatelet prophylaxis among surgical and medical patients. BMJ 308: 235-246
2. Harenberg J, Roebruck P, Stehle G, Habscheid W, Biegholdt M, Heene DL, and the HESIM-Group (1992) Heparin study in internal medicine (HESIM): design and preliminary results. Thromb Res 68: 33-43
3. International Consensus Statement (1995) Prevention of venous thromboembolism. In: Nikolaides AN, Bergqvist D, Hall R (eds) World congress af the international union of angiology, London
4. Kay R, Wong SK, Yu YL, Chan YW, Tsoi TH, Ahuja AT, Chan FL, Fong KY, Law CB, Wong A, Woo J (1995) Low-molecular-weight heparin for the treatment of acute ischemic stroke. N Engl J Med 333: 1588-1593
5. Miller VT, Hart RG (1988) Heparin anticoagulation in acute brain ischemia. Stroke 19: 403-406
6. Partsch H (1996) Diagnose und Therapie der tiefen Venenthrombose. VASA [Suppl] 46: 13
7. Turpie AG, Gent M, Cote R, Levine MN, Ginsberg JS, Powers PJ, Leclerc J, Geerts W, Jay R, Neemeh J (1992) A low-molecular-weight heparinoid compared with unfractionated heparin in the prevention of deep vein thrombosis in patients with acute ischemic stroke. A randomized, double-blind study. Ann Intern Med 117: 353-357

Dr. H. Stiegler
Angiologische Abteilung,
Städtisches Krankenhaus München Schwabing
Kölner Platz 1, D-80804 München

2.10 Alternativen zu ASS?

A.B. Buchwald

ASS zur Thromboseprophylaxe im Bereich der Koronararterien und der Hirnarterien ist häufig genug wegen dyspeptischer Beschwerden bzw. wegen endoskopisch bestätigter Gastritiden und Ulzera abzusetzen, dies gilt dann ebenso für die magenprotektiven Zubereitungen. Ist Ticlopidin, speziell für den koronaren Bereich, eine bereits etablierte (dabei kostspielige) Alternative?

Oder sollte eher ein Behandlungsversuch mit ASS und Misoprostol unternommen werden?

Aufgrund der hohen kardiovaskulären Morbidität und Mortalität besteht neben der primären Prävention ein dringender Bedarf für wirksame und sichere Therapiestrategien. Mit den Thienopyridinen Ticlopidin und Clopidogrel stehen zwei Thrombozytenaggregationshemmer zur Verfügung, die auf der Grundlage derzeit verfügbarer Studien im Vergleich zu dem klassischen Prinzip Acetylsalizylsäure eingeordnet werden sollen.

Nach derzeitigem Verständnis gewinnt die Adhäsion und Aggregation von Thrombozyten in atherosklerotisch veränderten Gefäßen eine zentrale Bedeutung für den weiteren Erkrankungsverlauf. Atherosklerotische Plaques zeigen eine gestörte Funktion des Endothels. An Stellen, auf die erhöhte Scherkräfte einwirken, kommt es zu einem Einriß mit konsekutiver Exposition subendothelialer Strukturen, u.a. Kollagen [10]. Die Folge eines solchen Einrisses ist entweder eine Einblutung in den lipidreichen Kern des Plaques oder eine Abdeckung des Endotheldefekts durch adhärierende Thrombozyten mit anschließender Organisation dieser Einblutung und resultierendem Plaquewachstum und damit zunehmender

Stenosierung [34]. Im Extrem kommt es durch die aggregierenden Thrombozyten zum kompletten thrombotischen Gefäßverschluß.

Wirkungsmechanismen

Der Thrombozytenaggregationshemmer ASS hemmt nach klassischer Vorstellung die Cyclooxygenase in Thrombozyten und Endothelzellen. Damit wird die Bildung des proaggregatorischen Thromboxan A2 in Thrombozyten stärker bzw. länger anhaltend gehemmt als die Bildung des antiaggregatorisch und vasodilatierend wirkenden Prostacyclin in Endothelzellen [11,19,35].

Als Wirkungsmechanismus der Thienopyridine Ticlopidin und Clopidogrel wird die irreversible Hemmung der Bindung von Adenosindiphosphat (ADP) an seinem Rezeptor auf den Thrombozyten, und damit die Hemmung der ADP-induzierten Thrombozytenaggregation, angenommen [26].

Studien zu ASS

In kontrollierten Studien konnte eine Senkung der Ereignisraten im Vergleich zu Plazebo für folgende Indikationen in der Behandlung kardiovaskulärer Erkrankungen gezeigt werden:

Akute koronare Syndrome:

- In plazebokontrollierten Studien konnte gezeigt werden, daß ASS bei Patienten mit akutem Myokardinfarkt die Mortalität signifikant reduziert. Dieser Effekt besteht unabhängig von einer gleichzeitigen Lyse-Therapie mit Streptokinase und additiv dazu [16].
- Ein solcher Effekt ist ebenso in der Sekundärprävention nach einem akuten Myokardinfarkt nachweisbar. Hier zeigt sich die Ereignisrate bei Nachbeobachtungszeiträumen von bis zu 4 Jahren signifikant geringer [9].
- Auch für die Patientengruppen mit instabiler Angina pectoris reduziert ASS die Häufigkeit von nicht-tödlichen Myokardinfarkten und Todesfällen [6].

Diese Wirkungen sind bei akuten Krankheitsbildern mit der oben erwähnten pathophysiologischen Situation der Thrombozytenaktivierung an eingerissenen Plaques gut erklärbar. Offensichtlich ist aber auch eine Wirksamkeit der Thrombozytenaggregationshemmung in der chronischen Phase der koronaren Herzerkrankung gegeben, denn auch hier – bei Patienten mit stabiler Angina pectoris – wird die Ereignisrate gegenüber Plazebo deutlich gesenkt [24]. Die zusätzliche Gabe von ASS zu Heparin vor einer Ballondilatation von Koronarstenosen senkt die Häufigkeit von Komplikationen dieses Eingriffs. ASS hat jedoch keine Wirkung auf die Wiederverengungsrate nach Ballondilatation [4, 28].

Andere Indikationen

ASS verringert die Häufigkeit komplizierender Ereignisse in der Sekundärprophylaxe nach mildem zerebralem Insult oder transitorisch-ischämischer Attacke [33]. Bei peripherer arterieller Verschlußkrankheit konnte für ASS ebenfalls eine Verringerung der Ereignisraten in den folgenden Monaten nachgewiesen werden [6].

Bei chronischem Vorhofflimmern ist das Risiko für systemische Embolien auf das bis zu 18-fache gegenüber der Normalbevölkerung erhöht, wenn ein sog. rheumatischer Mitralklappenfehler zugrunde liegt [18]. Auch bei nicht-valvulärem chronischem Vorhofflimmern ist dieses Risiko ca. 5-fach erhöht [32]. Studien zur optimalen Embolieprophylaxe, in denen ASS und Vit-K-Antagonisten verglichen wurden, haben gezeigt, daß Vit-K-Antagonisten trotz des erhöhten Blutungsrisikos zu einer signifikant geringeren Ereignisrate im Vergleich zu Plazebo und auch zu ASS führen [8]. Danach ist nur für Patienten mit isoliertem Vorhofflimmern ohne kardiale Erkrankung (lone atrial fibrillation) eine Thrombozytenaggregationshemmung allein als ausreichend anzusehen.

Nach einer Übersicht der Antiplatelet Trialist's Collaboration liegen für die genannten Therapieempfehlungen für ASS Daten aus randomisierten Studien mit über 100.000 Patienten vor, so daß aufgrund der hohen Zahlen beobachteter Endpunkte, bzw. deren Verringerung in der Verum-Gruppe, die Wirksamkeit von ASS als sehr gut gesichert anzusehen ist. Gleichzeitig ist das günstige Nutzen-Risiko-Verhältnis durch diese hohe Zahl von kontrollierten Daten gut belegt [6]. Für eine prophylaktische Gabe von ASS im Sinne einer Primärprävention der koronarvaskulärbedingten Todesfälle kann derzeit keine Empfehlung ausgesprochen werden [23,31].

Studien mit Ticlopidin

In der CATS-Studie senkte Ticlopidin in einer Dosierung von 2x250 mg/Tag bei etwa 1000 Patienten nach einem Schlaganfall die Häufigkeit von neuerlichen zerebrovaskulären Ereignissen und die gesamte kardiovaskuläre Mortalität in einem Beobachtungszeitraum von im Mittel 2 Jahren gegenüber Plazebo signifikant [12]. Ebenso wirksam ist es bei transitorisch-ischämischen Attacken. Größere Studien zur Sekundärprävention der koronaren Herzkrankheit und nach akutem Myokardinfarkt liegen bislang nicht vor. Allerdings finden sich sowohl in diesen Studien bei Patienten mit primär zerebrovaskulären Symptomen wie auch in einer plazebokontrollierten Studie bei Patienten mit Claudicatio intermittens [17] bei peripherer arterieller Verschlußkrankheit nach mehrjähriger Beobachtung auch signifikant weniger vaskuläre Komplikationen [1, 2] und eine Verringerung der kardialen Todesfälle, so daß indirekt auf einen Effekt auch auf das kardiovaskuläre Gesamtrisiko geschlossen werden darf. Bestätigt wird diese Annahme durch Studien bei instabiler Angina pectoris [3, 29], und zum akuten Verschlußrisiko aortokoronarer Bypasse [20], in denen Ticlopidin gegenüber Plazebo signifikant wirksamer war.

Vergleiche mit ASS

Vergleichende kontrollierte Studien mit Ticlopidin und ASS liegen mit ausreichend großen Patientenzahlen nur für Patienten nach Schlaganfall und TIA vor, in denen eine tendenziell überlegene Wirksamkeit von Ticlopidin gegenüber ASS feststellbar war. Allerdings waren die Unterschiede gering [14]. In einer Studie bei 58 Patienten mit myeloproliferativem Syndrom war über einen Behandlungszeitraum von bis zu 2 Jahren Ticlopidin in einer Dosis von 500 mg/Tag ebenso effektiv wie ASS (325–500 mg/Tag) in der Vermeidung thrombotischer Komplikationen, es traten jedoch weniger gastrointestinale Blutungen als unter ASS auf [25].

In der Behandlung der koronaren Herzkrankheit hat Ticlopidin vor allem für die Nachbehandlung nach koronarer Stent-Implantationen in den vergangenen Jahren große Bedeutung gewonnen. Darüberhinaus konnte jedoch gezeigt werden, daß eine Kombinationsbehandlung aus ASS und Ticlopidin zu signifikant weniger Stent-Thrombosen bei gleichzeitig erheblich niedrigerer Blutungshäufigkeit im Vergleich zu Marcumar und ASS führt [27]. In der kürzlich vorgestellten CLASSICS (American College of Cardiology 48th Annual Scientific Session, März 1999) waren Stent-Thrombosen unter Clopidogrel und Ticlopidin nach koronarer Stent-Implantation vergleichbar selten. Aufgrund der offensichtlich seltener auftretenden Leukopenien unter Clopidogrel ergibt sich damit möglicherweise ein Vorteil gegenüber Ticlopidin.

Für einen additiven Effekt der Kombination sprechen Befunde, nach denen die Kollagen-induzierte Thrombozytenaggregation durch die Kombination aus Ticlopidin und ASS stärker gehemmt wird, als durch eine der Einzelsubstanzen [7]. Diese Exposition von subendothelialem Kollagen spielt gerade bei der koronaren Herzerkrankung in den Situationen des spontanen sowie des Stent/Ballon-induzierten Plaqueaufbruchs eine zentrale Rolle.

Abwägung der Indikation Thienopyridine oder ASS

Mit den Thienopyridinen Ticlopidin und Clopidogrel stehen heute Thrombozytenaggregationshemmer mit gesicherter Wirksamkeit bei einer Reihe wichtiger kardiovaskulärer Erkrankungen zur Verfügung. Sie treten damit in Konkurrenz zu ASS, einer Substanz, die einerseits sehr lange klinisch eingesetzt wird, und die andererseits ein sehr gutes Nutzen-Risiko-Profil bei Indikationen besitzt, die in vielen gut kontrollierten Studien abgesichert ist. Eine Gegenüberstellung beider Substanzen kann am ehesten auf der Basis vergleichender Studien erfolgen, deren erste vorliegen. Weiter ist zu berücksichtigen, für welche Indikation aufgrund nach wie vor unbefriedigend hoher klinischer Ereignisraten ein Verbesserungsbedarf besteht. Ebenso ist das Profil unerwünschter Wirkungen beider Substanzen und nicht zuletzt die Kosten, am besten in einer Kosten-Nutzen-Analyse in die Abwägung einzubeziehen. In direkten Vergleichen beider Substanzen hat sich bislang in der TASS-Studie ein – allerdings geringer – Vorteil von Ticlopidin gegenüber ASS im Hinblick auf den primären Endpunkt neuerlicher Insult und Gesamtmortalität zeigen lassen [14].

Clopidogrel

In der CAPRIE-Studie wurde bei ca. 19.000 Patienten nach Schlaganfall, kurz zurückliegendem Myokardinfarkt oder symptomatischer arterieller Verschlußkrankheit der Extremitäten Clopidogrel (1 x 75 mg/Tag) mit ASS 325 mg/Tag verglichen. Es zeigte sich eine zwar geringe, aber statistisch signifikante Überlegenheit von Clopidogrel (5,32%) gegenüber ASS (5,83%) bezogen auf die Häufigkeit des kombinierten Endpunkts Schlaganfall, Myokardinfarkt und vaskulär bedingter Tod während eines mittleren Nachbeobachtungszeitraums von 1,9 Jahren [5].

Nebenwirkungen der Thrombozytenaggregationshemmer

Die häufigste unerwünschte Wirkung von ASS betrifft die Magenschleimhaut. Epigastrische Schmerzen, erosive Gastritis und Ulzera treten in einer klaren Dosisabhängigkeit auf und lassen sich in akute und chronische Formen unterscheiden. In der ersten Woche lassen sich endoskopisch am häufigsten Veränderungen (in bis zu 100% der Patienten bei Gabe von mehr als 500 mg/Tag) der Magenschleimhaut nachweisen [13, 21]. In den folgenden Wochen tritt trotz fortgesetzter Gabe eine Adaptation ein, so daß bei Dosen unter 324 mg/Tag eine gegenüber Plazebo nur noch geringe oder gar keine erhöhte Häufigkeit gastraler unerwünschter Wirkungen zu beobachten ist [15]. Insofern besteht durchaus Raum für eine passagere additive Magenschutztherapie, etwa mit Misoprostol, bis diese Adaptation eintritt. Wesentlich hierbei ist, daß andere Ursachen für eine Magenschleimhautentzündung berücksichtigt werden, wie vor allem eine Stauungs-bedingte Gastritis bei Herzinsuffizienz, die nicht fälschlich der Thrombozytenaggregationshemmung zugeschrieben werden darf.

Betrachtet man das Nebenwirkungsprofil von Ticlopidin, so ist die Substanz zwar besser magenverträglich, führt jedoch, als häufigste unerwünschte Wirkungen, zu Durchfall und Hautveränderungen (20 bzw. 14% in der TASS-Studie). Wichtiger ist mit deutlich geringerer Häufigkeit – nach der Literatur zwischen 0,5 und 2,5% – eine Neutropenie, die bei nicht rechtzeitigem Erkennen irreversibel werden kann [22, 30]. Zusätzlich ist Ticlopidin mit Tagestherapiekosten von ca. 4 DM (bei einem Preis 193 DM für 100 Tabletten) deutlich teurer als ASS mit 0,70 DM bei 100 mg Tabletten.

Hier scheint nach den Daten der CAPRIE-Studie ein deutlich besseres Nutzen-Risiko-Verhältnis für Clopidogrel vorzuliegen. In der Studie zeigte sich kein relevanter Unterschied der Sicherheitsparameter zwischen Clopidogrel (75 mg/Tag) und ASS (324 mg/Tag). Signifikante Leukozytopenien (unter 1200/µl) traten in gleicher Häufigkeit bei 0,1% (10 Patienten) in der Clopidogrel- bzw. 0,17% (16 Patienten) in der ASS-Gruppe auf. Exantheme und Durchfall waren unter Clopidogrel geringfügig häufiger als unter ASS, während leichte und schwere gastrointestinale Blutungen mit 2,66% vs 1,99% bzw. 0,71% vs 0,49% unter ASS etwas häufiger waren. Diese Daten zeigen aber auch, daß die in genau dokumentierten Studien dem ASS zuzurechnenden gastrointestinalen Nebenwirkungen auch ohne ASS auftreten. Hiernach würden nur etwa ein Viertel bis ein Drittel der betroffenen Patienten vom Absetzen der ASS im Sinne der Vermeidung der unerwünschten Wirkung profitieren.

In der interventionellen Kardiologie hat sich eine Kombinationstherapie nach Stent-Implantation etabliert, ohne daß die Einzelsubstanzen in entsprechenden Studien gegeneinander und auf einen additiven klinischen Effekt hin überprüft wurden. Diese Überprüfung wird möglicherweise auch gar nicht mehr durchgeführt, weil bei sehr gutem Nutzen-Risiko-Profil aufgrund der nur kurzen Gabe von Ticlopidin kaum weitere Effekte zu erwarten sind.

Fazit

In der Kardiologie bleibt ASS weiterhin Thrombozytenaggregationshemmer der ersten Wahl.

Seine wesentliche unerwünschte Wirkung, epigastrische Schmerzen bis hin zu Blutungen, sind in kontrollierten Studien mit heute in der Kardiologie üblichen Dosen selten und treten mit nur gering niedrigerer Häufigkeit auch ohne ASS auf.

Mit den Thienopyridinen Ticlopidin und Clopidogrel stehen vergleichbar wirksame Präparate zur Thrombozytenaggregationshemmung zur Verfügung, wenn ASS nicht vertragen wird.

Mit Clopidogrel verfügen wir zukünftig über eine möglicherweise sogar besser wirksame Substanz mit vergleichbarem Risiko-Profil. Die bislang vorliegenden Daten über diese neuen Substanzen sind allerdings noch um Größenordnungen geringer als die mit ASS, so daß über das Nutzen-Risiko-Profil im Sinne einer generellen Empfehlung vor ASS noch nicht entschieden werden kann.

Literatur

1. Arcan JC, Blanchard J, Boissel JP, Destors JM, Panak E (1988) Multicenter double-blind study of ticlopidine in the treatment of intermittent claudication and the prevention of its complications. Angiology 39: 802–811
2. Balsano F, Coccheri S, Libretti A, Nenci GG, Catalano M, Fortunato G, Grasselli S, Violi F, Hellemans H, Vanhobe PH (1989) Ticlopidine in the treatment of intermittent claudications: A 21-months double blind trial. J Lab Clin Med 114: 84–91
3. Balsano F, Rizzon P, Violi F, Scrutinio D, Cimminiello C, Aguglia F, Pasotti C, Rudelli G (1990) Antiplatelet treatment with ticlopidine in unstable angina: A controlled multicenter clinical trial. Circulation 82: 17–26
4. Barnathan ES, Schwartz JS, Taylor L, Laskey WK, Kleaveland JP, Kussmaul WG, Hirshfeld JW (1987) Aspirin and dipyridamole in the prevention of acute coronary thrombosis complicating coronary angioplasty. Circulation 76: 125–134
5. CAPRIE – Steering Committee (1996) A randomised, blinded, trial of clopiidogrel versus aspirin in patients at risk of ischaemic events (CAPRIE). Lancet 348: 1329–1339
6. Collaborative overview of randomised trials of antiplatelet therapy – I: Prevention of death, myocardial infarction, and stroke by prolonged antiplatelet therapy in various categories of patients. (1994) Br Med J 308: 81–106
7. DeCatarina R, Sicaria R, Bernini W, Lazzerini G, Strata GB, Gianessi D (1991) Benefit/Risk profile of combined antiplatelet therapy with ticlopidine and aspirin. Thrombos Hemostas 65: 504–510
8. EAFT-Study Group (1993) European Atrial Fibrillation Trial: Secondary prevention of vascular events in patients with non-rheumatic atrial fibrillation and recent transient ischaemic attack or minor ischaemic stroke. Lancet 342: 1255–1262
9. Elwood PC, Sweetnam PM (1979) Aspirin and secondary mortality after myocardial infarction. Lancet 2: 1313–1315
10. Falk EP, Shah K, Fuster V (1995) Coronary plaque disruption. Circulation 92: 657–671
11. Fitzgerald GA, Oates JA, Hawiger J, Maas RL, Roberts LJ 2d, Lawson JA, Brash AR (1983) Endogenous biosynthesis of prostaglandin and thromboxane and platelet function during chronic administration of aspirin in man. J Clin Invest 71: 678–688
12. Gent M, Blakeley JA, Easton JD, Ellis DJ, Hachinski VC, Harbison W, Panak E, Roberts RS, Sicuralla J, Turpie AGG, and the CATS Group (1989) The Canadian American Ticlopidine Study (CATS) in thromboembolic stroke. Lancet 2: 1215–1220

13. Graham DY, Smith JL, Dobbs SM (1983) Gastric adaptation occurs with aspirin administration in man. Dig Dis Sci 28: 1–6
14. Hass WK, Easton JD, Adams HP, Pryse-Phillips W, Molony BA, Sharon A, Kamm B (1989) A randomized trial comparing ticlopidine hydrochloride with aspirin for the prevention of stroke in high-risk patients. N Engl J Med 321: 501–507
15. Hirsh J, Dalen JE, Fuster V, Harker LB, Salzman EW (1992) Aspirin and other platelet-active drugs. Chest 192 [Suppl 4]: 327S–336S
16. ISIS – 2 Collaborative Group (1988) Randomised trial of intravenous streptokinase, oral aspirin, both, or neither among 17187 cases of suspected acute myocardial infarction: ISIS-2. Lancet 318: 349–360
17. Janzon LD, Berquist D, Boberg J, Boberg M, Eriksson L, Lindgärde F, Persson G (1990) Prevention of myocardial infarction and stroke in patients with intermittent claudication: Effects of Ticlopidine. J Int Med Res 227: 301–308
18. Kannel KB, Abbott RD, Savage DD, McNamara PM (1982) Epidemiologic features of chronic atrial fibrillation. N Engl J Med 306: 1018–1022
19. Kyrle PA, Eichler HG, Jager U, Lechner K (1987) Inhibition of prostaglandin and thromboxane A2 generation by low-dose aspirin at the site of plug formation in man in vivo. Circulation 75: 1025–1029
20. Limet R, David JL, Magotteaux P, Larock MP, Rigo P (1987) Prevention of aorto-coronary bypass graft occlusion: Beneficial effect of triclopidine on early and late patency rate of venous coronary bypass grafts: A double-blind study. J Thorac Cardiovasc Surg 94: 773–783
21. O'Laughlin JC, Hoftiezer JW, Ivey KJ (1981) Effect of aspirin on the human stzomach in normals: Endoscopic comparison of damage produced one hour, 24 hours, and 2 weeks after administrations. Scand J Gastroenterol 67 [Suppl]: 211–214
22. Ono K, Kurohara K, Yoshihara M, Shimamoto Y, Yamaguchi M (1991) Agranulocytosis caused by ticlopidine and its mechanism. Am J Hematol 37: 239–242
23. Peto R, Gray R, Collins K, Wheatley K, Hennekens C, Jamrozik K, Warlow C, Hafner E, Thompson E, Norton S, Gilliland J, Doll R (1988) Randomised trial of prophylactic daily aspirin in British male doctors. Br Med J 296: 313–316
24. Ridker PM, Manson JE, Gaziano JM, Buring JE, Hennekens CH (1991) Low-dose aspirin therapy for chronic stable angina. Ann Intern Med 114: 835–839
25. Ruggeri M, Castaman G, Rodeghiero F (1993) Is ticlopidine a safe alternative to aspirin for management of myeloproliferative disorders? Haematological 78 [Suppl 2]: 18–21

26. Savi P, Laplace MC, Maffrand JP, Herbert JM (1994) Binding of [3H]-2-methylthio ADP to rat platelets: Effect of clopidogrel and triclopidine. J Pharmacol Exp Ther 269: 772–777
27. Schömig A, Neumann FJ, Kastrati A, Schuhlen H, Blasini R, Hadamitzky M, Walter H, Zitzmann Roth EM, Richardt G, Alt E, Schmitt C, Ulm K (1996) A randomized comparison of antiplatelet and anticoagulant therapy after the placement of coronary-artery stents. N Engl J Med 334: 1084–1089
28. Schwartz L, Bouroussa MG, Lespérance J, Aldridge HE, Kazim F, Salvatori VA, Henderson M, Bonan R, David PR (1988) Aspirin and dipyridamole in the prevention of restenosis after percutaneous transluminal coronary angioplasty. N Engl J Med 318: 1714–1719
29. Scrutinio D, Lagioia R, Rizzon P (1991) Ticlopidine treatment for patients with unstable angina at rest. A further analysis of the study of ticlopidine in unstable angina. Studio della Ticlopidina nell'Angina Instabile Group. Eur Heart J 12 [Suppl G]: 27–29
30. Shear NH, Appel C (1995) Prevention of ischemic stroke (Letter). N Engl J Med 333: 460
31. Smits Steering Committee of the Physicians' Health Study Research Group (1988) Preliminary Report: Findings from the aspirin component of the ongoing Physicians' Health Study. N Engl J Med 318: 262–264
32. The Boston Area Anticopagulation Trial for Atrial Fibrillation Investigators. The effect of low-dose warfarin on the risk of stroke in patients with nonrheumatic atrial fibrillation. (1990) N Engl J Med 323: 1505–1511
33. The Dutch TIA Trial Study Group (1991) The effects of 30 mg versus 300 mg acetylsalicylic acid, and of 50 mg atenolol versus placebo on mortality, stroke and myocardial infarction after TIA or minor stroke. N Engl J Med 325: 1261–1266
34. Van der Wal AC, Becker AE, Van der Loos CM, Das PK (1994) Site of intimal rupture or erosion on thrombosed coronary artery plaques is characterized by an inflammatory process irrespective of the dominant plaque morphology. Circulation 89:3 6–44
35. Weksler BB, Pett SB, Alonso D, Richter RC, Stelzer P, Subramanian V, Tack-Goldman K, Gay-Wa Jr (1983) Differential inhibition by aspirin of vascular and platelet prostaglandin synthesis in atherosclerotic patients. N Engl J Med 308: 800–805

Prof. Dr. A.B. Buchwald
Abteilung Kardiologie und Pulmologie der
Georg-August-Universität
Robert-Koch-Straße 40, D-37075 Göttingen

2.11 Antithrombozytäre Therapie rezidivierender TIA's

L. Pizzulli, B. Lüderitz

Ein 60-jähriger Patient erleidet trotz Therapie mit Ticlopidin rezidivierende TIA's. Die Risikofaktoren sind ausreichend behandelt (antihypertensive Therapie, Lipidsenker). Im CCT bzw. MRT zeigen sich kleinere (lakunäre) Läsionen. Kein Anhalt für kardiale Embolie (Langzeit-EKG, TEE). Keine Gefäßstenosen (Doppler, Angio).

Ist eine Kombination von ASS und Ticlopidin oder eine orale Antikoagulation zu erwägen?

Pathogenetische Grundlagen

Die klinische Manifestation der zerebrovaskulären Atherosklerose (intrakraniell und extrakraniell) variiert von der reversiblen transitorisch ischämischen Attacke (TIA) bis hin zum apoplektischen Insult mit Hirninfarkt und persistierendem neurologischen Defizit. Ursächlich liegt den rezidivierenden Hirnischämien entweder eine komplette Verlegung der Gefäßstrombahn (thrombotische Okklusion oder Embolus) oder eine fokale Minderperfusion bei inkompletter Gefäßobstruktion zugrunde [8]. Im Gegensatz zur koronaren Herzkrankheit mit dem eindeutig belegten Zusammenhang zwischen okkludierendem Thrombus und akuten Myokardischämien (instabile Angina pectoris, Myokardinfarkt) scheinen bei der zerebralen Manifestation andere pathogenetische Mechanismen eine mitentscheidende Rolle zu spielen. So liegt bei zerebraler Ischämie in ca. 1/4 aller Fälle und bei 1/3 der Patienten >60 Jahre mit dem Vorhofflimmern eine kardiale Ursache vor, obwohl nicht definitiv geklärt werden kann, ob das Herz tatsächlich die Emboliequelle war [5].

Die Mechanismen, die zu einer fokalen Minderperfusion führen, sind noch in Diskussion. Über eine Vasokonstriktion distal einer signifikant stenosierten Zerebralarterie kommt es zur Abnahme der Gewebeperfusion, wobei eine reduzierte Kollateralisierung die Perfusionsminderung verstärkt. Andere entscheidende Faktoren, die den wechselnden Charakter der Hypoperfusion erklären, sind die Gefäßreagibilität, Blutviskosität und der systemarterielle Perfusionsdruck. Wandständige Plättchen- oder Fibrin-reiche Thromben unterhalten die Minderperfusion durch lokale Zunahme der Gefäßobstruktion, Vasokonstriktion über plättchenaktive Substanzen und/oder periphere Mikroembolien [14].

Diagnostik

Der beschriebene Patient erleidet rezidivierende transitorisch-ischämische Attacken, deren Genese mit großer Wahrscheinlichkeit auf eine intrazerebrale diffuse Atherosklerose zurückzuführen ist. Damit scheidet eine kausale Therapie aus, da sowohl eine kardiale Embolie als auch eine angehbare Stenose der hirnversorgenden Arterien durch entsprechende bildgebende Verfahren und kontinuierliche Langzeit-EKG-Registrierung unwahrscheinlich sind. Es sei aber nochmals auf die diagnostischen Schwierigkeiten hingewiesen, zwischen kardial-embolisch und nicht-embolischer Hirnischämie zu unterscheiden, da eine beweisende Diagnostik nicht möglich ist. Zudem ist bei 1/3 der Patienten mit Vorhofflimmern als möglicher Ursache der neurologischen Symptome begleitend auch eine zerebrovaskuläre Atherosklerose nachweislich, die ebenfalls ursächlich für rezidivierende Hirnischämien in Frage kommt [7]. Der Hinweis auf die atherogenen Risikofaktoren (Hypertonie, Therapie mit Lipidsenkern) läßt den Schluß zu, daß bei dem Patienten eine intrazerebrale Atherosklerose vorliegt. Zur umfassend durchgeführten Diagnostik (Holter-EKG, TEE, Gefäßdoppler, Angiographie, CCT, MRT) sollte komplettierend noch eine automatische Langzeit-Blutdruckmessung erfolgen, um nächtliche Hypotonien als auslösenden Faktor rezidivierender Minderperfusionen auszuschließen.

Gerinnungshemmende Therapie

Sind alle Begleitaspekte ausreichend berücksichtigt (normotones RR-Profil ohne ausgeprägte Schwankungen, gut eingestellte Stoffwechselsituation, erhaltene linksventrikuläre Pumpfunktion ohne kritisch reduziertes HZV, Ausschluß von bradycarden oder tachycarden Rhythmusstörungen), bleibt die Frage nach der angemessenen gerinnungshemmenden Therapie.

Mittel der Wahl ist Acetylsalicylsäure

Bei der Therapie mit Acetylsalicylsäure (ASS) werden unterschiedliche Dosierungen empfohlen. ASS wirkt durch eine Hemmung der Zyklooxygenase. Es kommt zu einer Hemmung der Thromboxan A_2-Bildung (Thromboxan A_2 führt zu einer Vasokonstriktion und Förderung der Plättchenaggregation) einerseits; andererseits wird auch die Prostazyklinbildung als physiologischer Inhibitor der Thrombozytenaktivierung vermindert.

Die Wirksamkeit von ASS in der Sekundärprophylaxe nach TIA oder PRIND ist in mehreren großen prospektiven und plazebokontrollierten Studien (Dosierungen von 75–1300 mg/die) nachgewiesen worden [1, 2, 11]. Die Ergebnisse der größten Studie (UK-TIA: United Kingdom transient ischemic attack aspirin trial) zeigten eine 18prozentige-Reduktion des kombinierten Studienendpunktes nicht-tödlicher Schlaganfall, nicht-tödlicher Myokardinfarkt und Gesamtmortalität in der ASS-Gruppe gegenüber Plazebo. Hierbei waren 300 mg/die bei besserer Verträglichkeit genauso wirksam wie 1200 mg/die [13]. In der Dutch TIA Trial Study war selbst eine Dosis von 30 mg/die in der Sekundärprophylaxe wirksam [10].

Alternative: Ticlopidin

Als alternative antithrombozytäre Substanz ist Ticlopidin für die Sekundärprophylaxe nach Schlaganfall und nach TIA zugelassen. In der Fachinformation wird darauf hingewiesen, daß diese Indikationen generell nur für Patienten gelten, bei denen eine Behandlung mit ASS nicht vertretbar ist. Andererseits ist aus pathophysiologischen Überlegungen eine gute Wirksamkeit des Ticlopidin bei zerebrovaskulärer Ischämie zu erwarten. Ticlopidin hemmt vorzugsweise die ADP-induzierte Thrombozyten-Aktivierung. Eine Hemmung der Prostazyklin-Synthese tritt nicht ein, da der Arachidonsäure-Metabolismus nicht beeinflußt wird. Durch die Modifikation des ADP-Rezeptors wird die Signaltransduktion an Glycoprotein IIb/IIIa und somit letztlich die Fibrinogenbrücken-Bildung verhindert.

In der TASS-Studie wurden über 3000 Patienten zur Sekundärprophylaxe nach TIA randomisiert einer Behandlung mit Ticlopidin (500 mg/die) oder ASS (1300 mg/die) zugeordnet [6]. Nach 3 Jahren trat der kombinierte Studienendpunkt (Mortalität und nicht-letale Hirnischämie) bei 17% der Ticlopidin und bei 19% der ASS-Gruppe auf. Die Inzidenz aller zerebrovaskulären ischämischen Ereignisse lag in der Ticlopidin-Gruppe bei 10% (ASS 13%; 21% relative Risikoreduktion). Dieser besseren Wirksamkeit stand jedoch eine höhere Nebenwirkungsrate (gastrointestinale Symptome, Hautveränderungen, reversible Neutropenie, Blutungen) gegenüber.

Mit Clopidogrel steht ein weiterer ADP-Hemmer zur Verfügung, der chemisch dem Ticlopidin ähnelt, jedoch ein günstigeres Nebenwirkungsprofil (insbesondere bezüglich der Neutropenien) aufweist. In der CAPRIE-Studie (Clopidogrel versus Aspirin in Patients at Risk of Ischaemich Events) wurde die Wirksamkeit der Substanz in der Sekundärprävention heterogener kardiovaskulärer Ereignisse (ischämischer Schlaganfall, Myokardinfarkt, kardiovaskuläre Mortalität) an > 19.000 Patienten mit generalisierter Arteriosklerose untersucht [3]. Bei dieser Patientenpopulation zeigte Clopidogrel ein gering besseres Wirkprofil als Acetylsalicylsäure. Allerdings liegen im Gegensatz zu ASS und Ticlopidin für Clopidogrel keine Studien vor, die isoliert die Prävention rezidivierender TIA's untersucht haben. Daher kann Clopidogrel, selbst wenn eine Äquivalenz zu Ticlopidin angenommen werden kann, noch nicht für diese spezielle Indikation empfohlen werden.

Kombinationstherapie

Beide Substanzen können somit zur Sekundärprophylaxe nach TIA eingesetzt werden. Ergebnisse zur Wirksamkeit einer kombinierten antithrombozytären Therapie im Vergleich zur Monotherapie liegen nicht vor. Aufgrund der unterschiedlichen Wirkmechanismen ist davon auszugehen, daß die kombinierte Therapie einer alleinigen ASS oder Ticlopidin-Gabe in der Hemmung der Thrombozytenadhäsion und Aggregation überlegen ist. Eine Studie über die Begleittherapie nach intracoronarer Stent-Implantation belegte auch einen klinischen Vorteil für die kombinierte Therapie mit ASS und Ticlopidin im Vergleich zur alleinigen ASS-Gabe [4].

Orale Antikoagulation

Im Gegensatz zur antithrombozytären Therapie liegen keine gesicherten Erkenntnisse über die Wirksamkeit einer oralen Antikoagulation zur Sekundärprophylaxe nach TIA ohne Vorhofflimmern vor. Eindeutig belegt ist der Nutzen der oralen Antikoagulation bei Klappenvitium und Vorhofflimmern [9, 12]; hier ist diese Therapie wirksamer als ASS. Bei der Sekundärprophylaxe nach TIA sind die Daten uneinheitlich, da aufgrund der intrazerebralen Blutungen unter oraler Antikoagulation positive und negative Trends gleichermaßen beobachtet wurden [7, 8].

Empfehlungen

Bei Ausschluß angehbarer Ursachen und Vorhofflimmern kann folgendes Stufenschema angewandt werden:

- Wenn der Patient primär mit Ticlopidin behandelt wurde und keine ASS-Unverträglichkeit vorliegt, kann eine Therapie mit 300 mg ASS/die versucht werden, da individuell unterschiedlich auf beide Substanzen angesprochen wird.

- Bei Unwirksamkeit kann eine Kombination aus Ticlopidin (500 mg/die) und ASS (100 mg/die) eingesetzt werden. Diese Therapie ist allerdings nicht durch Studien belegt, bietet aber aus pathophysiologischen Überlegungen die Wahrscheinlichkeit einer besseren Wirksamkeit als die Monotherapien.
- Aufgrund der Gefahr der intrazerebralen Blutung sollte eine orale Antikoagulation als letzte Therapieoption angesehen werden. Sinnvoll wäre dann eher eine Kombination mit niedrig-dosierter ASS (z.B. 50 mg/die) und einem angestrebten INR von nur 2,5–3 als eine effektive hochtherapeutische orale Antikoagulation (INR 4).

Literatur

1. Antiplatelet Trialists' Collaboration [1994) Collaborative overview of randomised trials of antiplatelet therapy – I: Prevention of death, myocardial infarction and stroke by prolonged antiplatelet therapy in various categories of patients. BMJ 308: 81–106
2. Bousser MG, Eschwege E, Haguenau M, Lefaucconnier JM, Thibult N, Touboul D, Touboul P (1983) "AICLA": Controlled trial of aspirin and dipyridamole in the secondary prevention of athero-thrombotic cerebral ischemia. Stroke 14: 5–14
3. CAPRIE-Steering Commitee (1996) CAPRIE-Study: A randomized, blinded trial of clopidogrel versus aspirin in patients at risk of ischaemic events. Lancet 348: 1329-1339
4. Hall P, Nakamura S, Maiello L, Itoh A, Blengino S, Martini G, Ferraro M, Colombo A (1996) Randomized comparison of combined ticlopidine and aspirin therapy versus aspirin therapy alone after successful intravascular ultrasound-guided stent implantation. Circulation 93: 215–222
5. Halperin JL, Hart RG (1988) Atrial fibrillation and stroke: New ideas and persistent dilemmas. Stroke 19: 937–941
6. Hass WK, Easton JD, Adams HP, Pryse-Phillips W, Molony BA, Anderson S (1989) A randomised trial comparing ticlopidine hydrochloride with aspirin for the prevention of stroke in high-risk patients. N Engl J Med 321: 501–507
7. Sherman DG, Dyken ML, Fisher M, Gent M, Harrison MJG, Hart RG (1992) Antithrombotic therapy for cerebrovascular disorders. Chest 102 [Suppl]: 529–539

8. Sherman DG, Hart RG (1992) Stroke and transient ischemic attack: Thromboembolism and antithrombotic therapy. In: Fuster V, Verstraete M (eds) Thrombosis in cardiovascular disorders. WB Saunders, Philadelphia S 409–422
9. Stroke Prevention in Atrial Fibrillation Investigators (1991) Stroke Prevention in Atrial Fibrillation Study-Final Results. Circulation 84: 527–539
10. The Dutch TIA Trial Study Group (1991) A comparison of two doses of aspirin (30 mg versus 283 mg a day) in patients after a transient ischemic attack or minor ischemic stroke. N Engl J Med 325: 1261–1266
11. The SALT Collaborative Group (1991) Swedish Aspirin Low Dose trial (SALT) of 75 mg of aspirin as secondary prophylaxis after cerebrovascular ischemic events. Lancet 338: 1345–1349
12. The Veterans Affairs Stroke Prevention in nonrheumatic atrial fibrillation investigators. (1992) Warfarin in the prevention of stroke associated with nonrheumatic atrial fibrillation. N Engl J Med 327: 1406–1412
13. UK-TIA Study Group (1991) The United Kingdom Transient Ischemic Attack (UK-TIA) aspirin trial. J Neurosurg Psychiatry 54: 1044–1054
14. Weinberger J, Ramos L, Ambrose JA, Fuster V (1988) Morphologic and dynamic changes of atherosclerotic plaque at the carotid artery bifurcation. Sequential imaging by real time B-mode ultrasonography. J Am Coll Cardiol 12: 1515–1521

Priv.-Doz. Dr. L. Pizzulli, Prof. Dr. B. Lüderitz
Medizinische Universitäts-Klinik und Poliklinik II
Sigmund-Freud-Straße 25, D-53105 Bonn

2.12 Heparinprophylaxe

L. Balleisen

Ist bei einer Varikothrombose eine Heparinisierung zur Émbolieprophylaxe erforderlich?

Die häufigste Ursache einer oberflächlichen Thrombophlebitis ist die Varikothrombose. Erstes Prinzip der unkomplizierten Thrombophlebitis ist die lokale Behandlung mit Salbenverbänden, Kühlung und einem gut sitzenden Kompressionsverband. Daneben kann ein nichtsteroidales Antiphlogistikum gegeben werden. Möglich ist die Stichinzision fluktierender Partien und Ausdrücken des Inhaltes. Die Patienten sollen laufen, Bettruhe darf nicht verordnet werden. Unter diesen Maßnahmen sollten die akuten Zeichen schnell abklingen.

Eine Heparinisierung ist bei Varikothrombose nicht erforderlich.

Notwendige Diagnostik

Vor Einleiten der lokalen Maßnahmen muß allerdings eine begleitende tiefe Beinvenenthrombose (DVT) ausgeschlossen werden. Das Risiko einer begleitenden Beinvenenthrombose wird bis zu 25% angegeben. Gefordert wird deshalb bei allen Patienten mit Varikothrombose eine Duplexuntersuchung der tiefen und oberflächlichen Venen für eine vollständige Diagnose. Bei Vorliegen einer tiefen Beinvenenthrombose hat selbstverständlich die Behandlung der DVT Vorrang.

Nach Einleiten der lokalen Maßnahmen ist eine weitere ärztliche Überwachung nötig. Im Falle insuffizienter Venae perforantes ist ein Fortschreiten der oberflächlichen Thrombophlebitis zu den tiefen Venen möglich und erfordert dann die systemische Heparintherapie. Ein inadäquat langer Verlauf der Symptomatik oder eine aszendierende Phlebothrombose können Hinweis auf eine anderweitig zugrundeliegende Erkrankung (Tumor?) sein und erfordern weitergehende Untersuchungen.

Zusätzliche Überlegungen sind erforderlich bei Auftreten einer oberflächlichen Thrombophlebitis in jüngeren Jahren, bei rezidivierenden Beschwerden, früher schon erlittener Beinvenenthrombose oder dem Vorliegen einer familiären thrombophilen Diathese. Bei angeborener thrombophiler Diathese – wie AT III-, Protein C- oder Protein S-Mangel, bei erhöhter APC Resistenz – sind rezidivierende oberflächliche Thrombophlebitiden ein möglicherweise frühes Zeichen der angeborenen Thromboseneigung und erfordern eine entsprechende Labordiagnostik. Bei Vorliegen einer solchen Diathese ist auch bei der oberflächlichen Thrombophlebitis eine Heparinprophylaxe erforderlich.

Bedürfen Unterschenkelgehgipsverbände oder entsprechende Ruhigstellungen bei sonst fehlendem Thromboserisiko einer Heparinisierung?

Unterschenkelgehgipse immobilisieren weitgehend die Sprunggelenke und die Unterschenkelmuskulatur, sie behindern eventuell die Beweglichkeit im Kniegelenk. Folge ist der weitgehende Ausfall der Muskelpumpe und die Situation der venösen Stase im betroffenen Bein. Anlaß für die Anlage eines Unterschenkelgehgipses sind vorwiegend Traumata des Bewegungsapparates, der Muskulatur oder auch Frakturen. Es kommt dabei zur Kombination aus Freisetzung von gerinnungsaktiven Substanzen wie bei jeder Operation, möglicherweise Gefäßwandverletzungen und der venösen Stase.

Diesen pathophysiologischen Überlegungen entspricht die zunächst allgemeine Beobachtung häufiger Venenthrombosen bei Immobilisation der unteren Extremität. Angegeben werden bis 10% Venenthrombosen und mehr. In der verfügbaren Literatur wird nicht immer zwischen Liegegips und Gehgips unterschieden, größere internationale Studien zu diesem Sonderproblem fehlen. Es liegen zwei deutsche Studien vor [3, 4], die Patienten mit Verletzungen der unteren Extremität und Immobilisation randomisiert haben in jeweils eine Gruppe, die eine Heparinprophylaxe erhielt und eine Kontrollgruppe ohne Heparin. Die Patienten ohne Prophylaxe entwickelten – je nach Art des Traumas – zwischen 4,2 bis über 10% Thrombosen, die Heparinprophylaxe verminderte das Thromboserisiko erheblich.

Schon vor Durchführung dieser Studien formulierte die Deutsche Gesellschaft für Unfallchirurgie e.V. 1990 Empfehlungen zur Thromboseprophylaxe bei ambulanten Patienten mit Verletzungen oder operativen Eingriffen der unteren Extremität [6]. Eingeengt war diese Empfehlung auf Patienten, die zusätzliche Risikofaktoren für die Entwicklung einer Thrombose aufwiesen.

Die genannten Studien und die pathophysiologischen Überlegungen legen allerdings nahe, diese Empfehlungen zur Heparinprophylaxe generell auf alle Patienten mit Immobilisation der unteren Extremität anzuwenden.

Die vorliegenden Studien verwendeten niedermolekulares Heparin (Mono-Embolex, Fraxiparin). Aus Praktikabilitätsgründen (Einmalgabe) wird diese Substanzgruppe vorzuziehen sein. Analog zu den umfangreichen Studien in der Allgemeinchirurgie bei Patienten ohne besonderes Thromboserisiko dürfte die Gabe von niedermolekularen Heparinen der 2xtäglichen Gabe von unfraktioniertem Heparin gleichwertig sein, möglicherweise sogar gewisse Vorteile bieten [2, 5]. Die Dauer der Heparinisierung erfolgt in den genannten

Studien während des Zeitraums der Immobilisierung. Ob eine längere Heparintherapie möglicherweise bei gefährdeten Untergruppen sinnvoll ist, bleibt offen.

Überwachung der Thrombozytenzahl!

Eine gerinnungsphysiologische Überwachung der Heparintherapie ist nicht notwendig. Notwendig ist aber die Überwachung der Thrombozytenzahl, um das Auftreten einer heparinassoziierten Thrombozytopenie Typ II (HIT II) nicht zu übersehen. Bei Abfall der Thrombozyten unter 100.000 oder um 50% des Ausgangswertes ist die Heparinprophylaxe sofort abzubrechen. Diese Empfehlung gilt auch für niedermolekulares Heparin, auch wenn die Inzidenz des HIT II hier signifikant seltener auftritt.

Verwiesen sei noch auf ein BGH-Urteil vom 21.11.95 (Urteil vom 21.11.95 – VI ZR 329/94 [München]), welches die besprochene Problematik berührt. Es bezieht sich auf einen Vorgang von 1991. Aufgetreten war eine Thrombose nach Unterschenkelgips. Bereits für diesen Zeitpunkt wurde die Aufklärung über das Thromboserisiko und das mögliche Vermeiden durch eine Heparinprophylaxe gefordert.

Literatur

1. Guex JJ (1996) Thrombotic complications of varicose veins. A literatur review of the role of superficial venous thrombosis. Dermatologic Surgery 22: 378–382
2. Kakkar W, Cohen AT, Edmonson RA, et al. (1993) Low molecular weight versus standard heparin for prevention of venous thromboembolism after major abdominal surgery. Lancet 341: 259–265
3. Kock HJ, Schmitt-Neuerburg KP, Hanke J, et al. (1994) Durchführung der ambulanten Thromboseprophylaxe mit niedermolekularem Heparin bei Gipsimmobilisation der unteren Extremität. Unfallchirurgie 20: 319–328
4. Kujath P, Spannagel H, Habscheid W, et al. (1992) Thromboseprophylaxe bei ambulanten Patienten mit Verletzungen der unteren Extremität. Dtsch Med Wochenschr 117: 6–10

5. Nurmohamed MT, Rosendaal FR, Buller HR, et al. (1992) Low molecular weight heparin versus standard heparin in general and orthopaedic surgery: a meta analysis. Lancet 340: 152–156
6. Schmitt-Neuerburg KP (1990) Empfehlungen der Deutschen Gesellschaft für Unfallheilkunde e.V. zur Thromboseprophylaxe bei ambulanten Patienten. Ergebnisse eines Expertengespräches am 13.01.90 in Essen. Unfallchirurg 93: 358

Prof. Dr. L. Balleisen
Medizinische Klinik, Hämatologie/Onkologie,
Evangelisches Krankenhaus Hamm
Werler Straße 110, D-59063 Hamm

2.13 Kompressionsbehandlung bei Beinvenenthrombose

D. Söhngen, W. Schneider

Gibt es Untersuchungen, die einen differenzierten Einsatz der Kompressionsbehandlung bei Beinvenenthrombosen begründen?

Der übliche Verlauf tiefer Beinvenenthrombosen läßt sich in 3 Abschnitte einteilen [6]: Die akute Phase geht meist mit Schwellung, Schmerzen und Erwärmung einher und dauert etwa eine Woche. Ihr schließt sich in der zweiten bis vierten Woche die subakute Phase an, schließlich kommt es zum postthrombotischen Syndrom. Der ursprüngliche thrombotische Verschluß wird entweder durch Rekanalisation kompensiert oder durch Bildung eines Kollateralkreislaufs überbrückt. Die Kompressionsbehandlung gilt als etabliertes prophylaktisches Verfahren zur Vermeidung tiefer Beinvenenthrombosen. Sie ist jedoch auch zur Basistherapie bei tiefer Beinvenenthrombose, bei chronisch-venöser Insuffizienz oder Lymphödem geeignet. Ihr Einsatz muß daher unabhängig von anderen therapeutischen Maßnahmen, wie Heparinisierung, fibrinolytische Therapie oder Thrombektomie, gesehen werden [7, 8, 10, 14, 19].

Effekte der Kompressionsbehandlung

Die bei der Kompression nachgewiesenen Effekte beruhen gemäß einer Zusammenstellung von Partsch [14–17] auf Verringerung von Hautdurchblutung, Blutvolumen, präfaszialem Lymphtransport, sowie von Wasser- und Eiweißgehalt. Nach Besserung des Ödems kommen Durchblutungssteigerung, Zunahme von Strömungsgeschwindigkeit, venöser Pump-

Tabelle 1. Wirkungsnachweis von Kompressionsstrümpfen (nach Partsch) [15, 16]

Andruck am distalen Unterschenkel	Sigvaris	Expelled Volume, EV = hochgepumptes Blutvolumen (während 20 Kniebeugen in 40 s) Ausgangswert
26,1±4,7 mmHg	503	+36%
33,9±4,7 mmHg	504	+53%
38,7±4,9 mmHg	505	+55%

funktion, subfaszialem Lymphtransport und Gewebsdruck, sowie Verbesserung fibrinolytischer Aktivitäten hinzu.

Die Kompressionsbehandlung beruht bei Venenerkrankungen auf Verbesserung des venösen Rückstromes (Tabelle 1) sowohl oberflächlicher als auch tiefer Venen. Gleichzeitig werden Thromben komprimiert, verbesserte Wandadhärenz und Organisation von Thromben erzielt, appositionelles Thrombuswachstum verringert und subkutanes oder intrafasziales Ödem zurückgedrängt. Zusätzlich wird das Embolierisiko vermindert.

Der Druck von Kompressionsbandagen ist unmittelbar auf der Haut am höchsten. Er nimmt in tieferen Gewebestrukturen ab, so daß in tiefen Schichten nur Druckwerte über 40–60 mmHg den venösen Querschnitt einzuengen vermögen. Der lokale Druck wird jedoch um so größer (Laplacesches Gesetz), je kleiner der Radius des komprimierten Beines ist. Das hat praktisch zur Folge, daß am Bein zur Vermeidung von Druckverletzungen Regionen mit kleinem Radius durch Watteauflagen oder ähnliches im Durchmesser künstlich vergrößert werden sollten.

Anwendung der unterschiedlichen Kompressionsbehandlungen

Unelastische Verbände, wie der Zinkleimverband („Fischer-Verband"), können bei Bewegung des Beines deutlich höhere Drucke aufbauen. Sie sind daher während der akuten Phase, in der das Bein noch deutlich geschwollen ist, besonders geeignet. Elastisches Material dagegen, wie Kompressionsstrümpfe oder elastische Binden, sollte besonders in der Erhaltungsphase zum Einsatz kommen. Das Bein ist dann bereits entstaut und eine weitere Reduktion des Beinumfangs nicht mehr möglich. In dieser Phase dient eine solche Behandlung auch der Rezidivprophylaxe tiefer Beinvenenthrombosen.

Bei Kompressionsstrümpfen stehen 4 Kompressionsklassen, 2 Weiten und 2 Längen pro Modell zur Verfügung. Für Patienten mit proximal umfangvermehrten Beinen gibt es noch eine „plus"-Form, bei Überempfindlichkeit gegenüber Gummistrumpfmaterial dagegen Kompressionsstrümpfe aus Baumwolle (Tabelle 2). Die Meßpunkte (Länge, Umfang) müssen denen der derzeitig noch gültigen RAL GZ 387 (Gütezeichengemeinschaft medizin. Gummistrümpfe = GZG-Norm) entsprechen [20]. Wissenschaftlich belegte Unterschiede in Reduktion des Thromboembolierisikos, möglicherweise sogar in seiner Erhöhung bei frischen Thrombosen, oder zur eventuellen Behinderung der Entwicklung

Tabelle 2. Kompressionsklassen und Indikationen (nach: Kassenärztliche Bundesvereinigung, 1974)

Klasse	Druck in Knöchelhöhe	Indikation
I. leichte Kompression (Sigvaris 602)	ca. 20 mmHg	geringe Varikosis ohne wesentliche Ödemneigung; beginnende Schwangerschaftsvarikosis
II. mittelkräftige Kompression (Sigvaris 503)	ca. 30 mmHg	Ödemneigung bei ausgeprägter Varikosis, Thrombophlebitis oder tiefer Beinvenenthrombose; posttraumatische Schwellung
III. kräftige Kompression (Sigvaris 504)	ca. 40 mmHg	schwere Ödemneigung, postthrombotisches Syndrom
IV. sehr kräftige Kompression (Sigvaris 505)	>60 mmHg	Lymphödem, elephantiastische Zustände

venöser Kollateralen, liegen bei Einsatz verschiedener Kompressionsbehandlungen nicht vor. Vor allem sollte die Schmerzsymptomatik frischer Thrombosen nicht noch durch Kompressionsverbände erhöht werden.

Unelastische Verbände werden nicht zur Prophylaxe tiefer Beinvenenthrombosen verwendet. Hier bietet sich neben den schon erwähnten elastischen Kompressionsverbänden auch die maschinelle intermittierende Druckbehandlung an. Dabei werden in Druckstiefeln durch Wechsel von Inflation und Deflation über eine Dauer von bis zu 90 s wiederholt Drücke zwischen 100 und 180 mmHg erzeugt. Diese Methode bietet sich vor allem an, wenn jegliche Form einer Antikoagulation streng kontraindiziert ist, wie bei Schädel-Hirn-Verletzung oder blutenden Magen-Darm-Ulzera. Wegen der Gefahr von Thrombuslösung mit anschließender Lungenembolie [11, 13] müssen jedoch große Thromben in tiefen Oberschenkel- und Beckenvenen vorher ausgeschlossen werden.

Theoretisch ist allerdings auch denkbar, daß Kompressionsverbände unter bestimmten Umständen die Emboliegefahr erhöhen und die Ausbildung venöser Kollateralkreisläufe behindern könnten. Das könnte bei frischen, noch nicht wandadhärenten tiefen Oberschenkel- oder Beckenvenenthrombosen oder auch unter fibrinolytischer Therapie der Fall sein. Differenziertere Kompressionstechniken können daher aus Mangel an entsprechenden Untersuchungen nicht empfohlen werden.

Bei Patienten mit chronisch venöser Insuffizienz und Ulzerationen konnte dagegen gezeigt werden [3, 12], daß sowohl durch Anwendung elastischer Kompressionsstrümpfe mit Drücken zwischen 30 und 50 mmHg, als auch durch sequentielle intermittierende Druckbehandlung die Heilungsrate deutlich verbessert werden kann. Da bei Anwendung elastischer Kompressionsstrümpfe keine eindeutige Verbesserung der Hämodynamik in tiefen Beinvenen nachzuweisen war [12], müssen als Ursache der verbesserten Heilungsrate Verbesserungen in der Mikrozirkulation angesehen werden [1–4, 12].

Fazit

Viele Mechanismen der Kompressionstherapie, speziell Gewebseffekte, sind wissenschaftlich noch ungeklärt. Trotzdem geben Langzeitstudien über 8 und 12 Jahre nach tiefen Beinvenenthrombosen günstige Hinweise auf Verringerung oder sogar Vermeidung postthrombotischer Spätkomplikationen [5, 18]. Unerläßlich ist bei jeder Kompressionsbehandlung jedoch die Beachtung von Kontraindikationen und die regelmäßige Überprüfung von Motorik, Sensibilität und Durchblutung [9, 20].

Cave: Kontraindiziert ist eine Kompressionsbehandlung bei Patienten mit Phlegmasia coerulea dolens und schwerer peripherer arterieller Verschlußkrankheit mit Knöcheldrucken <50 mmHg

Literatur

1. Brakkee AJM, Kuiper JP (1988) The influence of compressive stockings on the hemodynamics in the lower extremities. Phlebology 3: 147–153
2. Braun-Falco O, Plewig G, Wolff HH, Winkelmann RK (1991) Dermatology. Springer, Berlin Heidelberg New York, S 641–642
3. Coleridge Smith P, Sarin S, Hasty J et al. (1990) Sequential gradient pneumatic compression enhances venous ulcer healing: a randomized trial. Surgery 108: 871–875
4. Dalman RL, Zarins CK, Harris EJ (1996) Vascular ulcers. In: Loscalzo J, Creager MA, Dzau VJ (eds) Vascular medicine. A textbook of vascular biology and diseases. Little, Brown and Company, Boston New York Toronto London S 1173–1186
5. Franzeck UK, Schalch I, Jäger KA, Schneider E, Grimm J, Bollinger A (1996) Prospective 12-year follow-up study of clinical and hemodynamic sequelae after deep vein thrombosis in low-risk patients (Zürich study). Circulation 93: 74–79
6. Hach W (1989) Evaluation and management of post-thrombotic syndrome. Herz 14: 287–297
7. Holford CP (1976) The effect of graduated static compression on isotopically diagnosed deep vein thrombosis of the leg. Brit J Surg 63:157
8. Johnson G, Kupper C, Farrar DJ, Swallow RT (1982) Graded compression stockings. Arch Surg 117: 69–72
9. Lentner A, Wienert V (1994) Schäden durch Antithrombosestrümpfe. Dtsch Med Wochenschr 119: 1803

10. Leyhe A (1993) Ist eine Kompressions-Therapie bei akuter tiefer Beinvenenthrombose zur Förderung des venösen Flusses immer indiziert (Basismaßnahme)? Internist 34: 188–189
11. Martin M (1994) Grundzüge der klinischen Phlebologie. Huber, Bern Göttingen Toronto Seattle, S 64–71
12. Mayberry JC, Moneta GL, De Frang RD et al. (1991) The influence of elastic compression stockings on deep venous hemodynamics. J Vasc Surg 13: 91–99
13. Mühe E (1982) Ein neuer Weg in der Thromboseprophylaxe. Intermittierende sequentielle Beinkompression mit hohen Drükken. Dtsch Med Wochenschr 107: 1092–1095
14. Partsch H (1982) Treatment of chronic venous insufficiency. In: Foley T (ed) Advances in the management of cardiovascular disease, vol 3. Year Book Medical Publishers, Chicago London, S 333–347
15. Partsch H (1984) Besserung der venösen Pumpleistung bei chronischer Veneninsuffizienz durch Kompression in Abhängigkeit von Andruck und Material. VASA 13, 52
16. Partsch H (1989) Phlebologiekurs. 5teilige Fortbildungsreihe der „Arbeitsgemeinschaft Phlebologie der Österreichischen Gesellschaft für Dermatologie und Venerologie“, S 250–253, 259–262, 359–361
17. Partsch H (1991) Compression therapy of the legs: A review. J Dermatol Surg Oncol 17: 799–808
18. Prandoni P, Lensing AWA, Cogo A et al. (1996) The long-term clinical course of acute deep venous thrombosis. Ann Intern Med 125: 1–7
19. Scurr JH, Ibrahin S, Faber RG, Le Quesne LP (1977) The efficacy of graduated compression stockings in the prevention of deep vein thrombosis. Br J Surg 64: 371–373
20. Wienert V, Altenkämper H, Berg D, Fuckner M, Jüner M, Rabe E, Stemmer R (1998) Leitlinien zum medizinischen Kompressionsstrumpf (MKS). Phlebologie 27: 89-91

Dr. D. Söhngen
Medizinische Klinik I, Universitätsklinikum
Joseph-Stelzmann-Straße 9, D-50931 Köln

Prof. Dr. W. Schneider
Klinik für Hämatologie, Onkologie und
klinische Immunologie der Heinrich Heine Universität
Moorenstraße 5, D-40225 Düsseldorf

2.14 Orale Antikoagulation nach Phlebothrombose

G. Schwieder

In letzter Zeit ist in unserer Klinik eine lebhafte Diskussion bezüglich der Antikoagulationstherapie der Phlebothrombose entbrannt.

Ich bitte Sie zur Stellungnahme bezüglich der Therapie mit Vitamin K-Antagonisten bei der unkomplizierten Unterschenkel- respektive Oberschenkelthrombose: Sollte eine INR 2-3 oder 3-4,5 (high dose) angestrebt werden?

Die Wirksamkeit einer oralen Antikoagulation mit Vitamin K-Antagonisten zur sekundären Prophylaxe nach tiefer Venenthrombose ist gut dokumentiert [5]. Das Risiko einer Blutung als gravierendste Nebenwirkung einer solchen Therapie ist sicherlich eng verbunden mit der Intensität (INR) und der Dauer der Therapie. In der Literatur wird es mit 0,3%-2%/Jahr, bzw. 4,3%-42,4% aller behandelten Patienten [3, 5, 6] angegeben. Diese Blutungen manifestieren sich zu 40% im Bereich der Niere und der ableitenden Harnwege, zu 18% im Nasen-Rachen-Raum, zu 18% im Magen-Darm-Trakt, zu 13% im Bereich der Augen und zu 3% im ZNS [4], die Hälfte der darin enthaltenen schweren Blutungen verläuft tödlich. Individuelle Faktoren, die dieses Risiko weiter steigern können, sind das Alter der Patienten und Begleiterkrankungen wie arterielle Hypertonie, zerebrovaskuläre Degeneration, Paraplegie, zurückliegende Operationen, okkulte Neoplasien, etc. [6].

Therapiekonzepte

Bereits 1982 haben Hull u. Mitarb. [2] darauf hingewiesen, daß bei identischer therapeutischer Effektivität das Risiko einer

Blutung bei einer weniger intensiven Antikoagulation (INR 2,0) mit 4% signifikant niedriger liegt als bei intensiver Therapie (INR 2,5-4,5) mit 22%. Demzufolge haben sie eindringlich zu einer weniger intensiven oralen Antikoagulation geraten und sind in der Folge von anderen Autoren [3] hierbei unterstützt worden. E. A. Loeliger ist in einem 1992 publizierten Review [7] diesem Konzept energisch entgegengetreten und hat vor allem die therapeutische Effektivität einer solchen „milden" Antikoagulation erheblich in Zweifel gestellt. Ähnlich äußern sich Bruhn und Zurborn [1], indem sie darauf hinweisen, daß das Konzept der „low dose" Cumarin-Therapie bisher noch nicht in größeren Studien überprüft worden ist. Da die Bestimmung der INR im individuellen Einzelfall nur eine unzureichende Beurteilung der therapeutisch angestrebten Hypokoagulation zuläßt, kann über die zusätzliche Messung des Prothrombinfragmentes F 1+2 auch unter niedrig dosierter oraler Antikoagulation eine individuell optimale Steuerung der notwendigen Dosis erreicht werden.

Therapieempfehlungen

Tiefe Beinvenenthrombose: 3 Monate Marcumar, INR 2-3,5

Solange vergleichende, prospektiv-randomisierte Studien zu diesem Thema noch nicht vorliegen, raten wir unter Beachtung des individuellen Risikos der Patienten bei Z. n. erster, unkomplizierter tiefer Venenthrombose zu einer maximal 3monatigen oralen Antikoagulation unter engmaschiger Kontrolle einer Ziel-INR von 2 bis 3,5. Eine INR von 4,5 erscheint uns in der Regel zu hoch. Nur falls eine darüber hinaus länger andauernde Therapie notwendig wird (erneutes Rezidiv, Inhibitormangel, etc.) und damit auch das zeitabhängige Risiko einer Blutung zunimmt oder falls das Alter und/oder die Co-Morbidität des Patienten eine niedriger dosierte Therapie erfordern erscheint eine Ziel-INR von 1,5 bis 2 gerechtfertigt. Die Bestimmung des Quotienten F 1+2/INR kann hier im Einzelfall wertvolle Hinweise für die individuelle Therapiesteuerung geben. Zu guter

Letzt sei noch einmal darauf hingewiesen, daß die Einleitung einer Therapie mit oralen Vitamin K-Antagonisten immer überlappend unter dem Schutz einer hochdosierten Heparin-Therapie (APTT 1,5-2fach des Ausgangswertes) erfolgen sollte.

Literatur

1. Bruhn HD, Zurborn KH (1993) Kontrolle des individuellen antikoagulatorischen Effekts einer Behandlung mit oralen Cumarin-Derivaten in niedriger Intensität durch Messung des Prothrombinfragments F 1+2. Hämostaseologie 13: 167-171
2. Hull R, Hirsh J et al. (1982) Different intensities of oral anticoagulant therapy in the treatment of proximal-vein thrombosis. N Engl J Med 307: 1676-1681
3. Hylek EM, Singer DE (1994) Risk factors for intracranial hemorrhage in outpatients. Ann Intern Med 120: 897-902
4. Kohl P, Niedermaier J, Hiller E (1992) Therapie mit Cumarinderivaten. Arzneimitteltherapie 10: 107-110
5. Lechner K, Gaiger A, Fritz A, Kyrle P, Eichinger S, Pabinger I (1992) Probleme der Langzeitantikoagulanzientherapie. AMA 19: 21-24
6. Levine MN, Raskob G, Hirsh J (1986) Hemorrhagic Complications of Long-term Anticoagulant Therapy. Chest 89, 16S-25S
7. Loeliger EA (1992) Therapeutic target values in oral anticoagulation - Justification of Dutch policy and a warning against the so called moderate-intensity regimens. Ann Hematol 64: 60-65

Dr. G. Schwieder
Strandklinik Boltenhagen
Ostseeallee 103, D-23945 Ostseebad Boltenhagen

2.15 Stent-Implantation bei Aortenaneurysma

C. Schmid, Th. Vestring, H.H. Scheld

Ein 76jähriger Patient, bei Z. n. Bypass-Operation klinisch und ergometrisch ohne Befund, hat ein spindelförmiges Bauchaortenaneurysma mit 1,5 cm Abstand zur Bifurkation. CT-Verlaufskontrollen 2/95 und 7/97 zeigen ein Wachstum von 2,3 mm (7/97 4,45 cm, längs 5 cm).
Gibt es im Zeitalter der Stent-Implantationen Handlungsbedarf?

Über viele Jahre hinweg wurde ein Aortenaneurysma mit einem Durchmesser von mehr als 5 cm oder bei anhaltender Beschwerdesymptomatik operativ durch Implantation einer Gefäßprothese versorgt. Es ist bekannt, daß 3/4 aller Patienten mit infrarenalen Bauchaortenaneurysmen, wie bei dem vorliegenden Patienten, jährlich eine Größenzunahme von ca. 2 mm zeigen. Bei einem Größendurchmesser von kleiner 4-5 cm liegt die Rupturgefahr unter 10%.

Endoluminale Stentbehandlung

Neben den operativen Techniken stehen mittlerweile auch polyester- bzw. teflonbeschichtete Stents zur Verfügung, mit denen sich spezielle Aneurysmen der thorakalen und abdominellen Aorta behandeln lassen [1, 2]. Im thorakalen Bereich ist damit die Behandlung von Aneurysmen der Aorta descendens, im abdominellen Bereich von infrarenalen Aneurysmen möglich. In Abhängigkeit davon, ob die aortale Bifurkation beteiligt ist oder nicht, kommen Rohr- oder Bifurkationssysteme zum Einsatz. Voraussetzung für die Behandlung des infrarenalen Bauchaortenaneurysmas ist ein wenigstens 2 cm langer proximaler Hals des Aneurysmas, d.h.

etwas vereinfacht: der Abstand zwischen dem eigentlichen Aneurysma und den Nierenarterien beträgt mindestens 2 cm. Aus diesem Grund sind bisher nur etwa 30% aller infrarenalen Bauchaortenaneurysmen mit einer Stentprothese zu behandeln. Der große Vorteil dieser endovaskulären Stentbehandlung liegt darin, daß eine Operation vermieden werden kann und deshalb auch Patienten versorgt werden können, für die eine herkömmliche Gefäßoperation zu risikoreich wäre.

Im Falle des vorgestellten 76-jährigen Patienten, bei dem bereits eine koronare Bypass-Operation durchgeführt worden ist, wäre eine endoluminale Behandlung möglich, wenn die Voraussetzungen für die Behandlung des infrarenalen Bauchaortenaneurysmas, sprich insbesondere ein 2 cm langer proximaler Hals, gegeben ist.

Literatur

1. Dake MD, Miller DC, Semba CP, Mitchell RS, Walker PJ, Liddell RP (1994) Transluminal placement of endovascular stent-grafts for the treatment of descending thoracic aortic aneurysms. N Engl J Med 331: 1729
2. Blum U, Voshage G, Lammer J, Beyersdorf F, Tollner D, Kretschmer G, Spillner G, Polterauer P, Nagel G, Holzenbein T, Thurnher S, Langer M (1997) Endoluminal stent-grafts for infrarenal abdominal aortic aneurysms. N Engl J Med 336: 13

Dr. C. Schmid[1] Dr. Th. Vestring[2] Dr. H.H. Scheld[1]
[1] Klinik für Thorax-, Herz- und Gefäßchirurgie und
[2]Institut für Klinische Radiologie
Westfälische Wilhelms-Universität
Albert-Schweitzer-Straße 33, D-48149 Münster

3 Rheumatologie und Nephrologie

3.1 Diagnose des Fibromyalgiesyndroms 129
3.2 Ätiologie und Inzidenz des Karpaltunnelsyndroms 135
3.3 Antiphospholipid - Antikörpersyndrom 140
3.4 T-Zellen bei Pollinosis und Kolitis 144
3.5 Zerebrovaskuläre Manifestationen der Riesenzellarteriitis . 147
3.6 Nephrotoxizität von MRT-Konstrastmitteln 152
3.7 Hämaturie bei polyzystischer Nierenerkrankung 157
3.8 ASS bei Niereninsuffizienz 167

3.1 Diagnose des Fibromyalgiesyndroms

E. Reinhold-Keller

Ein 40jähriger Patient leidet seit Jahren an zunehmender Kraftlosigkeit und Schlafstörungen. Besonders in den Morgenstunden hat er Schmerzen in nahezu allen Gelenken, vorwiegend Schulter-, Ellenbogen- und Handgelenk aber auch Knie- und Hüftgelenk. Morgens fühlen sich die Hände geschwollen an. Der klinische Befund ist im wesentlichen unauffällig bis auf geringe Druckschmerzhaftigkeit der Arme. BSG und Differentialblutbild normal. CRP nicht erhöht, RF negativ. Serumelektrophorese, Elektrolyte, CK, Immunglobuline unauffällig, ASL und ANF negativ, kein Antikörper gegen Borrelia burgdorferi, ANCA negativ.

Gibt es objektive Kriterien an denen man ein Fibromyalgie-Syndrom sicher diagnostizieren kann? Kann es auch sein, daß es sich im Zusammenhang mit einer somatisierten Depression um eine psychosomatisch veränderte Schmerzschwelle handelt?

Klassifikation

1990 wurden durch das American College of Rheumatology (ACR), basierend auf einer großen multizentrischen Studie, Klassifikationskriterien für das Fibromyalgie-Syndrom (FMS) erstellt [6]. Sie beinhalten zum einen das Kardinalsymptom, den generalisierten Schmerz, (generalisiert bedeutet: gesamte linke oder rechte Körperhälfte, Schmerzen oberhalb oder unterhalb der Taille, Schmerzen im Bereich der Halswirbelsäule, der vorderen Thoraxwand oder Rückenschmerzen) plus mindestens 11 von 18 schmerzhaften Druckpunkten an folgenden Regionen:

- Okzipital: bilateral, an den subokzipitaen Muskelansätzen
- Hals: bilateral, vorderer Intertransversalspalt C5–C7
- M. trapezius: bilateral, freier oberer Rand
- M. supraspinatus: bilateral, Ursprung an der Skapula
- 2. Rippe: bilateral, Knorpel-Knochen-Grenze
- Epicond. lateralis: bilateral, 2 cm distal des Epicondylus lateralis
- Gluteal: bilateral, oberer äußerer Quadrant
- Trochanter major: bilateral dorsal der Trochanterspitze
- Knie: bilateral, distal des medialen Gelenkspaltes

Symptome und Prävalenz

Die Symptomatik ist sehr häufig von vielfältigen Empfindungsstörungen begleitet wie Kribbeln, Brennen am gesamten Körper, ausgeprägte Wetterfühligkeit, z.T. migräneartige Kopfschmerzen, Gewichtszunahme von 1–2 kg im Tagesverlauf mit Neigung zu diffusen Schwellungen im Bereich der Extremitäten (fluid retention syndrome), gelegentlichem Auftreten eines Karpaltunnelsyndroms, Störungen beim Wasserlassen (female urethral syndrome), Colon irritabile, Dysmenorrhoe u.s.w. Fast immer klagen die Patienten, wie auch im oben beschriebenen Fall, über ausgeprägte Schlafstörungen oder einen kaum erholsamen Schlaf, so daß die Patienten trotz ausreichender Schlafdauer bereits erschöpft aufwachen. Nicht selten bestehen zusätzlich Angstzustände, Panikattacken oder eine depressive Verstimmung.

Das FMS ist kein neues Krankheitsbild, erste Beschreibungen datieren bereits aus der Mitte des vergangenen Jahrhunderts. Ganz überwiegend erkranken Frauen (>90%) zwischen dem 40. und 60. Lebensjahr an einem FMS in zunehmender Häufigkeit mit steigendem Lebensalter. Man geht von einer Prävalenz von 1-2% in der Gesamtbevölkerung aus (ca. 3,5% bei Frauen, ca. 0,5% bei Männern). In allgemeinmedizinischen Praxen schwanken die Angaben zwischen 2–6%. In rheumatologischen Praxen macht das FMS sogar bis zu 20% aus und gehört hier zu den drei häufigsten rheumatologischen Diagnosen. Dennoch ist das FMS bei „Nicht-Rheumatologen" wenig bekannt oder es bestehen erhebliche Zweifel an seiner Entität. Ein wesentlicher Grund dafür ist sicher das Fehlen objektiver Parameter wie labortechnische Nachweismethoden oder eine histologische Sicherungsmöglichkeit.

Diagnose

Das primäre FMS beruht auf einer Ausschlußdiagnose und stützt sich „nur" auf die klinische Symptomatik. Durchweg werden Normalbefunde erhoben: insbesondere sind die Akutphaseparameter, die Muskelenzyme, sämtliche rheumatologisch-immunologischen Parameter, die neurologische Untersuchung einschl. EMG, bildgebende oder histologische Untersuchungen der Muskulatur komplett unauffällig. FMS-Symptome treten jedoch auch bei vielen entzündlich-rheumatischen Erkrankungen auf (sekundäres FMS), z.B. bei der Rheumatoiden Arthritis, bei Kollagenosen (bei ca. 20% aller SLE-Patienten) und seltener bei der Spondarthritisgruppe. Differentialdiagnostisch müssen u.a. eine Polymyalgia rheumatica (höheres Lebensalter, erhöhte Akutphaseparameter, promptes Ansprechen auf Prednisolon), metabolische oder endrokrinologische (v.a. Hypothyreose) Muskelerkrankungen, parasitäre und virale Infektionen (z.B. eine HIV-Infektion) sowie Malignome ausgeschlossen werden.

Bei dem oben genannten Patienten sprechen die beschriebene Klinik und die Begleitsymptomatik für ein primäres FMS. Ungewöhnlich ist jedoch das männliche Geschlecht. Deshalb ist eine besonders sorgfältige Ausschlußdiagnostik notwendig (sekundäres FMS?). Die eingangs genannten ACR-Kriterien für das FMS eignen sich nicht zur Abgrenzung zwischen primärem und sekundärem FMS.

Pathogenese

Die Pathogenese des FMS ist weitgehend unklar. Diskutiert werden ein gestörter bzw. reduzierter Non-REM Schlaf [2], ein evtl. damit verbundenes allgemein erhöhtes Schmerzempfinden (nicht nur im Bereich der o.g. Druckpunkte!) sowie ein gestörter Serotoninstoffwechsel. So hat man bei FMS-Patienten erniedrigte Serotonin-Serumspiegel bzw. eine erhöhte Serotonin-Rezeptordichte auf Thrombozyten gefunden [4]. Serotonin scheint eine entscheidende Rolle sowohl bei der Schmerzwahrnehmung als auch am Non-REM-Schlaf zu spielen. Neuere Untersuchungen haben zudem regionale zerebrale Durchblutungsänderungen bei FMS-Patientinnen im Vergleich zu gesunden Probanden gezeigt, insbesondere in Arealen, die an der Schmerzwahrnehmung beteiligt sind (Ncl. caudatus und Thalamus) [3].

Therapie

Die Behandlung des FMS gestaltet sich in der Regel als außerordentlich schwierig. Ein sekundäres FMS kann mit der Behandlung der Grundkrankheit gebessert werden. Der wichtigste „Behandlungsansatz" beim primären FMS ist die Aufklärung des Patienten über die Art der Erkrankung und die prinzipiell gute Prognose. Bereits die Information, daß trotz der als sehr gravierend empfundenen, z.T. jahrelangen körperlichen Beschwerden keine Gelenkdestruktionen, Deformierungen oder Behinderungen auftreten, kann das häufige Drängen dieser Patienten nach weiteren (frustranen) Untersuchungen durch verschiedenste „Spezialisten" eindämmen. Medikamentöse Behandlungsansätze beinhalten v.a. Versuche einer Schlafrhythmisierung bzw. eine antidepressive Behandlung. Hier haben sich in mehreren Studien trizyklische Antidepressiva (Amytryptilin 10–75 mg zur Nacht) und auch Fluoxetin 20 mg/die als Serotonin-Uptake-Hemmer überlegen im Vergleich mit Placebo erwiesen [1, 5]. Sämtliche Studien sind allerdings durch das Fehlen objektiver „Meßparameter“ kritisch zu bewerten. Darüber hinaus haben Krankengymnastik, Fitness-Training (Aerobic), EMG-Biofeedback und Akupunktur limitierte bzw. kurzfristige Effekte gezeigt. Übliche Analgetika bzw. Antiphlogistika, einschließlich Glukokortikoide, zeigen in der Regel keinerlei Wirkung. Trotz der insgesamt guten Prognose mündet das primäre FMS dennoch nicht selten in einer vorzeitigen Berentung.

Fazit

Zusammengefaßt läßt sich sagen, daß es für das Fibromyalgie-Syndrom keine objektiven Parameter gibt. Bei Erfüllen der (ausschließlich klinischen) Klassifikationskriterien des American College of Rheumatology, liegt bei dem o. g. Patienten ein FMS (primäres?) nahe, das sehr häufig mit vielfältigen psychosomatischen und Vitalitätsstörungen assoziiert ist. Bei einem männlichen FMS-Patienten bedarf es allerdings der sorgfältigen Ausschlußdiagnostik einer anderweitigen Grundkrankheit mit sekundärem FMS.

Literatur

1. Goldenberg DL, Felson DT, Dinerman H (1986) A randomized, controlled trial of amitriptyline and naproxen in the treatment of patients with fibromyalgia. Arthritis Rheum 29: 1371–1377
2. Moldofsky H (1989) Sleep and fibrositis syndrome. Rheum Dis Clin N Amer 15: 91–104
3. Mountz JM, Bradley LA, Modell JG, Alexander RW, Triane-Alexander M, Aaron LA, Stewart KE, Alarcon GS, Mountz JD (1995) Fibromyalgia in women: abnormalities of regional cerebral blood flow in the thalamus and the caudate nucleus are associated with low pain threshold levels. Arthritis Rheum 38: 926–938
4. Russell IJ, Michalek JE, Vipraio GA, Fletcher EM, Javors MA, Bowden CA (1992) Platelet 3H-imipramine uptake receptor density and serum serotonin levels in patients with fibromyalgia/fibrositis syndrome. J Rheumatol 19: 104–109
5. Wolfe F, Cathey MA, Hawley DJ (1994) A double-blind placebo controlled trial of fluoxetine in fibromyalgia. Scand J Rheumatol 23: 255–259

6. Wolfe F, Smythe HA, Yunus MB, Bennett RM, Bombardier C, Goldenberg DL, Tugwell P, Campbell SM, Abeles M, Clark P et al. (1990) The American College of Rheumatology 1990 criteria for the classification of fibromyalgia. Report of the multicenter criteria committee. Arthritis Rheum 33: 160–172

Dr. Eva Reinhold-Keller
Poliklinik für Rheumatologie der
Medizinischen Universität zu Lübeck,
Medizinische Krankenhausabteilung der
Rheumaklinik Bad Bramstedt
Oskar-Alexander-Straße 26, D-24572 Bad Bramstedt

3.2 Ätiologie und Inzidenz des Karpaltunnelsyndroms

C. Hafer, H. Zeidler

Was ist die Ursache des Karpaltunnelsyndroms?

Gibt es Zusammenhänge mit internistischen Erkrankungen?

Pathophysiologie

Pathophysiologisch liegt dem Karpaltunnelsyndrom (KTS) eine Druckerhöhung im Karpalkanal mit konsekutiver Schädigung des N. medianus zugrunde, entweder durch eine Kompression außerhalb des Kanals liegender Strukturen (z.B. Fibrome, Lipome, Ganglien, vaskuläre Tumoren, aberrante Muskeln, Radiusfrakturen) oder durch pathologische Prozesse, die mit einer Volumenzunahme im Karpalkanal direkt einhergehen.

Assoziation mit internistischen Erkrankungen

Wenngleich bei einer Vielzahl von diagnostizierten Karpaltunnelsyndromen keine zugrundeliegende Ursache gefunden wird (43,2%) [10], gibt es eine Reihe internistischer Erkrankungen, die mit einer gehäuften Assoziation mit dem KTS einhergehen und daher differentialdiagnostisch zu berücksichtigen sind (siehe auch Tabelle 1). Etwa 10% aller KTS gehen auf die chronische Polyarthritis zurück. Bis zu 50% dieser Patienten entwickeln diese Komplikation, dem pathophysiologisch eine Karpalarthritis und Tenosynovialitis zugrunde liegt [10].

Fortgesetzte Überanspruchung der Handgelenke durch Sport und Arbeit wird ebenfalls als mitverantwortlich bei der Entstehung des Karpaltunnelsyndroms angesehen, das ja zumeist die dominante Hand betrifft.

Aus den gleichen Gründen kommt es auch bei anderen entzündlich rheumatischen Erkrankungen zu diesem Beschwerdebild (Angaben zur relativen Häufigkeit liegen nicht vor):

- Polymyalgia rheumatica,
- SLE,
- Sklerodermie,
- eosinophile Fasziitis,
- Dermatomyositis.
- Auch bei der Fibromyalgie ist die Prävalenz des KTS erhöht (16%) [8].

Gehäuft tritt ein KTS mit hormonellen Veränderungen und Stoffwechselerkrankungen auf:

- Schwangerschaft (2,3-21%) [5,6],
- kürzlich erfolgte Hysterektomie [4],
- Einnahme von östrogenhaltigen Präparaten,
- Diabetes mellitus [2],
- Akromegalie,
- Myxödem bei Hypothyreose (7%) und
- Mukopolysaccharidosen.

Auch Amyloidosen zeigen häufig ein KTS, vor allem im Rahmen der Langzeit-Hämodialyse, bei der es nach Jahren zur klinisch bedeutsamen Entwicklung der Komplikation einer Dialyseassoziierten Arthropathie kommt, die seit 1984 als eigenständiges Krankheitsbild beschrieben wird. Als Folge von β_2-Mikroglobulin-Amyloidablagerungen in Gelenken, Bandscheiben und Sehnenscheiden entstehen destruierende Gelenk- und Wirbelsäulenmanifestationen sowie häufig ein Karpaltunnelsyndrom. Dies ist meist bilateral und sehr ausgeprägt, so daß oft eine operative Medianus-Dekompression notwendig wird. Es ist die häufigste Langzeitkomplikation hämodialysierter Patienten und eng mit deren Dauer korreliert. Nach sieben Jahren zeigen etwa 30% die typischen Symptome, nach mehr als zehnjähriger Dialyse liegt die Prävalenz bei 50-65% [1, 7, 9].

Tabelle 1. Mit einem Karpaltunnelsyndrom assoziierte Konditionen in Rochester, Minnessota ($n = 1016$). Mod. nach [10]

Kondition/Erkrankung	Patientenanzahl	rel. Häufigkeit (%)
Idiopathisch	439	43,2
assoziierte Erkrankung	577	56,8
Trauma	136	13,4
Chronische Polyarthritis	62	6,1
Hormonelle Therapien, Hysterektomie	65	6,4
Diabetes mellitus	62	6,1
Exzessiver Gebrauch der Hände	60	5,9
Handgelenksarthrose	54	5,3
Schwangerschaft	47	4,6
Unspezifische Tendosynovitiden	31	3,1
Myxödem	14	1,4
Polymyalgia rheumatica	10	1,0
Amyloidose	9	0,9
Verschiedene (SLE, Periarteriitis nodosa, Sklerodermie, eosinophile Fasziitis, Lipom, Infektion, Osteomyelitis, Lymphangiitis)	27	2,7

Kasuistisch wurden Karpaltunnelsyndrome ferner bei Infektionen mit Beteiligung des Handgelenks (Osteomyelitis der Karpalknochen, pyogene Handgelenksarthritis, Mumps, Lepra, Tuberkulose, Histoplasmose), Kristallarthropathien (Gicht, Chondrocalcinose), Gerinnungsstörungen (Hämophilie, Thrombosen), Sarkoidose und M. Paget beschrieben.

Warum kommt es zu einer zunehmenden Häufigkeit des Krankheitsbildes?

Das KTS ist ein häufiges Krankheitsbild. Hauptsächlich betroffen sind Frauen im Klimakterium. Eine niederländische Studie fand eine Prävalenz unter erwachsenen Frauen in der holländischen Bevölkerung von 9,2% (Männer etwa 0,6%) [3], wobei nur 3,4% bereits diagnostiziert waren. In den USA wird geschätzt, daß etwa 2,65 Millionen Erwachsene an einem

Karpaltunnelsyndrom leiden [12]. Auch in einer größeren epidemiologischen Studie zur Inzidenz des Karpaltunnelsyndroms in der Allgemeinbevölkerung in Rochester (Minnessota) waren hauptsächlich Frauen betroffen (78,5%). Diese Studie konnte zwar einen Anstieg der Inzidenz von 88 auf 125/100000 Personenjahre zwischen 1961 und 1980 beobachten, allerdings ist dieser Anstieg nach Ansicht der Autoren weniger auf eine reale Zunahme des Krankheitsbildes als vielmehr auf die verbesserten diagnostischen Möglichkeiten (EMG/NLG) und ein erhöhtes Problembewußtsein bei Ärzten und Patientinnen zurückzuführen [11]. Im nephrologischen Bereich dürfte absolut die Zahl an KTS zugenommen haben, seitdem zunehmend mehr Patienten langfristig hämodialysiert werden.

Ist eine Induktion durch Interferon α möglich?

Zu einer Induktion eines Karpaltunnelsyndroms durch Interferon α gibt es in der uns verfügbaren Literatur bislang keinerlei Hinweise.

Literatur

1. Altmeyer P, Kachel HG, Junger M, Koch KM, Holzmann H (1982) Hautveränderungen bei Langzeitdialysepatienten. Eine klinische Studie. Hautarzt 33: 303-309
2. Comi G, Lozza L, Galardi G, Ghilardi MF, Medaglini S, Canal N (1985) Presence of carpal tunnel syndrome in diabetics: effect of age, Sex, diabetes duration and polyneuropathy. Acta Diabetol Lat 22: 259-262
3. DeKrom MCTFM, Knipschild PG, Kester ADM, Thus CT, Boekkooi PF, Spaans F (1992) Carpal tunnel syndrome: prevalence in the general population. J Clin Epidemiol 45: 373-376
4. DeKrom MC, Kester AD, Knipschild PG, Spaans F (1990) Risk factors for carpal tunnel syndrome. Am J Epidemiol 132: 1102-1110
5. Ekman-Ordeberg G, Sälgeback S, Ordeberg G (1987) Carpal tunnel syndrome in pregnancy. Acta Obstet Gynecol Scand 66: 233-235

6. Gould JS, Wissinger HA (1978) Carpal tunnel in pregnancy. South Med J 71:144-145
7. Halter SK, DeLisa JA, Stolov WC, Scardapane D, Sherrard DJ (1981) Carpal tunnel syndrome in chronic renal dialysis patients, Arch Phys Med Rehabil 62: 197-201
8. Perez-Ruiz F, Calabozo M, Alonso-Ruiz A, Herrero A, Ruiz-Lucea, E, Otermin I (1995) High prevalence of undetected carpal tunnel syndrome in patients with fibromyalgia syndrome. J Rheumatol 22: 501-504
9. Schwarz A, Keller F, Seyfert S, Poll W, Mollzahn M, Distier A (1984) Carpal tunnel syndrome: a major complication in longterm haemodialysis patients. Clin Nephrol 22: 133-137
10. Stevens JC, Beard CM, O'Fallon WM, Kurland LTI (1992) Conditions associated with carpal tunnel syndrome. Mayo Clin Proc 67: 541-548
11. Stevens JC, Sun S, Beard CM, O'Fallon WM, Kurland LT (1988) Carpal tunnel syndrome in Rochester, Minnesotaa, 1961 to 1980. Neurology 38: 134-138
12. Tanaka S, Wild DK, Seligman P, Behrens V, Cameron L, Putz-Anderson V (1994) The US prevalence of selfreported carpal tunnel syndrome: 1988 National Health Interview Survey Data. Am J Public Health 84: 1846-1848

Dr. C. Hafer, Prof. Dr. H. Zeidler
Abteilung Rheumatologie,
Zentrum Innere Medizin und Dermatologie
Medizinische Hochschule
Carl-Neuberg-Straße 1, D-30625 Hannover

3.3 Antiphospholipid - Antikörpersyndrom

A. Schnabel

Bei einer etwa 30-jährigen Patientin mit einer ankylosierenden Spondylitis fiel eine Thrombozytopenie von 70.000/μl auf. Bei der Abklärung wurde ein Phospholipid-Antikörpersyndrom diagnostiziert.

a) Besteht ein Zusammenhang zwischen der ankylosierenden Spondylitis und den Antiphospholipid-Antikörpern?
b) Welche anderen Symptome können durch Phospholipid-Antikörper verursacht werden?
c) Besteht Therapiebedürftigkeit, wenn trotz niedriger Thrombozytenzahlen keine klinische Symptomatik vorliegt?

Testmethoden

Antiphospholipid-Antikörper (aPL) sind Autoantikörper, die gegen noch nicht definitiv aufgeklärte Phospholipidstrukturen gerichtet sind. Sie werden mittels ELISA oder funktionell nachgewiesen. Bei der ELISA-Technik wird als Testantigen in der Regel Cardiolipin eingesetzt, das mit der Mehrzahl der aPL reagiert. Die Standardmethode für den hämostaseologischen Nachweis ist der Plasmamischversuch. Ein Teil der aPL lassen sich funktionell nachweisen. Dabei wird ein pathologisches Ergebnis in einem Phospholipid-abhängigen Gerinnungstest gefunden (zum Beispiel eine verlängerte aPTT) und dieser pathologische Befund ist nicht durch Mischung des Patientenplasmas mit einem Normalplasma zu korrigieren, wogegen die Addition von Phospholipid im Überschuß zur zumindest partiellen Normalisierung führt (Lupus-Antikoagulant). Mit beiden Testprinzipien werden ähnliche, jedoch nicht identische Antikörperspezifitäten nachgewiesen, die Kombination beider Tests erhöht die Sensitivität der Diagnostik.

Vorkommen der Antikörper

aPL wurden bei einer Reihe von entzündlichen Erkrankungen nachgewiesen, neben Autoimmunerkrankungen handelt es sich dabei um Infektionskrankheiten unter anderem mit EBV, Rubella, HIV, Hepatitisviren, Treponemen, Mycobakterien. Weiterhin wurden aPL im Rahmen maligner Erkrankungen gefunden, sowohl bei hämatologischen Neoplasien als auch bei soliden Tumoren.

Antiphospholipid-Syndrom

Ein Antiphospholipid-Syndrom (APS) wird diagnostiziert beim Zusammentreffen von anti-Cardiolipin-Antikörpern oder eines Lupus-Antikoagulant mit arteriellen oder venösen Thrombosen oder rezidivierenden Aborten. Die Thrombosen können in jeder Gefäßregion auftreten und folglich jedes arterielle oder venöse Verschlußsyndrom verursachen. Offenbar reagieren aPL unter Mitwirkung des Kofaktors β2-Glykoprotein I mit im plasmatischen Gerinnungssystem aktiven Phospholipiden und führen so zur Thrombusbildung. Besonders kritisch sind dabei aPL vom IgG-Isotyp. IgM-aPL scheinen gehäuft im Rahmen von Infektionen aufzutreten, sind dann oft nur zeitlich begrenzt nachweisbar und weniger eng mit den genannten klinischen Syndromen assoziiert.

Assoziierte Erkrankungen

Neben den genannten klassischen Manifestationen des APS wurde in den vergangenen Jahren eine Reihe von weiteren vaskulären Erkrankungen beschrieben, die möglicherweise auch mit aPL assoziiert sind. Für die Mehrzahl der mikro- und makroangiopathischen Erkrankungen wurde eine Assoziation mit aPL bisher nur an kleinen Fallzahlen beschrieben, so daß die kausalen Beziehungen noch nicht endgültig geklärt sind.

Das APS kann primär, d.h. ohne erkennbare Grunderkrankung auftreten. Häufiger dürften sekundäre APS sein, die vor allem bei Kollagenosen gefunden werden. Der Nachweis

Mit APS assoziierte Erkrankungen:

- Erkrankungen des Zentralnervensystems wie transitorische ischämische Attacken, Multiinfarktdemenz, extrapyramidale Bewegungsstörungen, Migräne, Myelitiden und das Guillain-Barré Syndrom;
- renale Erkrankungen wie thrombotische Verschlüsse kleiner Gefäße mit progredienter Niereninsuffizienz, Niereninfarkt und Glomerulusthrombosen;
- kardiale Erkrankungen mit mikroangiopathischer Myokardschädigung, valvulären Auflagerungen und intrakävitären Thromben;
- kutane Syndrome wie Livedo reticularis, umschriebene Hautnekrosen und die unter dem Begriff Sneddon-Syndrom beschriebene Kombination aus Livedo racemosa und multifokalen zerebralen Ischämien;
- Thrombozytopenien, Coombs-positive hämolytische Anämien.

eines falsch positiven Reagin-Tests (Reagine sind Antiphospholipid-Antikörper) ist bekanntlich eines der 11 ARA-Kriterien für den systemischen Lupus erythematodes (SLE). Die Prävalenz von aPL beim SLE wurde in einer Literaturzusammenstellung mit 44% angegeben, die für Lupus-Antikoagulant mit 34%. Das Auftreten von aPL bei Spondarthritiden wie der Psoriasisarthritis und der ankylosierenden Spondylitis wurde in Fallmitteilungen und kleinen Serien beschrieben, ein gesicherter Zusammenhang zwischen den Autoantikörpern und den genannten Erkrankungen ist jedoch nicht belegt.

Therapieempfehlungen

Die Empfehlungen zur Therapie des APS basieren größtenteils auf klinischer Erfahrung, unter kontrollierten Bedingungen durchgeführte, prospektive Studien gibt es bisher nicht.

Die Mehrzahl der Autoren ist sich darin einig, daß der alleinige Nachweis von aPL ohne klinisches Korrelat keiner Therapie bedarf.

Bei Vorliegen eines APS stehen grundsätzlich Immunsuppression zur Reduktion der Autoantikörperproduktion und antithrombotische Therapie mit Antikoagulantien oder Thrombozytenaggregationshemmern zur Verfügung. Eine klinisch relevante Reduktion der Autoantikörperproduktion ist in der Regel nur mit intensiver Immunsuppression und den damit verbundenen langfristigen Risiken zu erreichen.

Folglich gilt beim APS mit gravierenden klinischen Manifestationen die Dauerantikoagulation mit Cumarinderivaten als die Therapiemodalität der ersten Wahl.

Diese muß offenbar über wesentlich längere Zeiträume (lebenslang?) durchgeführt werden als bei venösen oder arteriellen Thrombosen ohne aPL-Nachweis. Es ist bekannt, daß der aPL-Titer langfristig spontane Schwankungen durchmacht und eine gewisse Abhängigkeit des Thromboserisikos von der Titerhöhe besteht. Derzeit wird geprüft, ob der Titerverlauf Hinweise auf die erforderliche Dauer der Antikoagulation liefert.

Klinische Beobachtungen sprechen dafür, daß sich weniger gravierende APS-Manifestationen mit niedrig-dosierter Acetylsalizylsäure (100 mg/Tag) günstig beeinflussen lassen. In diese Kategorie dürften auch klinisch asymptomatische Thrombozytopenien gehören.

ASS beeinflußt offenbar die gestörte Interaktion zwischen Thrombozyten und Endothelzellen. Retrospektive Untersuchungen sprechen dafür, daß ASS auch bei rezidivierenden Aborten im Rahmen des APS einen günstigen Effekt hat. Unabhängig von diesen medikamentösen Therapieansätzen sollten andere Risikofaktoren für Gefäßverschlüsse wie orale Kontrazeptiva, Nikotinkonsum, arterielle Hypertonie und Hypercholesterinämie gesucht und beseitigt werden.

Dr. A. Schnabel
Poliklinik für Rheumatologie,
Universität Lübeck und Rheumaklinik Bad Bramstedt
Oskar-Alexander-Straße 26, D-24576 Bad Bramstedt

3.4 T-Zellen bei Pollinosis und Kolitis

T. Werfel, A. Kapp

Bei einem Patienten mit Pollinosis und Kolitis ergab die Lymphozytendifferenzierung eine Verminderung der T_4-Zellen und eine Erhöhung der Killerzellen. Welche Bedeutung haben diese Zellpopulationen?

T-Zellen

Mit „T_4-Zellen" sind wahrscheinlich $CD4^+$ T-Helferzellen gemeint. Eine wichtige Funktion dieser T-Zellsubpopulation ist die Beeinflussung der Antikörperproduktion über eine direkte Interaktion mit B-Lymphozyten. Im Kontext allergischer Erkrankungen wie einer Pollinosis ist der Anteil zirkulierender T-Helferzellen allerdings für die Pathogenese von weniger Interesse als die Zytokinproduktion von T-Helferzellen in lymphatischen Organen: So führt die Produktion von Interleukin-4 zur Sekretion von IgE, während das Lymphozyten-Zytokin IFN-g diesen Effekt antagonisiert [1].

Killerzellen

Mit „Killerzellen" sind $CD8^+$ Lymphozyten gemeint, wobei es von der Art der Färbung und ihrer Auswertung abhängt, ob ausschließlich $CD8^+$ T-Lymphozyten oder auch zusätzlich $CD8^+$ NK-Zellen gemessen wurden.

$CD8^+$ T-Lymphozyten werden in zwei funktionell unterschiedliche Untergruppen eingeteilt: Zytotoxische T-Lymphozyten töten insbesondere virusinfizierte Zellen und Krebszellen ab, sind also Killerzellen im engeren Sinne. Hierbei findet eine Anlagerung an die Zielzelle statt. Danach kann die zytotoxische Zelle die Zielzelle über Perforinkanäle, durch

Enzyme und Radikale oder durch Zytokine abtöten. $CD8^+$ T-Suppressorzellen verhindern dagegen über ganz andere Mechanismen ein Überschießen der Immunantwort [2]. $CD8^+$ NK-Zellen können durch die geringere Expression des CD8 Antigens auf ihren Oberflächen sowie das Fehlen von T-Zellrezeptoren oder von CD3 Antigenen leicht von $CD8^+$ T-Lymphozyten abgegrenzt werden. Die Funktion dieser Zellen liegt, ähnlich wie bei den zytotoxischen T-Zellen, im Bereich der Elimination von infektiösen Erregern und der Bekämpfung von Tumorzellen, wobei NK-Zellen im Gegensatz zu T-Zellen ihre Zellen nicht in Antigen-spezifischer Weise erkennen.

Gestörtes Lymphozytenverhältnis

Im vorliegenden Fall wurde ein gestörtes Verhältnis von zwei Lymphozyten-Subpopulationen im peripheren Blut gefunden. Das Verhältnis von $CD4^+$ T-Helfer (T -Zellen) zu $CD8^+$ zytotoxischen bzw. Suppressor T-Zellen (Killerzellen) beträgt in einem Normalkollektiv 2,0 ± 0,5 [3]. Ein CD4/CD8-Verhältnis von 1,5 wird als erniedrigt angesehen, unter 1,0 als signifikant vermindert. Die Hauptindikation zur Bestimmung von $CD4^+$ und $CD8^+$ Lymphozyten im Blut ist ein Monitoring von HIV-infizierten Patienten.

Für die Beurteilung einer Pollinosis oder einer Kolitis bietet die Lymphozytenklassifikation keine Hilfe.

Ein gestörtes Verhältnis von $CD4^+$ zu $CD8^+$ Lymphozyten findet man außer in fortgeschrittenen Stadien der HIV-Erkrankung wie ARC oder AIDS auch bei den seltenen Defektimmunopathien, passager bei anderen Virusinfekten, bei Autoimmunopathien und bei fortgeschrittenen Stadien maligner Tumoren. Bei einem derartig gestörten Verhältnis kann entweder eine Verminderung der $CD4^+$ T-Lymphozyten oder eine Vermehrung der $CD8^+$ T-Zellen (und ggf. NK-Zellen) vorliegen. Während eine Verminderung der $CD4^+$ T-Zellen im

Rahmen der HIV Infektion typisch ist, findet man eine Erhöhung der CD8+ Lymphozyten nicht selten bei oder kurz nach anderen (häufig harmlosen) Virusinfekten. Zur Interpretation des Befundes ist also die absolute Zahl zumindest der T-Helferzellen notwendig. Liegt diese unter 500/µl, geht man bei HIV-Infektionen von einer Insuffizienz des zellulären Immunsystems aus [3].

Literatur

1. Corrigan CJ, Kay B (1996) Lymphozyten und ihre Rolle bei Allergien und Asthma. In: Holgate ST, Church MK, Kapp A (Hrsg) Allergologie. Ullstein Mosby, Wiesbaden S 95-109
2. Kirchner H, Kruse A, Neustock P, Rink L (1993) T-Zellen. In: Kirchner H, Kruse A, Neustock P, Rink L (Hrsg) Cytokine und Interferone. Spektrum Akademischer Verlag, Heidelberg Berlin Oxford S 78-105
3. Manger B, Kalden JR (1992) In vitro-Quantifizierung von Lymphozytenpopulationen. In: Thomas L (Hrsg) Labor und Diagnose. Medizinische Verlagsgesellschaft mbH. 4. Auflage, Marburg S 919-924

Priv.-Doz. Dr. T. Werfel, Prof. Dr. A. Kapp
Dermatologische Klinik und Poliklinik der
Medizinischen Hochschule Hannover
Ricklingerstr. 5, D-30449 Hannover

3.5 Zerebrovaskuläre Manifestationen der Riesenzellarteriitis

M. Reuss-Borst

Bei der Polymyalgia rheumatica können zerebrovaskuläre Komplikationen auftreten. Ist auch das Vorkommen von Gedächtnisstörungen und Orientierungsstörungen bekannt?

Besteht die Gefahr der Entwicklung einer Demenz bei unzureichender Behandlung?

Ist die Symptomkontrolle mit NSAR auch hinsichtlich zerebrovaskulärer Ereignisse ausreichend oder ist eine Kortisontherapie erforderlich?

Bei Patienten mit einer Riesenzellarteriitis (RZA) können selten auch Gedächtnisstörungen, Verwirrtheit oder eine manifeste Psychose als zerebrovaskuläre Manifestationen beobachtet werden [2, 8]. Mehrfach wurde auch über das Auftreten einer rasch progredienten Demenz als Erstsymptom der Erkrankung berichtet [8]. Beispielsweise beschrieben Pascual et al. [7] einen 58jährigen Patienten mit einer rasch fortschreitenden Demenz, bei dem bei einer deutlich beschleunigten BSG eine RZA vermutet und eine Temporalarterienbiopsie durchgeführt wurde, die die Verdachtsdiagnose Arteriitis temporalis bestätigte. Unter der daraufhin eingeleiteten Therapie mit Steroiden kam es zu einer raschen Rückbildung der Demenz und Normalisierung der BSG. Darüber hinaus können wiederholte Episoden akuter Verwirrtheit bei Patienten mit einer RZA auch eine sich vorwiegend chronisch entwikkelnde Demenz zur Folge haben. Im Schädel-CT oder MRT finden sich dann multiple Infarkte als Hinweis auf eine Multiinfarktdemenz [1]. Selten können auch transitorisch ischämische Attacken (TIA) und apoplektischer Insult Folge des vaskulitischen Befalls von Karotis- und Vertebralgefäßen sein, obgleich Atherosklerose, arterielle Hypertonie und kardiale Erkrankungen weitaus häufigere Ursachen des zerebralen Infarktes bei älteren Patienten sind.

Andere neurologische Symptome, die selten mit einer RZA assoziiert sein können, sind:

- Taubheit,
- Tinnitus,
- Mononeuropathien,
- Zervikale Myelopathie,
- Diabetes insipidus,
- Synkopen,
- Schwindel,
- Krampfanfälle,
- Ataxie,
- Heiserkeit u.a. [1].

Da diese Symptome bei älteren Patienten, die bevorzugt an dieser Vaskulitis-Entität erkranken, auch durch andere Begleiterkrankungen (z.B. zerebrovaskuläre Durchblutungsstörungen bei Atherosklerose) bedingt sein können und dann nicht reversibel sind, ist die frühzeitige Diagnosestellung einer Arteriitis entscheidend.

Bei raschem Auftreten einer neurologischen Symptomatik und gleichzeitig deutlich beschleunigter BSG sollte deshalb differentialdiagnostisch immer an das Vorliegen einer Riesenzellarteriitis gedacht, eine Temporalarterienbiopsie angestrebt und auch bei negativer Biopsie ein Therapieversuch mit Steroiden erwogen werden.

Weitere Symptome

Neurologisches Kardinalsymptom, über das zum Zeitpunkt der Diagnose fast 90% der Patienten mit einer Riesenzellarteriitis und kranialer Beteiligung klagen, sind Kopfschmerzen, die nicht immer in der Temporalregion lokalisiert sein müssen [6]. Circa 60% der Patienten geben als Ausdruck des Befalls der A. facialis Schmerzen beim Kauen oder längerem Sprechen an („Jaw Claudication"). Häufig berichten die Patienten bei der Anamnese auch über ausgeprägte depressive Verstimmung, subfebrile Temperaturen, Nachtschweiß und Gewichtsabnahme. Gefürchtet sind die ophtalmologischen Komplikationen der Erkrankung, die bei circa 10% der Patienten zum Auftreten von Diplopie und Amaurosis fugax, bei 2–10% der Patienten innerhalb kurzer Zeit zum irreversiblen Visusverlust führen können [6, 8].

Ob die Arteriitis temporalis oder cranialis und die Polymyalgia rheumatica dabei als eigenständige Krankheitsbilder bzw. als eine nosologische Entität zu interpretieren sind, wird noch immer kontrovers diskutiert [4]. Mit großer Wahrscheinlichkeit sind es unterschiedliche klinische Verlaufsformen einer Erkrankung. Es handelt sich um eine häufige Form der Vaskulitis, bei über 50jährigen liegt ihre Inzidenz bei 25/100000. Bei ca. 50% der Patienten mit Arteriitis cranialis finden sich Symptome einer Polymyalgia rheumatica und vice versa bei ca. 50% der Patienten mit Polymyalgia rheumatica auch Zeichen einer kranialen Gefäßbeteiligung. In 25–30% der Fälle findet sich eine leichte Erhöhung der Transaminasen als Ausdruck einer Lebergefäßbeteiligung. Bei typischer Klinik und deutlich beschleunigter BSG ist die Diagnose einfach. Allerdings ist bei 1–2% der Patienten mit aktiver Erkrankung die BSG nicht beschleunigt [3, 6].

Therapie

Therapie der Wahl ist bei der RZA in jedem Fall die Behandlung mit Steroiden. Eine alleinige Therapie mit NSAR ist zur Verhinderung zerebrovaskulärer Komplikationen sicher nicht ausreichend. Empfohlen wird eine Therapie mit 40–60 mg/die Prednison, bei drohendem Visusverlust bzw. anderen schwerwiegenden neurologischen Komplikationen sollte höher dosiert werden (1–2 mg/kg KG) [5].

Nur in den Fällen, in denen ausschließlich leichte polymyalgische Symptome vorliegen und sich kein Hinweis auf eine kraniale Beteiligung findet, können NSAR zum Einsatz kommen und die muskuloskelettalen Beschwerden bessern. Bevorzugt wird jedoch heute eine niedrig-dosierte Steroidtherapie (10–20 mg Prednison/die).

Rasche klinische Besserung durch Steroide!

In den meisten Fällen kommt es nach Einleitung der Steroidtherapie innerhalb weniger Tage zu einer deutlichen klinischen Besserung und innerhalb von 1–2 Wochen zu einer Normalisierung der BSG. Die Steroidtherapie sollte nur langsam reduziert werden, eine niedrig-dosierte Therapie (<10 mg Prednison) unter Kontrolle der klinischen Symptomatik und der Entzündungsparameter über mindestens 1–2 Jahre fortgeführt werden. Bei den wenigen Patienten, bei denen die Steroiddosis nicht reduziert werden kann, ohne daß es zu einem Wiederaufflackern der Symptomatik und BSG-Anstieg kommt, können Azathioprin und Methotrexat als steroid-sparende Immunsuppressiva eingesetzt werden.

Literatur

1. Caselli RJ (1990) Giant cell (temporal) arteritis: A treatable cause of multi-infarct dementia. Neurology 40: 753
2. Caselli RJ, Hunder GG (1994) Neurologic complications of giant cell (temporal) arteritis. Semin Neurol 14: 349–353
3. Gonzalez-Gay MA, Rodriguez-Valverde V, Blanco R, Fernandez-Sueiro JL, Armona J, Figueroa M, Martinez-Taboada VM (1997) Polymyalgia rheumatica without significantly increased erythrocyte sedimentation rate. A more benign syndrom. Arch Intern Med 157: 317–320
4. Hazleman BL (1994) Polymyalgia rheumatica and giant cell arteritis. In: Klippel JH, Dieppe PA (Hrsg) Rheumatology. Mosby, London 6.18.1–6.18.8
5. Hunter G (1996) Vasculitis: diagnosis and therapy. Am J Med 100 [Suppl 2A]: S37–S45
6. Myklebust G, Gran JT (1996) A prospective study of 287 patients with polymyalgia rheumatica and temporal arteritis: clinical and

laboratory manifestations at onset of disease and at the time of diagnosis. Brit J Rheumatol 35: 1161–1168
7. Pascual JM, Cantero J, Boils P, Solanas JV, Redon J (1992) Dementia as a presentation symptom of giant cell arteritis. An Med Interna 9: 39–40
8. Reich KA, Giansiracusa DF, Strongwater SL (1990) Neurologic manifestations of giant cell arteritis. Am J Med 89: 67–72

Priv.-Doz. Dr. M. Reuss-Borst
Abteilung Nephrologie und Rheumatologie,
Zentrum Innere Medizin der Universität Göttingen
Robert-Koch-Straße 40, D-37075 Göttingen

3.6 Nephrotoxizität von MRT-Konstrastmitteln

A. Heuck, M. Reiser

Sind Kontrastmittel für die Kernspintomographie ähnlich wie Röntgenkontrastmittel auch nephrotoxisch?

Welche Vorsichtsmaßnahmen sind bei welchem Grad der Nierenfunktionseinschränkung zu treffen?

Von jodhaltigen Röntgenkontrastmitteln ist bekannt, daß sie unter Umständen zu nephrotoxischen Effekten führen können. Eine Einschränkung der Nierenfunktion nach intravenöser oder intraarterieller Gabe jodhaltiger Kontrastmittel (KM) ist in etwa 0,15 bis 2% aller Fälle zu erwarten [1, 5, 12]. Bei Patienten mit vorbestehenden Risikofaktoren wie Niereninsuffizienz, Dehydratation, multiplem Myelom oder Diabetes mellitus ist die Inzidenz einer kontrastmittelinduzierten Nierenfunktionsstörung noch höher anzusetzen. Auch wenn die Beeinträchtigung der Nierenfunktion ganz überwiegend reversibel und von kurzer Dauer ist, erreichen ca. 5 bis 10% der Risikopatienten nicht mehr die vor KM-Applikation bestehende Nierenfunktion. Daher ist die Indikation für die Gabe jodhaltiger KM bei Risikopatienten kritisch zu stellen.

Grundlagen

Kontrastmittel für die Magnetresonanztomographie (MRT) weisen zwar ähnliche Pharmakokinetik und Kontrasteigenschaften wie jodhaltige Röntgen-KM auf, sind aber sowohl bezüglich des Wirkungsprinzips als auch in ihrem molekularen Aufbau unterschiedlich. Den drei wichtigsten in Deutschland zugelassenen Substanzen (GadoliniumDTPA=Magnevist, Gadodiamide=Omniscan und Gadoteridol=Prohance) liegt als kontrastgebendes Agens das dreiwertige Gadoliniumion (Gd^{3+}) aus der Gruppe der Lanthanide (seltene Erden) zu

Grunde, das durch seine paramagnetischen Eigenschaften vor allem die T_1-Relaxationszeit von Protonen verkürzt und damit zu einer Kontrastanhebung in der MRT führt. Da freies Gadolinium toxisch ist, wird das Ion in einen äußerst stabilen Chelatkomplex eingebunden. Die resultierenden Kontrastmittel sind sehr effektiv und werden bezüglich des Gadoliniums in den typischen diagnostischen Dosierungen als nicht toxisch angesehen [2, 9, 10].

Aus tierexperimentellen Untersuchungen gibt es Hinweise, daß Gadoliniumchelate bei Verabreichung in hohen Dosen (bis zu 20faches der Standarddosis) zu einer Vakuolisierung proximaler Tubuluszellen der Niere und zu einer vermehrten Ausscheidung von NAG (N-acetyl β-D-Glucosaminidase), LAP (Leucin-Amino-Peptidase), γ-GT und alkalischer Phosphatase führen können [3, 7], die eventuell als Ausdruck einer Nephronschädigung angesehen werden könnten. Die bisher durchgeführten umfangreichen klinischen Studien zu Pharmakokinetik, Sicherheit, Toxizität und Verträglichkeit gadoliniumhaltiger KM für die MRT erbrachten jedoch für die Gabe der Standarddosis von 0,1 mmol/kg Körpergewicht keine Hinweise auf eine Nephrotoxizität beim Menschen. Auch bei Patienten mit vorbestehender chronischer Niereninsuffizienz wurde durch die Gabe einer Standarddosis von Gd-DTPA keine weitere Verschlechterung der Nierenfunktion beobachtet [4, 14, 15].

Hochdosisapplikation

Da für bestimmte MR-Untersuchungstechniken wie z.B. die schnelle, kontrastverstärkte MR-Angiographie, höhere KM-Dosen empfohlen werden, haben Prince u. Mitarb. [13] in einer neuen Arbeit die Nephrotoxizität von Standarddosierungen jodhaltiger Röntgenkontrastmittel mit der einer hochdosierten Gabe gadoliniumhaltiger MR-Kontrastmittel verglichen. Während sich bei allen 64 Patienten nach Applikation von Röntgenkontrastmittel ein durchschnittlicher Serumkreatininanstieg um 0,35 mg/dl ergab ($p=0{,}002$), wurde bei den gleichen Patienten nach Applikation des doppelten bis vierfachen der Standarddosis von MR-Kontrastmittel ein praktisch konstantes Serumkreatinin (durchschnittlicher Abfall um 0,07 mg/dl) gefunden. Auch in einer Untergruppe von 31 Patienten mit einem Ausgangskreatinin von >1,5 mg/dl war nach Hochdosisapplikation von MR-Kontrastmitteln keine Änderung des Kreatininspiegels zu beobachten, die Gabe von Röntgenkontrastmittel führte dagegen zu einem durchschnittlichen Anstieg des Serumkreatinins um 0,68 mg/dl. Diese Daten sprechen zusammen mit zahlreichen anderen Studienergebnissen [2–4, 8–11, 14, 15] dafür, daß gadoliniumhaltige MR-Kontrastmittel in einer Dosierung bis zum vierfachen der Standarddosierung zumindest keine klinisch relevante Nephrotoxizität aufweisen.

Empfehlungen bei Niereninsuffizienz

Auf Grund dieser im Vergleich zu Röntgenkontrastmitteln deutlich besseren Nierenverträglichkeit und dem extrem seltenen Auftreten von schweren allergischen Reaktionen bei MR-Kontrastmitteln wird daher für Patienten mit chronischer Niereninsuffizienz zunehmend die Durchführung einer kontrastverstärkten MRT anstelle kontrastverstärkter Röntgenuntersuchungen wie z.B. der Computertomographie oder der Angiographie propagiert.

Bisher existieren noch keine auf Studien basierenden Empfehlungen darüber, bis zu welchem Grad der Nierenfunktionsstörung gadoliniumhaltige MR-Kontrastmittel eingesetzt werden können, ohne ein zumindest theoretisches Risiko einzugehen, daß durch eine deutlich verlängerte Verweildauer im Körper eine Dissoziation von Gadolinium aus dem Chelatkomplex erfolgen und eine allgemein-toxische Wirkung entfalten könnte. Solche allgemein-toxischen Wirkungen sind bisher auch bei niereninsuffizienten Patienten nicht berichtet worden [4, 14, 15]. Bei Patienten mit besonders schwerer, dialysepflichtiger Niereninsuffizienz können MR-Kontrastmittel im Rahmen einer wiederholten Dialyse effektiv aus dem Körper eliminiert werden [6].

Fazit

Zusammenfassend kann festgestellt werden:

- Nach bisherigem Kenntnisstand geht von MR-Kontrastmitteln in Standarddosis (0,1 mmol/kg KG) und in bis zu vierfach erhöhter Dosis keine klinisch relevante Nephrotoxizität aus.
- Bei schweren Nierenfunktionsstörungen ist die Indikation zur Gabe von Gadoliniumchelaten streng zu stellen, da die Kontrastmittelausscheidung verzögert ist.
- Durch ausreichende Hydratation kann der Ausscheidungsprozeß unterstützt werden.
- In besonders schweren Fällen der Nierenfunktionsstörung empfiehlt es sich, das Kontrastmittel im Rahmen einer Dialysebehandlung zu eliminieren.

Literatur

1. Arrigo G, Cavallere G, Scalla A, et al (1987) Radiocontrast media nephrotoxicity: clinical aspects. Contrib Nephrol 55: 176–188
2. Goldstein HA, Kashanain FK, Blumetti RF, Holyoak WL, et al (1990) Safety assessment of gadopentetate dimeglumine in U.S. clinical trials. Radiology 174: 17–23
3. Harpur ES, Worah D, Hals P, Holtz E, Furuhama K, Nomura H (1993) Preclinical safety assessment and pharmacokinetics of gadodiamide injection, a new magnetic resonance imaging contrast agent. Invest Radiol 28: 28–43
4. Haustein J, Niendorf HP, Krestin G, et al (1993) Renal tolerance of gadolinium-DTPA/dimeglumine in patients with chronic renal failure. Invest Radiol 176: 879
5. Katayama H, Yanaguchi K, Kozuka T, et al (1990) Adverse reactions to ionic and nonionic contrast media: a report from the Japanese Committee on the Safety of Contrast Media. Radiology 175: 621–628
6. Krahe T, Götz R, Lackner K et al (1992) Pharmakokinetic von Gadolinium-DTPA bei dialysepflichtiger chronischer Niereninsuffizienz. RÖFO 156: 523–526
7. Leander P, Allard M, Caille JM, Golman K (1992) Early effect of gadopentale and iodinated contrast media on rabbit kidneys. Invest Radiol 27: 922–926

8. Lundby B, Berg KJ, Lien HH, Aamdal S (1993) A double blind study to evaluate the tolerability of gadodiamide injection and its effect on renal function in patients undergoing cerebral magnetic resonance imaging. Br J Radiol 66: 871–876
9. Niendorf HP, Dinger JC, Haustein J et al (1991) Tolerance data of Gd-DTPA: a review. Eur J Radiol 13: 15–20
10. Niendorf HP, Haustein J, Cornelius I, et al (1991) Safety of gadolinium-DTPA: extended clinical experience. Magn Reson Med 22: 222–228
11. Niendorf HP, Haustein J, Louton T et al (1991) Safety and tolerance after intravenous administration of 0,3 mmol/kg Gd-DTPA. Results of a randomized controlled clinical trial. Invest Radiol 26: 221–223
12. Parfrey PS, Griffiths SM, Barrett BJ, et al (1991) Contrast material-induced renal failure in patients with diabetes mellitus, renal insufficiency or both: a prospective controlled study. N Engl J Med 320: 143–149
13. Prince MR, Arnoldus C, Frisoli JK (1996) Nephrotoxicity of high-dose Gadolinium compared with iodinated contrast. JMRI 5: 162–166
14. Rofsky NM, Weinreb JC, Bosniak MA et al (1993) Renal lesion characterization with gadolinium-enhances MR imaging: efficacy and safety in patients with renal insufficiency. Radiology 180: 85–89
15. Schuhmann-Glampieri G, Krestin G (1991) Pharmacokinetics of Gd-DTPA in patients with chronic renal failure. Invest Radiol 26: 975–979
16. Schwab SJ, Hlatky MA, Pieper KS et al (1989) Contrast nephrotoxicity: a randomized controlled trial of a nonionic and an ionic radiographic contrast agent. N Engl J Med 320: 149–153

Prof. Dr. A. Heuck
Radiologisches Zentrum München Pasing
Pippinger Str. 25, D-81245 München

Prof. Dr. M. Reiser
Institut für Radiologische Diagnostik,
Klinikum Großhadern der Universität
Marchioninistraße 15, D-81377 München

3.7 Hämaturie bei polyzystischer Nierenerkrankung

M. Tepel

Bei einem Patienten mit polyzystischer Nierenerkrankung treten rezidivierende Hämaturien auf: Welche Diagnostik ist notwendig?

Besteht die Möglichkeit der Entwicklung eines Nierenzellkarzinoms?

Genetische Grundlagen

Zystische Veränderungen der Niere sind häufig und treten als isolierte Erkrankung oder im Rahmen von Syndromen auf [21, 9]. Eine stark verkürzte Übersicht der wichtigsten zystischen Nierenerkrankungen in Anlehnung an die morphologische Einteilung nach [19] ist in der Tabelle 1 dargestellt. Typische Fehlbildungssyndrome, die mit einer polyzystischen Nierenerkrankung einhergehen, sind z.B. die tuberöse Sklerose (Vererbungstyp autosomal-dominant, chromosomale Lokalisation 9q34.3 und 16p13.3; Klinik: Phakomatose, Depigmentierungsherde der Haut, Adenoma sebaceum, periunguale Veränderungen, Koenen-Tumore, Krampfleiden, variable mentale Retardierung, Rhabdomyome des Herzens, Angiomyolipome der Niere) oder das von-Hippel-Lindau-Syndrom (Vererbungstyp autosomal dominant, chromosomale Lokalisation 3p25–26; Klinik: Angiomatosis retinae, Angioblastome des Kleinhirns, Hamartome des Pankreas, Nierenzellkarzinom, Phäochromozytom).

Die häufigste Ursache für eine polyzystische Nierenerkrankung ist die autosomal dominante polyzystische Nierenerkrankung (autosomal dominant polycystic kidney disease, ADPKD, Potter Typ III) mit einer Prävalenz von 1:1000. Bei der ADPKD Typ 1 liegt ein Gendefekt auf dem kurzen Arm von Chromosom 16 (16p13.3), bei ADPKD Typ 2 ein Gendefekt auf dem Chromosom 4 (4q21–23) vor. Daneben gibt es noch

Tabelle 1. Übersicht über die wichtigsten zystischen Nierenerkrankungen

Typ	Morphologie, funktionelle Einschränkungen
Einzelne Zysten, multiple parapelvine Zysten	keine funktionelle Einschränkung
Markschwammniere	Ektasie der Sammelrohre, Nephrokalzinose, normale Nierenfunktion
Autosomal dominante polyzystische Nierenerkrankung (ADPKD= Potter Typ III, Chromosom 16p13.3 und Chromosom 4q21–23)	kortikale und medulläre Zysten Niereninsuffizienz bei Erwachsenen
Autosomal rezessive polyzystische Nierenerkrankung (ARPKD= Potter Typ I, Chromosom 6p21-cen)	Zysten im distalen Tubulus und Sammelrohr, Niereninsuffizienz bei Kindern
Juvenile Nephronophthise (Chromosom2q11.1–q21.1)	Zysten im distalen Tubulus und Sammelrohr, terminale Niereninsuffizienz vor 20. Lebensjahr

Patienten mit ADPKD ohne Assoziation zu Chromosom 16 oder 4. Das integrale Membranprotein Polycyclin soll eine wesentliche Rolle bei Zell-Zell- oder Matrix-Zell-Interaktionen spielen und damit zuständig sein für die normale Ausformung der Basalmembranen und für die zelluläre Differenzierung. [4, 7, 20, 25]. Die Gensequenz und die mögliche Struktur des Proteins Polycyclin bei ADPKD Typ 1 wurden kürzlich beschrieben.

Pathogenese

Verschiedene Faktoren sollen in der Pathogenese von Nierenzysten eine Rolle spielen:

- Die Proliferation von Epithelzellen an der Zystenoberfläche unter dem Einfluß von Wachstumsfaktoren, wie z.B. epidermal-growth-factor.

- Die Flüssigkeitsansammlung aus dem glomerulären Filtrat und durch transepitheliale Sekretion, etwa durch die apikale Lokalisation der Na^+, K^+-ATPase.
- Die Störung der Synthese der extrazellulären Matrix, z.B. von Kollagen IV oder Laminin.

Klinik und Diagnose

Klinisch imponiert die polyzystische Nierenerkrankung in der initialen Phase durch das Auftreten von Flanken- oder Abdominalschmerzen, Hämaturie und einer arteriellen Hypertonie. Später kommen dann typische Symptome der chronischen Niereninsuffizienz hinzu. Aufgrund der meist erhaltenen Erythropoietin-Produktion ist eine renale, d.h. normochrome und normozytäre Anämie bei Patienten mit ADPKD eher selten. Die Diagnose einer polyzystischen Nierenerkrankung wird gestellt aufgrund der positiven Familienanamnese (allerdings sind sporadische Fälle nicht selten), der palpatorisch vergrößerten Nieren, dem Vorliegen einer Hämaturie sowie dem sonographischen Nachweis von mehr als 5 Zysten, verteilt auf beide Nieren. Bei positiver Familienanamnese kann bei Jugendlichen die Diagnose einer ADPKD sonographisch auch wahrscheinlich gemacht werden, wenn mindestens eine Zyste in beiden Nieren oder zwei Zysten in einer Niere nachgewiesen werden können. Epidemiologische Untersuchungen haben gezeigt, daß weniger als 2% der Kinder und weniger als 10% der Jugendlichen eine Nierenzyste aufweisen [18, 24].

Bei Diagnosestellung sollten Hinweise auf extrarenale Manifestationen der ADPKD wie Leberzysten (Vorkommen bei 50%), Herzklappenveränderungen (26%, besonders Aorteninsuffizienz), Kolondivertikel (21%) oder intrakranielle Aneurysmen (10%) beachtet werden. Eine Screeninguntersuchung auf das Vorliegen von intrakraniellen Aneurysmen bei Patienten mit ADPKD mittels Magnet-Resonanz-Tomographie ist bei positiver Familienanamnese hinsichtlich intrakranieller Aneurysmen oder Subarachnoidalblutungen oder bei rezidivierenden, persistierenden Kopfschmerzen sinnvoll [10, 23]

Prognose

Die ADPKD geht einher mit arterieller Hypertonie, Hämaturie, Harnwegsinfektionen, Nephrolithiasis, Kompressionssyndromen durch die Nephromegalie und Verschlechterung der exkretorischen Nierenfunktion. Etwa 50% der Patienten mit ADPKD entwickeln bis zum 60. Lebensjahr eine terminale Niereninsuffizienz. Bei Patienten mit einer ADPKD, die nicht mit dem Chromosom 16 assoziiert ist, scheint eine deutlich bessere Prognose hinsichtlich der Nierenfunktion zu bestehen. Als wesentliche Progressions- oder Risikofaktoren, die eine Verschlechterung der Nierenfunktion hervorrufen, gelten unter anderem eine arterielle Hypertonie, Makrohämaturie, rezidivierende Harnwegsinfektionen besonders bei Männern, Leberzysten besonders bei Frauen, sowie mehr als drei Graviditäten [23].

Hypertoniebehandlung bei ADPKD

Die Therapie der arteriellen Hypertonie bei Patienten mit ADPKD ist sicherlich günstig, um konsekutive atherosklerotische Veränderungen der Gefäße oder eine prognostisch ungünstige linksventrikuläre Hypertrophie zu verhindern. Andererseits scheint aber eine gute Blutdruckeinstellung den spontanen Verlauf der reduzierten Nierenfunktion nicht nachhaltig beeinflussen zu können [13]. Aufgrund des sekundären Hyperaldosteronismus bei Zysten-bedingter bilateraler Ischämie der Nieren erscheint eine Therapie der arteriellen Hypertonie bei ADPKD mit ACE-Hemmern aussichtsreich [1, 26] Allerdings konnte in einer kürzlich veröffentlichten Untersuchung gerade bei Patienten mit ADPKD kein Effekt von Benazepril auf die Progression der Niereninsuffizienz gezeigt werden [17].

Weitere Therapieoptionen

Eine eiweißarme Diät hat wohl keinen signifikanten Einfluß auf die Progression der Niereninsuffizienz bei den Patienten mit ADPKD [13]. Bei nachgewiesenen Harnwegsinfektionen sollte eine antibiotische Therapie erfolgen unter Bevorzugung von lipophilen Antibiotika wie Cotrimoxazol (Anpassung der Dosierung an die Nierenfunktion beachten), um ausreichende Zystenkonzentrationen zu erreichen.

Eine kürzlich veröffentlichte Fall-Kontrolle-Studie zeigt, daß bei dialysepflichtigen Patienten auf dem Boden einer ADPKD Komplikationen wie Flankenschmerzen, Hämaturie und renal ausgelöste Infektionen signifikant häufiger vorkommen als bei dialysepflichtigen Patienten mit anderen Grunderkrankungen. Unabhängig davon aber war das Überleben der dialysepflichtigen Patienten mit ADPKD nicht signifikant unterschiedlich im Vergleich mit Patienten mit anderen Grunderkrankungen [3]. Aufgrund einer Untersuchung stehen als Todesursachen bei den Patienten mit ADPKD kardiovaskuläre Erkrankungen (36%) und Infektionen (24%) im Vordergrund [6]. Bei den kardialen Todesursachen sind Herzhypertrophie und koronare Herzerkrankungen auf dem Boden einer langjährigen arteriellen Hypertonie führend. Bei Infektionen sind septische Komplikationen als Todesursache bei Patienten mit ADPKD sehr häufig. Todesursachen aufgrund neurologischer Komplikationen (12%) wie Ruptur eines intrakraniellen Aneurysmas, Hirnblutung oder ischämischer Insult spielen demgegenüber eher eine untergeordnete Rolle. In dieser Untersuchung verstarb keiner der Patienten mit ADPKD aufgrund eines Nierenzellkarzinoms [6].

Nierenzellkarzinome

Nierenzellkarzinome machen rund 1 bis 4% aller Malignome bei Erwachsenen aus. Sowohl Umweltfaktoren wie Nikotinabusus oder Cadmium-Exposition als auch genetische Faktoren, z.B. bei dem von-Hippel-Lindau-Syndrom, sollen eine ursächliche Rolle spielen. Nierenzellkarzinome führen zu Mikro- und Makrohämaturie, Flankenschmerzen, Leistungsminderung, Gewichtsabnahme sowie paraneoplastischen Syndromen durch Hormone oder hormonähnliche Substanzen, z.B. arterielle Hypertonie (Renin), Hypercalciämie (Parathormon), ektopes Cushing-Syndrom (Cortisol), Galaktorrhoe (Prolaktin) sowie Leberfunktionsstörungen (Stauffer-Syndrom). Bei einer Untersuchung von 5721 Patienten mit gesichertem Nierenzellkarzinom waren bei nur 223 Patienten (= 4%) präoperativ zystische Veränderungen nachweisbar. Von diesen Patienten wiederum hatten 56 Patienten ein zystisches Nierenzellkarzinom, 72 Patienten einzelne Nierenzysten, 62 Patienten multiple Zysten, 20 Patienten eine erworbene zystische Nierendegeneration (acquired cystic kidney disease, ACKD), 3 Patienten eine polyzystische Nierenerkrankung und 10 Patienten eine nichtspezifizierbare Zyste [8].

Vorgehen bei ABPKD

Patienten mit ADPKD entwickeln nur in seltenen Fällen ein Nierenzellkarzinom [11, 12, 14]. Auf das Vorliegen eines Nierenzellkarzinoms bei diesen Patienten können Zunahme der Flankenschmerzen, Hämaturie, Gewichtsabnahme und Leistungsminderung hindeuten. Ebenso sollen häufiger Fieber, Nachtschweiß und Gewichtsabnahme als eher uncharakteristische Symptome nachzuweisen sein [12]. Durch Sonographie und Computertomographie mit Kontrastmittel können nicht in jedem Fall ausreichende diagnostische Aussagen gemacht werden. Aufgrund der Seltenheit von Nierenzellkarzinomen oder Karzinomen der ableitenden Harnwege bei gleichzeitig sehr häufig auftretenden Hämaturien bei Patienten mit ADPKD kann eine invasive Diagnostik durch Zystoskopie oder retrograde Pyelographie derzeit nicht generell empfohlen werden. Dies gilt besonders aufgrund des erhöhten Infektionsrisikos mit Auslösung einer Urosepsis durch eine invasive Diagnostik [5]. Bei ADPKD wird die Häufigkeit von Infektionen des Harntraktes nach invasiver Diagnostik mit etwa 40% angegeben [5].

Bei Auftreten einer Hämaturie bei Patienten mit ADPKD sollte zunächst immer eine Sonographie und gegebenenfalls zusätzlich eine Computertomographie mit Kontrastmittel durchgeführt werden. Die Indikation zur invasiven Diagnostik wird derzeit nur bei gleichzeitig bestehenden Risikofaktoren wie Analgetika-Abusus, Rauchen, Cadmium-Exposition, obstruktiver Uropathie oder dem sehr seltenen von-Hippel-Lindau-Syndrom gesehen.

Vorgehen bei AKCD

Anders stellt sich die Situation bei Patienten mit erworbener zystischer Nierendegeneration (acquired cystic kidney disease, ACKD) dar, die häufig bei Patienten mit chronischer Dialysetherapie auftritt. Die Prävalenz nach 15 Jahren Dialysetherapie wird mit rund 83% angegeben [22]. Bei Patienten mit ACKD ist das Risiko für die Entwicklung eines Nierenzellkarzinoms erhöht und beträgt etwa 1% bis 6%. Bei ACKD und prolongierter prädialytischer Azotämie oder einer Dialyse-Zeit von mehr als 3 Jahren sollten bei Auftreten von Flankenschmerzen, Hämaturie sowie Gewichtsabnahme eine Sonographie und eine Computertomographie mit Kontrastmittel zum Ausschluß eines Nierenzellkarzinoms durchgeführt werden [16, 22].

Bei Patienten mit ACKD und sehr großen Nieren (Gewicht von mehr als 150 g) besteht ein deutlich (etwa 6fach) erhöhtes Risiko für die Entwicklung eines Nierenzellkarzinoms. Bei diesen Patienten ist auch ohne typischen Tumornachweis durch die bildgebende Diagnostik eine Nephrektomie zu diskutieren [15].

Vorgehen bei chronischer Niereninsuffizienz

Bei Patienten mit chronischer Niereninsuffizienz auf dem Boden einer Glomerulonephritis, einer interstitiellen Nephritis oder einer diabetischen Nephropathie sollten bei einer neu aufgetretenen Hämaturie zunächst eine Untersuchung des Urinsediments auf Erythrozytenzylinder und dysmorphe Erythrozyten, eine Sonographie, eine Computertomographie mit Kontrastmittel, anschließend eine Zystoskopie und retrograde Pyelographie durchgeführt werden.

Bei Patienten mit chronischer Niereninsuffizienz auf dem Boden einer Analgetika-Nephropathie sollten – wegen des erhöhten Risikos von Urothelzellkarzinomen bei dieser Krankheitsgruppe – darüberhinaus auch ohne Vorliegen einer Hämaturie regelmäßige (halbjährliche) Kontrollen der Urinzytologie und der Sonographie erfolgen.

Literatur

1. Chapman AB, Johnson A, Gabow PA, Schrier RW (1990) The renin-angiotensin-aldosteronsystem and autosomal dominant polycystic kidney disease. N Engl J Med 323: 1091–1096
2. Chauveau D, Pirson Y, Verellen-Dumoulin C, Macnicol A, Gonzalo A, Grunfeld JP (1994) Intracranial aneurysms in autosomal dominant polycystic kidney disease. Kidney Int 45: 1140–1146
3. Christophe JL, van Ypersele de Strihou C, Pirson Y (1996) Complications of autosomal dominant polycystic kidney disease in 50 haemodialysed patients. A case-control study. Nephrol Dial Transplant 11: 1271–1276
4. Daoust MC, Reynolds DM, Bichet DG, Somlo S (1995) Evidence for another genetic locus for autosomal dominant polycystic kidney disease. Genomics 35:733–736
5. Delaney VB, Adler S, Bruns FJ, Licinia M, Segel DP, Fraley DS (1985) Autosomal dominant polycystic kidney disease: presentation, complications, and prognosis. Am J Kidney Dis 5: 104–111
6. Fick GM, Johnson AM, Hammond WS, Gabow PA (1995) Causes of death in autosomal dominant polycystic kidney disease. J Am Soc Nephrol 5: 2048–2056
7. Harris PC, Ward CJ, Peral B, Hughes J (1995) Polycystic kidney disease. Identification and analysis of the primary defect. J Am Soc Nephrol 6: 1125–1133
8. Hayakawa M, Hatano T, Tsuji A, Nakajima F, Ogawa Y (1996) Patients with renal cysts associated with renal cell carcinoma and the clinical implications of cyst puncture: a study of 223 cases. Urology 47: 643–646
9. Hildebrandt F, Weber M, Brandis M (1995) Hereditäre Erkrankungen der Niere. Internist 36: 254–262
10. Huston J, Torres VE, Sulivan PP, Offord DP, Webers DO (1993) Value of magnetic resonance angiography for the detection of intracranial aneurysms in autosomal dominant polycystic kidney disease. J Am Soc Nephrol 3: 1871–1877
11. Kalifat R, Sellami F (1987) Polycystic renal disease and bilateral renal cancer. Ann Urol Paris 21: 3–6

12. Keith DS, Torres VE, King BF, Zincki H, Farrow GM (1994) Renal cell carcinoma in autosomal dominant polycystic kidney disease. J Am Soc Nephrol 4: 1661–1669
13. Klahr S, Breyer JA, Beck GJ, Dennis VW, Hartmann JA, Roth D, Steinman TI, Wang SR, Yamamoto ME (1995) Dietary protein restriction, blood pressure control and the prognosis of polycystic kidney disease. Modification of diet in renal disease study group. J Am Soc Nephrol 5: 2037–2047
14. Kumar SA, Cedarbaum AI, Pletka PG (1980) Renal cell carcinoma in polycystic kidneys: case report and review of the literature. J Urol 124: 708–711
15. MacDougall ML, Welling LW, Wiegmann TB (1990) Prediction of carcinoma in acquired cystic disease as a function of kidney weight. J Am Soc Nephrol 1: 828–831
16. Marple JT, MacDougall M, Chonko AM (1994) Renal cancer complicating acquired cystic kidney disease. J Am Soc Nephrol 4: 1951–1956
17. Maschio G, Alberti D, Janin G, Locatelli F, Mann JFE, Motolese M, Ponticelli C, Ritz E, Zucchelli P, and the angiotensin-converting-enzyme inhibition in progressive renal insufficiency group (1996) Effect of the angiotensin-converting-enzyme inhibitor benazepril on the progression of chronic renal insufficiency. N Engl J Med 334: 939–945
18. Mir S, Rapola J, Koskimies O (1983) Renal cysts in pediatric autopsy material. Nephron 33: 189–195
19. Osanondh V, Potter EL (1964) Pathogenesis of polycystic kidneys: historical survey. Arch Pathol 77: 459–512
20. Parfrey PS, Bear JC, Morgan J, Cramer BC, McManamon PJ, Gault MH, Churchill DN, Singh M, Hewitt R, Somlo S, Reeders ST (1990) The diagnosis and prognosis of autosomal dominant polycystic kidney disease. N Engl J Med 323: 1085–1090
21. Rose BD, Black RM (1988) Manual of clinical problems in nephrology. Little, Brown and Company, Boston/Toronto
22. Schillinger F (1993) Acquired cystic kidney disease in renal insufficiency: a multicenter study. Eur J Med 2: 457–460
23. Stiasny B, Schulze BD (1994) Die autosomal dominante polyzstische Nierenerkrankung. Nieren- und Hochdruckkrh 23: 358–362
24. Tada S, Yamagishi J, Kobayashi H, Hata Y, Kobari T (1983) The incidence of simple renal cysts by computed tomography. Clin Radiol 34: 437–439
25. The International Polycystic Kidney Disease Consortium (1995) Polycystic kidney disease: the complete structure of the PKD 1 gene and its protein. Cell 81: 289–298

26. Watson M, Magnicol A, Allan P, Wright A (1992) Effects of angiotensin converting enzyme inhibition in adult polycystic kidney disease. Kidney Int 41: 206–211

Priv.-Doz. Dr. M. Tepel
Medizinische Klinik I, Universitätsklinik Marienhospital, Ruhr-Universität Bochum
Hölkeskampring 40, D-44625 Herne

3.8 ASS bei Niereninsuffizienz

U. Bahner, A. Heidland

Besteht das Risiko der Verschlechterung einer kompensierten Niereninsuffizienz bei der Gabe von Acetylsalicylsäure in niedriger Dosierung (z.B. 100 mg wie bei der Sekundärprophylaxe der KHK)?

Analgetikanephropathie

Kombinationspräparate verschiedener Analgetika (insbesondere Kombinationen von Acetylsalicylsäure oder Phenazon mit Phenacetin, Paracetamol, Koffein und Kodein) können bei chronischer Einnahme zur sogenannten Analgetikanephropathie führen. Pathophysiologisch ist von Bedeutung, daß die Acetylsalicylsäure über eine Hemmung der renalen Prostaglandinsynthese eine Drosselung der Rinden- und Markdurchblutung bewirkt, wodurch die anderen Substanzen in der tieferen Markzone und der Papillenregion konzentriert werden und dort ihre toxische Wirkung entfalten können. Nun stellt sich die berechtigte Frage, ob die alleinige chronische Einnahme von Acetylsalicylsäure ebenfalls zu einer Verschlechterung der Nierenfunktion führen kann. Nach heutigem Kenntnisstand – es gibt hierzu zahlreiche retrospektive und zwei prospektive Studien – ist dies nicht der Fall.

Positive Wirkungen auf Nierenfunktion

Bei einigen Nephropathien, die mit Thrombozytenaktivierung und erhöhter Prostaglandin-/Thromboxan-Bildung assoziiert sind, wurde Acetylsalicylsäure sogar therapeutisch eingesetzt. Günstige Effekte wurden beispielsweise (z.T. in Kombination mit Dipyridamol) bei membrano-proliferativer und membranöser Glomerulonephritis gesehen. Ferner ist ein antiproteinurischer Effekt auch bei diabetischer Glomerulosklerose nachgewiesen, möglicherweise infolge Reduktion einer glomerulären Hyperfiltration. Die Acetylsalicylsäure-induzierte Abnahme der renalen Prostaglandinbildung vermindert auch die Reninsekretion und erklärt so die Blutdrucksenkung bei renovaskulärer Hypertonie. Aufgrund tierexperimenteller Studien könnte Acetylsalicylsäure durch verminderte Thromboxanbildung auch zur Prävention der Ciclosporin-bedingten Nierenschädigung beitragen.

Gefahr der Nierenschädigung

Trotz dieser potentiell positiven Wirkungen kann es bei bestimmter Prädisposition durch therapeutische (!) Dosen von Acetylsalicylsäure auch zu einer reversiblen Abnahme der Nierenfunktion (Filtratabfall, Natrium-, Kalium- und Wasserretention) kommen. Gefährdet sind insbesondere Patienten, deren Glomerulumfiltrat und Nierendurchblutung durch eine kompensatorisch gesteigerte Bildung vasodilatorischer Prostaglandine aufrecht erhalten wird. Ein erhöhtes Risiko besteht insbesondere bei eingeschränkter Nierenfunktion, fortgeschrittener Leberzirrhose mit Aszites sowie schwerer Herzinsuffizienz. Der gesteigerten Prostaglandinbildung liegt in diesen Fällen entweder eine Abnahme des effektiven arteriellen Blutvolumens oder ein renaler Mechanismus (Minderdurchblutung) zugrunde.

Empfehlungen

Bei einer niedrig dosierten Acetylsalicylsäuregabe (z.B. 100 mg/d) ist das Risiko der Nierenfunktionsverschlechterung gering, bzw. nicht gegeben.

So wurde ausdrücklich auch in einem Positionspapier der National Kidney Foundation [1] konstatiert, daß die regelmäßige Verwendung von Acetylsalizylsäure in der für die Prävention kardiovaskulärer Erkrankungen empfohlenen geringen Dosierung kein erhöhtes Risiko für die Niere darstellt.

Dennoch erscheinen uns Kontrollen der harnpflichtigen Substanzen nach Einleitung einer Aspirintherapie bei Patienten mit kompensierter Niereninsuffizienz unverzichtbar. Gewarnt werden muß vor der zusätzlichen Verwendung anderer Analgetika (Acetaminophen, Pyrazalon und nichtsteroidalen antiinflammatorische Substanzen), da diese das nephrotoxische Potential von Acetylsalicylsäure beträchtlich erhöhen. Bei klinischer Notwendigkeit stellen möglicherweise COX-2-Inhibitoren, die die Nierenfunktion nicht negativ beeinflussen sollen, eine Alternative dar. Nichtsteroidale acetylsalicylsäureähnliche Substanzen wirken auf beide Isoenzyme der Cyclooxigenase, COX-1 und COX-2, wobei die COX-1-Inhibition durch Hemmung der physiologischen Prostaglandinfunktion zu den renalen und gastrointestinalen Nebenwirkungen führt [2].

Literatur

1. National Kidney Foundation Position Paper (1996) Analgetics and the kidney: Summary and Recommendations to the Scientific Advisory Board of the National Kidney Foundation form an Ad Hoc Committee of the National Kidney Foundation. Am J of Kidney Dis 27: 162–165
2. Vane J (1997) The Mechanisms of Action of Anti-Inflammatory Drugs. Int J of Tissue Reactions 1: 106

Priv.-Doz. Dr. U. Bahner, Prof. Dr. Dr. hc. A. Heidland
Kuratorium für Dialyse und Nierentransplantation e.V.
Hans-Brandmann-Weg 1, D-97080 Würzburg

4 Endokrinologie und Stoffwechsel

4.1 Gastroenterale diabetische Neuropathie 173
4.2 Eingeschränkte Glukosetoleranz 180
4.3 Therapie des kindlichen Diabetes 190
4.4 Diättherapie bei Hypercholesterinämie 192
4.5 CK-Erhöhung unter lipidsenkender Therapie 195
4.6 Verursacht Schokolade Migräne? 198
4.7 Asymptomatische Hyperurikämie 199
4.8 Homocystein und Atherogenese 201
4.9 Behandlung des isolierten Testosteronmangels 207
4.10 Vitaminsupplementierung 212

4.1 Gastroenterale diabetische Neuropathie

H. Prange

> Welche Therapiemöglichkeiten bestehen bei ausgeprägter gastroenteraler autonomer diabetischer Neuropathie mit Erbrechen und Durchfällen, wenn optimale Diabetestherapie, Thioctacid-Infusionen und Paspertin erfolglos bleiben?

Diabetische Neuropathie

Patienten mit Diabetes mellitus entwickeln in einem hohen Prozentsatz früher oder später das Krankheitsbild einer Polyneuropathie. Sorgfältige elektrophysiologische Untersuchungen erbrachten, daß bis zu 30% der Fälle mit kindlichem oder juvenilem Diabetes Anzeichen einer peripheren Neuropathie aufweisen. Schon frühzeitig lassen sich bei dieser Altersgruppe Funktionsstörung des autonomen Nervensystems feststellen, beispielsweise Blasenstörungen in bis zu 80% und sexuelle Impotenz immerhin bis zu 30%. Bei späterer Manifestation liegt die Polyneuropathiehäufigkeit, je nach Krankheitsdauer und -typ, Einstellung etc. zwischen 13 und 50% [15].

Pathophysiologie

Von einer diabetischen autonomen Polyneuropathie spricht man, wenn vegetative Nervenfasern in den neuropathischen Prozeß einbezogen sind. Bei älteren Diabetikern mit „klassischer" peripherer Polyneuropathie neigen vor allem großkalibrige, markhaltige Nervenfasern zu segmentalen Entmarkungen. Jüngere Diabetiker, bei denen die autonome Neuropathie im Vordergrund steht, weisen eher Axondegenerationen der dünnbemarkten oder marklosen Fasern auf, die Markscheiden bleiben weitgehend erhalten [2]. Vaskuläre Veränderungen der Vasa nervorum spielen bei dieser Patientengruppe noch keine Rolle, deshalb ist die Axondegeneration in solchen Fällen höchst wahrscheinlich metabolisch bedingt. Bei älteren Patienten mit autonomer Neuropathie ergaben neuropathologische Untersuchungen abdomineller Vagusanteile eine Rarifizierung myelinisierter Fasern. Das charakteristische Merkmal war aber auch hier die axonale Degeneration mit noch vorhandener Regenerationsneigung der marklosen Fasern [4]. Im Rahmen von histologischen und ultrastrukturellen Studien an Darmbiopsiematerial ließen sich axonale Schwellungen (Ballonierung mit „leerem Aussehen" der Axone) im Bereich des Plexus submucosus demonstrieren. Bei 50% der Probanden fand sich darüberhinaus eine Verdickung der Basalmembran der Schwannschen Zellen. In diesen Zellen war als unspezifischer Befund eine Zunahme von Lysosomen, Lipofuszin und Glykogen vorhanden [17]. Von derartigen pathohistologischen Veränderungen sind ganz offensichtlich viszerosensible, sympathische und parasympathische Fasern betroffen.

Symptomatik

Die kardialen Manifestationen der autonomen Neuropathie – zum Beispiel Ruhetachykardie oder reduzierte Variation des RR-Intervalls – deuten in erster Linie auf eine Parasympathikusläsion, also eine vagale Dysregulation, hin. Ähnliches trifft für die Funktionsstörungen des gastrointestinalen Systems zu.

Letztere schließen
- Ösophagopathie (Ösophagusdilatation, fehlende Peristaltik),
- Gastroparese,
- Enteropathie (Darmmotilitätsstörungen) und
- Gallengangsstörung (mit Neigung zu Gallensteinleiden) ein [14].

Die diabetische Gastroparese, röntgenologisch erkennbar an Dilatation, Erschlaffung und verzögerter Entleerung des Magens, äußert sich häufig in Völlegefühl, Übelkeit und (morgendlichem) Erbrechen. In vielen Fällen bleibt sie allerdings asymptomatisch. Die klinische Erscheinungsform der Enteropathie ist die „diabetische Diarrhoe". Kennzeichnend sind vorzugsweise nächtlich auftretende, wäßrige Durchfälle, oft verbunden mit kolikartigen Leibschmerzen. Sie wechseln sich ab mit periodisch auftretenden schweren Obstipationen. Älteren Untersuchungen zufolge leiden drei Viertel der Diabetiker unter Darmmotilitätsstörungen [11], deren morphologisches Korrelat oftmals eine Dilatation des Kolons ist.

Diagnostik

Für die klinische Verifizierung einer Beteiligung des autonomen Nervensystems am polyneuropathischen Prozeß bieten sich Bestimmung des Druckes des internen und externen Analsphinkters, Ermittlung der rektalen Rückhaltekapazität nach intrarektaler Infusion, Messung der RR-Intervalländerungen im EKG nach Lagewechsel, Quantifizierung der Pupillenreaktion auf Licht und ähnliche Tests an. Verschiedene Formeln wurden hierfür angegeben [7, 15]. Zu betonen ist allerdings, daß die autonome Neuropathie bei Diabetikern weniger generalisiert sondern typischerweise lokalisiert auftritt. Hieraus ergeben sich sehr komplexe Beziehungen der verschiedenen organbezogenen Funktionsstörungen zueinander.

Therapie

Die Maßnahmen zur Prävention und Therapie der autonomen diabetischen Neuropathie des Gastrointestinaltraktes bestehen in

- der optimalen Blutzuckereinstellung, deren Effektivität namentlich für den Typ I-Diabetes spätestens durch die DCCT-Studie [5] belegt wurde,
- der höher dosierten Verabfolgung von α-Liponsäure [6, 13] und
- der Gabe eines Prokinetikums.

Die üblichen Prokinetika – insbesondere Metoclopramid und Cisaprid, beides Benzamidderivate – entfalten einen cholinergen, antidopaminergen und 5-HT4-Rezeptor-agonistischen Effekt. Der cholinergen Wirkung dieser Substanzen liegt nach derzeitigem Kenntnisstand eine Aktivierung der 5-HT4-Rezeptoren des Darms mit konsekutiver Acetycholinfreisetzung im Plexus myentericus zugrunde [18, 19]. Trotz ähnlicher Wirkungsprofile von Metoclopramid und Cisaprid sind die Nebenwirkungen unterschiedlich [20]. Dies ist einerseits in der unterschiedlichen Pharmakokinetik der Substanzen, andererseits wohl auch in Wirkungsdifferenzen begründet. Namentlich bei hartnäckiger und chronischer Dyspepsie, aber auch bei Gastroparesis diabeticorum und schwerer Refluxösophagitis ergibt sich nach bisheriger Erfahrung ein Vorteil für Cisaprid. Bei diesem Präparat werden darüberhinaus die typischen extrapyramidalen Nebenwirkungen des Metroclopramids kaum beobachtet [1, 9, 11, 14, 16].

Therapieoptionen im vorliegenden Fall

Um auf die Leseranfrage zurückzukommen, möchten wir empfehlen, daß zunächst versucht werden soll, das schon angewandte Therapieregime zu optimieren:

- Weiterhin gute Blutzuckereinstellung anstreben,
- höherdosierte α-Liponsäure-Verabfolgung (tägl. 400–600 mg i.v. oder p.o.),
- Therapieversuch mit Cisaprid (3 x 5–20 mg/d). Dabei sollte man sich vor Therapiebeginn mit den Nebenwirkungen des Präparates (z.B. QT-Verlängerung) vertraut machen.

Wird der gewünschte Effekt nicht erreicht, der in einer Rückläufigkeit der Symptome und damit in einer Erhöhung der Lebensqualität des Patienten besteht, so können andere Behandlungsversuche erwogen werden.

Beispielsweise erzielte Bretzke [3] durch Clonidin eine Besserung der Diarrhoe und Inkontinenz bei 6 von 9 Patienten mit diabetischer Enteropathie. Der antidiarrhöische Effekt könnte – so der Autor – durch eine direkte Stimulation der alpha-2-Rezeptoren bedingt sein. Die angegebene Dosis lag bei 3 x 75 µg/d, verabreicht über 8 Wochen. Fedorak et al. [8] schlugen höhere Clonidindosierungen vor, nämlich 100–600 µg alle 12 h über begrenzte Zeiträume.

Neundörfer [15] empfahl bei der diabetischen Enteropathie folgendes Vorgehen: Alternierende Behandlung mit Breitbandantibiotika für ca. 5–7 Tage und Kortikosteroiden (z.B. 30 mg Prednisolon tägl. für 5–7 Tage). Die antibakterielle Therapie soll offensichtlich einem „bacterial overgrow" entgegenwirken, der durch den H_2-Atemtest zu diagnostizieren ist [14]. Das antibiotische Makrolid Erythromycin bewirkt indes eine Beschleunigung der Magenentleerung für feste Nahrungsbestandteile über eine Stimulation der antralen phasischen „Motorkontraktion" (Motilinagonist). Die Substanz ist in der Akuttherapie der Gastroparese in einer Dosierung von 3 mg/kg als Kurzinfusion alle 8 Stunden (am 1. Tag), dann 3 × 240 mg oral (2.-7. Tag) einsetzbar [12]. Die Gabe von Phenytoin ist bei diabetischer Diarrhoe ebenfalls zu erwägen.

Nach Auffassung von Lux [14] wird eine mit Diarrhoe einhergehende anale Inkontinenz günstigerweise mit einem lokal wirkenden Opiodagonist (Loperamid) behandelt. Bei anorektaler Inkontinenz biete sich auch ein Versuch mit Biofeedback-Training an.

Die vorgenannten Therapiemaßnahmen stützen sich nicht auf größere kontrollierte Studien. Ihr Einsatz hat demzufolge als Heilversuch zu gelten und muß in diesem Sinne mit dem Patienten besprochen werden. Gleiches trifft auch für die Durchführung einer Gastroenterostomie und Vagotomie bei Patienten mit unstillbarem Erbrechen [4] zu.

Literatur

1. Abell TL, Cutts TF, Cooper T (1993) Effect of cisapride therapy for severe dyspepsia on gastrointestinal symptoms and quality of life. Scand J Gastroenterol, Suppl 195: 60–64
2. Bischoff A (1973) Ultrastructure pathology of peripheral nervous system in metabolic disorders. Academic Press (Suppl 2), New York
3. Bretzke G (1987) Therapie der Diarrhoe bei diabetischer Enteropathie mit Clonidin. Z Gesamte Inn Med 42: 680–682
4. Britland ST, Young RJ, Sharma AK et al. (1990) Vagus nerve morphology in diabetic gastropathy. Diabet Med 7: 780–787
5. The Diabetes Control and Complications Trial Research Group (1993) The effect of intensive treatment of diabetes on the development and progression of long-term complications in insulin-dependent diabetes mellitus. N Engl J Med 329: 977–986
6. Dyck PJ (1994) Personal Communication
7. Erckenbrecht JF, Winter HJ, Cicmir I, Wienbeck M (1988) Faecal incontinence in diabetes mellitus: It is correlated to diabetic autonomic or peripheral neuropathy. Z Gastroenterol 26: 731–736
8. Fedorak RN, Field M, Chang EB (1985) Treatment of diabetic diarrhea with clonidine. Ann Intern Med 102: 197–199
9. Fehr HF (1991) Cisaprid: Erfahrungen in der Praxis bei 1071 Patienten mit Non-Ulcer-Dyspepsie (NUD) oder Refluxsympatomatik. Schweiz Med Wschr 121: 843–846
10. Feldman M, Schiller LR (1983) Disorders of gastrointestinal motility associated with diabetes mellitus. Ann Intern Med 98: 378–384
11. Feldman M, Smith HJ (1987) Effect of cisapride on gastric emptying of indigestible solids in patients with gastroparesis diabeticorum. A comparison with metoclopramide and placebo. Gastroenterology 92: 171–174
12. Janssens J, Peeters TL, Vantrappen G et al (1990) Improvement of gastric emptying in diabetic gastroparesis by erythromycin: preliminary studies. N Engl J Med 322: 1028–1031
13. Jörg J, Metz F, Scharafinski H (1988) Zur medikamentösen Behandlung der diabetischen Polyneuropathie mit alpha-Liponsäure oder Vitamin B-Präparaten. Nervenarzt 59: 36–44
14. Lux G (1989) Gastrointestinale Motilitätsstörungen – Diabetes mellitus. Leber Magen Darm 19: 84–93
15. Neundörfer B (1987) Polyneuritiden und Polyneuropathien. Edition Medizin, VCH Verlag, Weinhein, S 352–362
16. Rösch W (1990) Cisaprid zur Behandlung des Reizmagens – Ergebnisse von zwei multizentrischen Studien. Z Gastroenterol (Suppl 1) 28: 36–38

17. Schmidt H, Riemann JF, Schmid A, Sailer D (1984) Ultrastruktur der diabetischen autonomen Neuropathie des Gastrointestinaltraktes. Klin Wochenschr 62: 399–405
18. Talley NJ (1992) Review article: 5-hydroxytryptamine agonists and antagonists in the modulation of gastrointestinal motility and sensation: clinical implications. Aliment Pharmacol Ther 6: 273–289
19. Taniyama K, Nakayama S, Takeda K et al. (1991) Cisapride stimulates motility of the intestine via the 5-hydroxytryptamine receptors. J Pharmacol Exp Ther 258: 1098–1104
20. WHO Lists: (1994) Suspected drug-adverse reaction associations. Cisapride S 376–378; Metoclopramide S 1157–1159

Prof. Dr. H. Prange
Neurologische Universitätsklinik
Robert-Koch-Straße 40, D-37075 Göttingen

4.2 Eingeschränkte Glukosetoleranz

D. Luft, K. Rett

Wie sind beim oralen Glukosetoleranztest eindeutig pathologische Werte definiert?

Die seit 1985 gültigen WHO-Kriterien sind im Sommer 1997 durch ein Expertenkomitee der Amerikanischen Diabetesgesellschaft (ADA) modifiziert worden [2]. Ein Jahr später hat auch die WHO neue Kriterien zur Diabetesdiagnostik veröffentlicht, die durchaus unterschiedliche Schwerpunkte setzen. Gemeinsamer Grundgedanke beider Verlautbarungen ist, die Diagnose weniger anhand der verordneten Therapie, sondern nach pathophysiologischen Erkenntnissen zu stellen.

Neu ist:

- Die Bezeichnungen **IDDM** (insulinpflichtiger Diabetes: gemeint war meist insulinabhängig) und **NIDDM** (nicht insulinabhängiger Diabetes) werden verlassen zugunsten von:
  Typ 1 Diabetes für den autoimmunen Typ
  Typ 2 Diabetes, der durch Insulinresistenz und -sekretionsstörung bedingt wird.
- Der diagnostische Grenzwert für die Nüchtern-Plasma-Glukose wurde von >140 mg/dl (7.8 mmol/l) auf >126 mg/dl (7.0 mmol/l) herabgesetzt, während der 2-Stunden-Grenzwert von 200 mg/dl im oralen Glukosetoleranztest unverändert bestehen bleibt. Damit wird prospektiven epidemiologischen Daten Rechnung getragen, die den neuen Grenzwerten im Hinblick auf mikrovaskuläre Komplikationen (Retinopathie, Nephropathie, Neuropathie) eine etwa gleiche Vorhersagekraft zusprechen.
- In Analogie zur Kategorie „Impaired Glucose Tolerance (gestörte Glukosetoleranz; IGT)" bei Durchführung eines Glukosetoleranztests wird für den Nüchternblutzucker eine neue Kategorie „Impaired Fasting Glucose (IFG)" eingeführt, was man etwa mit „Nüchtern-Hyperglykämie" übersetzen könnte: Nüchtern-Plasma-Glukose ≥110-126 mg/dl (6,1-7,0 mmol/l).

- Insgesamt wird die Bedeutung des Nüchternblutzuckers aufgewertet.
- Die vorläufige Diagnose muß durch Wiederholung an einem anderen Tag gesichert werden.

Die neuen Kriterien sollten nicht dahingehend fehlinterpretiert werden, daß die Diagnose Diabetes nun ganz auf der Basis von Nüchtern Plasmaglukosewerten gestellt werden soll. Ganz im Gegenteil: Hierzulande ist zusätzlich zur Nüchternmessung der orale Glukosetoleranztest nach wie vor und in Zukunft mehr denn je das diagnostische Werkzeug zur Diagnosestellung eines Typ 2 Diabetes, da zunehmend die postprandiale Hyperglykämie im Hinblick auf makrovaskuläre Komplikationen als schädigend erkannt wird. Mittlerweile hat auch die initiale Ansicht, die Absenkung des diagnostischen Nüchternblutzuckers würde die Zahl der Diabetiker in die Höhe schnellen lassen, einer differenzierteren Betrachtungsweise Platz gemacht. In der WHO-Empfehlung werden richtigerweise sowohl die nüchtern- als auch die postprandiale Hyperglykämie als diagnostische Parameter empfohlen.

Durchführung des oralen Glukosetoleranztests

Zur Zeit wird der orale Glukosetoleranztest in der von der WHO vorgeschlagenen Form [64, 65] durchgeführt: Trinken von 75 g Glukose oder hydrolysierbare Stärke in 250 bis 500 ml Wasser innerhalb von 5 Minuten nach mindestens drei Tage langer kohlenhydratreicher Kost (mehr als 150 g KH/d) morgens nüchtern nach 10-16stündigem Fasten. Die Blutzuckerkonzentration wird vor und 2 Stunden nach Testbeginn mit einer anerkannten naß-chemischen Blutzuckerbestimmung (nicht mit Teststreifen) gemessen. Die Deutsche Diabetes-Gesellschaft hat sich diesem Vorschlag angeschlossen [11]. Weitere Messungen des Blutzuckers nach 30, 60 oder/und 90 min können zur Plausibilitätsprüfung und Interpretation hilfreich sein, gehen aber nicht in die Entscheidung ein.

Bewertung der Ergebnisse:

- Im kapillären Vollblut gilt als eindeutig normal ein Nüchternblutzucker von <120 mg/dl (6,7 mmol/l) und ein 2-Stunden-Blutzucker <140 mg/dl (<7,8 mmol/l).
- Eindeutig pathologisch – einem manifesten Diabetes mellitus entsprechend – sind Nüchternblutzucker >120 mg/dl und/oder 2-Stunden-Blutzucker >200 mg/dl (20,1 mmol/l).
- Liegt der Nüchternblutzucker <120 mg/dl, der 2-Stunden-Wert zwischen 140 mg/dl und <200 mg/dl, spricht man von einer eingeschränkten Glukosetoleranz (Impaired glucose tolerance, IGT).

Die IGT ist per se nicht als pathologisch anzusehen. Der Ausdruck IGT wird seit 1980 sowohl von der National Diabetes Data Group [46] als auch von der WHO anstelle der alten Bezeichnungen Grenzwertdiabetes, asymptomatischer Diabetes oder chemischer Diabetes verwendet. Zu dieser Änderung der Nomenklatur führten zwei Überlegungen: Erstens sollte Diabetes durch seine spezifischen Komplikationen (z.B. Retinopathie und Nephropathie) gekennzeichnet sein. Diese fehlen bei so definierter eingeschränkter Glukosetoleranz fast vollständig. Zweitens sollten psychosoziale Konsequenzen aus der ungerechtfertigten Diagnose Diabetes vermieden werden.

Indikationen für oralen Glukosetoleranztest

Die Durchführung eines OGTT wird von der Deutschen Diabetes-Gesellschaft bei eindeutiger, auf einen Diabetes hinweisender klinischer Symptomatik, aber nicht beweisenden Blutzuckerkonzentrationen im Tagesverlauf empfohlen. Die zweite unumstrittene Indikation ist die Suche nach einem Gestationsdiabetes, dann allerdings in anderer Dosierung und mit anderen Grenzwerten. Über die Breite der Indikation zur oralen Glukosebelastung besteht keine Einigkeit: während die einen [3, 52] eher selten eine Indikation sehen, vertreten andere eine großzügigere Indikationsstellung [1, 4, 41, 55]. Diese Unterschiede reflektieren möglicherweise eine unterschiedliche Einschätzung der Interventionsmöglichkeiten beim Nachweis einer eingeschränkten Glukosetoleranz.

Die Prävalenz einer eingeschränkten Glukosetoleranz ist etwa so groß wie die Prävalenz des diagnostizierten und des noch nicht diagnostizierten Typ 2 Diabetes (z.B. in der Altersklasse 65–74 Jahre IGT 9,2%, bekannter DM 9,3%, nicht bekannter DM 8,4% [20].

Abgrenzung IGT vom Typ 2 Diabetes

„Eingeschränkte Glukose-Toleranz" und „noch nicht diagnostizierter Typ 2 Diabetes" sind nicht gleichbedeutend. Die meisten neuentdeckten Typ-2-Diabetiker haben eine im Einzelfall unbekannte Vorerkrankungsdauer mit eindeutig erhöhten Blutzuckerkonzentrationen, die auf 10 bis 13 Jahre geschätzt wird. Die Retinopathie beginnt etwa 6 Jahre vor der Diagnose des Typ 2 Diabetes [27, 42], die diabetische Stoffwechselstörung wenigstens 5 Jahre vor der Retinopathie [21]. Zum Zeitpunkt der Diagnose findet man deshalb bei einer großen Zahl von Patienten sogenannte Spätkomplikationen, z.B. Retinopathie bei 21%, Nephropathie 8–19%, Neuropathie 7–8% [32], Mikroalbuminurie bei 20% und Makroproteinurie bei 5% [26].

Im Gegensatz dazu haben Probanden mit einer eingeschränkten Glukosetoleranz keinen Diabetes mellitus. Das Risiko, an einem nicht insulin-abhängigen Diabetes mellitus zu erkranken, ist allerdings deutlich erhöht. Innerhalb von 10 Jahren entwickeln 10–50% der untersuchten Probanden einen Typ 2 Diabetes (Inzidenz: 1–5%/Jahr). Ein etwa gleich großer Teil normalisiert sich, hat aber wahrscheinlich auch ein – wenn auch nicht im gleichen Ausmaß – gesteigertes Risiko, später an einem DM zu erkranken [45]. Für die Gesamtgruppe nimmt das Risiko für makroangiopathische Komplikationen, die Häufigkeit der koronaren Herzkrankheit, die Mortalität bei koronarer Herzkrankheit [18, 60] und andere arterielle

Erkrankungen, für EKG-Veränderungen, für die Mortalität insgesamt und für plötzliche Todesfälle zu [10]. Mikroangiopathische renale und retinale Komplikationen kommen in dieser Gruppe praktisch nicht vor [39].

IGT ist also ein prognostisch sehr wichtiger Indikator für das spätere Auftreten eines Diabetes, einer Makroangiopathie und für einen Teil der Betroffenen ein Zwischenstadium vom normalen zum diabetischen Stoffwechsel [2, 19, 66].

Das Risiko für die Entwicklung einer eingeschränkten Glukosetoleranz und eines manifesten Diabetes mellitus steigt bei:

- höherem Alter [40],
- männlichem Geschlecht,
- Übergewicht [30, 48],
- ausgeprägtem Bewegungsmangel,
- zentraler Fettverteilung,
- Fettstoffwechselstörung,
- Alkoholkonsum,
- positiver Familienanamnese für Typ 2 Diabetes,
- höherem Ausgangs- [29] oder 2-Stunden-Blutzucker während eines OGTT [6, 57],
- erhöhtem HbAlc [34],
- Mikroalbuminurie [44],
- arterieller Hypertonie [16],
- Gestations-Diabetes in der Vorgeschichte [49, 51],
- vielleicht auch primärem Glaukom [8].

Für einen Teil der Probanden mit eingeschränkter Glukosetoleranz stellt dieser Zustand deshalb einen Teil des Insulinresistenzsyndroms dar [2]. Ob bei Vorliegen einer solchen Risikokonstellation zusätzlich eine orale Glukosebelastung durchgeführt werden sollte, ist strittig (s.o.). Der Nachweis einer eingeschränkten Glukosetoleranz würde den ohnehin empfehlenswerten Änderungen des Lebensstils allenfalls noch etwas Nachdruck verleihen, sie aber zum jetzigen Zeitpunkt weder qualitativ noch quantitativ beeinflussen. Die geschilderten epidemiologischen Zusammenhänge beweisen natürlich nicht, daß die Modifikation einzelner Faktoren die Inzidenz des Diabetes oder der Makroangiopathie beeinflußt. Sie geben nur Hinweise, welche Faktoren man prospektiv in Interventionsstudien sinnvollerweise modifizieren sollte.

Welche Konsequenzen sollten bei der Diagnose subklinischer Diabetes mellitus bzw. gestörte Glukosetoleranz außer Gewichtsreduktion getroffen werden? Sollte schon eine Diätschulung erfolgen?

Bislang ist nicht gesichert, daß die Träger dieses pathologischen Laborbefundes oder zumindest genauer definierte Risikopersonen, z.B. Patienten mit „metabolischem Syndrom", von der früheren Diagnose und Intervention hinsichtlich späterer makroangiopathischer Komplikationen oder der Lebenserwartung profitieren.

Empfohlene Maßnahmen bei gestörter Glukosetoleranz

Gewichtsreduktion

1. Körpergewichtsreduktion verlängert die Lebenserwartung bei neu manifestierten Typ 2 Diabetikern [33]. Bei extrem übergewichtigen Patienten (mehr als 45 kg Übergewicht) mit eingeschränkter Glukosetoleranz vermindert eine chirurgische Behandlung des Übergewichts den Übergang in einen Diabetes [35]. Jede Gewichtszunahme ist mit einer erheblichen Risikosteigerung für die Entwicklung einer eingeschränkten Glukosetoleranz [7] oder eines Typ 2 Diabetes verbunden [9], so daß das Gewicht im Erwachsenenalter zumindest konstant gehalten werden sollte.

Aktivitätssteigerung

2. Steigerung der körperlichen Aktivität. Epidemiologische Studien zeigen einen Zusammenhang zwischen körperlicher Aktivität und der Inzidenz eines Diabetes mellitus [5, 22, 23,

36, 37, 59, 61]. Das Risiko für das Auftreten sowohl einer eingeschränkten Glukosetoleranz wie auch eines manifesten Diabetes mellitus nimmt mit abnehmender physischer Aktivität zu [58]. Die einjährige Teilnahme an einer Koronarsportgruppe (3 x 45 Minuten/Woche mit langsam steigender Belastung) verbesserte die Glukosetoleranz [24]. Über einen längeren Zeitraum (5 Jahre) führen Änderungen des Lebensstils und der körperlichen Aktivität bei Personen mit IGT zu einer Verbesserung der Glukosetoleranz [14]. Diese Studien deuten darauf hin, daß Steigerung der körperlichen Aktivität eine Möglichkeit ist, das Auftreten eines Diabetes zu verhindern. Kontraindikationen, Begleitmedikationen, das häufig fortgeschrittene Alter, eingeschränkte Beweglichkeit, berufliche Tätigkeit, persönliche Abneigungen, begleitende Risikofaktoren oder eine koronare Herzkrankheit schränken die Auswahl der körperlichen Aktivitäten ein [31]. Mindestens 20 Minuten körperliche Belastung an 3 Tagen der Woche mit mehr als halbmaximaler Sauerstoffaufnahme, z.B. Laufen, Treppensteigen, Fahrradfahren, wird als sinnvoll angesehen.

Ernährungsumstellung

3. Umstellen der Ernährung auf höheren Kohlenhydrat- und Faseranteil, weniger Fett und niedrigere kalorische Dichte. Eine schwedische Pilotstudie zeigte, daß Änderungen des Lebensstils mit diätetischer Behandlung und/oder Steigerung der physischen Aktivität bei Probanden mit IGT das Gewicht geringgradig senkten, häufiger die gestörte Glukosetoleranz nach 5 Jahren normalisierte (bei 52% der Interventionsgruppe verglichen mit 39% in der Kontrollgruppe) und die Inzidenz eines Diabetes verminderte (10,6% verglichen mit 21,4%) [14]. Auch zwischen Fettaufnahme, besonders von gesättigten Fettsäuren, und späterem Auftreten eines Typ 2 Diabetes besteht ein Zusammenhang [16, 38].

Blutzuckerkontrolle

4. Senkung der mittleren Blutzuckerspiegel und Verbesserung der Insulinwirkung. Selbst für manifeste Typ 2 Diabetiker existieren bis auf eine kleine japanische [47] keine weiteren klinischen Stu-

dien, die zeigen, daß eine exakte Blutzuckerkontrolle chronische Komplikationen verhütet, ihr Auftreten verzögert oder das Fortschreiten beeinflußt. Epidemiologische Studien von Typ 2 Diabetikern lassen einen Einfluß von oralen Antidiabetika auf die Prognose nicht erkennen [50]. Die einzige bislang vorliegende interventionelle, mit einer großen Anzahl von Patienten durchgeführte, allerdings sehr kontrovers diskutierte UGDP-Studie hatte keinen Hinweis auf einen günstigen Effekt einer Pharmakotherapie ergeben [63].

Indirekte Hinweise auf einen günstigen Einfluß der Blutzuckersenkung werden aus den Ergebnissen der DCCT-Studie [12] abgeleitet, die zeigte, daß eine intensivierte Insulinbehandlung bei Typ 1 Diabetikern die Inzidenz mikroangiopathischer Komplikationen reduzierte. Die Verringerung der Inzidenz makroangiopathischer Komplikationen deutete sich als Trend an ($p = 0.08$) [13]. Eine Antwort auf diese Frage erhofft man sich von der UK Prospective Diabetes Study, deren Auswertung für 1998 erwartet wird [62]. Bei Personen mit eingeschränkter Glukosetoleranz zeigte eine ältere Studie einen günstigen Einfluß von Tolbutamid [56], der in der Bedford-Studie [30] nicht bestätigt wurde. Auch langjährige Phenformin-Behandlung hatte bei Personen mit einer eingeschränkten Glukosetoleranz keinen Einfluß auf die Entwicklungsrate zum manifesten Diabetes oder auf die Mortalität [28]. Während einer 5-jährigen Clofibrat-Therapie von Patienten mit Hyperlipoproteinämie und eingeschränkter Glukosetoleranz wurde häufig eine Normalisierung der Glukosetoleranz beobachtet, die auf die medikamentöse Behandlung bezogen wurde. Allerdings war während des Beobachtungszeitraums auch ein Gewichtsverlust von 5 kg eingetreten [54].

Große prospektive Studien mit Acarbose, Metformin oder Troglitazon sind noch nicht abgeschlossen. Da, wenn überhaupt, bei Probanden mit einer eingeschränkten Glukosetoleranz nur geringfügige Blutzuckersteigerungen, verglichen mit manifesten Diabetikern, auftreten, ist der Wert einer weiteren Senkung des Blutzuckers, z.B. durch pharmakologische

Intervention quantitativ wahrscheinlich sehr gering. Ob eine Verbesserung der Insulinsensitivität eine therapeutische Option darstellt, ist noch offen.

Vermeidung diabetogener Stoffe

5. Meiden diabetogener Medikamente. Am häufigsten werden Diuretika und Antihypertensiva bei der Behandlung von Personen mit eingeschränkter Glukosetoleranz verwendet. Andere Medikamenten- gruppen, z.B. Hormone, Psychopharmaka, Chemotherapeutika und Zytostatika spielen seltener eine Rolle. Die National Diabetes Data Group hat in den Kohlenhydratstoffwechsel möglicherweise eingreifende Medikamente zusammengestellt [46].

Nikotinkarenz

6. Raucherentwöhnung. Nikotinkonsum ist ein für die Makroangiopathie wesentlich wirksamerer Risikofaktor als die möglicherweise als Folge der Abstinenz auftretende Gewichtszunahme [25]. Raucherentwöhnungsprogramme sind allerdings bislang nicht sehr erfolgreich gewesen [43].

Fazit

Wie häufig stehen zur Zeit nur Daten meist aus kurzfristigen Studien für Surrogatendpunkte, z.B. Beeinflussung von Blutzuckerspiegeln oder Blutzuckerverläufen im OGTT zur Verfügung. Der Einfluß auf die entscheidenden Endpunkte (Häufigkeit und Schwere von makroangiopathischen Komplikationen, Lebenserwartung, Lebensqualität) ist noch unbekannt. Für einzelne Risikofaktoren wurden von Fachgesellschaften Standards für die medikamentöse und nichtmedikamentöse Intervention erarbeitet [17, 53]. Für die eingeschränkte Glukosetoleranz liegen solche Richtlinien nicht vor.

Es ist plausibel, daß Probanden in jüngerem Alter bei einer Häufung von Risikofaktoren und vorhandener Kooperationsbereitschaft Beratung, Unterricht und angepaßte Behandlung anderer Risikofaktoren erhalten sollten. Eine formale Diabetikerschulung ist für Personen mit eingeschränkter Glukosetoleranz nicht angezeigt, es geht vielmehr um die Beeinflussung des ganzen Spektrums kardiovaskulärer Risikofaktoren, von denen die eingeschränkte Glukosetoleranz nur einen Teil darstellt.

Literatur

1. (1999) Report of the expert committee on the diagnosis and classification of diabetes mellitus. Diabetes Care 22: Suppl 1
2. Alberti KGMM, Zimmet PZ for the WHO consultation (1998) Definition, diagnosis and classification of diabetes mellitus and its complications. Diabet Med 15: 539-553

Weitere Literatur bei den Verfassern

Prof. Dr. D. Luft, Priv.-Doz. Dr. K. Rett
Abteilung Innere Medizin IV,
Medizinische Klinik und Poliklinik der Universität
Otfried-Müller-Straße 10, D-72076 Tübingen

4.3 Therapie des kindlichen Diabetes

O. Seewi

Bei einem 4-jährigen Jungen wurden der HbA_{1c} mit 6,1 mg%, IAA mit 48 U/ml und ICA 320 IDF-E bestimmt. Der Vater ist Typ I Diabetiker. Vorgesehen sind noch i.v. Glukosebelastung und Blutzucker-Tagesprofil.

Welche Behandlung wird bei einer prädiabetischen Stoffwechsellage bei Kindern empfohlen, Nikotinamid oder Insulin?

Die prädiabetische Stoffwechsellage ist für den kindlichen Diabetes nicht definiert

Es gibt immunologische Marker für die Vorhersage eines Typ-1-Diabetes. Ihre Nutzung befindet sich jedoch noch im experimentellen Stadium [3].

Der Nutzen von Nikotinamid für die Prävention von Typ-I-Diabetes wurde in 2 kontrollierten Studien bei Probanden mit immunologischen Markern für die Entwicklung des Typ-I-Diabetes geprüft (DENIS und ENDIT). Die Deutsche Nikotinamidstudie DENIS wurde in diesem Jahr abgebrochen wegen erwiesener Unwirksamkeit bei Kindern unter 14 Jahren [2]. Die Europäische Studie bei Probanden unter 40 Jahren läuft z.Zt. noch [1].

Prophylaktische Insulinbehandlung mit 0,1-0,41 E/kg KG/d s.c. wurde in einer kontrollierten vorläufigen Studie in Deutschland [4] erprobt, eindeutige Ergebnisse liegen noch nicht vor. Eine größere Studie zur Klärung dieser Frage wird z.Z. in den USA durchgeführt.

Der HbA_{1c} von 6,1% (nicht mg%!) des Gesamt-Hb spricht mit großer Wahrscheinlichkeit dafür, daß bereits ein manifester Diabetes besteht. Die Bewertung des HbA_{1c}-Befundes ist abhängig von der Bestimmungsmethode; z.B. liegt der Normbereich des HbA_{1c}-Wertes mit dem DCA 2000-Analyzer (Bayer Diagnostics) zwischen 4,1% und 5,3%. Vor diesem Hintergrund würde sich die i.v. Glukosebelastung erübrigen.

Literatur

1. Gale EAM (1996) Nikotinamide: potential for the prevention of type 1 diabetes? Horm Metab Res 28 1: 361-364
2. Persönliche Mitteilung PD Dr. Anette G. Ziegler, Institut für Diabetesforschung und Städt. Krankenhaus München-Schwabing
3. Seidel D, Ziegler AG (1996) Prediction of type 1 diabetes. Horm Res 45 (Suppl 1): 36-39
4. Ziegler AG, Bachmann W, Rabl W (1993) Prophylactic insulin treatment in relatives at high risk for type 1 diabetes. Diabetes/Metabolism Reviews 9: 286-293

Dr. Ora Seewi
Klinik und Poliklinik für Kinderheilkunde
der Universität Köln
Joseph-Stelzmann-Str. 9, D-50924 Köln

4.4 Diättherapie bei Hypercholesterinämie

C. Keller

Der Wert der Behandlung der Hypercholesterinämie bei Patienten mit koronarer Herzkrankheit und Myokardinfarkt ist unbestritten. Ist es vertretbar, vor einer medikamentösen Behandlung einen Therapieversuch mit Diät und Gewichtsreduktion durchzuführen?

Wie lange ist ein solcher Versuch gerechtfertigt? Sollte man Patienten mit schlechter Compliance sofort medikamentös behandeln?

Im Therapiekonzept von Stoffwechselkrankheiten muß einer gezielten Diät auch heute noch ein sehr hoher Stellenwert eingeräumt werden.

Aus epidemiologischen Untersuchungen an großen Bevölkerungsgruppen in unterschiedlichen Regionen der Welt (z.B. Nordkarelien, Finnland im Unterschied zu Südjapan) ist die positive Korrelation zwischen der Aufnahme von gesättigten Fettsäuren und Cholesterin mit der Nahrung und der Konzentration des Plasmacholesterins nicht zu übersehen, während in Ländern, in denen die Zufuhr von Pflanzenfetten mit ihrem hohen Anteil an ungestättigten Fettsäuren mit einer deutlich niedrigeren Konzentration des Plasmacholesterins vergesellschaftet ist. Auch die Höhe der Zufuhr von Ballaststoffen mit der Nahrung ist umgekehrt proportional zur Höhe des Plasmacholesterinspiegels.

Die Konzentration von LDL-Cholesterin im Plasma resultiert aus der Höhe der Syntheserate von LDL in der Leber einerseits und aus dem Katabolismus von LDL-Cholesterin durch den LDL-Rezeptor andererseits. Eine hohe Zufuhr von Fett und Cholesterin mit der Nahrung führt zu einer Steigerung der LDL-Produktion in der Leber und gleichzeitig zu einer Reduktion der LDL-Rezeptor-Aktivität und damit zu einer Steigerung des Plasma-LDL-Cholesterinspiegels. Der

Wechsel in der Ernährung von tierischem Fett mit langkettigen gesättigten Fettsäuren zu Pflanzenfetten mit mehrfach ungesättigten Fettsäuren führt zu einer meßbaren Verringerung des LDL-Cholesterins im Serum um etwa 10%.

Empfehlungen für Diättherapie

Aus diesen Kenntnissen heraus sollte die Diättherapie der Hypercholesterinämie sich an folgenden Richtlinien orientieren, nämlich die Energiezufuhr und damit auch die Fett- und Cholesterinzufuhr so zu beschränken, daß sich das erhöhte Körpergewicht normalisiert. In Bezug auf die Gesamtenergiezufuhr sollte die Eiweißzufuhr 10%, die Kohlenhydratzufuhr 60% und die Fettzufuhr 30% betragen, was einer Gesamtfettzufuhr von <100 g/Tag entspricht. Die Bevorzugung pflanzlicher Kost gegenüber einer Kost reich an tierischen Lebensmitteln bedingt gleichzeitig eine vermehrte Zufuhr von Ballaststoffen und eine ausreichende Versorgung mit antioxidativ wirksamen Vitaminen, Vitamin E und C sowie mit Flavinoiden.

Ernährungsprotokoll

Vor Beginn einer Arzneimitteltherapie zur Senkung des erhöhten LDL-Cholesterins ist immer ein Diätversuch angezeigt, den man durchaus für drei bis sechs Monate durchführen kann. Zur Kontrolle der richtigen Ernährungsweise hat es sich bewährt, den Patienten gelegentlich ein Ernährungsprotokoll erstellen zu lassen, daß neben einigen Wochentagen auch ein Wochenende umfassen sollte, damit man einen guten Überblick über die Ernährungsgewohnheiten gewinnen kann. Das Ernährungsprotokoll ermöglicht dem Patienten zum einen, sich selber Rechenschaft abzulegen und zum andern hat es einen erzieherischen Wert, weil der Patient lernt, Inhalte von Lebensmitteln zu beachten. Den Erfolg seiner diätetischen Bemühungen kann der Ptient an einer Verringerung des Körpergewichts ablesen.

Eine schlechte Diätcompliance kann niemals Anlaß für eine Arzneimitteltherapie sein. Das gilt für die Hyperlipidämien genauso wie für andere Stoffwechselkrankheiten wie z.B. den Diabetes mellitus.

Literatur

1. Keys A (1970) Coronary heart disease in seven countries. Circulation XLI, XLII [Suppl I] I:186 8: 198
2. Kromhout D (1996) Diet-heart issue in a pharmacological era. Lancet 348: 520-522
3. Mensink RP, Katan MB (1992) Effect of dietary fatty acids on serum lipids and lipoproteins. A meta-analysis of 27 trials. Arterios Thromb 12: 911-919
4. Stephens NG, Parsons A, Schonfield PM et al. (1996) Randomised controlied trial of vitamin E in patients with coronary heart disease: Cambridge Heart Antioxidant Study (CHAOS). Lancet 347: 781-786
5. Wolfram G (1995) Ernährungstherapie. In: Schwandt P, Richter OW (eds) Handbuch der Fettstoffwechselstörungen. Schattauer, Stuttgart New York S 541-587

Prof. Dr. Ch. Keller
Klinikum Innenstadt, Medizinische Poliklinik der Ludwig-Maximilians-Universität
Pettenkoferstr. 8a, D-80336 München

4.5 CK-Erhöhung unter lipidsenkender Therapie

G. Assmann

Ist es vertretbar, nach CK-Erhöhung unter medikamentöser lipidsenkender Therapie mit Statinen einen erneuten Therapieversuch zu starten?

Welches Medikament sollte gewählt werden?

Klassifikation der Myopathien

Medikamenteninduzierte Myopathien können klinisch klassifiziert werden nach der Anwesenheit oder dem Fehlen von Muskelschmerzen mit oder ohne assoziierte Neuropathie. Häufige Symptome sind proximal betonte Muskelbeschwerden, erhöhte CK-Werte, elektromyographische und histologische Veränderungen. Kriterien zur Einschätzung einer medikamenteninduzierten Myopathie sind der Zeitpunkt des Auftretens von Symptomen, assoziierte Bedingungen, Abwesenheit anderer möglicher Ursachen und Remission der Symptomatik nach Absetzen des Medikamentes.

Unter der Behandlung mit CSE-Hemmern findet sich häufiger eine mäßige CK-Erhöhung bis zum 3-fachen des oberen Normalwertes ohne klinische Symptomatik.

Nach körperlicher Belastung ist bei einigen Patienten ein durchaus deutlicher CK-Anstieg ohne Muskelbeschwerden zu beobachten. Davon zu unterscheiden ist die Myopathie, die charakterisiert ist durch Muskelschmerzen bzw. Muskelschwäche und/oder einem deutlichen CK-Anstieg über das 10-fache des oberen Normalwertes. Bei Vorliegen dieser Konstellation muß der CSE-Hemmer abgesetzt werden. Die Myopathie ist eine relativ seltene und schwerwiegende Nebenwirkung der CSE-Hemmer, es kann sich im Verlauf eine Rhabdomyolyse mit akutem Nierenversagen einstellen. Der genaue zelluläre Mechanisms der CSE-Hemmer-induzierten Myopathie ist nicht bekannt. Die Nebenwirkung Myopathie ist ein Klasseneffekt der Statine, so daß die Umstellung auf ein anderes Statin nicht praktikabel erscheint. Die Häufigkeit einer Myopathie unter CSE-Hemmern wird mit <0,2% angegeben, das Risiko nimmt bei Kombination mit Medikamenten wie Gemfibrozil, Niacin, Ciclosporin oder Erythromycin zu. Eine Rhabdomyolyse wurde unter einer Kombination von Simvastatin mit dem Antibiotikum Fusidinsäure und unter der Kombination von Lovastatin, Damazol und Doxycyclin beobachtet. Tierversuche und klinische Daten weisen auch auf eine Dosisabhängigkeit der Myopathieentwicklung hin. Ein Myopathie-Syndrom trat bei Menschen mit einer Häufigkeit von 0,1% unter 40 mg/die Lovastatin und von 0,2% unter 80 mg/die Lovastatin auf.

Empfehlungen

Differentialdiagnostisch muß neben einer CK-Erhöhung durch vermehrte körperliche Aktivität (z.B. Ergometer-Training) eine medikamenteninduzierte CK-Erhöhung in Betracht gezogen werden. In der Vergangenheit sind in Einzelfällen außer CSE-Hemmer unter anderem auch β-Blocker (Metoprolol), Antibiotika und Acetylsalicylsäure mit einer Myopathie in Verbindung gebracht worden. Die möglichen Arzneimittel-Interferenzen sind in einem solchen Fall nicht sicher abschätzbar.

- Nach Risiko-Nutzen-Analyse sollte ein Patient mit deutlich erhöhtem LDL-Cholesterin bei bereits manifester KHK neben Diät und Körpergewichtsreduktion erneut eine lipidsenkende Medikation beginnen.

- Therapieziel in der Sekundärprävention ist eine LDL-Cholesterin-Senkung <100 mg/dl mit einem Toleranzbereich von ca. 30% darüber.
- Da die Diagnose Myopathie oder ein eindeutiger Zusammenhang mit der Statintherapie nicht sicher zu erstellen ist und Muskelbeschwerden fehlen, ist ein erneuter Therapieversuch mit Zocor 10 mg/die unter engmaschiger Observation des Patienten und CK-Kontrolle zu vertreten.
- Mögliche interferierende Medikamente sollten abgesetzt bzw. umgestellt werden (Doxycyclin, Metoprolol).
- Alternativ kann eine Therapie mit hochdosierten Gallensäure-Austauscherharzen ggf. in Kombination mit Fibraten initiiert werden. Allerdings wurden auch unter Fibraten Myopathien beobachtet.

Prof. Dr. G. Assmann
Institut für Klinische Chemie und Laboratoriumsmedizin
der Westfälischen Wilhelms-Universität
Albert-Schweitzer-Straße 33, D-48149 Münster

4.6 Verursacht Schokolade Migräne?

W. Paulus

Welcher Inhaltsstoff von Schokolade wird für migräneartige Kopfschmerzen verantwortlich gemacht?

Diese Frage ist bis heute nicht endgültig geklärt. Es ist noch nicht einmal unumstritten, ob Schokolade wirklich Migräneattacken auslösen kann. Eine Hypothese besagt, daß der Heißhunger auf Schokolade als Prodromalstadium einer Migräne anzusehen ist und die nachfolgende Migräne dann nicht durch Schokolade ausgelöst wurde, sondern ohnehin eingetreten wäre. Andererseits sehen auch wir immer wieder Patienten, die durch Vermeiden von Schokolade erfolgreich ihre Migräneattackenzahl reduzieren, in seltenen Fällen die Migränebelastung sogar eliminieren können. Insgesamt sprechen jedoch allenfalls 10–20% der Migränepatienten überhaupt auf eine diätetische Behandlung an.

Diskutiert werden Tyramin und Phenylethylamin als Ursache der Attackenauslösung. Biochemische Analysen verschiedener Schokoladensorten haben jedoch eine sehr unterschiedliche Zusammensetzung verschiedener chemischer Inhaltsstoffe ergeben, so daß es „Schokolade an sich" nicht gibt.

Für den klinischen Alltag bedeutet dies, daß ein Auslaßverlust zumindest bei den Patienten, die über einen möglichen Zusammenhang berichten, gerechtfertigt ist. Die Phase sollte sich jedoch dann über mehrere Monate erstrecken.

Prof. Dr. W. Paulus
Abteilung für Klinische Neurophysiologie der
Georg-August-Universität
Robert-Koch-Straße 40, D-37075 Göttingen

4.7 Asymptomatische Hyperurikämie

J. Floege

Ist eine medikamentöse Behandlung der asymptomatischen Hyperurikämie heute noch indiziert und wenn ja, ab welchem Wert?

Vor nicht allzu langer Zeit wurde ja die Behandlung mit Allopurinol ab einem Wert von etwa 7 mg/dl allgemein empfohlen.

Obwohl eine Hyperurikämie keine grundsätzliche Vorbedingung für die Entstehung von Gichtanfällen darstellt, besteht statistisch ein hochsignifikanter Zusammenhang zwischen dem Serum-Harnsäurespiegel und der Erstmanifestation einer Gichtarthritis. In mehreren großen Studien hat sich gezeigt, daß unterhalb eines Serum-Harnsäurespiegels von 9 mg/dl das Risiko, in den nächsten 5 Jahren eine Gichtarthritis zu entwickeln, unter 5% liegt [1, 5]. Im Bereich 9–10 mg/dl steigt die kumulative 5-Jahres Inzidenz auf 20% und erst bei Werten über 10 mg/dl auf 30% und höher [1]. Dies impliziert, daß selbst bei einem Grenzwert von 9 mg/dl als Therapieindikation immer noch die überwiegende Zahl der Patienten mit asymptomatischer Hyperurikämie ohne Notwendigkeit behandelt würde. Als wesentlicher zweiter Prädiktor einer Gichtarthritis wurde die Einnahme von Thiazid-Diuretika identifiziert, die über eine Hemmung der tubulären Harnsäure-Sekretion zur Erhöhung der Serum-Harnsäure beiträgt [1]. Auch das Risiko, eine Urat-Nephrolithiasis zu entwickeln, liegt bei hyperurikämischen Patienten ohne Gichtarthritis mit ca. 0,2% pro Jahr sehr niedrig [4]. Andere negative Folgen einer langdauernden asymptomatischen Hyperurikämie, z.B. eine Verschlechterung der Nierenfunktion oder die Entwicklung kardiovaskulärer Komplikationen, konnten bisher nicht eindeutig nachgewiesen werden [2, 6].

Angesichts dieser Daten, der potentiellen Risiken einer Allopurinol-Therapie und in Anlehnung an Kriterien von Emmerson [3] empfehlen wir, die Therapie der asymptomatischen Hyperurikämie auf folgende Patienten-Gruppen zu beschränken [6]:

- Patienten mit 2–3 gesicherten Gicht-Attacken (d.h. nach Ausschluß von Calcium-Pyrophosphat-induzierter Pseudo-Gicht) oder mit Tophi.
- Patienten mit einer Serum-Harnsäure Konzentration über 10 mg/dl (600 µmol/l).

Vor Therapiebeginn muß in beiden Gruppen das Vorliegen eines beeinflußbaren zweiten pathogenetischen Faktors (diätetische Fehler, Alkohol, hohe Diuretika-Dosen, Dehydratation) ausgeschlossen und – soweit möglich – beseitigt werden.

Literatur

1. Campion EW, Glynn RJ, DeLabry LO (1987) Asymptomatic hyperuricemia. Am J Med 82: 421–426
2. Culleton BF, Larson MG, Kannel WB, Levy D (1999) Serum uric acid and risk of cardiovascular disease and death: the Framingham Heart Study. Ann Intern Med 131: 7-13
3. Emmerson BT (1996) The management of gout. N Engl J Med 334: 445–451
4. Fessel WJ (1979) Renal Outcomes of gout and hyperuricemia. Am J Med 67: 74–82
5. The Coronary Drug Project Research Group (1976) Serum uric acid: its association with other risk factors and with mortality in coronary heart disease. J Chron Dis 29: 557–569
6. Wrenger E, Bahlmann J, Floege J (1996) Harnsäure und interstitielle Nierenerkrankungen. Internist 37: 1137–1142

Prof. Dr. J. Floege
Medizinische Klinik II der RWTH Aachen
Pauwelsstr. 30, D-52057 Aachen

4.8 Homocystein und Atherogenese

A. von Eckardstein, G. Assmann

Welchen Stellenwert hat Homocystein im Rahmen der Atherogenese?

Homocystein ist eine schwefelhaltige Aminosäure, die im Stoffwechsel des Methionins geformt wird. Homozygotie für Defekte im Homocystein-Stoffwechsel, nämlich in den Enzymen Cystathion-β-Synthase (CBS) oder Methylentetrahydrofolat-Reduktase (MTHFR), bedingen das Krankheitsbild der Homocystinurie. Diese führt zu extrem hohen Konzentrationen von Homocystein im Serum und Urin. Betroffene Patienten erkranken in jungen Jahren an Atherosklerose und Thrombosen [5].

Ausgehend von diesen Beobachtungen wurde analog den Erfahrungen mit der familiären Hypercholesterinämie vermutet, daß auch mäßiggradige Erhöhungen der Homocysteinkonzentration das Risiko für arteriosklerotische Gefäßerkrankungen steigern könnten. Tatsächlich wurde in mehr als 20 Fall-Kontrollstudien und zwei prospektiven Studien eine Assoziation zwischen dem Homocystein-Plasmaspiegel und dem Risiko für einen Herzinfarkt nachgewiesen. Erste Studien weisen darauf hin, daß die Hyperhomocysteinämie auch einen Risikofaktor für die Entwicklung zerebraler und peripherer arteriosklerotischer Gefäßerkrankungen darstellt [1, 4, 5].

Boushey et al. veröffentlichten eine Metaanalyse der bislang publizierten Studien und fanden, daß eine Erhöhung der Homocysteinkonzentration um 5 mmol/l das Herzinfarktrisiko bei Männern um 60% und bei Frauen um 80% steigert. Dieser Anstieg des kardiovaskulären Risikos entspricht dem, welcher durch einen Anstieg des Gesamtcholesterins um 20 mg/dl (0,5 mmol/l) ausgeübt wird [1].

Homocysteinämie – ein unabhängiger Risikofaktor?

Derzeit ist allerdings umstritten, ob die Homocysteinämie auch ein unabhängiger Risikofaktor für Gefäßerkrankungen darstellt. Homocystein-Konzentrationen sind nämlich bei Rauchern, in der Menopause und bei Patienten mit eingeschränkter Nierenfunktion erhöht. Entsprechend waren die Ergebnisse bisheriger Untersuchungen zur Unabhängigkeit des Homocysteins als Risikofaktor widersprüchlich. Sicher ist die Homocysteinämie unabhängig von den Lipidrisikofaktoren. Fraglich ist die Unabhängigkeit von den Risikofaktoren Rauchen und arterielle Hypertonie [1, 4, 5]. Wir selbst fanden eine enge Korrelation zwischen der Konzentration des Homocysteins und der Konzentration des Fibrinogens, weswegen Homocystein in unserer Studie kein unabhängiger Risikofaktor war [8].

Ursachen der Hyperhomocysteinämie

Die Ursachen der Hyperhomocysteinämie sind vielfältig. Tabelle 1 faßt die derzeit bekannten Faktoren zusammen. Große Hoffnung wurde zunächst darauf gesetzt, daß genetische Defekte in den Homocystein-verstoffwechselnden Enzymen nicht nur für das autosomal-rezessiv vererbte Krankheitsbild der Homocystinurie, sondern auch für die mäßiggradige Hyperhomocysteinämie verantwortlich seien. Heterozygotie für Defekte in der Cystathion-β-Synthase wurden als irrelevant ausgeschlossen [3, 6]. Bedeutsam sind möglicherweise Polymorphismen in der thermolabilen MTHFR [3, 6]. Von erheblich größerer Bedeutung als diese genetischen Defekte sind jedoch ernährungsbedingte Mangelzustände für Folsäure und die Vitamine B6 und B12. In mehreren Studien wurde eine inverse Korrelation zwischen der Aufnahme dieser Vitamine oder der Plasmakonzentration dieser Vitamine auf der einen Seite und der Konzentration des Homocysteins auf der anderen Seite gefunden [1, 4, 5]. Behandlung von Patienten mit erhöhten Homocysteinwerten mit Folsäure

Tabelle 1. Faktoren, die den Homocysteinspiegel beeinflussen

I. Genetische Faktoren	A. Gestörte Transsulfurierung; verminderte oder keine Cystathionin-β-Synthase Aktivität (Chromosom 21) B. Gestörte Remethylierung 1. Anomale Methylentetrahydrofolat-Reduktase (keine Aktivität oder thermolabile Variante) 2. Anomale Methionin-Synthase
II. Alter/Geschlecht	A. Homocysteinerhöhung im Alter B. Homocysteinspiegel: Männer > altersgleiche Frauen C. Homocysteinerhöhung bei post-menopausalen Frauen
III. Nierenfunktion	Homocysteinspiegel steigt bei erhöhtem Kreatinin
IV. Ernährung	A. Folsäure Mangel B. Vitamin B6 Mangel C. Vitamin B12 Mangel
V. Krankheitsstatus	A. Ausgeprägte Psoriasis: assoziiert mit erhöhten Homocysteinspiegeln (möglicherweise in Verbindung mit erniedrigten Folsäurewerten) B. Krebs, akute lymphoblastische Anämie: erhöhte Wert C. Chronisches Nierenversagen: erhöhte Homocysteinwerte, vermindert durch Dialyse
VI. Medikamentöse Behandlung	A. Erhöhung des Homocysteins 1. Methotrexat (verringert 5-Methyltetrahydrofolat) 2. Azaribin (Vitamin B6 Antagonist) 3. Stickstoffoxid (inaktiviert B12) 4. Phenytoin (beeinflußt den Folsäurestoffwechsel) 5. Carbamazepin (beeinflußt den Folsäurestoffwechsel) B. Verminderung des Homocysteins: Penicillamine (analog metabolisch stabilem Cystein)

führte zur signifikanten Verminderung der Konzentration des Homocysteins.

Hieraus ergibt sich, daß bei Patienten mit erhöhten Homocysteinwerten auf alle Fälle die Serumkonzentration der Folsäure und der Vitamine B6 und B12 bestimmt werden müssen. Die derzeitigen Empfehlungen gehen sogar dahin, daß auch unabhängig von einem nachgewiesenen Folsäuremangel bei Patienten mit Hyperhomocysteinämie Folsäure substituiert werden sollte [1].

Wie beeinflußt Homocystein die Atherogenese?

Derzeit ist nicht bekannt, wie Homocystein die Atherogenese beeinflußt. Mögliche pro-atherogene Mechanismen sind die Zytotoxizität von Homocystein für Endothelzellen und Plättchen. Allerdings wurden in diesen Experimenten Konzentrationen von Homocystein eingesetzt, die allenfalls bei Patienten mit Homocystinurie gefunden werden [5]. Homocystein scheint auch etliche Faktoren des Hämostasesystems zu beeinflussen. Wir fanden eine positive Korrelation mit Fibrinogen [8]. Patienten mit Homocystinurie haben oft eine niedrige Antithrombin-III-Aktivität. Außerdem aktiviert Homocystein Faktor V und steigert die Aktivierung von Faktor X [5].

Zusammengefaßt sprechen die klinischen Befunde bei Patienten mit Homocystinurie, die Ergebnisse klinischer Studien bei Patienten mit koronarer, zerebraler oder peripherer Gefäßerkrankung und die Ergebnisse einiger in vitro Untersuchungen für die Atherogenität des Homocysteins. Für den Beweis der klinischen Relevanz der Homocysteinämie als kardiovaskulärer Risikofaktor sind prospektive klinische Studien notwendig, in denen gezeigt wird, daß die Behandlung mit Folsäure nicht nur die Konzentration des Homocysteins senkt, sondern auch die Inzidenz kardiovaskulärer Erkrankungen reduziert.

Konsequenzen für die Praxis

Für die Praxis ergibt sich der Rat, die Homocystein-Konzentration insbesondere bei Patienten zu bestimmen, die trotz fehlender klassischer Risikofaktoren atherosklerotische Gefäßerkrankungen entwickeln.

An Homocysteinämie ist insbesondere bei Patienten zu denken, die außerdem thrombotische Ereignisse aufweisen. Eine kürzliche Studie von Glueck und anderen zeigte bei Patienten mit Hyperlipidämie, daß das Risiko für den Herzinfarkt am höchsten bei Patienten mit Hyperhomocysteinämie und niedrigem HDL-Cholesterin war [2]. Hieraus ergibt sich die Möglichkeit einer klinisch sehr wichtigen Interaktion zwischen diesen Risikofaktoren. Es ist also durchaus denkbar, daß die Indikation für die Messung der Homocysteinkonzentration in näherer Zukunft weiter gefaßt werden muß.

Ein weiteres Problem für die Praxis besteht darin, daß keine Zielwerte für Homocystein definiert sind. Die 97,5 Prozentile in der unselektierten deutschen Bevölkerung liegt nach unserer Erfahrung bei 16 µmol/l. Diese Homocystein-Konzentration bedeutet bereits ein deutlich erhöhtes kardiovaskuläres Risiko. Ein möglicherweise besser geeignetes Verfahren der Referenzwert-Ermittlung legte die Homocystein-Werte von Männern und Frauen zugrunde, die eine Woche lang 10 mg/die Folsäure einnahmen.

Hier wurden folgende obere Referenzwerte ermittelt:

- 8 µmol/l für Männer unter dem 30. Lebensjahr und Frauen unter dem 60. Lebensjahr,
- 11 µmol/l für Männer zwischen dem 30. und 60. Lebensjahr und
- 12 µmol/l für Menschen jenseits des 60. Lebensjahres [7].

Die enge Korrelation zwischen Folsäureaufnahme durch die Nahrung und der Konzentration des Homocysteins hat auch Konsequenzen für das öffentliche Gesundheitswesen. Ähnlich wie die häufigen Risikofaktoren Hyperlipidämie, Hypertonie, Übergewicht und Diabetes mellitus in ihrer Häufigkeit wesentlich bedingt sind durch Fehl- und Überernährung, scheint auch die Hyperhomocysteinämie ein Ergebnis der durch Folsäure-Mangel gekennzeichneten Ernährungsweise in den Industrienationen zu sein. Hier liegt erheblicher Bedarf für die Aufklärung. Es wurde sogar vorgeschlagen, Nahrungsmittel künstlich mit Folsäure zu supplementieren..Boushey et al. berechneten für die USA, daß die Supplementierung der Nahrungsmittel mit Folsäure 13–15.000 durch koronare Herzkrankheit bedingte Todesfälle vermeiden könnte [1]. Da Folsäuremangel bei Schwangeren auch das Risiko für Neuralrohrdefekte erhöht, würde eine solche Strategie auch die Inzidenz von Neuralrohrdefekten um etwa 50% senken können [1, 6].

Literatur

1. Boushey CJ et al. (1995) A quantitative assessment of plasma homocysteine as a risk factor for vascular disease. JAMA 274: 1049–1057
2. Glueck CJ et al. (1995) Evidence that homocysteine is an independent risk factor for atherosclerosis in hyperlipidemic patients. Am J Cardiol 75: 132–136
3. Kang S-S, Wong, PWK (1996) Genetic and nongenetic factors for moderate hyperhomocyst(e)inemia. Atherosclerosis 119: 135–138
4. Malinow MR (1994) Plasma homocyst(e)ine and arterial occlusive diseases: a mini-review. Clin Chem 40: 173–176
5. Mayer EL et al (1996) Homocysteine and coronary atherosclerosis. JACC 27: 517–527
6. Motulsky AG (1996) Invited Editorial. Nutritional ecogenetics: homocysteine-related arteriosclerotic vascular disease, neural tube defects, and folic acid. Am J Hum Genet 58: 17–20
7. Rasmussen et al. (1996) Age- and gender specific reference intervals for total homocysteine and methylmalonic acid in plasma before and after vitamin supplementation. Clin Chem 42: 630–636
8. von Eckardstein A et al (1994) Effects of age, lipoproteins, and hemostatic parameters on the role of homocyst(e)inemia as a cardiovascular risk factor in men. Arterioscler Thromb 14: 960–964

Priv.-Doz. Dr. A. von Eckardstein, Prof. Dr. med. G. Assmann
Institut für Klinische Chemie und Laboratoriumsmedizin
der Westfälischen Wilhelms-Universität,
Albert-Schweitzer-Straße 33, D-48149 Münster

4.9 Behandlung des isolierten Testosteronmangels

F.-M. Köhn, W.-B. Schill

Bei einem Patienten bestehen eine Asthenozoospermie mittleren Grades und ein wiederholt nachgewiesener Testosteronmangel. Die Werte des sexualhormonbindenden Globulins, des freien androgenen Index und der gonadotropen Hormone liegen im Normbereich. Libido und Potenz sind nicht eingeschränkt. Ist in einem solchen Falle eine Androgensubstitution oder eine Behandlung mit gonadotropen Hormonen indiziert?

Normwerte des Testosterons

Leider geht aus der Frage nicht hervor, wie die Abnahme des Blutes zur Testosteronbestimmung erfolgte. Dies ist insofern von entscheidender Bedeutung, als die Testosteronproduktion tageszeitliche Schwankungen aufweist. In den frühen Morgenstunden sind die Testosteronkonzentrationen im Serum um ca. 20% höher als im weiteren Verlauf des Tages. Im konkreten Fall sollte deshalb zunächst überprüft werden, ob die Bestimmungen zu einem definierten Zeitpunkt am Morgen (8.00-9.00 Uhr) erfolgt waren. Normalerweise beträgt die Testosteronkonzentration im Serum 12-30 nmol/l; sicher pathologische Werte liegen unter 10 nmol/l.

Nur 2% des Gesamttestosterons liegen in der biologisch aktiven, freien Form vor. Der größte Teil ist an Albumin oder das sexualhormonbindende Globulin (SHBG) gebunden. Obwohl die Bindungskapazität des Albumins für Testosteron geringer ist als die von SHBG, sind aufgrund der größeren Konzentration ca. 54% an Albumin und ca. 44% an SHBG gebunden. SHBG kann bei Hyperthyreose oder Einnahme von Antiepileptika erhöht sein; bei Adipositas ist eine reduzierte SHBG-Konzentration möglich. Gesamttestosteron und freies Testosteron sind positiv miteinander korreliert. In der vorliegenden

Anfrage wird von einem normalen freien androgenen Index berichtet. Hierbei handelt es sich um einen Quotienten (Testosteron/SHBGx100), der Aufschluß geben soll über das zirkulierende verfügbare Testosteron. Bei Männern ist die Anwendung dieses Index umstritten, da er nur mäßig mit den Konzentrationen des freien Testosterons korreliert.

Ursachen des Testosteronmangels

Reproduzierbar erniedrigte Testosteronkonzentrationen sind symptomatisch für einen Hypogonadismus. In Abhängigkeit zur Lokalisation der Schädigung werden primärer (Hodenschaden), sekundärer (Hypophysenstörung mit ungenügender oder fehlender Freisetzung der Gonadotropine) und tertiärer Hypogonadismus [hypothalamische Störung mit fehlender Freisetzung des Gonadotropin Releasing Hormons (GnRH)] unterschieden. Leider liegen die konkreten Werte von FSH und LH in der Anfrage nicht vor. Auch hier müssen abnahmetechnische Verfälschungen in Betracht gezogen werden. Die LH-Sekretion weist starke spontane Schwankungen mit ca. 20 Pulsen pro Tag unter normalen Bedingungen auf. Insbesondere bei einem einmalig gemessenen niedrig-normalen Wert empfehlen sich wiederholte Bestimmungen, um einen sekundären oder tertiären Hypogonadismus auszuschließen. Gegebenenfalls müßte ein GnRH-Test durchgeführt werden.

Primärer Hypogonadismus

Ist das LH im oberen Normbereich, müßte auch ein beginnender primärer Hypogonadismus in Betracht gezogen werden. In diesem Fall wäre ein HCG-Test indiziert, bei dem nach einer initialen Bestimmung des Testosterons an drei aufeinanderfolgenden Tagen 5000 I.E. humanes Choriongonadotropin (HCG) i.m. oder s.c. injiziert und nach 72h die Messung des Testosterons wiederholt werden. Alternativ kann HCG (5000 I.E.) auch nur einmalig appliziert werden; Testosteronbestimmungen erfolgen dann aber vor Injektion und nach 48 und 72h.

Normalerweise sollte die Testosteronkonzentration um den Faktor 1,5-2,5 ansteigen. Ein geringerer Anstieg spricht für eine Leydig-Zellinsuffizienz.

Weitere Ursachen

Als mögliche Ursachen für eine Verminderung der Testosteronkonzentration müssen auch medikamentöse Einflußfaktoren (z.B. Ketoconazol, Barbiturate), Allgemeinerkrankungen (z.B. Lebererkrankungen, Nierenerkrankungen, Hypertonie), Hyperprolaktinämien, intensive sportliche Betätigung (Ausdauersportarten) oder fortgeschrittenes Alter des Patienten in Betracht gezogen werden.

Folgen des Testosteronmangels

Testosteron und sein durch die a-Reduktase freigesetzter Metabolit Dihydrotestosteron entfalten ihre Wirkungen an den androgenabhängigen Erfolgsorganen. Neben den bereits erwähnten Wirkungen auf die Spermatogenese stehen sexuelle Differenzierung der Geschlechtsorgane während der Embryonalphase, Peniswachstum, Funktion der akzessorischen Geschlechtsdrüsen, Muskulatur, Knochenstoffwechsel, Haut, Kehlkopf, Körperbehaarung und Erythropoese unter androgener Beeinflussung. Der vorliegenden Anfrage ist nur zu entnehmen, daß Libido und Erektion unauffällig sind. Dagegen ist nicht bekannt, ob der Patient andere Zeichen einer Androgendefizienz aufweist wie z.B. Verminderung des Bartwuchses.

Besteht ein Zusammenhang zwischen der bei dem Patienten nachgewiesenen Asthenozoospermie und der verminderten Konzentration des Gesamttestosterons?

Unter physiologischen Bedingungen sind hohe intratestikuläre Testosteronkonzentrationen für den vollständigen Erhalt der Spermatogenese notwendig. Reduzierte Testosteronkonzentrationen im Serum können mit pathologischer Ejakulatqualität einhergehen.

Da die Bläschendrüsen androgenabhängige Organe sind, finden sich bei klinisch relevanten Androgenmangelzuständen vermindertes Ejakulatvolumen (<2 ml) und erniedrigte Fruktosekonzentrationen (<13 μmol/Ejakulat) im Seminalplasma. Ob im vorliegenden Fall eine ähnliche Konstellation vorliegt, ist nicht bekannt. Da das biologisch aktive freie Testosteron unauffällig zu sein scheint, sind entsprechende Veränderungen hier nicht unbedingt zu erwarten. Ansonsten sollte auch eine transrektale Bläschendrüsensonographie erfolgen, um Androgenmangel-bedingte Hypoplasien der Bläschendrüsen morphologisch zu erfassen. Eine isolierte Asthenozoospermie bei primärem Hypogonadismus ist nicht typisch. Theoretisch wäre bei Hypogonadismus eine reduzierte Motilität der Spermatozoen z.B. dadurch denkbar, daß es durch Funktionsstörung der androgenabhängigen Nebenhoden zu Reifungsstörungen der Spermatozoen kommt.

Wird bei Testosteronmangel eine Stimulationstherapie mit HCG oder eine Substitution mit Testosteron empfohlen?

Die Indikation zur Testosteronsubstitution oder HCG-Therapie ist neben den oben genannten Faktoren auch davon abhängig, ob ein Kinderwunsch besteht und sich die Leydig-Zellen mit Testosteron stimulieren lassen. Bei bestehendem Kinderwunsch und positivem HCG-Test wird bei Hypogonadismus eine HCG-Stimulationstherapie (z.B. 2 × 2500 I.E. HCG/Woche) durchgeführt. Die kostengünstigere Testosteronsubstitution erfolgt erst nach Induktion einer Schwangerschaft oder wenn kein Kinderwunsch vorliegt. Ansonsten käme es durch Suppression der Gonadotropine zur Hemmung der Spermatogenese. Die Substitution ist durch intramuskuläre Injektion von Testosteronenathat, orale Gabe von Testosteronundecanoat oder auch transdermale Systeme möglich.

Im vorliegenden Fall wird die Indikationsstellung zur Therapie dadurch erschwert, daß das freie Testosteron normal zu sein scheint und keine typischen Beschwerden eines Testosteronmangels berichtet werden. Hier empfehlen sich eine Messung des freien Testosterons und ggf. eine Bestimmung der Knochendichte. Sollten sich pathologische Ergebnisse zeigen, müßte langfristig eine Testosteronsubstitution erfolgen. Unter der Vorstellung von nebenhodenbedingten Motilitätsstörungen könnte kurzfristig (4 Wochen) eine Stimulationstherapie mit z.B. Testosteronundecanoat (Andriol 3×40 mg/die) versucht werden. Hierbei handelt es sich aber um keine durch Studien belegbare Therapieform.

Fazit

Die zur Verfügung stehenden Daten rechtfertigen im vorliegenden Fall ohne weitere Angaben zu Anamnese und Befund noch nicht die unmittelbare Empfehlung einer HCG-Therapie oder Testosteronsubstitution.

Priv.-Doz. Dr. F.-M.Köhn
Klinik und Poliklinik für Dermatologie und Allergologie am Biederstein
Technische Universität München
Biedersteiner Str. 29, D-80802 München

Prof. Dr. Dr. habil. W.-B. Schill
Zentrum für Dermatologie und Andrologie der Justus-Liebig-Universität
Gaffkystr. 14, D- 35385 Gießen

4.10 Vitaminsupplementierung

G. Wolfram

Die Empfehlungen zur Supplementierung von Vitaminen, Mineralstoffen und Spurenelementen weichen z.T. erheblich voneinander ab. Ist eine Supplementierung empfehlenswert und wenn ja, welche Dosisempfehlungen gibt es für Gesunde, die sich „normal" ernähren?

Bei normaler Ernährung ist außer Jodsalz und Folsäure bei Frauen mit Kinderwunsch keine Supplementierung notwendig.

Bei Gesunden, die sich „normal" ernähren, also nicht zu viel sondern vielseitig, unter Bevorzugung von Lebensmitteln pflanzlicher Herkunft in Form von Vollkornprodukten, Gemüse und Obst, die auch Fleisch, ausreichend Milch und magere Milchprodukte essen, ist mit Ausnahme von Jodsalz und Folsäure bei jungen Frauen mit Kinderwunsch keine Supplementierung notwendig. Die Ergebnisse der Nationalen Verzehrstudie und der VERA-Studie bieten mit Ausnahme von Jod keinen Hinweis auf einen generellen Nährstoffmangel in unserer Bevölkerung [2]. Risikogruppen, wie Schwangere oder alte Menschen, bedürfen einer speziellen Betreuung und evtl. einer gezielten Supplementierung. Bei Patienten mit bestimmten Krankheiten kann eine Nahrungsergänzung notwendig sein, wie z.B. Calcium bei Osteoporose.

Oxidativer Streß wird als Ursache von entzündlichen und degenerativen Krankheiten aber auch von Krebs diskutiert. Aus der Grundlagenforschung kennen wir einige gute Argumente dafür. Zur Prävention und Therapie dieser Krankheiten werden hohe Dosen von antioxidativen Vitaminen gefordert. Für eine Umsetzung in die Praxis fehlen aber noch wichtige generelle Informationen zu Vor- und Nachteilen, wie auch zur richtigen Dosierung, die in plazebokontrollierten Doppelblindstudien den Beweis der Wirksamkeit führen läßt.

Studienergebnisse

Die bisherigen Ergebnisse von randomisierten und plazebokontrollierten Interventionsstudien mit antioxidativen Vitaminen in Tablettenform ermuntern nicht unbedingt zur Einnahme. In der Finnland-Studie konnte das Auftreten von Lungenkrebs durch die Gabe von β-Carotin und/oder Vitamin E nicht vermindert werden [1]. In der Physicians' Health Study mit über 22.000 Teilnehmern blieb die Einnahme von β-Carotin ohne Einfluß auf die Häufigkeit von Krebs, koronarer Herzkrankheit oder Gesamtmortalität [5]. In der CARET-Studie mit über 18.000 Teilnehmern blieb die Kombination von β-Carotin und Vitamin A ohne Wirkung auf Lungenkrebs oder Koronarkrankheit [8]. Bei 156 Patienten nach Bypaßoperation konnte die Progression der Koronarsklerose durch hohe Dosen von Vitamin E nur bei gleichzeitiger Gabe von Lipidsenkern reduziert werden [6]. In der CHAOS-Studie mit 2.000 Teilnehmern konnte durch die Einnahme von Vitamin E zwar die Häufigkeit von nicht-tödlichen Herzinfarkt gesenkt werden, die Gesamtmortalität blieb jedoch unverändert [9]. Die mehr oder minder negativen Ergebnisse dieser Studien widerlegen nicht die Aussagen anderer Studien, die einer vollwertigen, fettarmen, ballaststoffreichen Ernährung mit viel Kartoffeln, frischem Gemüse und Obst eine protektive Wirkung gegen Arteriosklerose und Krebs zusprechen.

Interessant ist eine neuere Studie, die an einer großen Population von nahezu 35.000 Frauen nach der Menopause in einer Beobachtungszeit von etwa 7 Jahren eine deutliche inverse Korrelation zwischen der Aufnahme von Vitamin E mit der Nahrung in Mengen von 5 bis über 10 mg pro Tag und den koronaren Todesfällen zeigte [7]. In der gleichen Untersuchung konnte jedoch bei einer Supplementierung von Vitamin E im Bereich von 25 bis über 250 mg pro Tag in Tablettenform kein günstiger Einfluß auf die Häufigkeit der koronaren Todesfälle festgestellt werden. Die Gesamtaufnahme von Vitamin A und C sowie Carotinoiden hatte in dieser Studie keinen Einfluß auf die Koronarkrankheit. Für einen antioxidativen Schutz ist natürlich nicht nur eine einzelne Substanz, sondern das Zusammenwirken mehrerer Substanzen notwendig. Durch die Gabe einer sehr großen Dosis einer einzigen Verbindung kann man sehr wahrscheinlich nicht das ganze antioxidative System aktivieren.

In der internationalen Literatur findet man Empfehlungen für die Zufuhr von antioxidativ wirksamen Vitaminen in abenteuerlicher Höhe [10]. Bisher konnten aber noch keine durch Interventionsstudien abgesicherten Dosierungsvorschläge festgelegt werden. Geht man von Plasmakonzentrationen aus, die z.B. in der Basel-Studie einen Schutz gegen Krebs und Koronarkrankheit geboten haben und entnimmt der VERA-Studie diejenigen Dosierungen, die diese präventiv wirksamen Plasmakonzentrationen gewährleisten, so kommt man mit 132 mg Vitamin C, 24 mg Vitamin E und 3 mg β-Carotin pro Tag auf Mengen, die auch durch eine vollwertige Ernährung nach den 10 Regeln der Deutschen Gesellschaft für Ernährung (DGE) ohne Supplemente erreicht werden können [4, 10]. Ein Konsensuspapier aus dem Jahr 1995 nennt im übrigen Dosierungen in der gleichen Größenordnung [3].

Fazit

Für eine Supplementierung antioxidativer Vitamine in hohen Dosen beim Gesunden fehlt der Wirksamkeitsnachweis. Bei Patienten mit manifester Arteriosklerose, die evtl. zusätzlich vom Rauchen noch nicht losgekommen sind, kann man bei einem verminderten antioxidativen Potential eine Indikation für eine Supplementierung antioxidativ wirksamer Vitamine sehen. Dies ist aber eine ärztliche Entscheidung in jedem Einzelfall.

Literatur

1. ATBC Cancer Prevention Study Group (1994) The alpha-tocopherol, beta-carotene lung cancer prevention study: initial results from a controlled trial. N Engl J Med 330: 1029–1035
2. Adolf T et al. (1994) Lebensmittel- und Nährstoffaufnahme in der Bundesrepublik Deutschland, Ergänzungsband zum Ernährungs-

bericht 1992 auf Basis der Nationalen Verzehrstudie. Wiss Fachverlag Dr. Fleck, Niederkleen
3. Biesalski HK et al. (1995) Antioxidative Vitamine in der Prävention. Dtsch Ärztebl 92: A1316–1321
4. Deutsche Gesellschaft für Ernährung (1991) Empfehlungen für die Nährstoffzufuhr. Umschau Verlag, Frankfurt
5. Hennekens Ch, Buring J, Manson J, Stampfer M, Rosner B, Cook N, Belanger Ch, LaMotte F, Gaziano M, Ridker P, Willet W, Peto R (1966) Lack of effect of longterm supplementation with beta carotene on the incidence of malignant neoplasms and cardiovascular disease. N Engl J Med 334: 1145–1149
6. Hodis HN, Mack WJ, LaBree L, Cashin-Hamphill L, Sevanian A, Johnson R, Azen SP (1995) Serial coronary angiographic evidence that antioxidant vitamin intake reduces progression of coronary artery atherosclerosis. JAMA 273: 1849–1854
7. Kushi L, Folsom A, Prineas R, Mink P, Wu J, Bostick R (1996) Dietary antioxidant vitamins and death from coronary heart disease in postmenopausal women. N Engl J Med 334: 1156–1162
8. Omenn G, Goodmann G, Thornquist M et al. (1996) Effects of a combination of beta carotene and vitamin A on lung cancer and cardiovascular disease. N Engl J Med 334: 1150–1155
9. Stephens N, Parsons A, Schofield R, Kelly F, Cheeseman K, Mitchison M, Brown M (1996) Randomised controlled trial of vitamin E in patients with coronary disease: Cambridge Heart Antioxidant Study (CHAOS) 347: 781–786
10. Wolfram G (1994) Ist der Wert der antioxidativen Vitamine etabliert? Internist 35: 1117–1123

Prof. Dr. G. Wolfram
Institut für Ernährungswissenschaft in Weihenstephan
Technische Universität München, D-85350 Freising

5 Pädiatrie

5.1 Therapie des kindlichen Asthmas 219
5.2 Parenterale Jodzufuhr bei Frühgeborenen 221
5.3 Kombination von Vitamin D mit Fluorid 223
5.4 Vitamin-K-Prophylaxe 225
5.5 Nachweis konnataler Infektionen durch Gesamt-IgM 227
5.6 Qualitätskriterien für die Hüftsonographie 230
5.7 Hüftdysplasie bei Neugeborenen 232
5.8 Behandlung der geburtstraumatischen Plexusläsion 235
5.9 Hautreinigung von Säuglingen mit Feuchttüchern 240
5.10 Raynaud-Phänomen im Kindesalter 244
5.11 Höhenexposition von Kindern 246
5.12 Blasenentleerungsstörung 248
5.13 Angeborene radioulnare Synostose 250

5.1 Therapie des kindlichen Asthmas

M. Griese

Welcher Stellenwert kommt Ketotifen in der Behandlung des kindlichen Asthma bronchiale zur Zeit zu?

Ketotifen hat H_1-antihistaminerge und „mastzellstabilisierende" Effekte. Kontrollierte Untersuchungen haben gezeigt, daß es insbesondere bei sehr jungen, atopischen Patienten mit mildem Asthma einen therapeutischen Effekt haben kann. Es ist nicht effektiv bei mäßig starkem und schwerem Asthma bronchiale.

Vorteil von Ketotifen: leichte Applikation!

Vorteilhaft wirkt sich aus, daß das Medikament 2× täglich oral angewendet werden kann und so insbesondere bei Kindern unter 4 Jahren im Vergleich zu inhalativen Medikationen leicht zu applizieren ist. Die Schutzwirkung von Ketotifen bei allergisch induziertem Asthma liegt in der Größenordnung von DNCG, seine Effizienz beim Anstrengungsasthma ist jedoch nach wie vor umstritten. In einer doppelblinden Untersuchung verbesserte Ketotifen signifikant die klinische Symptomatik bei kleinen Kindern mit atopischer Dermatitis und reduzierte die Häufigkeit der Entwicklung eines Asthma bronchiales. Ebenfalls in einer doppelblinden plazebokontrollierten Studie an 3-14-jährigen Kindern mit mäßiggradigem allergischen Asthma führte die 3-monatige Gabe von Ketotifen zu einer Reduktion der übrigen antiasthmatischen Medikation. In einer weiteren ähnlichen Untersuchung war Ketotifen ebenfalls wirksam, jedoch der Gabe von DNCG unterlegen. Bei den unerwünschten Wirkungen ist neben einer gewissen Müdigkeit vor allem die appetitsteigernde Wirkung von Ketotifen zu beachten, was bei einigen Kindern zu einer deutlichen Gewichtszunahme führen kann.

Fazit

Ketotifen wird von uns bei leichten, wahrscheinlich allergisch bedingten Symptomen bei kleinen Kindern angewandt, bei denen eine inhalative Applikation von DNCG aus Mitarbeitsgründen nicht möglich ist. Darüber hinaus gehört Ketotifen nicht zum Standard-Therapie-Repertoire bei Kindern und Jugendlichen mit Asthma bronchiale.

Priv.-Doz. Dr. M. Griese
Kinderpoliklinik der Universität München
Pettenkoferstr. 8a, D-80336 München

5.2 Parenterale Jodzufuhr bei Frühgeborenen

F. Manz

Wie steht es um die Jodversorgung von Frühgeborenen, die längere Zeit parenteral ernährt werden?

Empfehlungen in den USA

Oral zugeführtes Jod wird nahezu quantitativ aus dem Darm aufgenommen. Dennoch wird bei Frühgeborenen bei parenteraler Ernährung eine mehrfach niedrigere Jodzufuhrmenge empfohlen (USA (1993): Lebensalter ≤14 Tage ≤1 µg/kg/d, >14 Tage 1 µg/kg/d) als bei oraler Ernährung (USA (1993): Lebensalter ≤14 Tage 11-27 µg/kg/d, >14 Tage 30-60 µg/kg/d: ESPGAN (1987) 11-74 µg/kg/d; WHO, ICCIDD (1993) ≥30 µg/kg/d). Die Empfehlungen in den USA beruhen auf der Annahme, daß Frühgeborene mit langdauernder parenteraler Ernährung immer wieder mit jodhaltigen Desinfektionsmitteln in Kontakt kommen und deshalb einen wesentlichen Teil ihres Jodbedarfs über die Haut aufnehmen. Bei 18 Kindern im Alter von 3-18 Jahren und einer mittleren Dauer der parenteralen Ernährung von 7 Jahren fanden sich trotz einer nur minimalen parenteralen Jodzufuhr von 0,5 µg/kg/d über unbeabsichtigt mit Spuren von Jod kontaminierte Infusionslösungen normale Jod- und Schilddrüsenhormonspiegel im Blut, vermutlich infolge einer zusätzlichen Jodzufuhr über jodhaltige Desinfektionsmittel (Moukarzel A et al (1992) J Pediatr 121: 252-254). Bei dieser Art der Pflege erschien deshalb ein Jod-Supplement im Rahmen einer langdauernden parenteralen Ernährung als überflüssig.

Situation in Deutschland

In Deutschland wird allgemein bei Früh- und Neugeborenen wegen der Gefahr einer transienten jodinduzierten Hyperthyreose von der Verwendung von jodhaltigen Desinfektionsmitteln abgeraten. Für Früh- und Neugeborene steht als einzige dosierbare parenteral applizierbare sorbitfreie Jodquelle das Elektrolyt- und Spurenelement-Konzentrat Inzolen-Infantibus sine NaK (Köhler Chemie, Alsbach) zur Verfügung. In üblicher Dosierung (1 ml/kg/d) beträgt die Jodzufuhr 0,38 µg/kg/d. In einer Pilotstudie in Zusammenarbeit mit der Kinderklinik der Städtischen Kliniken Dortmund (Prof. Dr. L. Diekmann, Dr. G. J. Stock) ermittelten wir deshalb die Jodurie/24h als Maß der Jodversorgung aus dem Jod/Kreatinin Quotienten einer Spontanurinprobe und einer angenommenen altersentsprechend gestaffelten Kreatininurie von 6-10 mg/kg/d bei 5 Früh- und Neugeborenen mit einem aktuellen Körpergewicht von 685-3150 g und ausschließlicher parenteraler Ernährung von >14 Tagen. Während die 3 Früh- und Neugeborenen >1000 g eine ausreichende Jodversorgung aufwiesen (21-111 µg/d), zeigten die 2 extrem kleinen Frühgeborenen eine überraschend niedrige Jodurie von nur 0,7 bzw. 1,2 µg/d.

Fazit

In Deutschland kann man sich bei extrem kleinen Frühgeborenen nicht auf die unkontrollierte Kontamination der Kinder mit Jod als Quelle einer ausreichenden Jodversorgung verlassen. Die Überprüfung von Jodversorgung und Schilddrüsenhormonstatus dieser Kinder erscheint angezeigt. Eine adäquate Jodversorgung dürfte am einfachsten über die sublinguale Verabreichung weniger Tropfen einer Kaliumjodidlösung zu erreichen sein.

Prof. Dr. F. Manz
Forschungsinstitut für Kinderernährung
Heinstück 11, D-44224 Dortmund

5.3 Kombination von Vitamin D mit Fluorid

F. Manz

Von welchem Alter an ist die Kombination der Vitamin D-Gabe mit Fluorid empfehlenswert?

Insbesondere: Sollen Früh- und Neugeborene in den ersten Lebenswochen mit dieser Kombination behandelt werden?

Während früher die antikariogene Wirkung von Fluorid hauptsächlich auf den Einbau von Fluorid während der Zahnschmelzbildung zurückgeführt wurde, wird heute der Fluoridkonzentration im Speichel nach dem Durchbruch der Zähne die größere Bedeutung zugesprochen. Dieser Wandel im Verständnis der Pathophysiologie und die relativ hohe durchschnittliche Fluoridzufuhr bei Säuglingen in den USA haben dazu geführt, daß die American Academy of Pediatrics heute in den ersten 6 Lebensmonaten keine Fluoridsupplementation mehr empfiehlt (Pediatrics (1995) 95: 777).

Empfehlungen

Die Ernährungskommission der Deutschen Gesellschaft für Kinderheilkunde und Jugendmedizin ist allerdings der Meinung, daß angesichts der in Deutschland beobachteten wesentlich niedrigeren durchschnittlichen Fluoridzufuhr bei Säuglingen und des auch heute noch geltenden präeruptiven Kariesschutzes die kombinierte Vitamin D-Fluorid-Supplementierung am Ende der ersten Lebenswoche begonnen werden sollte.

Bei Frühgeborenen wird der Fluoridzufuhr weder bei der enteralen noch bei der parenteralen Ernährung eine besondere Bedeutung zugemessen.

Nach Ansicht des Autors empfiehlt es sich jedoch, sobald die Vitamin D-Dosis auf 500 IU reduziert wird und das Kind ein Körpergewicht über 2000 g aufweist, die kombinierte Vitamin D-Fluorid-Supplementation zu beginnen.

Prof. Dr. F. Manz
Forschungsinstitut für Kinderernährung
Heinstück 11, D-44224 Dortmund

5.4 Vitamin-K-Prophylaxe

R. v. Kries

In der hiesigen Entbindungsklinik wird vielfach auf die Vitamin-K Prophylaxe zugunsten einer homöopatischen Behandlung verzichtet. Die Kinder erhalten statt der üblichen Vitamin-K-Prophylaxe je ein Globuli Arnica C 200 postpartal sowie bei den Vorsorgeuntersuchungen U2 und U3.

Existiert für dieses Vorgehen eine Basis, die es rechtfertigt, auf die Vitamin-K-Gabe zu verzichten?

Ein spezifischer Vitamin-K-analoger Effekt ist bei Gabe von Globuli Arnica C 200 nicht zu erwarten. Die einzige Arnica-Präparation, die in der „Roten Liste" als Tropfenlösung aufgeführt wird, ist „Arnica Oligoplex" der Firma Madaus. In dieser Präparation ist kein Vitamin K enthalten. Somit kann nicht erwartet werden, daß der Einsatz dieser Präparation die Gabe von Vitamin K in der üblichen prophylaktischen Dosis überflüssig macht.

Wie sinnvoll ist eine partielle Vitamin-K-Prophylaxe, also die Gabe von 2 Tropfen Konakion im Rahmen der U3 bei vorangegangener Verabfolgung von Arnica C 200 Globuli?

Die Gabe von 2 Tropfen Konakion im Rahmen der U3 bei vorangegangener Verabreichung von Arnica C 200 Globuli ist durchaus sinnvoll. Ziel der protrahierten oralen Vitamin-K-Prophylaxe ist insbesondere die Verhinderung später Vitamin-K-Mangelblutungen. Diese treten typischerweise um die 4. bis 6. Woche auf.

Sollte in diesem Fall bei der U3 eine höhere Dosis gewählt werden?

Wissenschaftliche Evidenz für die Notwendigkeit der Gabe einer höheren Vitamin-K-Dosis nach dieser speziellen Art der Vorbehandlung gibt es nicht.

Prof. Dr. Rüdiger v. Kries, Msc.
Institut für Soziale Pädiatrie und Jugendmedizin
Heiglhofstr. 63, D-81377 München

5.5 Nachweis konnataler Infektionen durch Gesamt-IgM

R. Roos

Vielfach wird bei hypotrophen Neugeborenen im Rahmen der differenzial-diagnostischen Abklärung eine serologische Untersuchung auf „TORCH"-Infektionen veranlaßt.

Kann nun bei normalem Blutbild, normaler Konzentration der Transaminasen, unauffälliger Schädelsonographie und niedrigen, d.h. normalen Gesamt-IgM-Werten auf die erweiterte serologische Diagnostik verzichtet werden?
Ist durch eine normale Konzentration des Gesamt-IgM im Serum bei Neugeborenen eine konnatale Infektion auszuschließen?

So einfach die Frage gestellt ist, so schwierig ist sie, durch aktuelle Literatur belegt, zu beantworten. Aktuelle Untersuchungen zu diesem Thema fehlen. Man muß schon in die ältere Literatur zurückgreifen, um Untersuchungen zu dieser Frage zu finden. Um die Antwort kurz zu machen: nein.

Bewertung des IgM-Spiegels

IgM wird in kleinen Mengen schon von Feten <28 SSW gebildet, auch wenn keine Infektion vorliegt. Die normalen Spiegel im Serum des Nabelschnurblutes liegen um 11 mg/dl mit einer Streuung von 9-45 mg/dl [2], Serumspiegel von >20 mg/dl werden aufgrund alter Arbeiten seit den 60er Jahren als Hinweis auf eine konnatale Infektion angesehen [3]. Allerdings wird vom Fragesteller umgekehrt nach dem negativen prädiktiven Wert des IgM zum Ausschluß einer konnatalen Infektion gefragt. Dieser ist bislang m. W. nie in systematischen Untersuchungen berechnet worden, er kann jedoch nicht ausreichend hoch sein.

Für einen niedrigen negativen prädiktiven Wert des IgM sprechen:

- Der als Normalbereich geltende IgM-Spiegel wird teilweise höher als 20 mg/dl angegeben.
- Bei einer konnatalen Toxoplasmose können IgM-Antikörper initial komplett fehlen.
- Neugeborene mit konnataler CMV haben nach einer allerdings älteren Untersuchung keine IgM-Antikörper [1].
- HIV-infizierte Neugeborene haben keine HIV-IgM-Antikörper, die frühe Diagnose wäre ansonsten wesentlich einfacher.

Diese Beispiele zeigen, daß die Spezifität des IgM-Nachweises nicht hoch sein kann. Bei mäßiger Spezifität und relativ geringer Prävalenz von konnatalen Infektionen errechnet sich dann aber ein für einen Screeningtest nicht akzeptabel niedriger negativer prädiktiver Wert.

Empfehlung

Konnatale Infektion bei hypothtrophen Neugeborenen nur bei zusätzlichen Symptomen wahrscheinlich

Unabhängig von der Antwort auf die gestellte Frage halte ich die Suche nach konnatalen Infektionen bei hypotrophen Neugeborenen für ziemlich unergiebig und nutzlos, da nur wenige konnatal infiziert sind. Dies macht m.E. nur Sinn wenn zusätzlich noch Symptome wie Hepatosplenomegalie, Lymphknotenschwellungen, Augenbefall in Form von Chorioretinitis oder Katarakt, Mikrozephalie, Krampfanfälle, Hydrozephalus, Schwerhörigkeit, Pneumonie oder Thrombozytopenie hinzukommen.

Literatur

1. Griffiths PD, Stagno S, Pass RF, Smith RJ, Aalford CA (1982) Congenital cytomegalovirus infection: Diagnostic und prognostic significance of the detection of specific immunoglobulin M antibodies in cord serum. Pediatrics 69: 544-549

2. Sitzmann FC (1986) Normalwerte. Hans Marseille Verlag GmbH, München
3. Stiehm ER, Ammann AJ, Cherry JD (1966) Elevated cord macroglobulins in the diagnosis of intrauterine infections. New Eng J Med 275: 971-978

Prof. Dr. R. Roos
Abt. für Neonatologie, Intensivpflege und Stoffwechsel
Städtisches Krankenhaus München-Harlachingen
Sanatoriumsplatz 2, D-81545 München

5.6 Qualitätskriterien für die Hüftsonographie

D. Weitzel

Wie lautet die fachlich-sachliche Begründung, in der Hüftsonographie des frühen Säuglings den Abbildungsmaßstab 1:2 zu fordern?

Nach den Gesetzen der physikalischen Optik führt eine Objektvergrößerung über 1:1 zu einer Verringerung der Schärfentiefe vom Gesamtbild. Was will man mehr als eine exakte Bildwiedergabe in natürlicher Größe bei gutem Augenlicht des geschulten Betrachters?

Anlaß für die Verschärfung der Geräteanforderungen für Hüftsonographien war die Häufigkeit von Qualitätsmängeln von Hüftsonogrammen bei KV-Prüfungen. Wie die für ein Screeningverfahren erforderliche Qualität am besten zu erreichen ist, ob durch Anhebung der Geräteanforderungen, der Ausbildungsanforderungen oder durch detaillierte Anforderungen an die Dokumentationsqualität, darüber kann man unterschiedlicher Meinung sein.

Einflüsse auf Qualität

Was den Abbildungsmaßstab betrifft, ist unbestritten, daß zur Einstellung der Standardebene Strukturen (knorpelig präformiertes Pfannendach, Labrum acetabulare) zweifelsfrei dargestellt werden müssen, die nur wenige Millimeter groß sind und daß überdies an einer 11 bis maximal 15 mm großen Struktur (knöchernes Pfannendach) Winkel gemessen werden müssen. Wir konnten zweifelsfrei nachweisen, daß die sichere Identifizierung der Standardebene in einem vergrößerten Bild leichter ist als im 1:1-Maßstab, daß die Streubreite der Winkelmessungen im vergrößerten Bild deutlich geringer ist als im 1:1-Maßstab und daß der Einfluß der Abbildungstechnik (Linear-Technik, Curved-Array-Technik, Sektor-Technik) auf die Qualität der Hüftsonogramme weitaus geringer ist als der Einfluß des Abbildungsmaßstabes [1].

Technisch ist die Vergrößerung des Bildes nur dann ein Problem, wenn die Auflösung des Gerätes nicht zufriedenstellend ist. Geräte mit hoher Auflösung haben immer eine Abbildungsvergrößerung, wobei der Abbildungsmaßstab nicht so entscheidend ist wie das schwerer zu definierende Auflösungsvermögen. Die Schärfentiefe spielt nur bei der 2-dimensionalen Wiedergabe eines 3-dimensionalen Raumes eine Rolle, nicht jedoch, wenn eine 2-dimensionale Ebene maßstabsgerecht aus einem 3-dimensionalen Objekt dargestellt wird.

Fazit

Zusammenfassend gibt es eine Reihe sachlicher Argumente für eine Anhebung des Abbildungsmaßstabes, die jedoch bei der sehr emotional geführten Diskussion über die mit der Einführung des Hüftscreening verknüpften Änderung der Geräteanforderungen wenig Berücksichtigung fanden. Selbstverständlich ist eine solche Maßnahme entbehrlich, wenn die Qualität der Hüftsonogramme zu aller Zufriedenheit ist.

Literatur

1. Weitzel D, Schraut S, Schneider R (1994) Vergleichende Untersuchungen zur Anwendung von Linear Array-, Curved-Array- und Sektortechnik in der Sonographie der Säuglingshüfte. Ultraschall in Med 15: 276-281

Prof. Dr. D. Weitzel
Deutsche Klinik für Diagnostik, Fachbereich Kinderheilkunde
Aukammallee 33, D-65191 Wiesbaden

5.7 Hüftdysplasie bei Neugeborenen

M.H. Hackenbroch

Bei der Frühdiagnostik und evtl. nach sonographischem Befund zur Behandlung angeratenes „Breit Windeln" wird von Kinderärzten und Orthopäden empfohlen. Wo steht, daß dieses Vorgehen sinnvoll ist, gar nötig und erwiesenermaßen nutzbringend? Ich halte es für ein Zeichen von Unsicherheit der Diagnostiker und für verzichtbar.

Das Hüftgelenk des Neugeborenen ist unreif, es bestehen gleichzeitig hohe Laxität und geringe knorpelig-knöcherne Formsicherung. Günstigste Voraussetzung zur Nachreifung ist die Fortsetzung der intrauterinen Beugestellung, wie von Salter (1969) gezeigt wurde, der sie human position genannt hat [3]. Dies wird durch die Beobachtung bestätigt, daß Hüftdysplasien und -luxationen extrem selten bei Völkern sind, die Kinder traditionell in Wickeltüchern mit gebeugten und gespreizten Hüften am Körper tragen.

Klinische Instabilitätsprüfung

Die klinische Untersuchung des Hüftgelenks beim Neugeborenen und in der ersten Lebenswoche dient dem Nachweis oder Ausschluß von Instabilitäten und Bewegungseinschränkungen. Die Befundwertung muß auch den neuromotorischen Gesamtstatus berücksichtigen, weil beispielsweise bei Hypertonie eine beiderseitige Abduktionsminderung weniger kritisch zu werten, allerdings nach Einleitung einer krankengymnastischen Behandlung konsequent zu kontrollieren ist. Die Dislozierbarkeit des Hüftkopfs aus der Pfanne und die Spontanreposition durch die Weichteile wird durch den Barlow-Test nachgewiesen; etwa 80% dieser Instabilitäten bilden sich innerhalb von 2 Monaten folgenlos zurück. Die manuelle Reposition des Hüftkopfes aus der Sekundärpfanne durch Abspreizung beim Roser-Ortolani-Test weist bereits auf eine Limbusverdrängung nach kranial hin; diese Hüften müssen besonders sorgfältig über die 1. Lebenswoche hinaus weiterverfolgt werden. Insgesamt ergibt die klinische Instabilitätsprüfung beim Neugeborenen in 0,1-30% pathologische Befunde [1]. Diese erfordern, da sie prognostisch nicht zuverlässig beurteilt werden können, aus orthopädischer Sicht eine Sonografie bereits bei der U1/2.

Empfehlungen

Bei klinischer Instabilität des Hüftgelenks beim Neugeborenen sollte eine Sonographie erfolgen

Aus alledem folgt, daß postnatal eine Nachreifung des Hüftgelenks notwendig ist und in einem hohen, im Einzelfall aber leider nicht voraussagbaren Prozentsatz auch spontan stattfindet. Für den Fall, daß die Sonografie nun den „dysplasiegefährdeten" 2-a-Hüfttyp nach Graf ergibt, was bei etwa 20% der instabilen Hüften dieser Altersgruppe zutrifft, empfehlen die Leitlinien für das hüftsonografische Screening im Krankheitsfrüherkennungsprogramm für Kinder in der Tat „Breites Wickeln" und Kontroll-Sonografie bei U3, sofern der Alpha-Winkel kleiner als 56° und größer als 51° ist.

Die Empfehlung des „Breit Wickeln" hat jedoch aus mehreren Gründen zweifelhaften Wert.

Einerseits wird „Breites Wickeln" nicht näher definiert und deshalb in unterschiedlichster Form interpretiert und durchgeführt. Will man überhaupt einen günstigen Effekt erreichen und gleichzeitig praxisnah bleiben, müßte man veranlassen, daß zwischen 2 Pampers etwa 1 eingeschlagenes Gästehandtuch eingelegt wird. Andererseits wurde von Tönnis [4] mit Recht festgestellt, daß „Breites Wickeln" für dysplasiegefährdete instabile Hüften keine adäquate Versorgung darstellt; damit korreliert die von Oster [2] unter dieser Therapie beobachtete ungewöhnlich hohe Dysplasierate von 57,6%. Wird eine Therapie für notwendig gehalten – und dies ist bei instabilen 2-a-Hüften im Altersbereich U1/2 und bei allen instabilen Hüften im Altersbereich U3 der Fall – muß eine Beuge-Spreizmaßnahme mit gut angepaßter und überwachter funktionsgerechter Schiene oder Spreizhose erfolgen. Im übrigen darf man davon ausgehen, daß die hierzulande üblichen Wickelgewohnheiten der postnatalen Nachreifung des nicht dysplasiegefährdeten Hüftgelenks nicht im Wege stehen.

Literatur

1. Niethard FU (1997) Kinderorthopädie. Thieme, Stuttgart New York
2. Oster K (1971) Früherkennung der angeborenen Hüftgelenksdysplasie. Fortschr Med 89: 749-752
3. Salter RB, Kostiuk J, Dallas S (1969) Avascular necrosis of the femoral head at a complication of treatment for congenital dislocation of the hip in young children. A clinical and experimental investigation. Can J Surg 12: 64-61
4. Tönnis D (1984) Die angeborene Hüftdysplasie und Hüftluxation im Kindes- und Erwachsenenalter. Springer, Berlin Heidelberg New York Tokyo

Prof. Dr. M.H. Hackenbroch,
Klinik und Poliklinik für Orthopädie der Universität Köln
Joseph-Stelzmann-Straße 24, D-50931 Köln

5.8 Behandlung der geburtstraumatischen Plexusläsion

J. Bahm, M. Becker, N. Pallua

Die Schienenlagerung bei geburtstraumatischen Läsionen des Plexus brachialis wird sehr kontrovers diskutiert.
Welche Behandlungsstrategie schlagen Sie bei der Therapie der geburtstraumatischen Plexusläsion vor?

Geburtstraumatische Plexusschäden entstehen meist bei Kindern mit hohem Geburtsgewicht (über 4000 g) im Rahmen einer Schulterdystokie, bei einem perinatalen Notfall (Nabelschnurumschlingung) oder bei einer Steißgeburt. Sehr selten sind Schäden bei einer Sektio oder als intrauterine Nervenfehlbildung; auch die beidseitige Plexuslähmung ist rar. Bei 1/2000 Geburten kommt es zum geburtstraumatischen Plexusschaden. Nur in 10% der Fälle muß eine operative mikrochirurgische Nervenrekonstruktion erfolgen. Trotzdem sollte jeder betroffene Säugling, bei dem die Lähmungserscheinungen nach einem Monat nicht völlig wiederhergestellt sind, sowohl bei einem Neuropädiater als auch einem erfahrenen Chirurgen vorgestellt werden.

Oft dauert die Behandlung mehrere Jahre

Durch eine Zugbewegung zwischen Kopf und Schultern kommt es zu einer Dehnungsverletzung des Armplexus im Bereich der 5 Wurzeln und der Trunci. Bei einer Beteiligung von C5 und C6 sind die Muskeln der Schulter und die Ellenbogenbeugung (Bizeps) betroffen, man spricht von einer oberen oder Erb'schen Plexuslähmung. Sind alle Wurzeln betroffen und zumindest anfänglich alle Muskelgruppen gelähmt, spricht man von einer vollständigen Lähmung.

Erste Maßnahmen

Das Ausmaß der Lähmung kann sofort bei der Geburt festgestellt und mit einem möglichen Geburtstrauma korreliert werden. Begleitende Verletzungen sind die gleichseitige Zwerchfellähmung (N. phrenicus, C4) oder ein Horner-Zeichen (Ptosis und Miosis als Zeichen einer Sympathikusschädigung häufig bei einer Ausrißverletzung der unteren Plexuswurzeln). Differentialdiagnostisch sollte durch ein Röntgenbild eine Klavikulafraktur oder eine Epiphysiolyse des Humeruskopfes ausgeschlossen werden (diese führen zu einer vergleichbaren Schonhaltung), außerdem sollte man die seltene neonatale Tetraplegie erkennen.

Der Arm wird in den ersten 10 Tagen in Ruhestellung (Adduktion, Ellenbogen im rechten Winkel gebeugt) gelagert, um eine Ausdehnung des Hämatoms und der Vernarbung zu vermeiden. Anschließend beginnt die krankengymnastische Beübung durch Therapeuten (nach Vojta und Bobath) und durch die Eltern. Stellt sich die motorische Funktion innerhalb eines Monats wieder her, handelt es sich um einen reinen Dehnungsschaden; dann ist eine Restitutio ad integrum die Regel. Ansonsten muß anhand der Reinnervation in den ersten 3-6 Lebensmonaten über eine chirurgische Wiederherstellung entschieden werden (Riß- bzw. Ausrißverletzungen).

Operative Indikation

Bei schweren vollständigen Lähmungen mit ungenügender Remission ist eine mikrochirurgische Plexusrevision und -rekonstruktion erforderlich und kann bis spätestens zum 6. Lebensmonat festgelegt werden. Anhand der Entwicklung einer guten Bizepsfunktion kann diese Entscheidung getroffen werden. Bei Kokontraktion zwischen Bizeps und Trizeps (Fehlinnervation) oder einer völlig gelähmten Hand ohne Besserungstendenz ist ebenfalls eine primäre Revision erforderlich. Ein begrenzter und vollständiger Ausfall der Schulteraußenrotation kann durch einen extraplexischen Nervenanschluß (N. accessorius an N. suprascapularis) korrigiert werden.

Mikrochirurgische Rekonstruktion

In Vollnarkose wird über einen geraden zervikal-supraklavikulären Schnitt der Plexus brachialis dargestellt und das Verletzungsausmaß bilanziert. Histologisch können Wurzelstümpfe auf ihre „Vitalität" überprüft werden. Narbige Verwachsungen als Folge der Verletzung und Einblutung werden gelöst, Nervendefekte durch Kabeltransplantate mit einem oder zwei Spendernerven vom Unterschenkel (N. suralis) überbrückt. Wurzelausrisse verbieten einen direkten Anschluß und können nur über „Ersatzspender" (extraplexische Neurotisation durch den N. accessorius oder Interkostalnerven) versorgt werden. Ziel der Rekonstruktion ist eine gute Sensibilität und Motorik der Hand (da das Kind sonst die Beidhändigkeit nicht erlernt), eine kräftige, schnell und spontan ausgeführte Bizepsfunktion sowie die Orientierung der Schulter in Abduktion und Außenrotation. Die Anzahl der Spendernerven begrenzt bei ausgedehnten und langstrekkigen Verletzungen das Ausmaß der Rekonstruktion.

Postoperativ ist eine Ruhigstellung von 10 Tagen in einem Kopf-Hals-Schultergips erforderlich, danach kann progressiv wieder mit Krankengymnastik begonnen werden. Eine hypertrophe Entwicklung der Narben am Unterschenkel muß rechtzeitig erkannt und behandelt werden. Die Reinnervation erfolgt mit 1 mm/Tag, nach sechs Monaten können erste Bizepsaktivitäten beobachtet werden; die Remission der Hand kann zwei Jahre dauern.

Sekundäreingriffe

Unabhängig von der primären Nervenwiederherstellung kann es durch das Ungleichgewicht der gelähmten und funktionellen Muskelgruppen zu Fehlstellungen, Kontrakturen und

Wachstumsstörungen kommen. Diese müssen erkannt, behandelt und beobachtet werden, bis sich die gesamte Armfunktion und -entwicklung über die Jahre stabilisiert. Besonders die Innenrotationsfehlstellung der Schulter führt über eine eingeschränkte Abduktion und die erzwungene Pronation des Unterarmes zu einer Funktionsbehinderung und mitunter zu einem Minderwachstum des Glenohumeralgelenkes. Passive Dehnungsübungen und ansonsten eine chrirurgische Lösung („release") mit Sehnenverlängerung oder einer Muskelablösung des M. subscapularis werden eingesetzt.

Erst beim größeren Kind (ab 4-6 Jahre), wenn eine Kooperation bei der Krankengymnastik möglich ist, werden Sehnenverlagerungen zur Funktionsbesserung durchgeführt (Aktivierung der Schulterabduktion durch den M. trapezius und der Außenrotation durch den M. latissimus dorsi, Verstärkung des Bizeps, Korrektur einer Supinationsfehlstellung des Unterarmes oder einer Fallhand). Diese Eingriffe erfordern einen kurzen stationären Aufenthalt, meist sechs Wochen Gips und anschließend eine motivierte Krankengymnastik. Trotz dieser aufwendigen Rekonstruktionsstrategie kann es zu bleibenden Funktionsdefiziten und einer Extremitätenverkürzung kommen; meist ist jedoch ein gut gebrauchstüchtiger Arm zu erreichen.

Krankengymnastik

Die Krankengymnastik ist während der gesamten Behandlungszeit sehr wichtig. Gerade die Bahnung bisher nicht genutzter Bewegungswege nach Voijta ist im ersten Lebensjahr sehr sinnvoll. Auch die Verfahren nach Bobath, allgemeine Dehnungsübungen und Spiele mit großen Spielsachen zur Förderung der Beidhändigkeit sind nützlich. Schwimmen fördert die Beweglichkeit der Schulter und einen guten Bewegungsfluß. Treffen im Rahmen von Selbsthilfegruppen vermitteln Solidarität, praktische Hilfen und Informationen.

Fazit

Die Plexusläsion beim Kind ist eine umfangreiche geburtstraumatische Schädigung mit Auswirkungen auf die gesamte Funktion und Entwicklung des Armes, die durch intensive Krankengymnastik und Hinzuziehen eines Neuropädiaters sowie kompetenten Wiederherstellungschirurgen behandelt werden sollte.

Literatur und Behandlungsadressen können beim Autor erfragt werden.

Dr. J. Bahm
Klinik für Plastische Chirurgie,
Hand- und Verbrennungschirurgie
Universitätsklinikum der RWTH
Pauwelsstr. 30, D-52057 Aachen

5.9 Hautreinigung von Säuglingen mit Feuchttüchern

A. Hahn, R. Bergmann

Zur Reinigung beschmutzter Säuglingshaut werden Feuchttücher mit u.a. folgenden Inhaltsstoffen auf den deutschsprachigen Märkten angeboten und verkauft:
Bisabolol, Butylparabene, Calendula-Öl, C 11-13 Isoparaffin, Cetrimonium Bromide, Cetylpyridinium Chloride, Citric Acid, Cyclomethicone, Ethylparabene, Fragrance, Glucose, Glucoseoxidase, Lactoperoxidase, Jojoba-Öl, Mandel-Öl, Methyldibromore, Glutaronitrile, Methylparabene, Mineral Oil, Paraffinum liquidum, Parfum, PEG-5 Glycerylstearat, PEG 40 Hydrogenated, Castor Oil, Phenoxyethanol, Polysorbate 20, Polyaminopropyl Biguanide, Propylene Glycol, Propylparabene, Simethicone, Soja-Öl, Steareth-1, Tetrasodium EDTA.
Ist ein Unbehagen berechtigt?

Kann bei Verträglichkeit nach wiederholter Applikation auf „hypoallergene" Nahrung verzichtet werden?

Wie die oben stehende Aufzählung zeigt, werden bei den Feuchttüchern für den Gebrauch auf der Säuglingshaut zahlreiche z. T. sehr komplexe Inhaltsstoffe verwendet, die sich auch in den vielen Rezepturen gebräuchlicher Kosmetika wiederfinden lassen. Die insgesamt 31 Substanzen betreffen z. B. ätherische Öle, Parfümzubereitungen, fette Öle, Polyethylenglykole, Propylenglykole, Mineralöle, Kohlenwasserstoffe, Konservierungsmittel vom p-Hydroxybenzoesäuretyp, quaternäre Ammoniumbasen, Lösungsvermittler, Einfachzucker und -enzyme und Schaumstabilisatoren vom Typ der Dimethylpolysiloxane. Letztere sind den Kinderärzten besser als Therapeutikum Sab simplex bekannt.

Ob ein Unbehagen bei der Verwendung von Feuchttüchern berechtigt ist oder auch nicht, mag der kluge Leser nach den folgenden Ausführungen entscheiden. Dabei ist zu berücksichtigen, daß die meisten klinischen Erfahrungen in Bezug auf allergische Reaktionen nur für Erwachsene vorliegen.

Allergisierende Wirkung der Inhaltsstoffe

So haben ätherische Öle in bestimmten Konzentrationen nachgewiesenermaßen günstige therapeutische Wirkungen, z. B. das Bisabolol, welches sich aus der Kamille und auch aus Pappelknospen gewinnen läßt. Auch der vielgerühmte Calendulaextrakt aus der Ringelblume, Jojoba- und Mandelöle haben anerkannterweise durchaus positive Eigenschaften in Kosmetika. Andererseits können konzentrierte Kamillenauszüge bei ungünstiger Einwirkung am kindlichen Auge zu starken Reizerscheinungen bis hin zu Verätzungen der Cornea führen. Ätherische Öle wie Terpentin oder auch Citrusterpene werden wegen einer zunehmenden Verwendung (z. B. Biofarben) als Allergen wieder eine relevante Bedeutung erlangen.

Auch Sojazubereitungen dürfen in ihrer allergenen Potenz nicht unterschätzt werden.

Mineralöle sind Destillationsprodukte und damit ziemlich komplexe Gemische aus gesättigten und ungesättigten Kohlenwasserstoffen mit unterschiedlichem Reinheitsgrad. Sie sind aufgrund ihrer uneinheitlichen Zusammensetzung kaum einzuschätzen. Demgegenüber haben die verhältnismäßig reinen n- bzw. Isoparaffine und Paraffinum liquidum insgesamt ein geringes allergologisches Risiko.

Propylenglykol findet in der Kosmetikindustrie eine sehr weitläufige Anwendung, wobei die Reizwirkung bei offener Applikation auf Haut und Schleimhäuten oft mit der von Glyzerin verglichen wird. Bei routinemäßigen Testungen an Haut und Schleimhäuten zeigt sich aber eine Sensibilisierungsrate von etwa 5%, eine allergische Reaktion war in 8% nachweisbar. Neuere Untersuchungen zeigten sogar Reaktionshäufigkeiten bis 11,5%.

Polyethylenglykolzubereitungen wie z. B. PEG 40 Hydrogenated Castor Oil werden z. B. mit Rizinusöl umgesetzt. Daraus können auch unterschiedliche allergologische Belastungen entstehen.

Aus allergologischer Sicht dürfte die Gruppe der p-Hydroxybenzoesäureester besonders schwierig einzuschätzen sein. Sie sind weit verbreitete Konservierungsmittel für Lebensmittel, Arzneimittel und Kosmetika. Abhängig von der Zusammensetzung einzelner Kosmetika werden heute nur noch bis zu 0,8% zur Konservierung verwendet. Die früher häufig festgestellten allergischen Reaktionen sind deshalb heute eher selten. Auch wenn Tierversuche mit Methyl- und Propylestern dies bestätigen, zeigen umfassende Untersuchungen mit p-Hydroxybenzoesäureester-Gemischen unter Praxisbedingungen, daß die Allergierate 0,3-17% betragen kann. Bei Paragruppen-Allergikern betrug die Reaktionshäufigkeit im Kollektiv sogar 3,6-32% bei p-Hydroxybenzoesäuremethylester und 3,3-30% bei p-Hydroxybenzoesäurepropylylester. Damit geht von dieser Substanzgruppe keine unerhebliche Gefahr für eine primär sensibilisierende Wirkung bei Säuglingen aus.

Eine vergleichbare Gefahr besteht auch beim Cetylpyridiniumchlorid. Eine Reaktionshäufigkeit wurde in Kollektiven im Bereich von 7,9-20% gesehen.

Fazit

Auch wenn nicht alle Hersteller alle angegebenen Stoffe für die Feuchttücher verwenden, zeigt sich nach den vorstehenden Ausführungen jedoch deutlich, daß die Gefahr einer Sensibilisierung durch eine frühzeitige Verwendung eines umfangreichen „Chemikalienmix" im engen Hautkontakt bei Säuglingen nicht unterschätzt werden darf. Obwohl die tatsächliche Inzidenz der Sensibilisierung von Säuglingen durch Feuchttücher nicht untersucht wurde, sollte eine frühzeitige dermale Sensibilisierung durch Duftstoffe, Parfümzubereitungen, Kosmetika, aber auch „Biofarben" mit ätherischen

Ölen als Lösungsmittel usw. nicht riskiert werden. Die Feuchttücher eignen sich nicht als Diagnostikum für ein allergenes Risiko, um den Gebrauch einer „hypoallergenen Nahrung" zu indizieren. Deshalb muß die Indikation für eine „hypoallergene" Nahrung nach allergologischen Kriterien gestellt werden.

Als Alternative zu Feuchttüchern und hypoallergenen Nahrungen würden wir Leitungswasser bzw. Muttermilch vorschlagen.

Literatur

1. Fiedler HP (1989) Lexikon der Hilfsstoffe für Pharmazie, Kosmetik und angrenzende Gebiete. 3. Auflage, Editio Cantor, Aulendorf
2. Flyvholm MA (1991) Contact allergens in registered chemical products. Contact Dermatitis 25: 49-56
3. Kayser D, Schlede E (Hrsg) (1995) Chemikalien u. Kontaktallergie - Eine bewertende Zusammenstellung. BgVV-Heft Berlin
4. Klaschka F, Voßmann D (1994) Kontaktallergene: Chemische, klinische u. experimentelle Daten. Erich-Schmidt Verlag, Berlin
5. Römpp Chemielexikon (1992) 9. Auflage, Georg Thieme Verlag, Stuttgart New York
6. Scheuer B et al (1992) Häufige Kontaktallergene. Akt Dermatol 18: 44-49

Dr. A. Hahn
Bundesinstitut für gesundheitlichen Verbraucherschutz und Veterinärmedizin
Thielallee 88-92, D-14195 Berlin

Priv. Doz. Dr. Renate Bergmann
Zentrum für Kinder- und Jugendmedizin,
Virchow-Klinikum der Humbold-Universität
Augustenburger Platz 1, D-13353 Berlin

5.10 Raynaud-Phänomen im Kindesalter

S. Sollberg

Was sollte bei einem vierjährigen Mädchen mit ausgeprägtem Raynaud-Phänomen bei Kälteeinwirkung diagnostisch und ggf. therapeutisch unternommen werden? Die Mutter zeigt die gleiche Symptomatik, erinnerlich seit dem frühen Jugendalter.

Das Auftreten eines Raynaud-Phänomens (RP) unter Kälteeinwirkung ist ein wegweisendes Symptom für ein primäres oder ein sekundäres RP. Daher gelten die weiteren ärztlichen Bemühungen der Abgrenzung dieser beiden Krankheitsbilder, wobei das primäre RP letztlich eine Ausschlußdiagnose darstellt.

Wir empfehlen daher das folgende Vorgehen:

- Bestehen anamnestisch Hinweise für Autoimmunkrankheiten, arterielle Verschlußkrankheiten, neurovaskuläre oder hämatologische Krankheiten, Vibrationstraumen oder Medikamenteneinnahme?
- Bestehen Hinweise für Autoimmunkrankheiten mit den folgenden klinischen Leitsymptomen: akrale oder diffuse Sklerose der Haut, Sklerosierung des Nagelhäutchens und dilatierte Kapillarschlingen im Nagelfalz, Teleangiektasien im Gesichtsbereich, Mikrostomie, UV-abhängige Hautveränderungen, Petechien, Purpura oder Livedo racemosa, Verkürzung der Fingerendglieder (Akroosteolysen), Dysphagie, Arthralgie/Arthritis, Myalgie/Myositis, reduzierter Tränen- und Speichelfluß oder Gangrän der Finger- und Zehenspitzen?
- Orientierende Zusatzuntersuchungen: neurologische Untersuchung sowie arterieller Gefäßstatus mit Auskultation und Palpation der Pulse und Messung der Blut- und Okklusionsdrucke (auch unter Provokationsmanöver).

- Laboruntersuchungen: großes Blutbild, BSG, C-reaktives Protein, SGOT, SGPT, g-GT, AP, LDH, Kreatinin, Harnstoff, CK, Eiweißelektrophorese. C3, C4, ANA (weitere Differenzierung nur im positiven Fall), DNS-Ak (RIA!), c- und p-ANCA, Rheumafaktor (Waaler-Rose und Latex), Phospholipid-Ak (Antikardiolipin-Ak, Lupus-Antikoagulans), Kryoglobuline, Kälteagglutinine, T3, T4, TSH basal, Hepatits B und C Serologie, Urinstatus mit Sediment.
- Weitere krankheitspezifische Zusatzuntersuchungen in Abhängigkeit von Befunden aus oben genannten Untersuchungen.

Empfehlungen

Das therapeutische Spektrum beim sekundären RP wird bestimmt durch die zugrundeliegende Krankheit. Symptomatisch ist sowohl beim primären, als auch beim sekundären RP folgendes zu empfehlen: Meidung von Kälte (Fäustlinge, Muff, Taschenofen), warmes Handbad für 10 min vor Kälteexposition, und, sofern pädiatrisch zu vertreten, Kalziumantagonisten in niedriger Dosierung. Eine prinzipiell gleichartige Untersuchung wäre auch der Mutter der Patientin zu empfehlen.

Priv.-Doz. Dr. St. Sollberg
Klinik und Poliklinik für Dermatologie und Venerologie
der Universität Köln
Joseph-Stelzmann-Str. 9, D-50924 Köln

5.11 Höhenexposition von Kindern

C.F. Poets

Eine besorgte Mutter stellte neulich die Frage, ob es denn bedenklich wäre, ihr 18monatiges Kind im Urlaub zu einem Ausflug auf den 3000 m hohen Teide auf Teneriffa mitzunehmen. Der Tagesausflug sollte einen Aufstieg mit der Seilbahn beinhalten. Darüber hinaus waren keine weiteren körperlichen Anstrengungen geplant.
In einer anschließenden Diskussion mit meiner Kollegin vertrat ich die Ansicht, daß man sich im Bereich bis 2-4000 m über NN im Bereich der Zone der vollständigen Kompensation befindet, in welcher der Aufenthalt gefahrlos möglich ist, während meine Kollegin der Auffassung ist, daß nur Höhen bis max. 2000 m über NN für das Kind unbedenklich sind.

Leider finde ich in der mir zugänglichen Literatur keine Ausführungen, die sich speziell mit Höhenverträglichkeit für Kinder befassen. Können Sie mir bei der Klärung dieses Problems behilflich sein?.

Studienergebnisse

Es gibt in der Tat kaum Untersuchungen zur Reaktion von Kindern auf Höhenexposition. In einer veröffentlichten Studie wurde die Sauerstoffsättigung im Schlaf bei Säuglingen in Lhasa, Tibet (3660 m) gemessen. Hier zeigten Säuglinge, deren Eltern aus China eingewandert waren und insofern nicht wie die Tibeter an ein Leben in großer Höhe adaptiert waren, einen Abfall ihrer Sauerstoffsättigung auf im Mittel 78-80%. Die tibetischen Säuglinge wiesen dagegen Mittelwerte von 87-88% auf [1]. Dieser Abfall der O_2-Sättigung bei den chinesischen Säuglingen ist nicht unbedenklich, so daß ein nicht geringer Teil der chinesischen Kinder in Tibet unter dem klinischen Bild einer subakuten Höhenkrankheit verstirbt [3].

Eigene Untersuchungen zur Atemregulation von jungen Säuglingen (<6 Monate) im Schlaf unter simulierter Höhenexposition (Absenken der O_2-Konzentration in der Einatemluft auf 15-16% für ca. 8 Std.) zeigten, daß ein Teil der untersuchten Kinder (12%) im Schlaf O_2-Abfälle auf <80% für jeweils >1 Minute entwickelte [2]. Ob auch ältere Säuglinge und Kleinkinder derart ausgeprägt auf einen Abfall des inspiratorischen O_2 reagieren ist jedoch unklar.

Der Sauerstoffpartialdruck in 3000 m Höhe beträgt ca. 110 mmHg. Auf Meereshöhe umgerechnet entspräche dies einer Abnahme der inspiratorischen O_2-Konzentration von 21 auf 15%. In 4000 m Höhe entspräche der O_2-Partialdruck nur einer O_2-Konzentration von 13% auf Meereshöhe.

Fazit

Ob sich genetisch nicht an das Leben in den Bergen adaptierte Säuglinge bei längerem Aufenthalt in dieser Höhe noch in „vollständiger Kompensation" befinden, muß aufgrund der eingangs genannten Daten bezweifelt werden.

Gegen einen kurzzeitigen Aufenthalt in 2-3000 m Höhe, wie den angegebenen Aufenthalt eines 18 Monate alten, gesunden Kindes für einige Stunden, dürften allerdings keine Bedenken bestehen.

Literatur

1. Niermeyer S, Yang P, Shanmina Drolkar, Zhuang J, Moore LG (1995) Arterial oxygen saturation in tibetian and han infants born in Lhasa, Tibet. N Engl J Med 333: 1248-1252
2. Poets CF, Parkins K, Stebbens VA, Southall DP (1996) Effekt von 15% Sauerstoff auf Atmung und Sauerstoffsättigung gesunder Säuglinge. Monatsschr Kinderheilkd 144: 857
3. Sui Gj, Liu YH, Cheng XS, et al. (1988) Subacute infantile mountain sickness. J Pathol 155: 161-170

Prof. Dr. C.F. Poets
Kinderklinik der Medizinischen Hochschule Hannover
Carl-Neuberg-Str. 1, D-30625 Hannover

5.12 Blasenentleerungsstörung

K.M. Schrott

In meiner Behandlung befindet sich ein jetzt 13jähriger geistig behinderter Junge mit Blasenentleerungsproblemen. Die umfangreiche Diagnostik wegen der geistigen Behinderung ergab außer einer Kleinhirnwurmhypoplasie keinen pathologischen Befund. Bei der kinderurologischen Diagnostik ergaben sich folgende Befunde:
Sonographie: Nieren o.B., nach Miktion immer viel Restharn.
Zystoskopie: Blasenwand trabekulisiert, Ausschluß einer organischen subvesikalen Obstruktion.
MCL: Verminderte Blasenkapazität. Blasenwurmhypertrophie.
VUR- Ausschluß. Funktionelle Urethrastenose durch Erektion.

Dieser Befund deckt sich mit den Beobachtungen der Eltern, daß zu Hause bei jedem Miktionsversuch eine Erektion auftritt, die zur Behinderung der Miktion führt. Nachts dann jeweils Enuresis. Nach Konsultation des Chefarztes der ortsansässigen urologischen Klinik haben wir zunächst mit Diazepam behandelt, später auch mit Spasmolytika. Alle bisherigen Therapieversuche haben nicht zur Besserung der Symptomatik geführt, die für den Patienten und seine Eltern sehr belastend ist. Gibt es andere therapeutische Erfahrungen in solchen Fällen? Welche therapeutische Intervention könnte sinnvoll sein?

Im vorliegenden Fall des 13-jährigen Jungen mit geistiger Behinderung und Kleinhirnpathologie ist durchaus eine sog. Detrusor-Sphinkter-Dyssynergie mit deutlicher Restharnbildung und nächtlicher Überlaufinkontinenz (nebst der beobachteten Erektionen während der Miktion) möglich. Die Trabekulierung der Blase ohne endoskopischen Nachweis einer subvesikalen Obstruktion wäre damit erklärt.

Letztlich dürfte es sich um eine inkomplette obere Neuronläsion handeln, bei der eine mangelhafte Dämpfung der

Als ergänzende Diagnostik ist notwendig:

- Wiederholtes Flow-EMG mit sonographischer Restharnbestimmung (Angabe in ml).
- Obligat eine Zystomanometrie (Blasenkapazität? Compliance mit Kontraktilität und Kinetik, ungehemmte Detrusorkontraktionen?).

Daraus folgt dann bei Detrusor-Sphinkter-Dyssynergie therapeutisch:

- Versuch mit Antispastika z.B. Dantamacrin in aufsteigenden Dosen,
- bei persistierender Sphinkterresistenz intermittierender Katheterismus,
- als letztes Mittel ist eine abgestufte Sphinkterotomie möglich.

Detrusorkontraktionen und eine nicht synerge bzw. unvollständige Relaxation des willkürlichen Harnröhrenschließmuskels vorliegt.

Da Detrusorkontraktion und Erektion autonom parasympathisch über S 2/3 laufen, sind bei gestörter supravesikaler Dämpfung sehr wohl simultan Blasenkontraktionen mit teils quälenden Erektionen möglich. Es könnte dann mittels Schwellkörperinjektion von Effortil (5 bis maximal 10 mg) geprüft werden, ob bei damit unterdrückter Erektion eine bessere und weitgehend restharnfreie Miktion möglich würde. Unter Würdigung der Gesamtsituation wäre bei völligem Versagen der medikamentösen Dämpfung und mangelhafter Kooperation bei nötigem intermittierenden Katheterismus (und anhaltend hohem Restharn) als ultima ratio auch eine gezielte periphere Denervation oder gar eine sakrale Deafferenziation zu diskutieren.

Prof. Dr. K.M. Schrott
Urologische Klinik mit Poliklinik der
Universität Erlangen-Nürnberg
Maximiliansplatz, D-91023 Erlangen

5.13 Angeborene radioulnare Synostose

M.H. Hackenbroch

Mir wurde ein 3jähriges Mädchen mit deutlicher Supinationshemmung beider Arme und Unterarme vorgestellt. Laut Orthopädie handelt es sich um eine konnatale proximale Ulna/Radiussynostose. Zusätzlich läuft das Mädchen leicht in den Hüften gebeugt (Ultraschalluntersuchung der Hüfte in der 8. Lebenswoche o. B.) und mit den Füßen nach innen.

Welche Therapiemöglichkeiten bestehen? Wann wäre der optimale Therapiezeitpunkt gewesen? Gibt es in Deutschland ein Zentrum, das gehäuft solche Kinder betreut? Welche Prognose besteht? Welche weitere Diagnostik ist sinnvoll? Nach welchen knöchernen oder sonstigen Mißbildungen sollte gesucht werden?

Die angeborene radioulnare Synostose dürfte Folge einer fehlenden Segmentation der beiden Unterarmknochen etwa in der 6. Schwangerschaftswoche sein, deren Ursache oft unbekannt ist; sie kann als Teil eines fetalen Alkoholsyndroms auftreten, aber auch im Rahmen von anderen, seltenen, definierten Syndromen.

Führendes Symptom ist die Unfähigkeit, Unterarm und Hand zu drehen, was wegen Ausgleichsbewegungen aus Schulter und oft hypermobilem Handgelenk zunächst kaum auffällt, wie offenbar auch bei der 3jährigen Patientin. Durch Röntgenuntersuchung wurde offenbar die Diagnose gesichert und differentialdiagnostisch eine angeborene Radiusköpfchenluxation ausgeschlossen.

Therapieempfehlungen

Für die Therapie ist weniger der in Winkelgraden erfaßbare Verlust an Beweglichkeit maßgebend, sondern das Leistungsvermögen bei den notwendigen Verrichtungen des täglichen Lebens wie das Fassen von Gegenständen, Anziehen und Schreiben. Erfahrungsgemäß besteht keine Behandlungsnotwendigkeit, wenn eine Mittelstellung zwischen Pro- und Supination eingenommen wird, weil von den Nachbargelenken genügend kompensiert werden kann.

Bei funktionell ungünstiger Unterarmstellung kann eine Drehosteotomie notwendig sein, die dann am besten vor der Einschulung durchgeführt sein sollte. Die operative Trennung der angeborenen – im Gegensatz zur posttraumatischen – Synostose hat sich nicht bewährt. Die größte Erfahrung in der operativen Therapie hat meines Wissens die Orthopädische Universitätsklinik in Heidelberg. Die Prognose der unbehandelten und osteotomierten radioulnaren Synostose ist insofern günstig, als die im Alltag relevanten Defizite gering sind.

Weitere mögliche Mißbildungen

Wenn das Mädchen gleichzeitig in der Hüfte vorgebeugt läuft, ist trotz vorausgegangener und offenbar unauffälliger Sonographie eine sorgfältige klinische und röntgenologische Untersuchung der Hüftgelenke erforderlich. Bei einem fetalen Alkoholsyndrom wird nach Spiegel in 50% eine radioulnare Synostose und in immerhin 13% eine angeborene Hüftluxation beobachtet [1]. Weiterhin nennen die Autoren Kurzfinger (75%), Kamptodaktylie und Klinodaktylie (jeweils 50%), Bewegungseinschränkung an Fingergelenken (38%), Trichter- und Kielbrust (jeweils 13%) und Spinalkanalstenose (13%). Mit Ausnahme des Hüftkomplexes und der relativ seltenen Wirbelsäulenveränderungen handelt es sich glücklicherweise um funktionell weniger gravierende knöcherne Mißbildungen. Darüber hinaus sind beim fetalen Alkoholsyndrom ZNS-Störungen, Herzfehler und Nierenanomalien bekannt, auf orthopädischem Gebiet zusätzlich zervikale Blockwirbel, Koalition von Kapitatum und Hamatum und Beugekontraktur des Ellenbogens.

> Besonders ist auf eine Hüftluxation und Wirbelsäulenveränderungen zu achten!

Literatur

1. Spiegel PG, Pekman WM, Rich EH, Versteg CN, Nelson V, Dudnikov M (1979) The orthopedic aspect of the fetal alcohol syndrome. Clin Orthop 139: 58-63

Prof. Dr. M.H. Hackenbroch
Klinik und Poliklinik für Orthopädie der Universität
Joseph-Stelzmann-Str. 24, D-50931 Köln

6 Gynäkologie und Geburtshilfe

6.1 Hymenalatresie 255
6.2 Anästhesie und „Pille“ 256
6.3 Antikoagulation in der Schwangerschaft 260
6.4 Nüchternheitsgebot im Kreißsaal 263
6.5 Fenoterol vor Sektio 266
6.6 Rückenmarknahe Anästhesie bei Sektio 269
6.7 Intubationsnarkose und Stillen 272
6.8 Hypertonie in der Stillzeit 278

6.1 Hymenalatresie

P. Mallmann

Wie sollte man bei einer Hymenalatresie vorgehen?

Ist eine Stichinzision des vorgewölbten Hymens erlaubt, oder sollte eine Resektion in Narkose erfolgen?

Die Stichinzision des vorgewölbten Hymens bei Hymenalatresie ist als Sofortmaßnahme sicherlich eindrucksvoll hilfreich. Da es aber häufig sekundär wieder zu einem Verschluß des Hymens kommt, wird üblicherweise das folgende Vorgehen empfohlen:

Der Hymenalrand wird an mehreren Stellen bis zur Basis inzidiert und die Inzisionsstellen werden mit einem dünnen, resorbierbaren Faden (Stärke 5/0) an der Basis zur Vereinigung der Scheidenhaut mit der Introitushaut umstochen. Zusätzlich erfolgt eine digitale Dehnung des Introitus. Multiple radiäre Inzisionen des Hymens haben sich als günstiger erwiesen als die zirkuläre Resektion, da die hierbei entstehende zirkuläre Narbe häufig sekundär Beschwerden bereitet.

Die radiäre Inzision und digitale Dehnung erfolgt üblicherweise in Maskennarkose.

Prof. Dr. P. Mallmann
Universitäts-Frauenklinik
Joseph-Stelzmann-Str. 9, D-50924 Köln

6.2 Anästhesie und „Pille"

B. Beland

Beeinträchtigt die Allgemeinanästhesie die Wirkung oraler Kontrazeptiva?

Es ist bislang keine Untersuchung veröffentlicht zu der Frage, ob eine Allgemeinanästhesie die Wirkung oraler Kontrazeptiva beeinflußt. Verschiedene Möglichkeiten einer Interaktion scheinen theoretisch möglich:

Mögliche Interaktionen:

- Beeinträchtigung der Resorption durch die nachfolgende Anästhesie oder durch postoperatives Erbrechen,
- Veränderung der Verteilungsvolumina oder
- beschleunigte Elimination der Wirkstoffe,
- pharmakodynamische Interaktionen zwischen Anästhetika und Östrogen/Progestagenen am Rezeptor,
- eine Beeinflussung der endogenen Hormonspiegel durch die Allgemeinanästhesie, die der Kontrazeption entgegenwirkt.

Resorption

Wie für orale Antibiotika zur Endokarditisprophylaxe gezeigt, ist deren Resorption 3 bis 4 Stunden vor einer Kurznarkose nicht beeinträchtigt [1]. Ebenso wurde für Paracetamol eine im Vergleich zur Kontrollgruppe eine ungestörte Resorption kurz nach einer Allgemeinanästhesie ohne Opioidgabe nachgewiesen [3]. Untersuchungen zur Aufnahme oraler Kontrazeptiva in zeitlichem Zusammenhang mit einer Allgemeinanästhesie liegen nicht vor.

Verteilungsvolumina

Die Allgemeinanästhesie selber kann unserer Meinung nach die Verteilungsvolumina von Östrogenen und Progestagenen nicht wesentlich beeinflussen. Im Falle eines schweren intraoperativen Blutverlustes mit Massivtransfusion wird die Frage der Kontrazeption in den Hintergrund treten.

Wirkstoffelimination

Waddell und Bruce zeigten, daß die Clearancerate für Gestagene bei schwangeren Ratten während einer Allgemeinanästhesie erniedrigt ist. Dies ist wahrscheinlich als eine Gegenregulation auf die gleichzeitig erniedrigte Gestagenproduktion der Tiere bei somit konstanten Hormonspiegeln zu erklären [5]. Die Enzyminduktion durch Barbiturate ist bei einer kurzfristigen Anwendung im Rahmen der Anästhesie als bedeutungslos einzuschätzen.

Interaktionen am Rezeptor

Zu einer Interaktion von Anästhetika mit Östrogen- oder Gestagen-Rezeptoren gibt es keine Daten. Sie erscheint nicht wahrscheinlich.

Endogene Hormonspiegel

Im Rahmen einer Allgemeinanästhesie, v.a. einer Intubationsnarkose, kommt es zu einem Anstieg des Prolaktins. Dies ist erklärbar durch die Ausschüttung endogener Opioide im Rahmen einer Streßreaktion. Die Konzentrationen von Östrogen und Gestagen ändern sich nicht signifikant [4]. Bei Patientinnen, die für eine Oozytenentnahme zur in-vitro-Fertilisation eine Allgemeinanästhesie erhalten hatten, waren Gestagenspiegel und Gestagen-Östrogen-Verhältnis in der mittleren Gelbkörperphase niedriger als bei Patientinnen, bei denen der Eingriff in Regionalanästhesie durchgeführt worden war [2].

Dies läßt eine negative Beeinflussung der Konzeptionswahrscheinlichkeit durch die Allgemeinanästhesie vermuten. Eine der Kontrazeption entgegenwirkende proovulatorische Beeinflussung endogener Sexualhormone im Sinne eines koordinierten Anstiegs von Luteinisierendem und Follikel-Stimulierendem-Hormon (LH/FSH) durch eine Allgemeinanästhesie scheint ausgeschlossen.

Fazit

Zusammenfassend halten wir die Frage einer gestörten Resorption für den einzig möglichen signifikanten Faktor, über den eine Allgemeinanästhesie die Wirkung oraler Kontrazeptiva beeinträchtigen könnte.

Eine Einnahme in ausreichendem zeitlichen Abstand, also etwa 2, besser 3-4 h vor Einleitung, sollte genügend Sicherheit bieten, auch im Falle postoperativen Erbrechens.

Frauen, die ein reines Gestagen-Präparat („Minipille") verwenden, welches eine zeitlich sehr strenge Einnahme erfordert, sollten bei Überschneidung des Einnahmezeitpunktes mit der Narkose ihren behandelnden Gynäkologen konsultieren.

Literatur

1. Cannon PD, Black HJ, Kitson K (1987) Serum concentrations of amoxycillin in children following an oral loading dose prior to general anaesthesia: relevance for the prophylaxis of infective endocarditis. J Antimicrob Chemother 19: 795–797
2. Lehtinen AM, Laatikainen T, Koskimies AI, Hovorka J (1987) Modifying effects of epidural analgesia or general anesthesia on the stress hormone response to laparoscopy for in vitro fertilization. J In Vitro Fert Embryo Transf 4: 23-29
3. Reilly CS, Nimmo WS (1984) Drug absorption after general anaesthesia for minor surgery. Anaesthesia 39: 859–861
4. Sterzik K, Nitsch CD, Korda P, Sasse V, Rosenbusch B, Marx T, Traub E (1994) Der Einfluß unterschiedlicher Anaesthesieverfahren auf den Hormonhaushalt der Frau. Untersuchungen im Rahmen ei-

nes in vitro-Fertilisations-Embryotransfer-(IVF-ET-)Programms. Anaesthesist 43: 738–742
5. Waddell BJ, Bruce NW (1984) Production rate, metabolic clearance rate and blood concentration of progesterone in conscious and anaesthetized pregnant rats. J Endocrinol 102: 357–363

Dr. Barbara Beland
Klinik und Poliklinik für Anästhesiologie und operative Intensivmedizin
Albert-Schweitzer-Straße 33, D-48149 Münster

6.3 Antikoagulation in der Schwangerschaft

T. Wagner

In unserer Betreuung befindet sich eine junge Frau (geboren 1970), bei der es zu einer tiefen Beckenvenenthrombose kam. Da ein Mangel an Protein S und Protein C (30 bzw. 49%), jedoch kein AT III-Mangel (89%) vorliegt, ist eine Antikoagulation mit Phenprocoumon vorgesehen. Wie sollte man sich bei der Patientin im Falle einer Schwangerschaft verhalten?

Ab welchem Monat spätestens müßte Falithrom abgesetzt werden?

Cumarine in der Schwangerschaft sind kontraindiziert

Cumarinderivate sind in der Schwangerschaft bis zur Geburt kontraindiziert [3], da sie plazentagängig sind und zu einer erhöhten Rate von Aborten, Totgeburten und Mißbildungen bei Lebendgeborenen führen [1]. Die Teratogenität der Cumarine zeigt sich überwiegend in einer Störung der Organogenese mit einer besonders sensiblen Phase zwischen der 6. und 12. Schwangerschaftswoche [1, 4]. Typisch sind nasale Hypoplasien mit Sattelnase und fehlendem Nasenseptum sowie zentralnervöse Mißbildungen. Obwohl im zweiten und dritten Trimenon die Teratogenität der Cumarine nicht mehr zum Tragen kommt, werden in diesem Zeitraum vermehrt Totgeburten, Kinder mit Mikroenzephalie und pathologischer Frühkalzifizierung des Skelettsystems beobachtet [1, 4, 5]. Wahrscheinlich ist dies eine direkte antikoagulatorische Wirkung der Cumarine bei den Feten mit nachfolgenden Mikro- und zum Teil auch Makroblutungen [6]. Unter oder nach Cumarintherapie während der Gravidität verlaufen nur ca. 60 bis 70% der Schwangerschaften völlig normal mit Geburt gesunder Kinder.

Im Gegensatz zu den Cumarinderivaten sind sowohl unfraktionierte als auch niedermolekulare Heparine nicht plazentagängig [2] und führen so weder zu einer Embryopathie noch zu fetalen Hämorrhagien [1]. Die Tatsache, daß trotzdem unter Heparin vermehrt über Aborte bzw. Totgeburten berichtet wurde [1], ist wahrscheinlich auf das allgemein erhöhte Risiko durch das kardiale Grundleiden der meisten Patientinnen zurückzuführen. In den Jahrzehnten vor 1980, in denen die meisten Fälle einer Cumarin-Embryopathie berichtet wurden, war die Hauptindikation für eine Dauerantikoagulation bei jungen Frauen der künstliche Herzklappenersatz und nicht eine Rethrombosierungsprophylaxe nach tiefer Venenthrombose bei sonst Herz-Kreislauf-gesunden Frauen.

Cumarine in der Schwangerschaft

In einer Schwangerschaft muß grundsätzlich auf eine Antikoagulation mit Cumarinderivaten verzichtet werden. Bei geplanter Schwangerschaft ist eine Cumarinmedikation rechtzeitig abzusetzen und auf eine Heparinprophylaxe überzugehen.

Bei ungeplanter Schwangerschaft unter Cumarintherapie ist im ersten Trimenon ein Schwangerschaftsabbruch aus medizinischer Indikation abzuwägen. Wenn allerdings die Cumarinmedikation innerhalb 6 Wochen post gestationem abgesetzt wird, scheinen noch keine Embryopathien induziert zu werden. Dies ist jedenfalls das Ergebnis der einzigen prospektiven Studie (mit kleiner Fallzahl) zur Cumarinprophylaxe in der Schwangerschaft [4]. Erst in den darauffolgenden Wochen scheint die sensible Phase der Teratogenität von Cumarin mit Störung der Organogenese einzusetzen.

Somit kann ggf. bei Absetzen der Cumarinmedikation in der Frühschwangerschaft bis zur 6. Woche auf eine Interruptio verzichtet werden. Im Hinblick auf die beschränkte Zahl von Fallberichten mit teilweise unzuverlässigen anamnestischen Angaben ist eine absolut sichere Risikoabschätzung jedoch nicht möglich.

Heparin in der Schwangerschaft

Zur Antikoagulation oder Thromboseprophylaxe in der Schwangerschaft sind heute niedermolekulare Heparine in subkutaner Applikation zu bevorzugen.

Niedermolekulare Heparine weisen gegenüber dem unfraktioniertem Heparin entscheidende Vorteile auf, wie die nur einmal tägliche Gabe, fehlende Osteoporoseentwicklung und eine weitaus niedrigere Inzidenz an Heparin-induzierten Thrombopenien [7]. Trotzdem ist eine einmal wöchentliche Kontrolle der Thrombozytenwerte anzuraten. Nachdem niedermolekulare Heparine inzwischen nicht nur zur Thromboseprophylaxe in der Schwangerschaft sondern auch zur Thrombosetherapie zugelassen sind, stehen unterschiedliche Darreichungsformen und Dosierungen zur Verfügung, mit denen jeder gewünschte Grad der Antikoagulation eingestellt werden kann.

Literatur

1. Hall JG, Pauli RM, Wilson KM (1980) Maternal and fetal Sequelae of anticoagulation during pregnancy. Am J Med 68: 122–140
2. Harenberg JG, Leber G, Zimmer R, Schmidt W (1987) Thromboembolieprophylaxe mit niedermolekularem Heparin in der Schwangerschaft. Geburtshilfe Frauenheilkd 474: 15–18
3. Hiller H (1991) Antikoagulanzien bei Risikopatienten. Arzneimitteltherapie 9: 80–83
4. Iturbe-Alessio I, Del Carmen Fonesca M, Matchinik O, Santos MA, Zajarias A, Salazar E (1986) Risks of anticoagulant therapy in pregnant women with artificial heart valves. N Engl J Med 315: 1390–1393
5. Pauli RM (1988) Mechanism of bone and cartilage maldevelopment in the warfarin embryopathy. Pathol Immunopathol Res 7: 107–112
6. Ville Y, Jenkins E, Shearer MJ, Ville Y, Jenkins E, Shearer MJ, Hemley H, Vasey DP, Layton M, Nicolaides KH (1993) Fetal intraventricular haemorrhagia and maternal warfarin. Lancet 341: 1211
7. Wood AJJ (1997) Low-molecular-weight heparins. N Engl J Med 337: 688–698

Prof. Dr. T. Wagner
Medizinische Klinik, Hämatologie/Onkologie,
Medizinische Universität
Ratzeburger Allee 160, D-23538 Lübeck

6.4 Nüchternheitsgebot im Kreißsaal

J.-U. Bleyl, M. Popp, D.M. Albrecht

Halten Sie ein Nüchternheitsgebot im Kreißsaal, also unter der Geburt für sinnvoll?

Über welchen Zeitraum sollte es eingehalten werden?

Seit der Beschreibung erhöhter Aspirationsraten bei Narkosen in der Geburtshilfe im Jahre 1946 durch Mendelson [5], ist das Nüchternheitsgebot im Kreißsaal zu einem ehernen anaesthesiologischen Grundsatz geworden. Dieser geriet in den letzten Jahren jedoch zunehmend ins Wanken, wobei eine Abwägung zwischen höchstmöglicher Patientensicherheit und weitestgehendem Wohlbefinden der Schwangeren getroffen werden muß.

Physiologische Grundlagen

Das Nüchternheitsgebot im Kreißsaal basiert auf den speziellen anatomischen und physiologischen Veränderungen während Schwangerschaft und Geburt. Der heranwachsende Fetus führt zu einem Anstieg des intraabdominellen Druckes und zur Rotation mit Verlagerung des Magens nach kranial mit konsekutiver Zunahme des Magendruckes und einer Magenentleerungsstörung. Bereits ab der 34. Schwangerschaftswoche ist die Magenentleerung um 60% verzögert. Gleichzeitig kommt es durch eine verstärkte Progesteronproduktion zur Abnahme der gastro-intestinalen Motilität und Sekretion sowie zu einer geringeren Flüssigkeitsabsorption. Der pH des Magensaftes ist erniedrigt, der untere ösophageale Sphinktertonus vermindert. Die Perspiratio insensibilis kann unter der starken körperlichen Anstrengung einer Geburt bis auf 1700 ml/d steigen. Zur Elimination harnpflichtiger Substanzen und über den Stuhl werden täglich zusätzlich mindestens 1100 ml ausgeschieden. Bei einer Geburtsdauer von 8 bis 12 Stunden sowie einer maximal zulässigen Dauer von 24 Stunden ergibt sich ein auszugleichendes Flüssigkeitsdefizit von mindestens 1400–2800 ml/d.

Lehrmeinungen

Die anästesiologische Lehrmeinung [1-3] verficht weiterhin unter Berufung auf die Aspirationsgefahr die Nahrungs- und Flüssigkeitskarenz mit Einsetzen der Wehen. Auch die Standardwerke der Geburtshilfe [4] empfehlen im Hinblick auf eine mögliche Anästhesie eine vollständige Nahrungskarenz bei gleichzeitiger intravenöser Flüssigkeitssubstitution.

Empfehlungen

Nach unserer Meinung ist die Aufnahme klarer Flüssigkeit während einer normalen Entbindung möglich und erhöht das Risiko für die Schwangere auch bei einer später notwendigen Anästhesie nicht.

Nachweislich kommt es durch die Aufnahme klarer Flüssigkeit zu einer Verdünnung des Magensafts mit resultierendem Anstieg des pH im Magen, so daß selbst bei einer Aspiration eine Schädigung eher vermieden wird. Die orale Flüssigkeitszufuhr sollte jedoch nicht merklich über dem auszugleichenden Flüssigkeitsdefizit von 100–120 ml/Std liegen. Unter klarer Flüssigkeit verstehen wir in diesem Zusammenhang Wasser oder Tee. Die Gabe von kohlensäurehaltigen Getränken oder Fruchtsäften ist nicht ratsam. Zu beachten ist, daß bei ersten Anzeichen für eine protrahierten Geburt oder eine Komplikation eine Flüssigkeitskarenz besteht und intravenöse Flüssigkeit substitutiert wird.

Literatur

1. Cooper GM (1995) Anaesthesia and Analgesia for Obstetric Care. In: Healy TEJ, Cohen PJ (eds.) Wylie and Churchill-Davidson's A Practice of Anaesthesia (6. Auflage). E Arnold S 1285–1297
2. Larsen R (Hrsg.) (1995) Geburtshilfe. Anästhesie (5. Auflage). Urban & Schwarzenberg S 602–649
3. Leyser K-H, Dick W (1993) Allgemeinnarkose. In: Beck L u. Dick W (Hrsg.) Analgesie und Anästhesie in der Geburtshilfe (3. Auflage). Thieme Verlag S 114–128
4. Martius G (Hrsg.) (1988) Überwachung und Leitung der Entbindung. Lehrbuch der Gynäkologie und Geburtshilfe (12. Auflage). Thieme Verlag S 329–364
5. Mendelson CL (1946) The aspiration of stomach content into the lungs during obstetric anesthesia. American Journal of Obstetrics and Gynecology 52:191–205

Dr. J.-U. Bleyl, Dr. M. Popp, Dr. D.M. Albrecht
Klinikum für Anästhesie und Intensivtherapie,
Universitätsklinikum Carl Gustav Carus,
Fetscherstr.74, D-01307 Dresden

6.5 Fenoterol vor Sektio

D. Fingerhut, G. Burgard

Die Indikation für den Einsatz von Fenoterol (z.B. Partusisten) vor operativer Entbindung wird von den Geburtshelfern unseres Hauses (ca. 1500 Geburten, Sektiorate 20-25%) neuerdings eher großzügig gestellt. Es liegt nahe, die gelegentlich erforderlichen hohen Dosen von Oxytocin (z.B. Orasthin) von bis zu 100 E. für die Uteruskontraktion zwecks Blutstillung nach Sektio damit in Zusammenhang zu sehen. Bewirkt eine Tokolyse vor Sectio caesarea eine vermehrte Blutungsneigung?

Beta 2-Agonisten bewirken einen Anstieg der zytoplasmatischen Spiegel des second messengers cAMP (zyklisches Adenosin Monophosphat). Dieser führt zu einer Relaxation der uterinen Muskulatur über die Regulation des intrazellulären Kalziums. In einer Studie konnte ein Einfluß von Fenoterol auf das thrombozytäre cAMP nachgewiesen werden [1]. Im Thrombozyten kommt es danach unter Tokolyse in den ersten 4 Tagen zu einem Anstieg der intrazellulären cAMP Konzentrationen mit konsekutiver Hemmung der Thrombozytenaggregation. Nach dieser Zeit wurde in dieser Untersuchung ein Abfall des cAMP festgestellt, mit einer möglicherweise gesteigerten Aggregationsneigung der Thrombozyten. Dies kann verursacht sein durch eine Reduktion der Rezeptoren und in der Verminderung der Fähigkeiten der verbleibenden Rezeptoren zur Aktivierung der Adenylat Cyclase [2-4].

Zur klinischen Relevanz dieser Befunde in bezug auf die Blutung bei Sectio caesarea liegt uns eine einzige Studie vor [5]. In dieser retrospektiven Analyse wurde eine vermehrte Blutungsneigung nach Kurz- und Langzeittokolyse (Zeiten nicht exakt definiert) im Vergleich zur Kontrollgruppe festgestellt. Lediglich bei den Patientinnen, denen zu Beginn der Sectio caesarea 50 Mikrogramm Fenoterol appliziert wurde, kam es nicht zu einer signifikanten Blutungsneigung. Als mögliche Ursache der vermehrten Blutung wurde von den Autoren der Studie die periphere Vasodilation und die uterine Muskelrelaxation angesehen.

Die erwünschte Wirkung Tokolyse führt zwangsläufig zu einer vermehrten Blutung aus dem nicht tonisierten Uterus.

Gibt es Daten über die Dauer der Bindung von Fenoterol an den uterinen Betarezeptoren?

Untersuchungen über die Bindung am uterinen Rezeptor liegen nicht vor. Bei Anwendung eines 3-Kompartment Modelles ergeben sich für Fenoterol die folgenden Eliminationshalbwertszeiten: Die Halbwertszeit der α-Phase beträgt 0,42 min, die der β-Phase 14,3 min, die der γ-Phase 3,2 h. Entscheidend für die Wirkungsdauer ist die β-Phase [3].

Ist es sinnvoll und möglich, die Wirkung von Fenoterol mit Betablockern zu antagonisieren?

Die denkbare Aufhebung der uterinen Relaxation durch Antagonisierung der Betamimetika durch Beta-Rezeptorenblocker ist nicht untersucht. Die Benutzung von Beta-Blokkern während der Entbindung oder Sectio caesarea kann beim Neugeborenen zur Bradykardie, Hypovolämie und zur Hypoglykämie führen.

Zusammenfassend läßt sich folgendes feststellen:

- Der Zusammenhang zwischen Muskelrelaxation des Uterus und Blutung bei Sectio caesarea ist evident und bedarf keiner weiteren Untersuchungen.
- Die Wirkung von Fenoterol auf das thrombozytäre cAMP könnte zusätzlich eine vermehrte Blutungsneigung erklären. Dabei kommt es aber darauf an, wie lange die tokolytische Therapie vor Sectio durchgeführt wurde.

- Nach längerer Dauer der tokolytischen Therapie mit Fenoterol kommt es zur Down-Regulation der uterinen Beta-Rezeptoren mit Verminderung der Wirkung.
- Die Halbwertszeit der Wirkung ist kurz, so daß eine denkbare intraoperative Relaxation des Uterus mit konsekutiv vermehrter Blutung sehr vom Zeitraum zwischen Absetzen der tokolytischen Therapie und Sectio caesarea abhängt.
- Aufgrund der Nebenwirkung für das Neugeborene ist eine peripartale Therapie mit Beta-Rezeptorenblockern kritisch zu betrachten [2].

Literatur

1. Göser R, Briel RC, Breisch G, Jaschonek K, Schindler AE (1980) Blood Platelet Cyclic AMP During Long-term Treatment of Premature Labor. Arch Gynecol 230: 89-94
2. Robertson PA, Roberts JM (1995) Therapeutic Pharmacology of Uterine contractility. In: Bonica JJ, McDonald JS (eds.) Principles and Practice of obstetric analgesia and anesthesia. Williams & Wilkins, Baltimore Philadelphia Hongkong London Munich Sydney Tokyo
3. Rominger K (1986) Neuere Ergebnisse zur Pharmakokinetik von Fenoterol. In: Jung H, Fendel H, Karl C (Hrsg.) Neueste Ergebnisse über Betamimetika. Steinkopff Verlag, Darmstadt
4. Tabb TN, Garfield RE (1992) Molecular Biology of Uterine Contractility. Clin Obstetrics Gynecology 35
5. Weidinger H, Conradt A, Wiest W (1978) Blutverlust bei Sectio caesarea nach Kurz- und Langzeittokolyse mit Fenoterol. In: Jung H, Friedrich E (eds). 2. Symposion über Partusisten. Thieme, Wiesbaden 73-75

Dr. D. Fingerhut, Dr. G. Burgard
Klinik und Poliklinik für Anästhesiologie und operative Intensivmedizin
Westfälischen Wilhelms-Universität Münster
Albert-Schweitzer-Straße 33, D-48149 Münster

6.6 Rückenmarknahe Anästhesie bei Sektio

V. Hempel

Ist eine rückenmarknahe Anästhesie kontraindiziert, wenn eine Sectio caesarea aus kindlicher Indikation erfolgen muß?

Beeinflußt eine rückenmarknahe Anästhesie zur Sectio caesarea die Plazentafunktion negativ und sind dadurch kindliche Schäden zu erwarten, z.B. bei kindlicher Mangelentwicklung, Gestose oder Übertragung?

Die rückenmarknahe Anästhesie – sei es als Spinalanästhesie, als Epiduralanästhesie oder als Kombination beider Methoden („CSE") – hat sich in den letzten beiden Jahrzehnten besonders als Verfahren zur Sectio caesarea durchgesetzt. Gründe für die Bevorzugung der Regionalanästhesie bei dieser Indikation bilden Gefahren der Allgemeinnarkose (Säureaspiration, Intubationsschwierigkeiten), die bei Sektionarkosen besonders hervortreten, und der begründete Wunsch der Mütter, auch bei Sectiones den ersten Schrei ihres Kindes mitzuerleben [2, 7]. Schließlich ist auch die bei Regionalanästhesie fehlende Belastung der Neonaten mit Narkosemitteln ein wichtiges Argument.

Sympathikolyse

Allerdings bringt jede rückenmarknahe Regionalanästhesie durch die begleitende Sympathikolyse und manchmal noch aggraviert durch ein aortokavales Kompressionssyndrom die Gefahr von Blutdruckabfällen mit daraus folgender uteroplazentarer Minderdurchblutung mit sich. Wichtig ist hier zur Prophylaxe die Vermeidung der flachen Rückenlage (Schräglagerung um >15% seitlich, evtl. einseitige Unterstützung des Beckens mit einem Polster). Bei der außerhalb der Geburtshilfe unproblematischen Behandlung der Blutdruckabfälle mit Vasopressoren können – je nach eingesetztem Mittel – weitere

Einschränkungen der uteroplazentaren Durchblutung hervorgerufen werden, insbesondere, wenn es sich um reine Alpha-Agonisten handelt [6]. Ephedrin und das in Deutschland vielfach eingesetzte Cafedrin (Akrinor) sind Vasopressoren, bei denen dieses Problem nicht besteht [4]. Somit sind nach Anlegen der rückenmarknahen Anästhesie zum Kaiserschnitt eine sorgfältige, in kurzen Intervallen erfolgende Blutdruckkontrolle und bei Bedarf der frühzeitige Einsatz von Cafedrin oder Ephedrin entscheidend für die Sicherheit des Fötus. Unabhängig davon verbessert die Sympathikolyse bei rückenmarknahen Anästhesien sogar die Plazentadurchblutung, sofern kein wesentlicher Blutdruckabfall eintritt [1].

Rückenmarknahe Anästhesien bei Notfall-Sektio

Die meisten Kaiserschnitte aus kindlicher Indikation sind indiziert wegen „Fetal distress" bei fehlendem Geburtsfortschritt. Diese Situation kommt selten völlig überraschend [3]. Es ist dann sinnvoll, frühzeitig einen Periduralkatheter anzulegen, um zunächst unter epiduraler Analgesie die Geburt voranzutreiben, und um für eine rasche Sektio gerüstet zu sein. Bei bereits etablierter periduraler Analgesie ist es in 7-12 Minuten möglich, eine epidurale Anästhesie für eine Sektio herzustellen [5]. Viele geburtshilflich tätige Anästhesisten tendieren sogar bei unvorbereiteten eiligen Kaiserschnitten mittlerweile zur Spinalanästhesie. Eine solche Empfehlung kann allerdings nur für Institutionen ausgesprochen werden, in denen Erfahrung und Routine mit Spinalanästhesien in der Geburtshilfe besteht, weil bei ungeschicktem Agieren ein durch Allgemeinnarkose vermeidbarer Zeitverlust entsteht.

Kontraindikationen für rückenmarknahe Anästhesien zur Sectio caesarea bleiben weiterhin:

- Hypovolämie, starke Blutungen
- Gerinnungsstörungen
- Septische Zustände

Zusammenfassend gibt es gegenwärtig keine Gründe, bei einer Sektio aus kindlicher Indikation ohne die genannten Kontraindikationen eine Allgemeinnarkose zu bevorzugen.

Literatur

1. Jouppila R, Jouppila P, Kuikko J (1978) Placental blood flow during caesarean section under lumbar extradural analgesia. Brit Anaesth 50: 275-279
2. McClennan M, Cabiaca W (1980) Effects of early mother/infant contact following cesarean birth. Obstetrics Gynecol 56: 52-55
3. Morgan BM, Magiu V, Goroszeniuk T (1990) Anaesthesia for emergency caesarean section. Brit J Anaesth 97: 420-424
4. Neumark J. Kramer E (1995) Geburtshilfe. In: Doenicke A, Kettler D, List W, Radke J. Anästhesiologie, 7. Aufl, Springer
5. Price ML, Reynolds F, Morgan BM (1991) Extending epidural blockade for emergency caesarean section. Int J Obstet Anaesth 1: 13-18
6. Ralston DH, Shnider SM, DeLorimer AA (1974) Effects of equipotent ephedrine, metaraminol, mephentermin and rnethoxamine on uterine blood flow in the pregnant ewe. Anesthesiology 40: 354-357
7. Trowell J (1982) Possible effects of emergency caesarean section on the mother/child relationship. Early Human Development 7: 41-51

Prof. Dr. V. Hempel
Anästhesie I und Zentrallabor, Klinikum Konstanz
Luisenstr. 7, D-78461 Konstanz

6.7 Intubationsnarkose und Stillen

H. Schmidt

Patientinnen, die zur Sektio eine Intubationsnarkose erhalten, fragen häufig, ab welchem Zeitpunkt ohne Gefahr für das Neugeborene mit dem Stillen begonnen werden darf. Gibt es hier wissenschaftlich begründete Zeitintervalle, die unbedingt eingehalten werden müssen?

Da in der Literatur nur spärliche Angaben über die Ausscheidung von Anästhetika in die Muttermilch sowie deren enteraler Resorption beim Säugling vorliegen, ist es generell schwierig, mit Sicherheit zu sagen, ob diese Medikamente vom Säugling aufgenommen werden und pharmakologische Effekte haben. Aufgrund der Pharmakologie der einzelnen Substanzen läßt sich jedoch das Risiko von Nebenwirkungen beim Säugling abschätzen.

Pharmakologische Grundlagen

Medikamentenaufnahme

Die Aufnahme von Medikamenten oder deren Metaboliten über die Muttermilch und die pharmakologische Wirkung beim Neugeborenen ist komplex und von verschiedenen Faktoren abhängig. Hierzu zählen zunächst die Pharmakokinetik der Substanzen bei der Mutter, pharmakokinetische Besonderheiten beim Übertritt in die Muttermilch aber auch die gastrointestinale Resorption sowie die Metabolisierung der Substanzen beim Neugeborenen. Die mütterliche Plasmakonzentration einer Substanz als einer der Determinanten für die Aufnahme in die Muttermilch ist abhängig von Faktoren wie der Dosis, der Art und der Häufigkeit der Applikation, der Plasmaproteinbindung, dem Verteilungsvolumen der Substanz, dem Metabolismus der Substanz sowie ihrer Elimination. So liegt z.B. bei Substanzen mit großem Verteilungsvolumen (z.B. lipidlösliche Substanzen) nur ein geringer Teil der Substanz im Plasma vor, der zur Diffusion in die Milch zur Verfügung steht. Am Ende der Schwangerschaft spielt auch eine Änderung der Proteinbindung eine Rolle. So ist bekannt, daß der nicht-proteingebundene Anteil z.B. von Diazepam und Acetylsalizylsäure gegen Ende der Schwangerschaft sowie für 1–5 Tage post partum erhöht ist und eine erhöhte Konzentration in der Muttermilch verursacht, die zu toxischen Spiegeln beim Neugeborenen führen kann [6].

Medikamente in der Muttermilch

Der Übertritt von Medikamenten in die Muttermilch ist abhängig von den physikochemischen Eigenschaften der jeweiligen Substanz wie z.B. ihrer Lipidlöslichkeit, ihrem Molekulargewicht und ihrem pKa-Wert. Die Aufnahme nichtionisierter, lipidlöslicher Substanzen in die Muttermilch erfolgt mittels Diffusion entlang eines Konzentrationsgradienten und ist damit hauptsächlich von der maternalen Plasmakonzentration abhängig. Aufgrund des niedrigeren pH-Wertes (pH 7,09) der menschlichen Milch verglichen mit Plasma ändert sich das Dissoziationsverhältnis einer aufgenommenen Substanz in der Muttermilch. Hieraus kann eine Akkumulation in der Milch resultieren. So diffundiert z.B. bei schwach basischen Substanzen der nichtionisierte Anteil frei in die Muttermilch, wird dort ionisiert und dadurch in der Muttermilch akkumuliert. Im allgemeinen liegen deshalb bei schwach sauren Substanzen die Konzentrationen in der Milch niedriger als im maternalen Plasma, wohingegen schwach basische Substanzen in der Muttermilch akkumulieren.

Andere Faktoren

Das Vorhandensein einer Substanz in der Muttermilch bedeutet jedoch noch nicht, daß auch eine signifikante Aufnahme der Substanz beim Neugeborenen stattfindet, da diese von der oralen Bioverfügbarkeit der Substanz beim Neugeborenen abhängig ist. Weiterhin werden pharmakologische Effekte von über die Muttermilch aufgenommenen Substanzen durch physiologische Faktoren wie einer Unreife der Leberfunktion, einem niedrigen Albuminspiegel sowie einer herabgesetzten Ausscheidungsfunktion des Neugeborenen modifiziert.

Zur Narkose verwendete Medikamente

Benzodiazepine

Diazepam sowie seine Metaboliten werden in der Muttermilch ausgeschieden, sind im Plasma von Säuglingen nachweisbar [3] und können beim Säugling zu Lethargie, Gewichtsabnahme und EEG-Veränderungen führen [15]. Weiterhin besteht aufgrund einer Verdrängung von Bilirubin aus seiner Proteinbindung eine erhöhte Gefahr des Neugeborenenikterus [8]. Sowohl Midazolam als auch sein aktiver Metabolit Hydroxymidazolam sind in geringen Mengen in der Muttermilch nachweisbar. Klinische Effekte wurden jedoch beim Säugling nicht beobachtet [13]. Midazolam wird zur Prämedikation stillender Mütter als sicher angesehen [10]. Weitere zur Sedierung stillender Mütter als sicher angesehene Benzodiazepine mit geringer Ausscheidung in die Muttermilch und ohne signifikanten Effekte auf den Säugling sind Lorazepam [17] und Temazepam [9].

> Midazolam, Lorazepam und Temazepam gelten für stillende Mütter als sicher

Anästhetika

Die intravenöse Applikation von Fentanyl in einer Dosierung von 50–400 µg führt nicht zu einer signifikanten Ausscheidung in die Muttermilch [11] und wird nach einmaliger Applikation als sicher für den Säugling angesehen [16]. Nach einmaliger epiduraler Applikation konnte weder Fentanyl noch Sufentanil in der Muttermilch nachgewiesen werden [12]. Alfentanil wird in die Muttermilch ausgeschieden, wird jedoch aufgrund seiner kurzen Halbwertszeit und seiner hohen Proteinbindung als unproblematisch angesehen [7]. Pethidin wird ebenfalls nur in geringen Mengen in die Milch ausgeschieden [14], kann jedoch bei repetitiver Applikation im Rahmen der PCA bei Kindern stillender Mütter zu Verhaltensauffälligkeiten führen [18].

Die Konzentration von Thiopental in der Muttermilch nach einer Induktionsdosis von 4–5 mg/kg ist vernachlässigbar [1], so daß die einmalige Gabe von Thiopental als sicher angesehen wird. Die Induktion und Aufrechterhaltung der Narkose mit Propofol bei Sektio führte nur zu geringen Konzentrationen in der Muttermilch mit nur minimalen Effekten auf die Neugeborenenen [5], so daß die Applikation von Propofol ebenfalls nicht als Kontraindikation zum Stillen angesehen werden kann. Über die Ausscheidung von Methohexital, Ketamin und Etomidat in die Muttermilch finden sich in der Literatur keine Angaben.

Muskelrelaxanzien

Über die Ausscheidung von Muskelrelaxanzien in die Muttermilch ist nichts bekannt. Da jedoch alle Muskelrelaxanzien mit quaternärem Ammoniumion bei physiologischem pH-Wert im Plasma vollständig ionisiert und zudem nur schlecht lipidlöslich sind, ist eine Akkumulation in der Muttermilch unwahrscheinlich. Weiterhin werden Muskelrelaxanzien kaum enteral resorbiert [8].

Aus diesem Grund wird die Applikation von Muskelrelaxanzien als unkritisch hinsichtlich des Stillens von Säuglingen bewertet [10].

Inhalationsanästhetika

Coté et al. untersuchten die Ausscheidung von Halothan in der Muttermilch einer stillenden Anästhesistin und fanden Konzentrationen im Bereich von 2 ppm, die den Konzentrationen in der Raumluft entsprachen [4]. Obwohl die Konzentrationen in der Milch kurz nach Exposition während Narkose sicher höher liegen, wird die aufgenommene Dosis für den Säugling als irrelevant erachtet [16]. Die Ausscheidung der Inhalationsanästhetika Isofluran, Enfluran, Desfluran bzw. Sevofluran in die Muttermilch nach Exposition im Rahmen einer Narkose wurde bisher in der Literatur nicht beschrieben. Aufgrund des pharmakologischen Profiles dieser Substanzen und ihrer schnellen Elimination ist jedoch nicht mit signifikanten Wirkungen beim Säugling nach Stillen zu rechnen [2, 10, 16].

Fazit

Aufgrund des pharmakologischen Profils der einzelnen zur Narkose verwendeten Medikamente läßt sich feststellen, daß bei einmaliger Applikation von Anästhetika das Stillen in der unmittelbaren postoperativen Periode als unkritisch hinsichtlich unerwünschter Nebenwirkungen auf den Säugling bewertet werden kann und kein wissenschaftlich begründbares Zeitintervall vor Beginn des Stillens einzuhalten ist [2, 10, 16].

Literatur

1. Andersen LW, Qvist T, Hertz J, Morgensen F (1987) Concentrations of thiopentone in mature breast milk and colostrum following an induction dose. Acta Anaesthesiol Scand 31: 30–32
2. Bond GM, Holloway AM (1992) Anaesthesia and breast feeding – the effect on mother and infant. Anaesth Intensive Care 20: 426–430
3. Cole AP, Hailey DM (1975) Diazepam and active metabolite in breast milk and their transfer to the neonate. Arch Dis Child 50: 741–742
4. Coté CJ, Kenepp NB, Reed SB, Strobel GE (1976) Trace concentrations of halothane in human breast milk. Br J Anaesth 48: 541–543
5. Dailland P, Cockshott ID, Lirzin JD, Jacquinot P, Jorrot JC, Devery J, Harmey JL, Conseiller C (1989) Intravenous propofol during Caesarean section: placental transfer, concentrations in breast milk, and neonatal effects. A preliminary study. Anesthesiology 71: 827–834
6. Dean M, Stock B, Patterson RJ, Levy G (1980) Serum protein binding of drugs during and after pregnancy in humans. Clin Pharmacol Ther 28: 253–261
7. Giesecke AH, Rice LJ, Lipton JM (1985) Alfentanil in colostrum. Anesthesiology 63: A284
8. Hansen OB, Fjaellegaard S (1987) Breast feeding and anaesthetics. Dan Med Bull 149: 797–798
9. Lebedevs TH, Wojnar-Horton RE, Yapp H, Roberts MJ, Dusci LJ, Hackett LP, Ilett KF (1992) Excretion of temazepam in breast milk. Br J Clin Pharmacol 33: 204–206

10. Lee JJ, Rubin AP (1993) Breast feeding and anaesthesia. Anaesthesia 48: 616–625
11. Leuschen MP, Wolf LJ, Rayburn WF (1990) Fentanyl excretion in breast milk. Clin Pharm 9: 336–337
12. Madej TH, Strunin L (1987) Comparison of epidural fentanyl with sufentanil. Analgesia and side effects after a single bolus dose during elective Caesarean section. Anaesthesia 42: 1156–1161
13. Matheson I, Lunde PKM, Bredesen JE (1990) Midazolam and nitrazepam in the maternity ward: milk concentrations and clinical effects. Br J Clin Pharmacol 30: 787–793
14. Peiker G, Müller B, Ihn W, Noschel H (1980) Ausscheidung von Pethidin durch die Muttermilch. Zentralbl Gynäkol 102: 537–541
15. Patrick MJ, Tilstone WJ, Reavey P (1972) Diazepam and breast-feeding. Lancet I: 542–543
16. Spigset O (1994) Anaesthetic agents and excretion in breast milk. Acta Anaesthesiol Scand 38: 94–103
17. Summerfield RJ, Nielsen MS (1985) Excretion of lorazepam into breast milk. Br J Anaesth 57: 1042–1043
18. Weutels B, Scott DT, Sinatra RS (1990) Exogenous opioids in human breast milk and acute neonatal neurobehavior: a preliminary study. Anesthesiology 73: 864–869

Dr. H. Schmidt
Klinik für Anaesthesiologie,
Ruprecht-Karls-Universität Heidelberg
Im Neuenheimer Feld 110, D-69120 Heidelberg

6.8 Hypertonie in der Stillzeit

B.K. Krämer, K.P. Ittner

Welche Antihypertensiva sollten in der Stillzeit eingesetzt werden?

Die antihypertensive Behandlung der Schwangerschaftshypertonie bzw. Hypertonie in der Schwangerschaft stellt abhängig vom Grad der Hypertonie eine zwingende Notwendigkeit dar, um das Überleben von Mutter und Fetus zu sichern. Eingesetzt werden hier u.a. Methyldopa (Presinol in Dosen bis zu 2000 mg/Tag), β_1-selektive Betarezeptorenblocker wie Metoprolol (Beloc) oder Acebutolol (Prent, Neptal) in Dosen bis zu 200 mg oder 400 mg/Tag, Absetzen 2–3 Tage vor Entbindung und falls zwingend erforderlich Dihydralazin (Nepresol, im ersten Trimenon vermeiden).

In der Behandlung der Hypertonie während einer Schwangerschaft wird das Kind zwangsläufig den eingesetzten antihypertensiv wirksamen Medikamenten ausgesetzt. Dies trifft für die Behandlung der Hypertonie in der Stillzeit nicht in gleicher Weise zu, da hier eine Exposition des Kindes beispielsweise durch Abstillen komplett vermeidbar ist. Falls man sich zu einer antihypertensiven Behandlung während der Stillzeit entschließt, wird man möglichst auf gut untersuchte und als ungefährlich eingestufte Substanzen zurückgreifen. Tabelle 1 soll hierzu Entscheidungshilfen geben.

Im Gegensatz zu den Empfehlungen der American Academy of Pediatrics [2] werden von der Mehrzahl der einschlägigen Arbeiten Einschränkungen für den Einsatz von Antihypertensiva in der Stillzeit gemacht [1, 3–7], wobei die Rote Liste am striktesten verfährt.

Empfehlungen

Es muß abgewogen werden, ob mögliche Nachteile einer antihypertensiven Behandlung durch Vorteile des Stillens im Vergleich

Tabelle 1. Auswahl von antihypertensiv wirksamen Medikamenten

Medikament	M/P-Quotient	Am Acad Ped	Rote Liste	Bemerkungen
Atenolol	2,9–3,6	+	+	mögl. β-blockierende Wirkung beim Kind
Captopril	0,01	+	–	kindl. ANV bei Anwendung im 3. Trimenon
Clonidin	1,5–2,0	0	–	kindl. Aufnahme von ca. 10% der Dosis
Diltiazem	1	+	–	wenig Daten
Doxazosin	20 (Ratte)	0	–	–
Enalapril	0–0,14	+	–	kindl. ANV bei Anwendung im 3. Trimenon
Hydralazin	1,4	+	–	keine Daten für Dihydralazin
Hydrochlorothiazid	0,2	+	–	verringert Milchproduktion
Methyldopa	0,2–0,5	+	+	geringe Konzentrationen in Milch
Metoprolol	3	+	+	Akkumulation in Milch
Minoxidil	0,7–1,0	+	–	–
Nifedipin	?	+	–	Aufn. <5% der mütterl. Dosis
Propranolol	0,2–1,5	+	+	günstigster Betarezeptorenblocker
Reserpin	?	+	+	Schwellung der Nasenschleimhaut
Sotalol	3–5	+ (?)	–	kindl. Aufnahme von 20–40% der mütterl. Dosis
Spironoloacton	0,5–0,7	+	–	kindl. Aufnahme von ca. 0,2% der mütterl. Dosis
Verapamil	0,2–0,6	+	+	–

M/P-Quotient: Quotient aus Medikamentenspiegel Muttermilch/mütterliches Plasma
Am Acad Ped: Stellungnahme der American Academy of Pediatrics
Rote Liste: Stellungnahme der Roten Liste

+ = keine Einwände 0 = keine Information vorhanden – = kontraindiziert

Entsprechend Roter Liste 1996 wird eine strenge Indikationsstellung in der Stillzeit für folgende Medikamente empfohlen:

- Betarezeptorenblocker (betablockierende Symptome möglich; u.E. Atenolol, Acebutolol, Nadolol nicht geeignet), Kalziumantagonisten vom Verapamil-Typ (Schädigung des Säuglings bisher nicht bekannt geworden), Methyldopa und Reserpin (Sedierung, verstopfte Nase beim Säugling möglich; nach Ansicht einiger Autoren in der Stillzeit als kontraindiziert anzusehen).

Als kontraindiziert werden nach Roter Liste angesehen:

- Amlodipin, Diltiazem, Felodipin, Isradipin, Nifedipin, Nisoldipin, aber auch Clonidin, Dihydralazin, Minoxidil, Moxonidin, Urapidil, Schleifendiuretika (Gefahr der Dehydratation), Spironolacton, Thiazide (Dehydratation, Hypokaliämie), Alpha-1-Rezeptorenblocker, ACE-Hemmer und Sotalol.

Für eine Vielzahl von Substanzen, insbesondere auch neuere Antihypertensiva liegen keine ausreichenden Informationen vor:

- Amlodipin, Betaxolol, Benazepril, Felodipin, Furosemid, Lisinopril, Ramipril u. a. . Chlorthalidon ist auf Grund seiner langen Halbwertszeit als kontraindiziert anzusehen.

zum Abstillen aufgewogen werden. Hierbei ist zu beachten, daß nahezu alle Informationen, die bezüglich des Gebrauchs von Antihypertensiva vorliegen, auf Kasuistiken beruhen und somit nicht sehr verläßlich sind. Insbesondere kann das Auftreten von seltenen Nebenwirkungen oder Komplikationen nicht ausgeschlossen werden. Antihypertensiva haben Nebenwirkungspotentiale, die über die reine Blutdrucksenkung hinausgehen, Beispielsweise wäre es vorstellbar, daß ACE-Hemmer insbesondere bei Frühgeborenen zum möglicherweise irreversiblen Nierenversagen führen könnten, da für die regelrechte Nierenentwicklung ein intaktes Renin-Angiotensin-System vorhanden sein muß.

Falls man sich doch zur antihypertensiven Behandlung in der Stillzeit entschließt, sind ausgewählten Betarezeptorenblockern (wie Propanonol), Methyldopa sowie mit Abstrichen Verapamil und Reserpin der Vorzug zu geben. Der Säugling muß konsequent bezüglich des Auftretens von Nebenwirkungen überwacht werden, es wird empfohlen, Medikamente erst nach dem Stillen einzunehmen.

Literatur

1. Briggs GG, Freeman RK, Yaffe SJ (1994) Drugs in pregnancy and lactation. Williams & Wilkins, Baltimore
2. Committee on Drugs, American Academy of Pediatrics (1994) The transfer of drugs and other chemicals into human milk. Pediatrics 93:137–150
3. Deutsche Liga zur Bekämpfung des hohen Blutdruckes (1991) Hochdruck in der Schwangerschaft und während der Stillperiode
4. Fabel G (1993) Medikation in Schwangerschaft und Stillzeit. Urban & Schwarzenberg, München Wien Baltimore
5. Kleinebrecht J, Fränz J, Windorfer A (1995) Arzneimittel in Schwangerschaft und Stillzeit. Wissenschaftliche Verlagsgesellschaft mbH, Stuttgart
6. Rote Liste 1996 (1995) Editio Cantor Verlag, Aulendorf
7. Spielmann H, Steinhoff R, Schaefer C, Bunjes R (1992) Taschenbuch der Arzneimittelverordnung in Schwangerschaft und Stillperiode. Gustav Fischer, Stuttgart Jena New York

Priv.-Doz. Dr. B.K. Krämer
Klinik und Poliklinik für Innere Medizin II,
Klinikum der Universität Regensburg

Dr. K.P. Ittner
Institut für Pharmakologie, Universität Regensburg
Franz-Josef-Strauß-Allee 11, D-93042 Regensburg

7 Notfall- und Intensivmedizin / Anästhesiologie

7.1 Funktionsweise der Bülau-Drainage 285
7.2 Lyse und ZVK bei akutem Myokardinfarkt 289
7.3 Kortikoide bei Hirnödem 296
7.4 Tracheotomie bei Langzeitbeatmung 300
7.5 Autologes Plasma oder Volumenersatz? 309
7.6 Einsatz und Sicherheit von Blutplasma 313
7.7 Erythromycin bei Darmatonie 315
7.8 Patientenverfügung im Notfalldienst 321
7.9 Remifentanil im Rettungsdienst 325
7.10 Aufklärung bei Wahleingriff 328
7.11 Präoperatives Nüchternheitsgebot 330
7.12 Präoperatives Management bei Marcumar 333
7.13 Wirkung von Muskelrelaxanzien auf den Herzmuskel 336
7.14 Gefahren von Chloräthyl 339
7.15 Narkoserisiken bei Anabolika 340
7.16 Biguanide und elektive Anästhesien 345

7.1 Funktionsweise der Bülau-Drainage

S. Post

> Wie funktioniert die Bülau-Drainage?
>
> Leider finde ich in keinem deutschen Standardwerk der Inneren Medizin oder Chirurgie eine verständliche Erläuterung der physikalischen Funktionsweise der Bülau-Drainage! Bei Kollegen stößt man bei genauerem Nachfragen auch meist auf Unkenntnis.

Physiologische Grundlagen

Bedingt durch die Eigenelastizität des Lungenparenchyms, das durch den Brustkorb im enfalteten Zustand gehalten wird, herrscht unter physiologischen Verhältnissen im Pleuraspalt ein leichter Unterdruck von wenigen Zentimetern H_2O. Bei Inspiration sinkt dieser Druck weiter ab, bei forcierter Expiration kann er kurzfristig positiv werden. Zu Einzelheiten wie vertikale Gradienten, Besonderheiten an den Kanten und die Regulation des pleuralen Flüssigkeitsfilms sei auf weiterführende Literatur verwiesen [1]. Kommt es bei pathologischen Zuständen zum Eindringen von Luft oder Flüssigkeit in den Pleuraraum, so bleibt bei geringen Volumina der leichte Unterdruck erhalten [6], bei massivem Eindringen kommt es zum Druckausgleich, nur bei Ventilmechanismen (Spannungspneumothorax) oder massiver Exsudation kann der pleurale Druck positiv werden. Will man die Lunge wieder zur kompletten Ausdehnung bringen, also Flüssigkeit oder Luft aus dem Pleuraraum entfernen und die Lunge entfalten, so geht dies aus physikalischen Gründen nur mit kontinuierlichem Unterdruck von über 10 cm Wassersäule.

Geschichtliche Zusammenhänge

Da Pleurasaugdrainagen im deutschen Sprachraum überwiegend mit dem Namen Gotthard Bülaus (1836–1900) verbunden sind, sei ein Exkurs in die Geschichte erlaubt. Im 19. Jahrhundert war vor Einführung der Unterdruckkammer (Sauerbruch 1904) und der Überdruckbeatmung (Brauer 1904) der Thorax für chirurgische Eingriffe tabu. Abszedierende Pneumonien mit Pleuraempyemen waren zahlreich und wurden von Chirurgen durch Rippenresektion und offene Nachbehandlung therapiert, zumal intermittierende Pleurapunktionen häufig erfolglos blieben. Vor allem wenn keine ausgedehnten Verklebungen von viszeraler und parietaler Pleura vorbestanden, endeten viele dieser Eingriffe im Totalkollaps des Lungenflügels mit Persistenz einer großen septischen Pleurahöhle – oft mit letalem Ausgang. Auch wenn Vorschläge zur kontinuierlichen Drainage bereits älteren Datums waren [3], kommt Bülau das Verdienst zu, 1891 die erste größere klinische Serie hierzu publiziert zu haben (der erste von ihm dokumentierte Fall ging auf das Jahr 1875 zurück) [2].

Physikalische Grundlagen

Physikalisch liegt der Bülau-Drainage die Unterdruckentwicklung durch eine im Drainageschlauch („S" in der Abb. 1) stehende Flüssigkeitssäule zugrunde, wobei die Differenzhöhe zwischen Pleuraraum und der auf dem Boden neben dem Patientenbett stehenden Drainageflasche die Höhe des Sogs determiniert („DD"=Druckdifferenz). Wesentlich ist eine freie Kommunikation der Flasche mit der Atmosphäre über ein Entlüftungsrohr („R"). Um ein Leerlaufen des Drainageschlauchs mit Sogverlust und konsekutivem Pneumothorax zu verhindern, muß in die Drainage ein „Wasserschloß" eingebaut sein. Dies wird am einfachsten dadurch erreicht, daß das Ende der Drainage in der Flasche in einen Flüssigkeitsspiegel („F") eintaucht (Bülau empfahl, das Schlauchende mit einem kleinen Gewicht zu beschweren). Bei Dichtigkeit von Schlauchsystem, thorakaler Einführungswunde und Lungenparenchym konnte Bülau oft über viele Monate eine kontinuierliche Saugdrainage des Pleuraempyems etablieren. Nachteilig an diesem Drainageprinzip ist die fehlende Wirksamkeit bei größeren Lungenparenchymfisteln, wenn die Unterdruck erzeugende Flüssigkeitssäule im Drainageschlauch langstreckig unterbrochen wird (kleinere Luftblasen beeinträchtigen die Saugwirkung nicht). Aber auch in dieser Situation verhindert das Wasserschloß zuverlässig die Entwicklung eines Spannungspneumothorax. Dennoch ist dies einer der wesentlichen Gründe, warum hierzulande die Heberdrainage weitgehend zu Gunsten einer kontinuierlichen Saugung mit Vakum-Wandanschluß aufgegeben wurde.

Weltweit betrachtet ist aber gerade unter beschränkten ökonomischen und technischen Möglichkeiten die klassische Bülau-Drainage mit Heberprinzip und Wasserschloß so aktuell wie vor hundert Jahren [4]. Die Pionierleistung des Internisten (!) Gotthard Bülau wird inzwischen auch international anerkannt, selbst wenn die Thoraxdrainage dort nicht seinen Namen trägt [5].

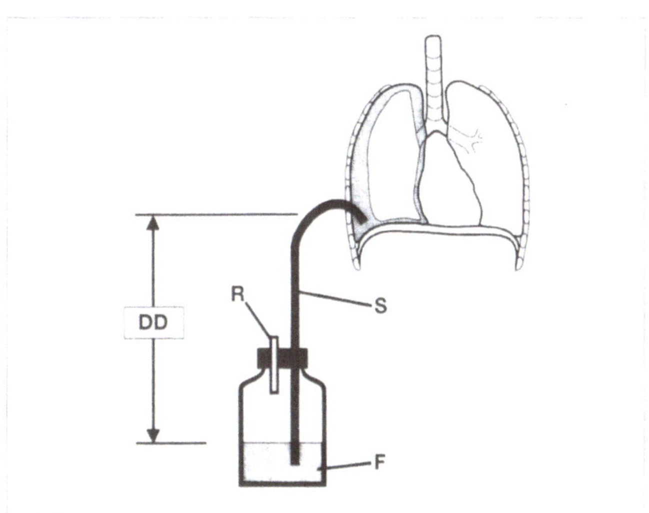

Abb. 1. Schematische Darstellung der Bülau-Drainage S: Drainageschlauch; DD: Druckdifferenz; R: Entlüftungsrohr; F: Flüssigkeitsspiegel

Literatur

1. Agostini E, D'Angelo E (1991) Pleural liquid pressure. J Appl Physiol 71: 393–403
2. Bülau G (1891) Für die Heberdrainage bei der Behandlung des Empyems. Z Klin Med 18: 31–45
3. Hewett FC (1876) Thoracentesis: the plan of continuous aspiration. Br Med J 1: 317
4. King M, Bewes P, Cairns J, Thornton J (eds) (1990) Primary surgery. Oxford University Press
5. Meyer JA (1989) Gotthard Bülau and closed water-seal drainage for empyema 1875–1891. Ann Thorac Surg 48: 597–5995.
6. Miserocchi G, D'Angelo E, Agostini E (1972) Topography of pleural surface pressure after pneumo- or hydrothorax. J Appl Physiol 32: 296-303

Prof. Dr. S. Post
Chirurgische Klinik, Universitätsklinikum Mannheim
der Universität Heidelberg
Theodor-Kutzer-Ufer, D-68135 Mannheim

7.2 Lyse und ZVK bei akutem Myokardinfarkt

A.B. Buchwald, D. Buchwald

Gilt die Anlage eines zentralen Venenkatheters eines anderen „zentralen Zuganges" wie zur Plazierung eines temporären Schrittmachers vor einer geplanten Lysetherapie bei frischem Myokardinfarkt als kontraindiziert?

In welcher rechtlichen Position befindet sich der behandelnde Arzt, sollte es unter dieser Maßnahme zu einer wesentlichen Blutungskomplikation unter Lyse kommen?

Medizinische Aspekte

Die Frage nach einer Kontraindikation für einen zentral-venösen Zugang (ZVK) vor einer geplanten thrombolytischen Therapie bei akutem Myokardinfarkt (AMI) berührt zwei Indikationsprobleme:

- Indikation für einen ZVK bei AMI,
- Kontraindikation für eine systemische Lyse-Therapie bei AMI nach Anlage eines ZVK.

Grundsätzlich ist im Hinblick auf die Indikation zu einem ZVK bei AMI zwischen unkompliziertem und kompliziertem Infarkt zu unterscheiden. Eine Indikation für einen ZVK bei primär unkompliziertem AMI vor einer Lyse ist vorliegenden Studien und Therapiehandbüchern nicht zu entnehmen und daher aufgrund der potentiellen Komplikationen eines ZVK nicht indiziert bzw. kann zeitlich zurückgestellt werden, bis die Blutgerinnung einige Stunden nach der Lyse weniger stark beeinträchtigt ist.

Im hier vorliegenden Fall besteht jedoch die Komplikation einer lebensbedrohlichen (bradykarden) Herzrhythmusstörung, eines totalen AV-Blocks. In dieser Situation wird durch die Plazierung eines temporären Schrittmachers die Mortalität gesenkt [1]. Die gängige Technik hierfür erfordert jedoch einen zentral-venösen Zugang, über den die Elektrode zum Herzen vorgeschoben wird, so daß hiermit eine Indikation für einen zentralen Zugang gegeben ist. Weiterhin bedarf der totale AV-Block einer umgehenden Therapie mit einem Schrittmacher, der nicht über Stunden – etwa bis zum weitgehenden Abklingen einer Lyse – verschoben werden kann.

Diese im Sinne einer Verbesserung der Prognose quoad vitam indizierte Anlage eines zentral-venösen Zugangs besteht nun neben der Indikation zur systemischen thrombolytischen Therapie. Diese senkt in der Frühphase die Mortalität und ist daher indiziert [3,4]. Hierbei sind jedoch eine Reihe von Kontraindikationen zu beachten, die naturgemäß ganz überwiegend ein erhöhtes Blutungsrisiko betreffen, wie etwa kurz zurückliegende zerebrale Insulte oder operative Eingriffe. Hierher gehört auch die unmittelbar zuvor erfolgte Punktion der nichtkomprimierbaren zentralen Vv. jugulares interna und subclaviae [1].

Ein zentral-venöser Zugang ist neben diesen beiden o.g. Venen auch über die – im Falle einer Fehlpunktion komprimierbaren – Venen der Ellenbeuge und der Vv. femorales erreichbar. Entsprechend sind auch die Raten akuter Komplikationen nach Punktion der Jugular- bzw. Subclavia-Venen höher, wie lange bekannt, allerdings nicht systematisch im Zusammenhang mit Lyse-Therapien untersucht [2, 5]. Sane et al. [7] geben an, daß aufgrund der Blutungskomplikationen die Punktion der Vv. jugulares und subclaviae vor und während einer Lyse-Therapie vermieden werden und den Kubital- bzw. Femoralvenen der Vorzug gegeben werden sollte (hierbei ist im Falle der Femoralvenen nach 24 h aufgrund der höheren Infektionsgefahr der Venenkatheter zu entfernen bzw. im Bedarfsfall – dann nach Abklingen der Lyse über einen der o.g. Zugangswege zu legen).

Empfehlungen

Vor einer geplanten Lyse sollte bei AMI ein zentral-venöser Zugang zunächst immer über komprimierbare Venen erfolgen.

Die Punktion der nicht-komprimierbaren Venen ist erst dann zu erwägen, wenn eine Kubitalvene nicht punktiert werden kann und die Femoralvenen – etwa aus dem sicher seltenen Grund einer ausgedehnten Leistenbeugeninfektion – nicht punktiert werden können. Inwieweit die Dringlichkeit der Situation Zeit für eine Venae sectio in der Ellenbeuge läßt, muß im Einzelfall entschieden werden. Es kann jedoch für den Fall der Unmöglichkeit des Zugangs über komprimierbare Venen nicht kontraindiziert sein, einen vital indizierten passageren Schrittmacher über eine Punktion nicht komprimierbarer Venen vorzunehmen. Eine Lyse-Therapie des AMI danach kann erfolgen, wenn eine (etwa mittels Ultraschall lokalisierte) V. jugularis glatt punktiert werden konnte.

Anders zu bewerten wäre allerdings die Situation einer Reanimationspflichtigkeit, wenn ein AMI zu einem Kreislaufstillstand geführt hat, z.B. bei einem zum vollständigen Ausfall von Ventrikelkontraktionen führenden totalen AV-Block ohne Ersatzzentrum. Da hierbei ein ursächlich zugrunde liegender AMI nicht diagnostiziert werden kann, ist die schnellste direkte Punktion der zentralen Venen indiziert, um schnellstmöglich eine Schrittmacher-Sonde zu plazieren, wenn periphere Venen nicht ohne weiteres punktierbar sind. Jedoch besteht auch in diesen Fällen, evtl. unter Einsatz eines transkutanen Schrittmachers, die Möglichkeit des Zugangs über eine – komprimierbare – V. femoralis, um nicht eventuell erforderliche weitere therapeutische Maßnahmen wie eine Lyse-Therapie mit einem erhöhten Risiko zu belasten.

Rechtliche Beurteilung

Der behandelnde Arzt kann zivilrechtlich, strafrechtlich und dienst- oder arbeitsrechtlich verantwortlich sein.

Zivilrechtliche Beurteilung

Zivilrechtlich schuldet der Arzt aus dem Krankenhausvertrag (i.d.R. ein Dienstvertrag nach §§ 611ff. des Bürgerlichen Gesetzbuches – BGB), der schon durch schlüssiges Handeln zustandekommen kann, den Behandlungsstandard eines erfahrenen Facharztes. Damit ist ein objektivierter Sorgfaltsmaßstab verknüpft. Individuelle Kenntnislücken oder mangelhafte Fertigkeiten entlasten nicht von der zivilrechtlichen Haftung [6].

Wenn bei der Behandlung des Patienten der in der medizinischen Beurteilung im einzelnen dargestellte Grundsatz der Erforderlichkeit voll beachtet wird und es dennoch zu einer wesentlichen Blutungskomplikation unter Lyse kommt, kann dem behandelnden Arzt kein Sorgfaltspflichtverstoß vorgeworfen werden. Dies gilt insbesondere dann, wenn die jeweilige Dringlichkeit der Maßnahmen sorgfältig und zutreffend eingeschätzt wurde. Der Grundsatz der Erforderlichkeit in der diagnostisch-therapeutischen ärztlichen Tätigkeit besagt, daß von mehreren möglichen therapeutischen Maßnahmen diejenige zu wählen ist, die bei gleicher Effektivität für das Wohl des Patienten diesen am wenigsten beeinträchtigt oder belastet. So ist im vorliegenden Falle der indizierte ZVK über bei Fehlpunktion komprimierbare Venen zu legen. Denn die Risiken von Folgebehandlungen sind geringer oder besser beherrschbar bei gleicher Effektivität der Maßnahme im Rahmen der Prognose quoad vitam.

Wenn diese Sorgfaltspflicht (geschuldet gemäß § 276 BGB) nicht oder nicht vollständig beachtet wird und es zu einer wesentlichen Komplikation kommt, haftet zunächst der Krankenhausträger und der behandelnde Arzt als dessen Erfüllungsgehilfe (vgl. § 278 BGB) aus schuldhafter Verletzung des Behandlungsvertrages nach den Grundsätzen der positiven Vertragsverletzung (pVV), und zwar i.d.R. auf Ersatz sämtlicher dem Patienten aus der Komplikation entstandenen und künftig entstehenden Vermögensschäden (vgl. §§ 249ff BGB); die Verjährungsfrist für diesen Anspruch beträgt 30 Jahre (§ 195 BGB).

Daneben haftet der Krankenhausträger für ein Fehlverhalten des behandelnden Arztes als seines Verrichtungsgehilfen (vgl. § 831 BGB) nach den Vorschriften des BGB über unerlaubte Handlungen (deliktische Haftung, §§ 823ff. BGB) auf Schadensersatz und Schmerzensgeld (vgl. §§ 249ff., 847 BGB); dieser Anspruch verjährt in drei Jahren ab Kenntnis aller anspruchsbegründenden Umstände (vgl. § 852 BGB). Sowohl bei der vertraglichen als auch bei der deliktischen Haftung kann ein mitwirkendes Verschulden des Patienten anspruchsmindernd zu berücksichtigen sein.

Gegenüber beiden Arten von Ansprüchen ist der Arzt i.d.R. durch seine Berufshaftpflichtversicherung geschützt. Diese übernimmt die Haftung jedoch im allgemeinen dann nicht, wenn der Arzt nicht lediglich fahrlässig (Außerachtlassen der von einem erfahrenen Facharzt angewendeten Sorgfalt), sondern grob fahrlässig oder vorsätzlich handelt.

Grobe Fahrlässigkeit liegt dann vor, wenn jemand das nicht beachtet, was schlechterdings jedem einleuchten muß, der in dem Rechts- oder Geschäftskreis tätig ist, z. B. wenn der Arzt allereinfachste Therapiestandards nicht beachtet. Vorsätzlich handelt der, der einen schädigenden Erfolg für möglich hält und dessen Eintritt billigend in Kauf nimmt. Billigende Inkaufnahme liegt schon dann vor, wenn es dem Handelnden gleichgültig (egal) ist, ob der Schaden eintritt oder nicht (Begriff des bedingten Vorsatzes; dieser ist im Zivilrecht fast ausschließlich gebräuchlich). Diese recht vagen Definitionen lassen sich erst anhand der Umstände des konkreten Einzelfalles genau bestimmen und anwenden.

Strafrechtliche Beurteilung

Strafrechtlich ist ein Arzt im Falle eines vorwerfbaren Behandlungsfehlers nach den Vorschriften des Strafgesetzbuches (StGB) über Körperverletzungen (§§ 223ff. StGB) und andere zum Schutz des Lebens bestimmte Normen verantwortlich (vgl. §§ 211ff. StGB). Praktisch kommen wohl nur die Tatbestände der fahrlässigen Körperverletzung nach § 229 StGB –

diese wird nur auf Antrag des Verletzten oder in besonders gravierenden Fällen durch die Staatsanwaltschaft verfolgt (§ 230 StGB) oder die fahrlässige Tötung nach § 222 StGB in Betracht. Der Maßstab für fahrlässiges Handeln ist der gleiche wie bei der zivilrechtlichen Haftung, im wesentlichen gilt dies auch für grob fahrlässiges und (bedingt) vorsätzliches Handeln.

Die Rechtsprechung betrachtet jeden Heileingriff als eine Erfüllung des objektiven Tatbestandes der Körperverletzung, die i.d.R. durch das Einverständnis des Patienten in die Heilbehandlung ausgeschlossen oder doch gerechtfertigt wird. Diese Wirkung hat das Einverständnis oder die – meist nachträgliche – Einwilligung jedoch nur, soweit sie

- auf hinreichender Aufklärung über Bedeutung und Tragweite des Eingriffs beruht (im Falle bewußtloser oder zur Abgabe einer solchen Willensäußerung unfähiger Patienten gilt der Grundsatz der mutmaßlichen Einwilligung) und
- dem behandelnden Arzt keine Sorgfaltspflichtwidrigkeit vorgeworfen werden kann.

Ansonsten entfällt die tatbestandsausschließende oder rechtfertigende Wirkung des Einverständnisses oder der Einwilligung mit der Folge strafrechtlicher Verantwortlichkeit, falls nicht ausnahmsweise andere Rechtfertigungsgründe eingreifen oder sich der behandelnde Arzt wirksam entschuldigen kann.

Dienst- und arbeitsrechtliche Beurteilung

Dienst- oder arbeitsrechtlich kann ein vorwerfbarer Behandlungsfehler zunächst ein Disziplinarverfahren (in schweren Fällen mit der Folge der Entfernung aus dem Beamtenverhältnis) oder eine Abmahnung (in schweren Fällen die fristlose Kündigung) nach sich ziehen. Eine Abmahnung ist die ausdrückliche, im allgemeinen schriftliche Mißbilligung eines Verhaltens mit der Androhung nachteiliger Rechtsfolgen für die Zukunft. Ferner ist der Dienstherr oder Arbeitgeber im Falle grob fahrlässigen oder vorsätzlichen Handelns berechtigt, den unsorgfältigen Arzt in Regreß zu nehmen, d.h. dem Geschädigten geleisteten Schadensersatz sowie Schmerzensgeld vom Arzt zurückzufordern. Im Falle mindestens grober Fahrlässigkeit trifft die zivilrechtliche Haftung also den behandelnden Arzt persönlich, weil auch die Berufshaftpflicht, wie erwähnt, in diesem Falle die Haftung nicht übernimmt.

Literatur

1. ACC/AHA Guidelines for the early management of patients with acute myocardial infarction (1990) Circulation 82: 664
2. Adar R, Mozes M (1971) Fatal complications of central venous catheters. Br Med J 3: 746
3. Gruppo Italiano per lo Studie Della Streptochinasi Nell'Infarto Miocardico (GISSI-I) (1986) Effectiveness of thrombolytic treatment in acute myocardial infarction. Lancet 1: 397–402
4. GUSTO Investigators (1993) An international, randomized trial comparing four thrombolytic strategies for acute myocardial infarction. J Engl J Med 329: 673–682
5. Keller E, Unseld H (1979) Schwere Komplikationen nach Cavakathetern. Prakt Anästh 14: 441
6. Kullmann H, Bischoff R, Dressler WD (1999) Arzthaftpflicht – Rechtsprechung Teil II. Stand Juni 1999, Berlin
7. Sane DC, Califf RM, Topol EJ, Stump DC, Mark DB, Greenberg CS (1989) Bleeding during thrombolytic therapy for acute myocardial infarction: Mechanisms and management. Ann Intern Med 111: 1010

Prof. Dr. A.B. Buchwald
Medizinische Klinik und Poliklinik der
Georg-August-Universität
Robert-Koch-Straße 40, D-37075 Göttingen

Dr. jur. D. Buchwald
Rudolf-Breitscheid-Str. 124, D-14482 Potsdam

7.3 Kortikoide bei Hirnödem

H.C. Ludwig

Gibt es eine zwingende Indikation für den Einsatz von Dexamethason bei der intrazerebralen Blutung?

Kortikoide gehören zu den ältesten Pharmaka in der Therapie von verschiedenen Erkrankungen des zentralen Nervensystems. Seit den 50er Jahren und verstärkt seit den 70er Jahren wird Dexamethason für die Behandlung von vasogen induzierten Ödemen bei Tumoren, Metastasen und Abszessen mit hoher Wirksamkeit verwendet. Dexamethason wird heute noch in vielen Fällen und vielen Zentren gegeben, hierbei ist das therapeutische Ziel die Behandlung des Hirnödems verschiedener Ursachen und Genese.

Eine zwingende Notwendigkeit für die Anwendung bei Patienten mit intrakranieller Blutung besteht nicht, die Überprüfung der Indikation bedarf jedoch besonderer Überlegungen.

Aus neurochirurgischer Sicht wird die Indikation für die Gabe von Dexamethason heute nach folgenden Prinzipien gestellt:

Perioperativ

Viele Neurochirurgen geben Dexamethason vor Wahleingriffen an Gehirn und Rückenmark, präoperativ und postoperativ ausschleichend für bis zu 8 Tage. Der Indikation liegt die Vorstellung zu Grunde, daß der perioperative mechanische und metabolische Gewebsstress zu einem gemischten Hirnödem mit vasogener und zytotoxischer Komponente führt [12].

Tumor, Metastase, Abszeß

Das Hirnödem auf Grund von Tumoren, Metastasen oder Abszessen ist häufig am Marklager und perifokal um die Läsion herum lokalisiert und Folge einer maximalen Gefäßdilatation durch Stickstoffmonoxid (NO) sowie einer Induktion verschiedener Zytokine (Vascular Endothelial Growth Factor/Vascular Permeability Factor-VEGF/VPF). Diese können durch Makrophagen (Interleukine) oder autochthon durch Tumorzellen (Gliome) freigesetzt werden und modulieren die Blut-Hirn-Schranke. Dexamethason hemmt in hohem Maße die NO produzierende NO-Synthetase und stabilisiert die Blut Hirn Schranke [8, 9, 11, 13].

Schädel-Hirn-Trauma (SHT)

Seit etwa 10 Jahren gehört Dexamethason nicht mehr zum therapeutischen Arsenal in der Behandlung des SHT, auch nicht in der Notfallsituation. Eine Reihe von Studien auch unter Testung von Megadosen haben keine Verbesserung des Outcome nach SHT nachweisen können. Einige Studien haben für die Gabe von Dexamethason bei SHT eine klare Kontraindikation herausgearbeitet. Diese Ergebnisse stehen jedoch im Widerspruch zu vielen experimentellen Studien im Tierversuch, deren Ergebnis in den meisten Fällen eine Reduktion des Ödems und der sekundären Infarktzone war. Die meisten Autoren führen diese Tatsache auf die Schwierigkeit zurück, das Krankheitsbild SHT in homogenen Populationen zu untersuchen.

Neuere Studien haben die Überprüfung der Wirksamkeit der Aminosteroide zum Ziel gehabt (Tirilazad-Studien). Therapeutisches Prinzip der Aminosteroide (Lazaroide) ist die Antagonisierung einer durch freie Radikale initiierten Lipidperoxidation. Ein ähnliches Wirkprinzip liegt der Anwendung von Megadosen von Methylprednisolon in der Therapie des Rückenmarksquerschnitts zu Grunde. Konsequenz der entsprechenden klinischen Studien (NASCIS III) ist die klare

Indikationsstellung für alle Arten von Rückenmarkstraumen, bisher nicht jedoch für SHT [1, 3-6].

Intrakranielle Blutung

Für eine Antwort auf die Frage nach der Kortison-Indikation muß unterschieden werden nach der Ursache des Hämatoms. Etwa 70–90% werden in Folge einer arteriellen Hypertension gesehen. Die übrigen Fälle teilen sich auf in die Folge einer Koagulopathie (10–20%), angiographisch okkulte arteriovenöse Malformationen (7%), Vaskulopathien (5%) und hämorrhagische Tumore (1–4%). Lediglich bei Tumoren wird eine klare Indikation ausgesprochen (s.o.). In den anderen Fällen wie auch beim nicht hämorrhagischen Infarkt gehört Dexamethason nicht zum Therapieschema, wird jedoch bisweilen situationsabhängig gegeben.

Unserer Meinung nach ist ein großes perifokales Resorptionsödem bei operativer und konservativer Therapie eine Indikation für Dexamethason.

Diesem Ödem liegen vergleichbare Ursachen der Störung der Blut-Hirn-Schranke, Zytokin Induktion und NO-Freisetzung (Makrophagen) zu Grunde und können medikamentös mit Dexamethason therapiert werden.

Einige Zentren geben Kortikosteroide bei Patienten mit Subarachnoidalblutung, obwohl auch hier überzeugende Studien fehlen und die Gefahr besteht, daß die induzierte Hyperglykämie die Ischämie verstärkt [2, 7, 10].

Literatur

1. Faden A (1996) Pharmacological treatment of central nervous system trauma. Pharmacol Toxicol 78: 12–17
2. Fisher M (1994) Medical therapy for acute cerebrovascular disease. In: Fischer M (ed) Cerebrovascular Disorders. London S 16.2–16.15
3. Guidelines for the management of severe head injury. A joint initiative of the American Association of Neurological Surgeons and the Brain Trauma Foundation, 1995

4. Jantzen JP, Piek J (1997) Leitlinien zur Primärversorgung von Patienten mit Schädel-Hirn-Trauma. Anaesthesiol Intensivmed 2: 89–93
5. Kelly DF (1995) Steroids in head injury. New Horizons 3: 453–455
6. Mathiesen T (1996) Vasospasm and delayed ischaemic deficit. In: Palmer JD (ed) Manual of Neurosurgery. New York, S 428–432
7. Matta B, Menon D (1996) Severe head injury in the United Kingdom and Ireland: a survey of practice and implications for management. Crit Care Med 24: 1743–1748
8. Shoshan Y, Siegal T (1996) Control of vasogenic edema in a brain tumor model: comparison between dexamethason and superoxide dismutase. Neurosurgery 6: 1206–1214
9. Stanimirovic DB, McCarron RM, Spatz M (1994) Dexamethason down-regulates endothelin receptors in human cerebromicrovascular endothelial cells. Neuropeptides 26: 145–152
10. Tao HJ (1996) Non aneurysmal intracerebral haematoma. In: Palmer JD (ed) Manual of Neurosurgery. New York, S 486–491
11. Tjuvajev J, Uehara H, Desai R et al. (1996) Corticotropin-releasing factor decreases vasogenic brain edema. Cancer Res 56: 1352–1360
12. Tommasino C (1992) Postoperative cerebral edema. Physiopathology of the edema and medical therapy. Minerva Anestesiol 58: 35–42
13. Vaz R, Borges N, Sarmento A, Azevedo I (1996) Reversion of phenotype of endothelial cells in brain tissue around glioblastomas. J Neurooncol 27: 127–132

Dr. H.C. Ludwig
Klinik und Poliklinik für Neurochirurgie
der Georg-August-Universität
Robert-Koch-Straße 40, D-37075 Göttingen

7.4 Tracheotomie bei Langzeitbeatmung

T. Brüssel

Gibt es eine allgemein akzeptierte Zeitbegrenzung für die Belassung eines Orotrachealtubus bei einem Patienten, dessen Entwöhnung vom Respirator sich schwierig gestaltet?

Ist für länger beatmete Patienten, die schwer entwöhnt werden können, die nasotracheale Beatmung als noch zeitgemäß und akzeptabel anzusehen oder sollte alternativ frühzeitig ein stabiles Tracheostoma angelegt werden?

Amerikanische Experten empfahlen 1989 in einer Konsensuskonferenz bei beatmungspflichtigen Patienten die translaryngeale Intubation bis zu 10 Tagen und eine Tracheotomie bei Beatmungsperioden von über drei Wochen [26]. Über die Umwandlung einer translaryngealen Intubation in eine Tracheotomie sollte vom 10–14. Tag an nachgedacht werden. Da bei dieser Entscheidung nicht nur Veränderungen an Larynx oder Trachea, sondern multiple Einflüsse von Bedeutung sind, konnte ein allgemein gültiger Zeitpunkt nicht festgelegt werden. Zu einem Teil war die resultierende Empfehlung geprägt von finanziellen Gesichtspunkten.

Vergleich der Verfahren

Laryngeales Trauma

Bei der Entscheidung, wann eine translaryngeale Intubation in eine Tracheotomie umgewandelt werden sollte, müssen zunächst die Risiken und Vorteile beider Verfahren verglichen werden. Weil beide Tuben vergleichbare high volume, low-pressure cuffs besitzen, scheint der Vergleich der laryngealen Folgen der Intubation mit den chirurgischen und stoma-bedingten Komplikationen der Tracheotomie ausreichend. Durch Druck und

Schwerkräfte des Tubus kommt es bei translaryngealer Intubation schon innerhalb von wenigen Stunden zur Traumatisierung des hinteren Drittels der Stimmbänder und der hinteren Kommissur, die bei Intubationsdauer von mehr als 4 Tagen bei über 90% aller Patienten in Form von Mukosaulzerationen gefunden werden konnten [10]. Nach 7–10 Tagen ist ein maximales laryngeales Trauma vorhanden [6, 40]. Dennoch konnte bisher weder im Tiermodell noch beim Menschen ein eindeutiger Zusammenhang zwischen der Dauer der translaryngealen Intubation und der Inzidenz oder dem Schweregrad laryngealer Komplikationen gefunden werden. Die Rate laryngealer Komplikationen nach translaryngealer Langzeitintubation von 1–14 Tagen Dauer wird allgemein mit 7–10% angegeben [10, 19, 31, 34].

Perioperatives Risiko

Das operative Risiko der Tracheotomie wird immer wieder als wesentlicher Grund bei der Entscheidung gegen eine frühzeitige Tracheotomie angeführt. In älteren Untersuchungen wird von Komplikationsraten von über 50% und einer Mortalität von 2–8% berichtet [31]. Neuere Arbeiten geben die Inzidenz von perioperativen Problemen bei Tracheotomien zwischen 5 und 15% an [8, 16, 18, 20, 24, 27, 28, 33, 38]. Eine prospektive Untersuchung berichtet jedoch nur von einer 6%igen perioperativen Komplikationsrate, wenn die Tracheotomie von einem erfahrenen Team durchgeführt wird [32].

Komplikationen der Tracheotomie

Chronische Komplikationen durch Tracheotomie wie tracheale Stenosierungen (<10% Einengung der Fläche) am Ort der Tracheotomie treten in 60% aller Tracheotomien auf, signifikante Tracheaeinengungen mit einer Reduktion von über 50% werden jedoch in weniger als 10% der Fälle beobachtet [31]. Da ein zu großes Tracheostoma oder exzessiver Zug und Scherkräfte am Tracheotomietubus [35, 42] als Ursachen angenommen werden, scheint diese Komplikation in den meisten Fällen vermeidbar. Auch die Entwicklung einer Arrosionsblutung aus dem Truncus brachiocephalicus, die in 0,5% auftritt, scheint durch Plazierung der Tracheotomie in

Höhe des 2. oder 3. Trachealrings, und durch angemessene Cuffdrucke vermeidbar [25, 42]. Das Risiko der Infektion tieferer Atemwege [13, 19] sowie der Aspiration [36] wird für beide Verfahren vergleichbar angegeben.

Insgesamt hat damit die Tracheotomie eine der translaryngealen Intubation vergleichbare Komplikationsrate [7, 9, 16, 18, 19, 31-34, 38, 39].

Tracheotomien, konventionell und auch perkutan dilatativ können sicher und einfach auf Intensivtherapiestationen durchgeführt werden [9, 27, 32, 38, 39]. Damit entfällt die Notwendigkeit eines riskanten Transports zum Operationssaal, der oftmals als Argument für eine Langzeitintubation angeführt wird.

Vorteile der Tracheotomie

Auch wenn durch die Abwägung der Risiken nicht eindeutige Hinweise über den Vorzug des einen gegenüber dem anderen Verfahren erhalten werden, so sprechen eine Vielzahl anderer Argumente für die frühzeitige Umwandlung einer translaryngealen Intubation in eine Tracheotomie.

Vorteile der Tracheotomie sind:

- Höherer Patientenkomfort: Das Fehlen des Fremdkörpers im Pharynx wird von vielen Patienten als angenehm empfunden [1].
- Die Tracheotomie ermöglicht eine optimale Mundpflege und die orale Nahrungsaufnahme.
- Nach Tracheotomie kann eine Kommunikation mittels Sprache möglich sein [1].
- Ein weiterer Vorteil ist die einfache und sichere Fixierungsmöglichkeit des Tracheotomietubus. Gegenüber der translaryngealen Intubation ist das Risiko einer akzidentellen Extubation oder einer Tubusfehllage gering [11].
- Im Gegensatz zur Tracheotomie kommt es sowohl bei nasotrachealer, als auch bei orotrachealer Intubation nach einer Intubationsdauer von 5 Tagen bei 40–90% aller Patienten zu Sinusitiden [2, 23, 29, 30], die mit der Gefahr der Sepsis einhergehen [12].

- Schließlich erlaubt die Tracheotomie die Anwendung kürzerer Tuben mit größerem Durchmesser, die ein sehr effektives endotracheales Absaugen ermöglichen. Wegen des resultierenden niedrigen Atemwegswiderstands können sie ein Abtrainieren vom Respirator erleichtern.
- Bessere Bronchialtoilette, schnelleres Weaning und raschere Mobilisation des Intensivpatienten bei sicher fixiertem Luftweg können zu einer rascheren Verlegung auf eine Intensivobservationsstation führen.

Rodriguez et al. konnten zeigen, daß eine frühzeitige Tracheotomie bei polytraumatisierten Patienten nicht nur zur Abnahme der Beatmungsdauer sondern auch zu einer Reduktion der Aufenthaltsdauer auf der Intensivtherapiestation und im Krankenhaus führte [28]. Kommt es trotz aller Vorsicht zu Atemwegsstenosierungen, so lassen sich tracheale Stenosen nach Tracheotomie in der Regel einfacher chirurgisch angehen als durch translaryngeale Intubation entstandene laryngeale Verletzungen [35, 42].

Bei vergleichbarer Komplikationsrate nach prolongierter translaryngealer Intubation (7–10%) oder Tracheotomie (4–9%) aber vielen Vorteilen sollte über die Umwandlung in eine Tracheotomie nicht erst, wie von der amerikanischen Konsensuskonferenz empfohlen, am 10.–14. Tag bei maximaler Verletzung des Kehlkopfes, sondern wesentlich früher, um den 4.–5. Tag nachgedacht werden. Ist die Entscheidung zur Tracheotomie gefallen, so ist diese so bald wie möglich durchzuführen.

Nachteile der nasotrachealen Intubation

Entscheidet man sich für die Beibehaltung des translaryngealen Intubationsweges, so sollte die orotracheale Intubation angewendet werden. Die nasotracheale Intubation hat gegenüber dem orotrachealem Weg keine Vorteile aber erhebliche Nachteile.

Der lange und dünne Tubus erschwert eine effektive Bronchialtoilette. Der hohe Atemwegswiderstand eines nasalen Tubus kann ein Entwöhnen vom Respirator unmöglich machen. Prospektive Untersuchungen zeigen, daß die Rate der Sinusitis bei nasotrachealer Intubation signifikant über der bei orotrachealer Intubation liegt [2, 23, 29, 30] und stets Ausgangspunkt septischer Geschehen sein kann [12]. Diese Ergebnisse konnten jedoch in einer kürzlich publizierten prospektiv, randomisierten Untersuchung von Holzapfel et al. nicht beoachtet werden [21]. Nasale Komplikationen nach nasotrachealer Intubation werden in den meisten Untersuchungen vernachlässigt. Holdgaard und Kollegen berichten über Ulzerationen der Nasenflügel und des Nasenseptums in 20 bzw. 29% [20]. Nasenbluten und Frakturen der Nasenmuscheln wurden in über 10% beobachtet. Es bestand ein Zusammenhang zwischen der Dauer der nasalen Intubation und diesen Komplikationen. Noch ein bis zwei Jahre nach der nasalen Intubation hatten eine Vielzahl von Patienten Beschwerden, die auf die Intubation zurückzuführen waren und die zu Arztbesuchen führten.

Verfahren der Tracheotomie

Wird eine Tracheotomie durchgeführt, so kann zur Zeit nicht eindeutig geklärt werden, ob die Tracheotomie als konventionelle Tracheotomie oder als dilatative Punktionstracheotomie durchgeführt werden sollte [3-5, 17, 39, 41]. Ergebnisse prospektiver, zum Teil [16, 18, 33, 38] randomisierter Untersuchungen deuten darauf hin, daß die Komplikationsrate der Punktionstracheotomie niedriger als die der konventionellen Tracheotomie ist [3, 4, 16-18, 38, 39]. Berichte über Langzeitergebnisse der Punktionstracheotomie sind rar, deuten aber auf eine geringe Komplikationsrate hin [15, 18, 22, 38]. Ob die neue Technik der translaryngealen Tracheotomie nach Fantoni [14, 38] ebenfalls diese Vorteile bietet, muß durch prospektive Untersuchungen geklärt werden. Pathologische Untersuchungen nach Dilatationstracheotomie zeigen jedoch erhebliche Auffälligkeiten, die zu Komplikationen prädisponieren aber durch verbesserte Technik vermeidbar scheinen [37]. Die Kosten der Punktionstracheotomie sind geringer als die der konventionellen Tracheotomie [3, 9].

Fazit

Über eine Tracheotomie sollte bereits am 4.-5. Tag nachgedacht werden

Betrachtet man bei vergleichbarer Komplikationsrate zwischen translaryngealer Intubation und Tracheotomie auf der einen Seite die möglichen sehr schwierig anzugehenden laryngealen Komplikationen der Intubation und auf der anderen Seite die gesicherten Vorteile der Tracheotomie, gesteigertes Wohlbefinden der Patienten, bessere Pflege und Mobilisation, leichteres Weaning, und die Möglichkeit des Sprechens, so sollte die frühzeitige Tracheotomie empfohlen werden. In jedem Falle sollte die Entscheidung zur Umwandlung der translaryngealen Intubation in eine Tracheotomie vom individuellen Krankheitsverlauf des einzelnen Patienten abhängig gemacht werden. Nach einer initialen Stabilisierungsphase des Patienten sollte um den 4. Tag entschieden werden, ob eine erfolgreiche Extubation innerhalb der nächsten 5 Tage (5–10 Tage nach Intubation) wahrscheinlich ist. Bei dieser Entscheidung sollte bedacht werden, daß nichts komplikationsträchtiger ist als eine Tracheotomie nach einer besonders langen Zeit der translaryngealen Intubation, da es dann zu einer Summierung der Nachteile beider Verfahren kommt.

Literatur

1. Astrachan DI, Kirchner JC, Goodwin WJ Jr (1988) Prolonged intubation vs. tracheotomy: Complications, practical and psychological considerations. Laryngoscope 98: 1165–1169
2. Bach A, Boehrer H, Schmidt H, et al. (1992) Nosocomial sinusitis in ventilated patients. Nasotracheal versus orotracheal intubation. Anaesthesia 47: 335–339

3. Barba CA, Angood PB, Kauder DR, et al. (1995) Bronchoscopic guidance makes percutaneous tracheostomy a procedure easy to teach, safe and cost effective. Surgery 118: 879–883
4. Bause H, Dost P, Kehrl W et al (1999) Puncture tracheotomy versus conventional tracheotostomy. An interdisciplinary discussion. HNO 47: 58-70
5. Bause H, Prause A, Schulte am Esch J (1995) Indikation und Technik der perkutanen Dilatationstracheotomie für den Intensivpatienten. Anästhesiol Intensivmed Notfallmed Schmerzther 30: 492–496
6. Bishop MJ, Hibbard AJ, Fink BR, et al. (1985) Laryngeal injury in a dog model of prolonged endotracheal intubation. Anesthesiology 62: 770–773
7. Blosser SA, Stauffer JL (1996) Intubation of critically ill patients. Clin Chest Med 17: 355–378
8. Boyd SW, Benzel EC (1992) The role of early tracheotomy in the management of the neurosurgical patient. Laryngoscope 102: 559–562
9. Cobean R, Beals S, Moss C, Bredenberg CE (1996) Percutaneous dilatational tracheostomy: a safe, cost-effective bedside procedure. Arch Surg 131:268-271
10. Colice GL, Stukel TA, Dain B (1989) Laryngeal complications of prolonged intubation. Chest 96: 877–884
11. Coppollo DP, May JJ (1990) Self-extubations. A 12-month experience. Chest 98: 165–169
12. Deutschmann CS, Wilton P, Sinow J, et al. (1986) Paranasal sinusitis associated with nasotracheal intubation: A frequently unrecognized and treatable source of sepsis. Crit Care Med 14: 111-114
13. Dunham CM, LaMonica C (1984) Prolonged tracheal intubation in the trauma patient. J Trauma 24: 120–124
14. Fantoni A, Ripamonti D (1997) A non-derivative, non-surgical tracheostomy: the translaryngeal method. Intensive Care Med 23: 386-392
15. Fischler MP, Kuhn M, Cantierri R et al (1995) Late outcomes of percutaneous dilational tracheostomy in intensive care patients. Intensive Care Med 21: 475–481
16. Friedman Y, Fildes J, Mizock B, Samuel J, Patel S, Appavu S, Roberts R (1996) Comparison of percutaneous and surgical tracheostomies. Chest 110: 480–485
17. Griggs WM, Myburgh JA, Worthley LIG (1991) A prospective comparison of a percutaneous tracheostomy technique with standard surgical tracheostomy. Intensive Care Medicine 17: 261–263
18. Hazard P, Jones C, Benitone J (1991) Comparative trial of standard operative tracheostomy with percutaneous tracheostomy. Crit Care Med 19: 1018–1024
19. Heffner JE (1993) Timing of tracheotomy in mechanically ventilated patients. Am Rev Respir Dis 147: 768–771

20. Holdgaard HO, Pedersen J, Schurizek BA, Melsen NC, Juhl B (1993) Complications and late sequelae following nasotracheal intubation. Acta Anaesthesiol Scand 37: 475–480
21. Holzapfel L, Chevret S, Madinier G, et al. (1993) Influence of long-term oro- or nasotracheal intubation on nosocomial maxillary sinusitis and pneumonia: Results of a prospective, randomized, clinical trial. Crit Care Med 21: 1132–1138
22. McFarlane C, Denholm SW, Sudlow CLM, Moralee SJ, Grant IS, Lee A (1994) Laryngotracheal stenosis: a serious complication of percutaneous tracheostomy. Anaesthesia 49: 38–40
23. Michelson A, Kamp HD, Schuster B (1991) Sinusitis bei langzeit-intubierten Intensivpatienten: Nasale versus orale Intubation. Anästhesist 40: 100–104
24. Myers EN, Carrau MRL (1991) Early complications of tracheotomy. Clin Chest Med 12: 589–595
25. Oshinsky AE, Rubin JS, Gwozdz CS (1988) The anatomical basis for posttracheotomy innominate artery rupture. Laryngoscope 98: 1061
26. Plummer AL, Gracey DR (1989) Consensus Conference on Artificial Airways in Patients Receiving Mechanical Ventilation. Chest 96: 178–180
27. Pogue MD, Pecaro BC (1995) Safety and efficiency of elective tracheostomy performed in the intensive care unit. J Oral Maxillofac Surg 53: 895–897
28. Rodriguez JL, Steinberg SM, Luchetti FA (1990) Early tracheostomy for primary airway management in the surgical critical care setting. Surgery 108: 655–659
29. Rouby JJ, Laurent P, Gosnach M, et al. (1995) Risk factors and clinical relevance of nosocomial maxillary sinusitis in the critical ill. Am J Respir Crit Care Med 150: 776–783
30. Salord F, Gaussorgues P, Marti-Flich J, et al. (1990) Nosocomial maxillary sinusitis during mechanical ventilation: a prospective comparison of orotracheal versus the nasotracheal route for intubation. Intensive Care Med 16: 390–393
31. Stauffer JL, Olson DE, Petty TL (1981) Complications and consequences of endotracheal intubation and tracheostomy: a prospective study of 150 critically ill adult patients. Am J Med 70: 65–76
32. Stock MC, Woodward CG, Shapiro BA et al. (1986) Perioperative complications of elective tracheotomy in critically ill patients. Crit Care Med 14: 861–863
33. Stoeckli SJ, Breitbach T, Schmid S (1997) A clinical and histological comparison of dilatational versus conventional surgical tracheostomy. Laryngoscope: 107: 1643-1646
34. Stone DJ, Bogdanoff DL (1992) Airway considerations in the management of patients requiring long-term endotracheal intubation. Anesth Analg 74: 276–287

35. Streitz JM, Shapshey SM (1991) Airway injury after tracheotomy and endotracheal intubation. Surg Clin North Am 71: 1211–1230
36. Treloar DM, Stechmiller J (1984) Pulmonary aspiration in tube-fed patients with artificial airways. Heart Lung 13: 667–671
37. Van Heurn LWE, Theunissen HMH, Ramsay G, Brink PRG (1996) Pathologic changes of the trachea after percutaneous dilatational tracheotomy. Chest 109: 1466–1469
38. Walz MK, Peitgen K, Thürauf N et al (1998) Percutaneous dilatational tracheostomy – early results and long-term outcome of 326 critically ill patients. Intensive Care Med 24: 685-690
39. Westphal K, Byhahn C, Lischke V (1999) Die Tracheotomie in der Intensivmedizin. Anaesthesist 48: 142-156
40. Whited RE (1984) A prospective study of laryngotracheal sequelae in long-term intubation. Laryngoscope 94: 367–377
41. Winkler WB, Karnik R, Seelmann O, Havlicek J, Slany J (1994) Bedside percutaneous dilatational tracheostomy with endoscopic guidance: experience with 71 ICU patients. Intensive Care Med 20: 476–479
42. Wood DE, Mathisen DJ (1991) Late Complications of tracheotomy. Clin Chest Med 12: 597–609

Prof. Dr. T. Brüssel
Klinik und Poliklinik für Anästhesiologie und operative Intensivmedizin
Westfälische Wilhelms-Universität
Albert-Schweitzer-Straße 33, D-48149 Münster

7.5 Autologes Plasma oder Volumenersatz?

M. Welte

Im Rahmen der Eigenblutspende mit Auftrennung in autologes Erythrozytenkonzentrat und autologes Gefrierplasma (AGFP) wird das AGFP häufig unter der Indikation „Volumenersatz" appliziert [1]. Ist dieses Vorgehen zulässig?

In den Leitlinien zur Therapie mit Blutkomponenten und Plasmaderivaten der Bundesärztekammer wird ausdrücklich darauf hingewiesen, daß die Eigenblutgabe wie jede andere Bluttransfusion der ärztlichen Indikation bedarf und daß die Gabe von gefrorenem Frischplasma als Volumenersatz nicht angezeigt ist.

Indikation

Durch die Bestrebungen der Bundesärztekammer (BÄK) und ihrer beratenden Gremien, neben der Dokumentation auch die Frage der Indikation zur Transfusion von Blutprodukten zu regeln, sind bei den transfundierenden Ärzten offensichtlich erhebliche Unsicherheiten entstanden. In den Richtlinien zur Blutgruppenbestimmung und Bluttransfusion (1996) werden transfusionsmedizinische „Mindeststandards" definiert, die für alle transfusionsmedizinisch tätigen Ärzte gelten [8]. Hinsichtlich der Indikation zur Übertragung autologer Blutprodukte heißt es darin wenig instruktiv: „Die Eigenbluttransfusion bedarf wie jede andere Bluttransfusion der ärztlichen Indikation". Zwischen autologem Blut und Plasma wird in den Richtlinien nicht differenziert.

Spezifischere Angaben zur Indikation von gefrorenem Frischplasma (FFP) werden in den Leitlinien der BÄK zur Therapie mit Blutkomponenten und Plasmaderivaten (1995) aufgelistet [7].

Indikation zur FFP-Gabe:

- Notfallbehandlung der klinisch relevanten Blutungsneigung
- klinisch manifeste Blutungen bei komplexen Störungen des hämostatischen Systems (z.B. Leberzirrhose, Dissemenierte Intravasale Gerinnung (DIC))
- Verlust- und/oder Verdünnungskoagulopathie
- Substitutionstherapie bei Faktor V- und XI-Mangel
- thrombotisch-thrombozytopenische Purpura
- Austauschtransfusion bei Neugeborenen

Explizit wird darauf hingewiesen, daß der Volumenersatz keine Indikation für FFP darstellt. Die Leitlinien beziehen sich aber ausdrücklich nur auf homologe Blutprodukte; wörtlich heißt es „auf autologe Blutprodukte lassen sie sich wegen der spezifischen Besonderheiten der Eigenblutspende nicht in allen Fällen in gleicher Weise anwenden".

Risiken der Plasmagabe

Da die Indikationen für autologes Plasma weder in den Richtlinien noch in den Leitlinien der BÄK genau definiert werden (und werden können!), sollte die Therapieentscheidung im Einzelfall entsprechend den für homologes Plasma gültigen Kriterien getroffen werden [9, 5]. Der Aussage von Adams et al. [9] „ eine Transfusion unter der Indikation Volumenersatz erscheint für AGFP jedoch sinnvoll, da auch die alternativ zu verwendenden künstlichen Kolloide über ein Nebenwirkungspotential wie Gerinnungsinteraktionen (im Fall von Dextran oder HAES) oder Unverträglichkeitsreaktionen verfügen" muß jedoch widersprochen werden.

Auch die Transfusion autologer Blutprodukte ist nicht frei von Risiken: An erster Stelle ist dabei die Gefahr der Verwechslung zu nennen [2, 6]; autologe Blutprodukte werden mit der gleichen Wahrscheinlichkeit verwechselt wie homologe [4]. Die klinischen Symptome der Fehlübertragung (z.B. anaphylaktoide Reaktion) können dabei unter der fälschlichen Annahme, autologes Plasma infundiert zu haben, leicht fehlgedeutet werden. Weiterhin kann es als Folge einer nichtkompatiblen FFP-Gabe zur Bildung von Hemmkörpern gegen Gerinnungsfaktoren kommen [5, 7]. Schließlich besteht auch bei autologen Blutprodukten ein Restrisiko für die Übertragung von Infektionen (Bakterien) [4].

Fazit

Insgesamt ist das Komplikationsrisiko nach Gabe von autologem Plasma sicherlich als äußerst gering einzustufen.

Es muß jedoch berücksichtigt werden, daß die potentiellen Konsequenzen schwerwiegend sind und zu chronischen Erkrankungen führen können. Dies unterscheidet Plasmaderivate – ob autolog oder homolog – ganz wesentlich von künstlichen Kolloiden. Zum reinen Volumenersatz sind daher kristalline Lösungen und künstliche Kolloide die sicherere und die preiswertere Alternative.

Literatur

1. Adams HA, Wittschier G, Fuhr R, Baltes-Götz B (1997) Ergebnisse der Eigenblutspende bei orthopädischem Hüft- und Kniegelenksersatz. Anästhesiol Intensivmed Notfallmed Schmerzther 32: 283–290
2. Goldman M, Rémy-Prince S, Trépanier A, Décary F (1997) Autologous transfusion error rates in Canada. Transfusion 37: 523–527
3. Hiller E, Heim M (1989) Indikationen für die Therapie mit frischgefrorenem Plasma. Dtsch med Wschr 114: 1371–1374
4. Linden JV (1996) Risks of autologous blood. Eigenbluttransfusion aus heutiger Sicht (Hämatologie Bd 5) Herausgeber: Mempel W, Mempel M, Schwarzfischer G, Endres W, Sympomed Verlag, München S 122–126
5. NIH Consensus Conference (1985) Fresh frozen plasma – Indications and risks. JAMA 253: 551–553
6. Sazama K (1990) Reports of 355 transfusion-associated deaths: 1976 through 1985. Transfusion 30: 583–590

7. Vorstand und Wissenschaftlicher Beirat der Bundesärztekammer (1995) Leitlinien zur Therapie mit Blutkomponenten und Plasmaderivaten. Deutschrt Ärzteverlag, Köln
8. Wissenschaftlicher Beirat der Bundesärztekammer und Paul-Ehrlich Institut (1996) Richtlinien zur Blutgruppenbestimmung und Bluttransfusion (Hämotherapie). Deutscher Ärzteverlag, Köln

Prof. Dr. M. Welte
Klinik für Anästhesiologie und operative Intensivmedizin
Universitätsklinikum Benjamin Franklin
der Freien Universität Berlin
Hindenburgdamm 30, D-12200 Berlin

7.6 Einsatz und Sicherheit von Blutplasma

I. Scharrer, C. Kirchmaier

Neben virusinaktivem Plasma werden konventionell tiefgefrorene Frischplasmen angeboten, letztere werden zur Verminderung des Infektionsrisikos in „Quarantäne" gelagert. Gibt es medizinische Indikationen, bei denen eines der beiden FFP-Präparate (FFP=Fresh Frozen Plasma) deutlich überlegen ist? Welches Präparat wird unter Anwendung in einem Kreiskrankenhaus empfohlen, das über kein Gerinnungsspeziallabor zur Einzelfaktorenanalyse verfügt?

Medizinische Indikationen für den Einsatz tiefgefrorener Frischplasmen sind vorwiegend die folgenden:

- Angeborene Hämostasestörungen, wie z.B. Faktor V Mangel, für die derzeit noch keine hochkonzentrierten Präparate verfügbar sind.
- Erworbene, multifaktorielle Hämostasestörungen wie z.B. bei der disseminierten intravasalen Gerinnung (DIC).
- Lebererkrankungen mit gestörter Synthese der Gerinnungsfaktoren und Inhibitoren, die Blutungen oder Thrombosen ausgelöst haben.
- Thrombotisch-thrombozytopenische Purpura, (Morbus Moschkowitz, TTP) und hämolytisch-urämisches Syndrom (HUS), wobei hier insbesondere die Plasmapherese gegenüber FFP empfohlen wird.
- Massiv-Transfusionen mit generalisierter Blutung.

Unterschiede der Plasmaprodukte

Bisher gibt es keine publizierten klinisch kontrollierten Studien, die eine Überlegenheit eines der verschiedenen Präparate an einem größeren Kollektiv beweisen.

Methylenblau photooxidiertes Plasma (MB-Plasma) ist virusinaktiviertes Plasma [2] eines einzelnen Blutspenders.

Die Virusinaktivierung erfolgt photodynamisch mit Methylenblau. Es werden dabei alle umhüllten Viren (z.B. HIV, Hep. B und C) inaktiviert.

SD (solvent detergent) Plasma ist virusinaktiviertes Poolplasma. Die Virusinaktivierung erfolgt mit dem solvent detergent Verfahren. Es werden dabei alle umhüllten Viren abgetötet. Nicht inaktiviert werden Hep. A- und Parvoviren.

Quarantäneplasma ist tiefgefrorenes Frischplasma, das 6 Monate gelagert wird und nach erneuter Untersuchung des Blutspenders auf HIV, HBV und HCV vertrieben wird. Man geht davon aus, daß nach 6 monatlicher Lagerung 95% aller Infektionen erkannt werden.

Die beiden letztgenannten Virusinaktivierungsverfahren führen zu einem Verlust von Faktor VIII gegenüber dem Ausgangsplasma um ca. 15–20%, was für die Blutstillung keine Bedeutung haben dürfte. MB-Behandlung führt möglicherweise zu geringfügiger Alteration des Fibrinogens, auch dies dürfte klinisch nicht relevant sein. Bei dem SD-Verfahren können α_2-Antiplasmin und Protein S vermindert werden [1]. Die Quarantänelagerung führt durch die komplizierte Logistik und die notwendigen Lagerungskosten zu geringfügig höheren Preisen.

Für die Gabe von FFP als Notfalltherapie sind Gerinnungsspezialuntersuchungen wünschenswert aber nicht immer erforderlich.

Literatur

1. Köhler M et al (1994) Virusinaktiviertes Plasma. Infusionsther Transfusionsmed 21 [Suppl. 1]: 73–76
2. Wieding JU et al (1993) Inactivation of viruses in fresh-frozen plasma. Ann Hematol 67: 259–266

Prof. Dr. I. Scharrer
Medizinische Klinik I, Zentrum der Inneren Medizin
Theodor-Stern-Kai 7, D-60590 Frankfurt/Main

Priv.-Doz. Dr. C. Kirchmaier
Blutspendedienst des DRK
Sandhofstraße 1, D-60528 Frankfurt/Main

7.7 Erythromycin bei Darmatonie

J. Rathgeber, H. Burchardi

Immer wieder ist in der Literatur zu lesen und auf Kongressen zu hören, daß bei langanhaltenden Darmatonien das Antibiotikum Erythromycin mit Erfolg eingesetzt wurde.

Welcher Wirkmechanismus liegt hier zugrunde und ist es nicht pharmakologischer „Frevel" ein Antibiotikum zur Anregung der Peristaltik einzusetzen?

Bei kritisch kranken Patienten ist die enterale Nahrungszufuhr via Ernährungssonde aufgrund von gastrointestinalen Motilitätsstörungen häufig eingeschränkt oder sogar unmöglich [5]. Die Störungen beruhen vorwiegend auf Abnormitäten der Motilität des oberen Gastrointestinaltrakts, wobei zumeist eine hochgradige Hypokinesie im Antrumbereich des Magens vorliegt. Beeinträchtigt sind vor allem die periodisch wiederkehrenden physiologischen Motoraktivitäten des Magen-Darm-Trakts in den Verdauungspausen.

Physiologische Grundlagen

Normalerweise laufen diese Motoraktivitäten in Phasen ab, wobei einer Ruhephase (Phase I) und einer Phase mit ungerichteter Motorik (Phase II) ein definiertes Muster elektrischer und motorischer Aktivitäten folgt (Phase III). Dieser wandernde myoelektrische Motorkomplex (MMK) beginnt im Antrum des Magens bzw. im Duodenum mit Salven von Aktionspotentialen („Aktivitätssturm") und einer intensiven, durch starke Einschnürungen gekennzeichneten propulsiven Peristaltik („interdigestive Front"). Dieser Bewegungsablauf setzt sich durch das gesamte Duodenum bis zum Ileum fort. Auch der Sphincter Oddi und die extrahepatischen Gallenwege sind mit einbezogen. Gleichzeitig kommt es zur verstärkten Sekretion in Magen und Pankreas. Der Vorgang wiederholt sich etwa alle 100 Minuten. Der myoelektrische Motorkomplex entsteht in den Muskelzellen des Darms und dem enterischen Nervensystem selbst, kann allerdings durch das vegetative Nervensystem oder durch gastrointestinale Hormone und Peptide modifiziert werden. Das Auftreten der Phase-II-Zyklen fällt zeitlich zusammen mit einem Anstieg der Motilin-Plasmakonzentration.

Pathophysiologie

Bei Intensivpatienten scheint vor allem die Phase III beeinträchtigt zu sein, eine Aktivitätsfront ist häufig überhaupt nicht nachweisbar [5]. Die genauen Mechanismen, die zur Gastroparese führen, sind im einzelnen noch unbekannt. Bekannt ist jedoch, daß zahlreiche unterschiedliche Faktoren die antrale Motoraktivität unter experimentellen oder klinischen Bedingungen senken können. Ursächlich hervorzuheben sind vor allem Medikamente, wie z.B. Opioide und Sedativa [14], Stoffwechselentgleisungen, z.B. Hyperglykämie [2], aber auch zentrale Dysregulationen bei erhöhtem intrakraniellen Druck [15]. Als wichtige Konsequenz hieraus resultiert die Forderung nach bedarfsgerechter und angepaßter Analgosedierung, um zusätzliche Beeinträchtigungen der gastrointestinalen Motilität beim kritisch kranken Intensivpatienten zu vermeiden.

Die Aufrechterhaltung der physiologischen Darmfunktion ist gerade bei intubierten und beatmeten Patienten außerordentlich wichtig: So hängt nicht nur die Absorption von Nahrung und Medikamenten von der adäquaten Funktion der gastrointestinalen Motilität ab; insbesondere die Phase-III-Aktivität treibt Nahrungsreste, Bakterienansammlungen usw. nach distal, reinigt den Magen-Darm-Trakt und beugt so einer übermäßigen bakteriellen Besiedlung des Duodenums vor. Dementsprechend treten bei Störungen des MMK gehäuft pathologische Bakterienbesiedlungen von Magen und Duodenum auf, denen möglicherweise bei der Entstehung und

Unterhaltung von Sepsis und SIRS eine wichtigere Rolle zukommt, als bisher angenommen wurde (Gastroparese = „motor of sepsis"). Gleichzeitig prädisponiert die gestörte gastrointestinale Motilität zu duodenogastralem und gastroösophagealem Reflux [1, 4, 7, 13], wodurch die Kolonisation des Magens vor allem mit enteralen gram-negativen Keimen begünstigt wird. Dieser Mechanismus wird angeschuldigt, eine wichtige Rolle in der Pathophysiologie der nosokomialen Pneumonie bei langzeitbeatmeten Patienten zu spielen [8, 9].

Wirkungsweise von Erythromycin

Die Aufrechterhaltung der gastrointestinalen Motilität ist oft nur durch den intermittierenden Einsatz von motilitätssteigernden Substanzen aus der Gruppe der Cholinergika möglich. Bei Nichtansprechen der medikamentösen Stimulation des parasympathischen Nervensystems ist Erythromycin eine zusätzliche und nebenwirkungsarme Alternative. Es ist nicht nur ein potentes Makrolid-Antibiotikum, sondern wirkt gleichzeitig auch als Motilinrezeptoren-Agonist [18]. Motilin scheint eine wichtige Rolle bei der Induktion von antralen Kontraktionen zu spielen. Ähnlich wie intravenös appliziertes Motilin kann Erythromycin in niedrigen Dosierungen im oberen Gastrointestinaltrakt einen MMK mit Phase-III-Aktivitäten auslösen [10, 11, 20]. So kann die Supression der antralen Motilität – verursacht z.B. durch duodenale Lipidinfusionen – durch Erythromycin überwunden werden [6].

Der prokinetische Effekt von Erythromycin [21] konnte auch in Fällen von refraktärer Gastroparese infolge von Diabetes mellitus [12, 19], nach Vagotomie [17] oder beim intestinalen Pseudoobstruktionssyndrom [16, 3] nachgewiesen werden. Dive et al. zeigten die prokinetische Wirksamkeit einer einmaligen intravenösen Gabe von 200 mg Erythromycin bei analgosedierten beatmeten Intensivpatienten [5]. Danach nimmt die Zahl der Kontraktionen signifikant zu, die Magenentleerungszeit ab. In höheren Dosierungen provoziert Erythromycin andauernde antrale Kontraktionen [19]. Allerdings bestehen hinsichtlich der Verbesserung der Motilität interindividuelle Unterschiede, was möglicherweise auf unterschiedliche Ursachen einer Gastroparese zurückgeführt werden kann. Auch ist die Wirksamkeit zeitlich begrenzt: Bei länger dauernder Anwendung kommt es offenbar zu einer Down-Regulation der Motilinrezeptoren und damit zu einem nachlassenden Stimulationseffekt.

Nebenwirkungen

Die zeitlich begrenzte, niedrigdosierte intravenöse Gabe des bakteriostatisch wirkenden Antibiotikums Erythromycin ist aus mikrobiologischer Sicht vertretbar, da diese Substanz in der Bakteriologie – zumindest in der Erwachsenen-Intensivmedizin – nur einen geringen Stellenwert besitzt (z.B. Behandlung der Legionellose, Mykoplasmen-Pneumonie, Chlamydia-pneumonia-Pneumonie). Allergische Hautexantheme sind selten, reversible Störungen der Leberfunktion ebenfalls und nur nach langdauernder Behandlung. Aufgrund des Wirkspektrums sind negative Auswirkungen auf die Darmflora nicht zu erwarten. Resistenzentwicklungen gegen Staphylokokken sollen jedoch schon nach kurzer Anwendungsdauer auftreten. Schon aus diesem Grunde sollte die Anwendung von Erythromycin als motilitätssteigernde Substanz auf 1 bis 2 Tage begrenzt bleiben.

Fazit

Vorerst beschränken sich die Indikationen für Erythromycin zur Motilitätssteigerung des Darmes auf Patienten mit persistierender Darmatonie, bei denen die gebräuchlichen Parasympathomimetika erfolglos eingesetzt wurden.

Unerwünschte Wirkungen durch die antibiotischen Eigenschaften der Substanz scheinen gering zu sein, können jedoch bislang nicht ausgeschlossen werden. Neuere Substanzen mit ähnlichem Wirkprofil, jedoch ohne antibiotische Aktivität sind derzeit in Erprobung [10, 11, 18].

Literatur

1. Atherton ST, White DJ (1978) Stomach as source of bacteria colonising respiratory tract during artificial ventilation. Lancet II: 968–969
2. Barnett JL, Owyang CH (1988) Serum glucose concentration as a modulator of interdigestive gastric motility. Gastroenterology 94: 739–744
3. Chami TN, Schuster MM, Crowell MD (1991) Effects of low dose erythromycin on gastrointestinal motility and symptoms in chronic intestinal pseudo-obstruction. Gastroenterology 100: 41
4. Defilippi C, Mamani N, Gomez E (1987) Relationship between antropyloric and intestinal motility and duodenogastric reflux in fastings dogs. Dig Dis Sci 32: 171–176
5. Dive A, Miesse C, Galanti L, Jamart J, Evrard P, Gonzalez M, Installe E (1995) Effect of erythromycin on gastric motility in mechanically ventilated critically ill patients: a double-blind, randomized, placebo-controlled study. Crit Care Med 23: 1356–1362
6. Fraser R, Shearer T, Fuller J (1992) Intravenous erythromycin overcomes small intestinal feedback on antral, pyloric and duodenal motility. Gastroenterology 103: 114–119
7. Hillman KM, Riordan T, O'Farell SM (1982) Colonization of the gastric contents in critically ill patients. Crit Care Med 10: 444–447
8. Inglis T, Sherratt M, Sproat L (1993) Gastroduodenal dysfunction and bacterial colonisation of the ventilated lung. Lancet I 341: 911–913
9. Inglis T, Sproat L, Sherratt M (1991) Gastroduodenal dysfunction as a cause of gastric bacterial overgrowth in patients undergoing mechanical ventilation of the lungs. Br J Anaesthesiol 68: 499–502
10. Itoh Z, Honda R, Hiwatachi I (1976) Motilin induced mechanical activity in the canine alimentary tract. Scand J Gastroenterol 11 (Suppl.) 93–110
11. Itoh Z, Omura S (1987) Motilide, a new family of macrolide compounds mimicking motilin. Dig Dis Sci 32: 915
12. Janssens J, Peeters T, Vantrappen G (1990) Improvement of gastric emptying in diabetic gastroparesis by erythromycin. N Engl J ed 322: 1028–1031
13. Little AG, De Meesters TR, Kirchner PT (1980) Pathogenesis of esophagitis in patients with gastroesophageal reflux. Surgery 88: 101–107
14. Malagelada JR, Camilleri M, Stanghellini V (1986) Clinically significant disorders of upper gastrointestinal motility. In: Manometric diagnosis of gastrointestinal motility disorders. Malagelada JR (ed) Thieme, New York, S 12–29
15. Mathews DE, Heimansohn DA, Papaila JG (1988) The effect of increased intracranial pressure on gastric motility. J Surg Res 45: 60–65

16. Miller SM, O'Dorisio TM, Thomas FB (1990) Erythromycin exerts a prokinetic effect in patients with chronic intestinal pseudo-obstruction. Gastroenterology 98: 375
17. Mozwecz H, Pavel D, Pitrak D (1990) Erythromycin stearate as prokinetic agent in postvagotomy gastroparesis. Dig Dis Sci 35: 902–905
18. Peeters T, Matthijs G, Depoortere I (1989) Erythromycin is a motilin receptor agonist. Am J Physiol 257: 470–474
19. Tack J, Janssens J, Vantrappen G (1992) Effect of erythromycin on gastric motility in controls and in diabetic gastroparesis. Gastroenterology 103: 72–79
20. Vantrappen G, Janssens J, Peeters TL (1979) Motilin and the inter-digestive migrating motor complex in man. Dig Dis Sci 34: 497–500
21. Weber FH, Richards R, McCallum R (1993) Erythromycin: Motilin agonist and gastrointestinal prokinetic agent. Am J Gastroenterol 88: 485–490

PD Dr. med. J. Rathgeber, Prof. Dr. H. Burchardi
Zentrum Anästhesiologie, Rettungs- und Intensivmedizin, Abteilung II
Georg-August-Universität Göttingen
Robert-Koch-Straße 40, D-37075 Göttingen

7.8 Patientenverfügung im Notfalldienst

H.-L. Schreiber, B. Eisenbart

Wie soll man sich verhalten, wenn man im Notdienst auf einen schwerkranken bzw. moribunden alten Menschen trifft (Infarkt, Lungenödem o.ä.), einem aber eine Verfügung vorgelegt wird, daß keine ärztliche, insbesondere lebenserhaltende oder lebensverlängernde Therapie gewünscht wird?

Der Patient ist jedoch nach aller Voraussicht behandlungsfähig bzw. der Zustand zu bessern.

In der beschriebenen Situation sieht sich der Arzt vor die Frage gestellt, ob ein ihm vorgelegtes sog. Patiententestament, besser Patientenverfügung als verbindliche Willensäußerung zu befolgen ist. Dies wird in Rechtsprechung und Literatur differenziert beurteilt. Für die Praxis ist vor allem die Ansicht der Rechtsprechung von Bedeutung, da sich der Arzt um Strafe oder Schadensersatz zu vermeiden nach der Rechtsprechung richten sollte.

Grundlagen der Patientenverfügung

Eine Patientenverfügung ist eine schriftliche Erklärung eines zur Zeit ihrer Abgabe einsichts- und urteilsfähigen Menschen, daß er in bestimmten, näher umrissenen Krankheitssituationen keine Behandlung mehr wünscht, wenn diese letztlich nur dazu dient, sein ohnehin zu Ende gehendes Leben künstlich zu verlängern. Eine solche Verfügung soll den Patienten gegen ungewollte ärztliche Eingriffe im Terminalstadium einer Erkrankung schützen. Sie soll nur für den Fall gelten, daß der Patient nicht mehr selbst seinen Willen äußern kann, etwa weil er das Bewußtsein verloren hat oder sonst nicht äußerungsfähig ist. Die Verfügung gilt also für die Fälle alters-

oder krankheitsbedingter Entscheidungsunfähigkeit. Noch im sog. Wittig-Fall (BGHSt 32, 367ff) wurde dem in einem Patiententestament vorformulierten Willen des Patienten keine besondere Bedeutung zugesprochen.

Dagegen kommt der Bundesgerichtshof in einer neueren Entscheidung zur Frage der Zulässigkeit eines Behandlungsabbruchs bei terminaler Erkrankung zu dem Ergebnis, daß frühere schriftliche Äußerungen eines jetzt entscheidungsunfähigen Patienten im Rahmen der Erforschung seines mutmaßlichen Willens zu berücksichtigen sind (BGHSt 40, 257ff). Der BGH geht dabei über die Richtlinien der Bundesärztekammer zur sog. passiven Sterbehilfe hinaus, wonach ein Abbruch bzw. die Unterlassung lebenserhaltender Maßnahmen nur dann zulässig sein sollen, wenn das Grundleiden bei einem terminal erkrankten Patienten einen irreversiblen Verlauf genommen hat und daher nicht mehr beeinflußt werden kann [1]. Nach seiner Ansicht soll ein Behandlungsabbruch bereits dann möglich sein, wenn bei einem tödlich Erkrankten ohne Heilungschance der Sterbevorgang noch nicht eingesetzt hat und feststeht, daß die Unterlassung der Weiterbehandlung dem mutmaßlichen Willen des Patienten entspricht.

Der BGH räumt also den auf dem Selbstbestimmungsrecht des Patienten basierenden Entscheidungen Vorrang vor etwaig anders ausfallenden Entscheidungen von Ärzten, Angehörigen oder möglichen Betreuern ein (BGH NJW 1995, 204ff).

Bei der Erforschung des mutmaßlichen Patientenwillens ist neben schriftlichen Äußerungen auf frühere mündliche Äußerungen des Patienten, seine religiösen Überzeugungen, sonstige persönliche Wertvorstellungen, aber auch auf die altersbedingte Lebenserwartung und das Ausmaß an Schmerzen und Belastungen Rücksicht zu nehmen. Ein Patiententestament ist dafür neben anderen Anhaltspunkten bei der Entscheidung heranzuziehen.

Für die Praxis ergibt sich daraus bei der Beurteilung der Zulässigkeit von passiver Sterbehilfe mit oder ohne unmittelbarer Todesnähe eine dreistufige Prüfung:

- Zu fragen ist zunächst, ob ein ausdrücklicher Behandlungsverzicht vom Patienten erklärt wurde.
- Liegt er nicht vor, ist der mutmaßliche Wille maßgeblich.
- Kann auch der mutmaßliche Wille nicht sicher ergründet werden, kommt es auf eine normative Beurteilung an, d.h. darauf, was jemand in solcher Situation wohl wünschen würde. Dabei soll das Prinzip der Erhaltung des Lebens im Zweifel Vorrang haben.

Bewertung des Patiententestaments im Einzelfall

Wendet man diese Kriterien auf den geschilderten Fall an, so scheint einer Behandlungsaufnahme ein sich aus dem Patiententestament ergebender mutmaßlicher Wille des jetzt entscheidungsunfähigen Patienten entgegen zu stehen.

Fraglich ist freilich, welchen Inhalt die Verfügung wirklich hat. In der Anfrage heißt es, daß sie dahin geht, daß keine ärztliche, insbesondere lebenserhaltende oder lebensverlängernde Therapie gewünscht wird. In der Regel lehnen die Patientenverfügungen nicht so grundsätzlich alle lebenserhaltenden Therapien ab. Vielmehr stellen sie auf die Aussichtslosigkeit einer Behandlung ab und untersagen nicht prinzipiell jede Behandlung, sondern nur für den Fall, daß bei einem tödlich erkrankten Patienten mit infauster Prognose die Krankheit einen irreversiblen Verlauf genommen hat bzw. keine Aussicht auf Besserung mehr besteht. Hier scheinen diese Voraussetzungen nicht gegeben zu sein. Sie könnten auch nur nach eingehender Beobachtung des Patienten festgestellt werden. Bei einer akuten Notfallbehandlung geht es dagegen zwangsläufig um ein schnelles Eingreifen des Arztes. Dem Arzt in einer solchen Situation die Bürde einer abschließenden Diagnose bzw. Prognose aufzubürden, wäre verfehlt. Befindet sich der Patient allerdings bereits längere Zeit in der Behandlung des Arztes, so ist das Patiententestament bei der Frage nach einem möglichen Behandlungsabbruch heranzuziehen mit der Konsequenz, daß auch eine Unterlassung weiterer intensivmedizinischer Behandlung und damit sog. passive Sterbehilfe zu erwägen ist. Untersagt die Verfügung auch für frühere Stadien einer hoffnungslosen Erkrankung jede lebenserhaltende Therapie, so wird ein Unterlassen auch der Notfallbehandlung zu prüfen sein.

Zu fragen ist dabei aber stets, ob der in der Verfügung früher geäußerte Wille auch in der jetzigen Situation, wenn es darauf ankommt, gelten soll. Das ist umso eher anzunehmen, wenn die Verfügung in zeitlicher Nähe zu bzw. während der jetzigen terminalen Erkrankung abgefaßt ist und es keine Hinweise darauf gibt, daß sich der Wille des Kranken inzwischen geändert haben könnte. Das wäre etwa dann anzunehmen, wenn der Patient selbst noch dem Rufen des Notfallarztes zugestimmt hat.

Literatur

1. Eisenbart B (1997) Patienten-„Testament“ und Stellvertretung in Gesundheitsangelegenheiten – Alternativen zur Verwirklichung der Selbstbestimmung im Vorfeld des Todes. Göttinger Dissertation (im Druck)
2. Koch (1996) Die Wertigkeit der prospektiven Dokumentation. In: Anschütz, Wedler (Hrsg) Suizidprävention und Sterbehilfe, Berlin Wiesbaden S 227f
3. Richtlinien der Bundesärztekammer für die ärztliche Sterbebegleitung (1993). Dtsch Ärztebl 90: C1628f
4. Verrel (1996) Juristen Zeitung S 224f

Prof. Dr. H.-L. Schreiber, Dr. B. Eisenbart
Georg-August-Universität
Postfach 3744, D-37027 Göttingen

7.9 Remifentanil im Rettungsdienst

P. Sefrin

Wie beurteilen Sie Remifentanil als Analgetikum für den Einsatz im Rettungsdienst im Vergleich zur bisherigen Referenzsubstanz Fentanyl?

Abgesehen vom materiellen Mehraufwand (Perfusor) bietet die gute Steuerbarkeit hier offenbar klare Vorteile, um auf die unterschiedlichen Stimuli bei Befreiung, Narkoseeinleitung und Transport adäquat zu reagieren. Liegen bereits Erfahrungen mit Remifentanil aus der Notfallmedizin vor?

Gute Steuerbarkeit

Bei der Vielzahl bewährter Analgetika für die Präklinik erhebt sich die grundsätzliche Frage, warum ein neues eingeführt werden soll. Der Vorteil von Remifentanil ist seine gute Steuerbarkeit aufgrund seiner kurzen Wirkzeit. Dieser Vorteil könnte eine Rolle spielen bei der klinischen Diagnostik nach der Aufnahme des Notfallpatienten in der Klinik. Das früher geforderte „diagnostische Fenster" hat sich allerdings bei den heutigen apparativen Möglichkeiten nicht mehr als vordringlich erwiesen, so daß sich aus diesem Grunde keine zwingende Notwendigkeit für die Verwendung im Rettungsdienst ergibt.

Potente Analgesie gegenüber Atemdepression und hämodynamischen Effekten

Wenn der Vorteil der potenten Analgesie der Grund für den Einsatz sein soll, darf im Vergleich mit Fentanyl eine identische analgetische Potenz unterstellt werden [3]. Bei der pharmakodynamischen Vergleichbarkeit der Effekte der beiden Substanzen sollte die resultierende Atemdepression in Erwägung gezogen werden. Bolusinjektionen von 2 mg/kg KG bewirken bei Remifentanil eine signifikante respiratorische Insuffizienz [1]. Nach Bolusapplikation kommt es unmittelbar zu einer

Atemdepression mit einem Maximum nach 5 min und einem Abklingen nach 15 min. Bezüglich der hämodynamischen Effekte ist besonders bei Hypovolämie, wie bei Traumapatienten häufig, mit Blutdruckabfall und einer Bradykardie, die den Einsatz eines Vasopressors erforderlich macht, zu rechnen [2].

Grundsätzlich besteht das Konzept der präklinischen Analgesie in einer titrierenden Bolusapplikation der Analgetika. Aus diesem Grunde wird Fentanyl in Abhängigkeit vom Allgemeinzustand des Patienten in einer Einzeldosis von 1,5–3 mg/kg KG empfohlen. Die analgetische Wirkung tritt relativ schnell innerhalb eines Zeitraumes von 2–5 Minuten ein und hält 20-30 Minuten an. Im Gegensatz zu anderen Opioiden ist nach dieser Zeit eine Nachinjektion erforderlich.

Nachteile von Remifentanil

Aufgrund des schnelleren enzymatischen Abbaus muß bei Remifentanil mit einer mittleren Eliminationshalbwertszeit von 6–14 Minuten, bei allerdings kurzer Anschlagszeit von 1,4 min gerechnet werden. Auch bei einer kontinuierlichen Applikation ist in jedem Falle ein kontinuierliches Monitoring wegen der Gefahr der Beeinträchtigung vitaler Parameter zu garantieren, weshalb vom Hersteller eine Anwendung unter Spontanatmung nicht empfohlen wird. Folge der nach Bolusapplikation auftretenden Thoraxrigidität, die stärker als bei anderen Opioiden ist, können eine erschwerte Beatmung sein.

Als weitere logistische Schwierigkeit ist die bei Dauerapplikation notwendige, aufwendige Verdünnung auf adäquat niedrigere Konzentrationen, die durch Rettungspersonal durchgeführt werden muß, zu nennen. Bei der kontinuierlichen Applikation über einen peripheren Zugang sind aus der Praxis (z.B. bei der Gabe von Katecholaminen) Schwierigkeiten bekannt, wenn dem Patienten durch Bewegungen oder durch Fixation auf der Trage eine Behinderung der Zufuhr (z.B. durch Abknicken), insbesondere bei Lufttransporten mit beschränkter Zugänglichkeit zum Patienten droht. Seit dem 01.02.1998 ist auch der Vorteil der „BtM Freiheit“ entfallen.

Fazit

Bei Abwägung von Gefährdung und Nutzen erscheint bei der derzeitigen Organisation und Konzeption des Rettungsdienstes keine Indikation für den routinemäßigen Einsatz von Remifentanil im Rettungsdienst gegeben zu sein. Erfahrungen über den praktischen Einsatz liegen bisher keine vor.

Literatur

1. Glass PSA, Hardmann D, Komiyamay et al (1993) Preliminary pharmacokinetics and pharmacodynamics of an ultra-short-acting-opioid: remifentanil. Anaesth Analg 77: 1031–1040
2. Hänel F, Werner C (1997) Remifentanil. Anaesthesist 46: 897–908
3. Schuster Sv, Bilotta JM, Lutz MW et al (1991) Analgesic activity of the ultrashort acting opioid. FASEB J 5: A860

Prof. Dr. P. Sefrin
Klinik für Anästhesiologie der Universität Würzburg
Josef-Schneider-Str. 2, D-97080 Würzburg

7.10 Aufklärung bei Wahleingriff

K. Ulsenheimer

Ist es zulässig, das Anästhesie-Aufklärungsgespräch bei Wahleingriffen erst am Operationstag zu führen?

Die Rechtsprechung hat sich in den letzten Jahren wiederholt zum Zeitpunkt der Aufklärung geäußert. Dabei hat sie stets den Grundsatz formuliert, daß die Aufklärung so frühzeitig zu erfolgen hat, daß der Patient seinen Entschluß zur operativen oder sonstigen ärztlichen Behandlung in Ruhe überdenken kann und nicht „mit dem Problem sozusagen überfallen wird" [1]. Er muß vielmehr Zeit haben, die für und gegen den Eingriff sprechenden Gründe sorgsam abzuwägen und dadurch sein Selbstbestimmungsrecht auszuüben.

Die Aufklärung muß deshalb zu einem Zeitpunkt erfolgen, in dem der Patient

- noch im Vollbesitz seiner Erkenntnis- und Entscheidungsfreiheit ist und
- noch Gelegenheit hat, zwischen der Aufklärung und dem Eingriff das Für und Wider des weiteren ärztlichen Vorgehens zu erfassen und darüber eine eigenverantwortliche Entscheidung zu treffen [2].

Stationäre Eingriffe

Daraus folgert der BGH [3]: Im Regelfall muß der Arzt schon vor der Vereinbarung eines festen Operationstermins bei Wahleingriffen, die stationär durchgeführt werden, die Risikoaufklärung vornehmen. Bei „einfachen" Eingriffen und solchen mit geringen bzw. weniger einschneidenden Risiken genügt auch eine Aufklärung am Tag vor der Operation. Für die Anästhesieaufklärung betont der BGH ausdrücklich, daß sie bei stationären Eingriffen noch am Abend vor dem Eingriff zulässig ist.

Die Aufklärung am Operationstag ist also in Fällen stationärer Unterbringung verspätet!

Ambulante Eingriffe

Bei „normalen" ambulanten Eingriffen kann die Aufklärung mit Rücksicht auf die organisatorischen Besonderheiten des ambulanten Operierens noch am Tag des Eingriffs erfolgen – dies gilt sowohl für die chirurgische als auch für die Anästhesieaufklärung. Auch hier muß der Patient allerdings – je nach der Schwere der Risiken – ausreichend Zeit haben, die für oder gegen den Eingriff sprechenden Gründe zu bedenken, um danach selbständig zu entscheiden, ob er den Eingriff durchführen lassen will oder nicht.

Bei ambulant durchgeführten „größeren Eingriffen mit beträchtlichen Risiken" dürfte die Aufklärung am Tag des Eingriffs sowohl für den Operateur als auch für den Anästhesisten verspätet sein [4].

Literatur

1. BGH MedR 1985, 169
2. BGH NJW 1987, 2293
3. BGH NJW 1992, 2351
4. BGH NJW 1994, 3009

RA Prof. Dr. Dr. Klaus Ulsenheimer
Maximiliansplatz 12, D-80333 München

7.11 Präoperatives Nüchternheitsgebot

T. Linares, P. Schmucker

Das präoperative Nüchternheitsgebot hat sich durch die orale Prämedikation (Tablette mit „Schluck" Wasser bzw. Benzodiazepin „säften" bei Kindern) gegenüber früher gelockert. In mehreren Studien wurde die Unbedenklichkeit dieser Maßnahmen nachgewiesen. Das 6stündige Nüchternheitsgebot auch für klare Flüssigkeiten ist für Patienten, die stundenlang auf eine Operation warten müssen, unangenehm und belastend. Ausnahmen sind mir aus der Literatur lediglich bei Kleinkindern und Säuglingen bekannt. In den gebräuchlichen Aufklärungsbögen (z.B. Perimed-Verlag, Herausgeber Prof. Osswald) und damit offenbar der Rechtsprechung folgend, ist auch in den neuesten Ausgaben der gleiche Zeitraum von 6 Stunden angegeben. Ist das Nüchternheitsgebot in der allgemein praktizierten Art und Weise überholt?

Die Nüchternheitsgrenze im präoperativen Bereich ist immer wieder Gegenstand der Diskussion. Die Sorge gilt einer möglichen Regurgitation und pulmonalen Aspiration von Mageninhalt bei Narkoseeinleitung, einer schwerwiegenden, wenn auch seltenen Komplikation der Allgemeinanästhesie. Als „kritischer" pH-Wert des Mageninhalts wird dabei 2,5 angegeben, als „kritische" Menge 0,4 ml/KG. Wegen der Schwere der befürchteten Komplikation galt bislang als Standard, daß bei elektiven Eingriffen eine Nahrungs- und Flüssigkeitskarenz von 6 Stunden vor Narkosebeginn einzuhalten ist. Es darf nicht verkannt werden, daß unter der Einhaltung dieses Standards sowie durch das Verständnis der Problematik die schwere Aspiration zu einem seltenen Narkosezwischenfall geworden ist. Gleichwohl wird in der aktuellen Diskussion die Frage einerseits einer individuelleren Beurteilung des einzelnen Patienten, andererseits einer möglichen Differenzierung verschiedener Nahrungsmittel (feste Nahrung bzw. klare Flüssigkeiten) aufgeworfen.

Flüssige und feste Nahrung

Während bei fester Nahrung eine Karenzzeit von mindestens 4, in der Regel jedoch 6 Stunden nach wie vor als unbestritten gilt, wird doch von einer ganzen Reihe von anästhesiologischen Institutionen bei gesunden Patienten und bei elektiven Eingriffen eine kürzere Zeitspanne von nur etwa 2 bis 3 Stunden Karenz für wäßrige Flüssigkeiten vor Narkose-Einleitung akzeptiert. Dies geht aus den Ergebnissen einer von der Klinik für Anästhesiologie der Ruprechts-Karl-Universität Heidelberg getätigten Umfrage hinsichtlich der präoperativen Behandlung von Kindern an 68 anästhesiologischen Zentren hervor. Hier wird für feste Nahrung von der weitaus überwiegenden Mehrheit der Institutionen an einer präoperativen Karenz von 6 Stunden festgehalten, während andererseits 63% der Institutionen die Aufnahme von klaren Flüssigkeiten bis 2 Stunden vor Narkose-Beginn akzeptieren.

Zustand des Patienten

Es ist selbstverständlich, daß bei Patienten mit schwerwiegenden Allgemeinerkrankungen, mit Schmerzen, nach Traumen, mit gastrointestinaler Obstruktion sowie auch bei Opioid-Medikation, also bei allen Zuständen, bei denen die Magen-Darm-Passage als verzögert anzusehen ist, zu modifizieren ist. Hier ist eine Verkürzung der präoperativen Nahrungs- und Flüssigkeitskarenz gegenüber dem derzeit noch geltenden Standard von 6 Stunden sicherlich sehr kritisch zu sehen, möglicherweise ist im Einzelfall sogar eine Verlängerung der Karenzzeit angemessen.

Für gesunde Patienten, auch Erwachsene, die sich elektiven Eingriffen unterziehen müssen, scheint ein weniger restriktives Regime insbesondere für präoperativ eingenommene klare Flüssigkeiten nicht mit einem erhöhten Aspirationsrisiko einherzugehen. Eine Flüssigkeitsmenge von 150 ml vor oder zur Prämedikation gilt als optimal und sicher und reduziert sogar trotz des Zusatzes der präanästhetischen Pharmakotherapie das Magensaftvolumen. Dabei scheint das Lebensalter nur eine untergeordnete Rolle zu spielen.

Entsprechend der bereits zitierten Frage wird bei Kindern eine orale Flüssigkeitskarenz von 2 Stunden allgemein als ausreichend angesehen. Auch bei Erwachsenen und Adoleszenten scheint eine unbeschränkte Trinkmenge bis 3 Stunden vor Anästhesie-Beginn ohne Korrelation zum Volumen des Restmageninhalts und dem pH-Wert des Magensaftes zu sein.

Die Vorteile einer verkürzten Karenzzeit sind deutlich: Weniger Durst-, z.T. auch Hungergefühl, möglicherweise eine ausgeglichenere präoperative Volumenbilanz sowie eine geringere Hypoglykämie-Neigung. Die postoperative Morbidität scheint nicht erhöht, die subjektive Befindlichkeit nach dem Eingriff sogar verbessert zu sein.

Empfehlungen

In einer vor dem Engeren Präsidium der Deutschen Gesellschaft für Anästhesiologie und Intensivmedizin beschlossenen „Leitlinie für ambulantes Operieren bzw. Tageschirurgie" wird dieser Tatsache auf der Basis der Leitlinien der American Society of Anesthesiologists bzw. der Australischen Gesellschaft in der Weise Rechnung getragen, daß hier der Wortlaut gewählt ist:

„Letzte Nahrung 6 Stunden vor Anästhesie, letzte Aufnahme klarer Flüssigkeit (z.B. Mineralwasser, Tee) 2 Stunden vor Anästhesie".

Dr. T. Linares, Prof. Dr. P. Schmucker
Klinik für Anästhesiologie,
Medizinische Universität zu Lübeck
Ratzeburger Allee 160, D-23562 Lübeck

7.12 Präoperatives Management bei Marcumar

W. Schramm, M. Spannagl

Wann soll Marcumar präoperativ zur Umstellung auf Heparin abgesetzt werden?

Wie bei der initialen Therapie und Erhaltungsdosierung mit Marcumar ist auch nach Absetzen ein individuell unterschiedlicher Verlauf der Thromboplastinzeit zu erwarten. Die erwartete Normalisierung der Gerinnung kann weit mehr als eine Woche dauern. Der Zeitpunkt, wann der gewünschte Bereich erreicht wird (je nach geplantem Eingriff werden INR Werte unter 2 bzw. 1,5 angestrebt) ist also für den einzelnen Patienten nicht vorhersagbar. Eine ausschleichende Gabe der Tabletten ist nicht erforderlich.

Absetzen von Marcumar mindestens 10 Tage präoperativ!

Praktisch ergibt sich daraus die Notwendigkeit in einem genügenden zeitlichen Abstand (mindestens 10 Tage) zum geplanten Eingriff Marcumar abzusetzen. Bei normaler Darm- und Leberfunktion ist eine additive Vitamin K Gabe zusätzlich zur normalen Ernährung nicht erforderlich. Die Kontrolle der Thromboplastinzeit ist zunächst 2-tägig, im Bereich INR unter 2 (entspricht etwa einem Quickwert von 40%) täglich erforderlich. Der individuelle Verlauf der Werte bestimmt sowohl die Planung des Eingriffs als auch den Einsatz der ersatzweisen Therapie mit Heparinpräparaten. Letztere sollten je nach erwünschter Intensität etwa bei einem Abfall des INR Wertes unter 2 begonnen werden.

Sonderfälle

Muß die Thromboplastinzeit im Notfall rasch angehoben werden, kommen gezielt PPSB Präparate (eine Einheit pro kg KG hebt den Quickwert um 1%) zum Einsatz. In Einzelfällen (Heparinunverträglichkeit, kontinuierlich hochdosierte Antikoagulation erforderlich) kann für kleinere Interventionen eine kurzfristige Verkürzung der Thromboplastinzeit (d.h.

Anhebung des Quickwerts durch PPSB) erfolgen. Dabei wird der Effekt von den Faktoren mit kurzer Halbwertszeit limitiert (v.a. Faktor VII mit 6–8 Stunden). Im Verlauf wird Marcumar dann unmittelbar weitergegeben.

Wann, wie hoch und mit welchem Präparat soll heparinisiert werden?

Für die Anwendung zum Ersatz einer oralen Antikoagulation sind niedermolekulare Heparine nicht in kontrollierten Studien geprüft. Erschwerend kommt deren unterschiedliche Beschaffenheit und das Fehlen einer routinemäßig verfügbaren Laborkontrollmethode zum Tragen. Die Faktor Xa Hemmaktivität korreliert nicht gut mit der erzielten Gerinnungshemmung bzw. der Blutungsgefahr.

Am besten steuerbar ist eine kontinuierliche intravenöse Therapie mit unfraktioniertem Heparin, die vor allem bei floriden thromboembolischen Krankheitsbildern und bei erforderlicher Hochdosistherapie (künstliche Herzklappen, rezidivierende Thrombembolien) eingesetzt werden sollte. Zum raschen Erreichen des wirksamen Bereiches ist eine Bolusgabe (3000–5000 Einheiten) erforderlich. Der therapeutische Bereich wird analog dem vorher eingestellten INR Bereich gewählt.

Zunehmende therapeutische Erfahrung liegt mit niedermolekularen Heparinen unterschiedlicher Art und Dosis vor allem in der chirurgischen aber auch in der internistischen Thromboseprophylaxe, inzwischen auch in der Akuttherapie von Thrombosen vor. Ebenso können sie als Ersatztherapie beim Absetzen einer oralen Antikoagulation genutzt werden. Der Einsatz bietet sich vor allem bei der sogenannten low dose Marcumarisierung an (z.B. Embolieprophylaxe bei Vorhofflimmern).

Zeitpunkt und Dauer der perioperativen Heparinpause und die postoperative Dosis müssen mit dem Operateur abgestimmt werden.

Wie soll Marcumar postoperativ wieder eingesetzt werden?

Wegen der ausgeprägten Plasmaeiweißbindung ist eine Aufsättigungsphase für Marcumar erforderlich. Postoperativ empfiehlt sich eine einschleichende Dosierung mit nur 2–3 Tabletten pro Tag. Ab Tag 3 sollte eine Tablette pro Tag gegeben werden. Dabei ist ein Anstieg der INR erst nach 7–8 Tagen zu erwarten. Der langsame Wirkungseintritt bei dieser Dosierung erlaubt eine vorsichtige Annäherung an den erwünschten therapeutischen Bereich mit Hilfe täglicher Thromboplastinzeitkontrollen. Die Marcumargabe kann bei dieser Dosierung zeitgleich mit der oralen Nahrungsaufnahme des Patienten (auch über die Magensonde) begonnen werden. Beim Erreichen des erwünschten therapeutischen Bereichs wird die parallel verabreichte Heparintherapie abgesetzt. Dabei ist zu beachten, daß unfraktioniertes Heparin im Gegensatz zu niedermolekularem in höheren Dosen auch die Thromboplastinzeit verlängern kann.

Welches Labormonitoring ist erforderlich?

Wie oben ausgeführt ist ein standardisiertes Vorgehen ohne Laborkontrollen wegen der interindividuell sehr unterschiedlichen Ansprechbarkeit auf Marcumar und Heparine nicht möglich. Das Monitoring erfolgt mit Hilfe der Thromboplastinzeit, die zur besseren Vergleichbarkeit unterschiedlicher Methoden und Laborgeräte in INR angegeben wird, bei Therapie mit unfraktioniertem Heparin mit Hilfe der partiellen Thromboplastinzeit. Dabei muß die unterschiedliche Heparinempfindlichkeit verschiedener Reagenzien berücksichtigt werden. Bei Komplikationen sind zur Einschätzung des Blutungsrisikos neben der Anamnese, die Thrombozytenzahl und -funktionen (Blutungszeit) und eventuell auch ergänzende Gerinnungsparameter erforderlich.

Prof. Dr. W. Schramm, Dr. M. Spannagl
Medizinische Klinik der Ludwig-Maximilians-Universität
München, Klinikum Innenstadt
Ziemssenstraße 1, D-80336 München

7.13 Wirkung von Muskelrelaxanzien auf den Herzmuskel

C. Diefenbach

Sämtliche Muskelrelaxanzien wirken an der motorischen Endplatte der quergestreiften Muskulatur. Gibt es Erkenntnisse, warum Muskelrelaxanzien den Herzmuskel nicht relaxieren bzw. die glatte Muskulatur kaum tangieren?

Nicht depolarisierende Muskelrelaxanzien sind Antagonisten an den nikotinischen Azetylcholinrezeptoren der motorischen Endplatte. Die heute üblichen Substanzen haben nur eine geringe Affinität zu den strukturell andersartigen nikotinischen Rezeptoren der autonomen Ganglien. Weitere Azetylcholinrezeptoren vom muskarinischen Typ finden sich in den postganglionären Übertragungsstrukturen des Parasympathikus und in der glatten Muskulatur. Auch mit diesen Rezeptoren gehen nicht depolarisierende Muskelrelaxanzien nur schwache Wechselwirkungen ein.

Wirkung auf Sympathikus

Im Tierexperiment wurde die blockierende Wirkung nicht depolarisierender Muskelrelaxanzien in den sympathischen Ganglien quantifiziert. Fazadinium und Tubocurarin sind die einzigen Muskelrelaxanzien, deren Ganglienblockade bereits bei klinischer Dosierung zu einer Blutdrucksenkung infolge eines verminderten peripheren Gefäßwiderstandes führen kann. Hingegen muß von Cisatracurium, Mivacurium, Pancuronium, Atracurium und Vecuronium die 60 bis 500fache neuromuskuläre ED_{50} gegeben werden um eine 50%ige Sympathikusblockade zu bewirken [3, 6, 7].

Wirkung auf Bronchien und Herzfrequenz

Muskelrelaxanzien binden ebenso an postganglionäre (parasympathische) muskarinartige Acetylcholinrezeptoren vom Typ M_2 und M_3. Diese Rezeptoren sind für den vagal vermittelten Tonus der Bronchialmuskulatur und die Herzfrequenz verantwortlich. Die Aktivierung von M_3-Rezeptoren bewirkt eine Bronchokonstriktion während M_2-Rezeptoren eine Verminderung der Herzfrequenz vermitteln und die vagale Bronchokonstriktion vermindern. Der Nettoeffekt eines Muskelrelaxans auf eine vagal vermittelte Bronchokonstriktion hängt somit von dessen relativer Affinität zu den M_2- und M_3-Rezeptoren ab. In üblicher Dosierung der Muskelrelaxanzien (2 bis 3fache ED_{95}) wird der Tonus der Bronchialmuskulatur nicht beeinflußt [4]. Eine Zunahme der Herzfrequenz durch eine Blockade von M_2-Rezeptoren gehört indessen bei einigen Muskelrelaxanzien (z.B. Gallamin, Pancuronium) zu deren Wirkungsspektrum [2].

Wirkung auf glatte Muskulatur und Herzmuskel

Die bisher beschriebenen Wechselwirkungen betreffen prä- wie postganglionäre Übertragungsmechanismen und beeinflussen die glatte bzw. die Herzmuskulatur nur indirekt. Die glatte Muskulatur (Gefäße, Magen-Darm-Trakt) und die Herzmuskulatur verfügen im Gegensatz zur Skelettmuskulatur weder über eine spezialisierte neuromuskuläre Übertragungsstruktur (neuromuskuläre Endplatte) noch über nikotinische Rezeptoren [1, 5, 8]. Die Erregungsübertragung erfolgt direkt von Muskelzelle zu Muskelzelle über niederohmige Kontaktstellen (gap junctions).

Muskelrelaxanzien haben somit weder auf die Erregungsübertragung der glatten Muskulatur noch der Herzmuskulatur einen direkten Zugriff. Die Regulation der Herz- und Gefäßmuskulatur erfolgt über adrenerge Rezeptoren mit denen Muskelrelaxanzien keine Wechselwirkungen eingehen.

Literatur

7. Canale EP, Campell GR, Smolich JJ, Campell JH (1986) Cardiac muscle. Springer, Berlin Heidelberg NewYork
5. Fryer AG, Maclagan J (1987) Pancuronium and gallamine are antagonists for pre- and postjunctional muscarinic receptors in the guinea pig lung. Naunyn-Schmiedeberg's Arch Pharmacol 335: 367-371
3. Maehr RB, Belmont MR, Wray DL, Savarese JJ, Waslila WB (1991) Autonomic and neuromuscular effects of mivacurium and isomers in cats. Anesthesiology 75: A772
4. Okanlami OA, Fryer AD, Hirshman C (1996) Interaction of nondepolarizing muscle relaxants with M_2 and M_3 muscarinic receptors in guinea pig lung and heart. Anesthesiology 84: 155-161
6. Peiper U (1996) Muskulatur. In: Klinke R, Silbernagl S (Hrsg) Lehrbuch der Physiologie 2. Auflage. Thieme, Stuttgart New York S 90-104
1. Sutherland GA, Squire IB, Gibb AJ, Marshall IG (1983) Neuromuscular blocking and autonomic effects of vecuronium and atracurium in the cat. Br J Anaesth 55: 1119-1126
2. Wastila WB, Maehr RB, Turner GL, Hill DA, Savarese JJ (1996) Comparative pharmacology of Cisatracurium (51W89), Atracurium, and five isomers in cats. Anesthesiology 85: 169-177
8. Young JA, Cook DI Lingard JM, Van Lennep EW, Wegmann E (1996) Funktionen des Magen-Darm-Trakts. In: Klinke R, Silbernagl S (Hrsg) Lehrbuch der Physiologie, 2. Auflage. Thieme, Stuttgart New York S 387-434

Prof. Dr. C. Diefenbach
Klinik für Anästhesiologie und operative Intensivmedizin
der Universität zu Köln
Joseph-Stelzmann-Str. 9, D-50931 Köln

7.14 Gefahren von Chloräthyl

E. Martin

Besteht bei häufiger Verwendung von Chloräthylspray (Chlorethan) zur oberflächlichen Anästhesie die Gefahr des Auftretens von Gesundheitschäden beim Personal?

Sind insbesondere Störungen im Zentralnervensystem vorstellbar?

Man muß nach derzeitigem Kenntnisstand davon ausgehen, daß bei sachgerechtem Einsatz dieser Substanz Nebenwirkungen für den Anwender nicht vorkommen.

In Einzelfällen kann eine allergische Kontaktdermatitis auftreten. In Tierversuchen führt die Langzeitinhalation von Chloräthyl zu einer Häufung von Uteruskarzinomen. Allerdings ist diese Karzinogenität nur für Mäuse, jedoch nicht für Ratten beschrieben. Bei inhalativem Mißbrauch von Chloräthyl („sniffing of ethyl chloride") sind in einer ganzen Reihe von Fällen zerebrale Nebenwirkungen aufgetreten. Hierzu zählen Verwirrtheit, Halluzinationen, Ataxie und Verschlechterung des Kurzzeitgedächtnisses. In Ausnahmefällen kann eine Intoxikation mit inhalativem Chloräthyl auch zum Exitus letalis führen.

Prof. Dr. E. Martin
Universitäts-Klinik für Anästhesiologie
Im Neuenheimer Feld 110, D-69120 Heidelberg

7.15 Narkoserisiken bei Anabolika

M. Metzger, H. Schiffner

Welche Risiken (akuter Herztod, Succinyl, NNR, Lebertumor?) sind bei Narkosen (Allgemeinanästhesie oder Regionalanästhesie) im Rahmen einer anabolen Steroideinnahme bei „Bodybuildern" bisher bekannt geworden?

Anwendung anaboler Steroide

Seit der ersten synthetischen Herstellung von Testosteron im Jahre 1935 wurden zahlreiche weiterentwickelte Derivate des männlichen Sexualhormons in der Medizin angewendet. Heutige Indikationen sind u.a.: Hypogonadismus, Hypopituitarismus, Impotenz, Osteoporose in der Postmenopause und kortikoidinduzierter Katabolismus. Seit den 50er Jahren wurden anabole Hormone im Leistungssport zur Maximierung von Muskelkraft, Muskelgröße und Ausdauer eingesetzt. 1976 sprach das Internationale Olympische Komitee ein Verbot für die Anwendung aus, das mehr oder weniger befolgt wird.

Heute findet die mißbräuchliche Einnahme von leistungssteigernden Medikamenten vor allem im Zusammenhang mit Bodybuilding statt. Die Anwendung erfolgt unkontrolliert, teilweise mit nicht genau definierten Substanzen vom Schwarzmarkt. Je nach Trainingsplan handelt es sich um eine „zyklische" Einnahme mit über Wochen steigenden Dosen und nachfolgender Einnahmepause oder um eine „stoßweise" Einnahme verschiedener Anabolika, auch im Rahmen des „Zyklus", zur weiteren Leistungssteigerung. In beiden Fällen wird leicht das 50–150fache der für die medizinische Anwendung üblichen Dosen erreicht. Statistische Angaben zum Umfang des Mißbrauchs liegen für Deutschland nicht vor. Die Dunkelziffer dürfte hoch sein. 1991 wurde für die USA ermittelt, daß 1 von 15 jungen Amerikanern (beide Geschlechter und sogar jüngere Schulkinder) einen derartigen Medikamentenmißbrauch betrieb. Der Markt soll sich auf rund 100 Mill. US-Dollar belaufen. Trotz der auch für Deutschland vermuteten nicht geringen Zahl von Anwendern existiert kaum Literatur zum Thema Anästhesie und Anabolika.

Nebenwirkungen

Analysiert man das Wirkungsspektrum dieser Medikamentengruppe, ergibt sich eine Nebenwirkungsliste, die Komplikationen im Zusammenhang mit Anästhesie und Operation erwarten läßt. Aus der langen Reihe der Nebenwirkungen sollen hier nur die für eine Anästhesie wichtigsten beschrieben werden:

Leberfunktion

Die Leberfunktionen werden am stärksten beeinflußt

Androgene Steroide können zu Cholestase und Ikterus führen und hepatozelluläre und Cholangiokarzinome induzieren. Im Rahmen einer Enzyminduktion ist ein erhöhter Anästhetikabedarf möglich, andererseits ist durch eine hepatozelluläre Schädigung mit verändertem Abbau und verlängerter Medikamentenwirkung zu rechnen. Gerinnungsstörungen sind bei ausgeprägter Funktionseinschränkung ebenso wie eine Verminderung der Cholinesterasesynthese zu erwarten, Hypalbuminämien sind möglich.

Kardiovaskuläre Komplikationen

Besonders zu beachten sind kardiovaskuläre Veränderungen. Hypertension ist eine häufige Begleiterscheinung der Steroideinnahme. Linksventrikuläre Hypertrophie und linksventrikuläre Muskelschädigung sind beschrieben worden. Erhöhung von Gesamtcholesterin und LDL (low density lipoprotein) bei stark erniedrigtem HDL (high density lipoprotein) begünstigen koronare Herzerkrankungen. Myokardinfarkte sind in diesem Zusammenhang aufgetreten [1, 2]. Im EKG zeigen sich Bradykardie, AV-Block I. Grades, supraventrikuläre Extrasystolen, Wenckebach-Phänomene, ST-Strecken-Veränderungen sowie Hinweise auf rechts- und linksventrikuläre Hypertrophie.

Veränderungen des Wasser- und Elektrolythaushaltes

Steroide verursachen eine erhöhte Wasserretention mit z.T. deutlicher Zunahme von fettfreier Körpermasse und Vergrößerung des Verteilungsvolumens für Medikamente. Die gleichzeitige Retention von Kalium, Natrium und Calcium kann für Dysrhythmien prädisponieren [3]. Einnahme von Diuretika zur Kompensation der Wassereinlagerung führt zu einer Zunahme der Elektrolytimbalance.

Hämatologische Veränderungen

Anabolika stimulieren die Erythropoese bis zur Entwicklung einer sekundären Polyzythämie mit erhöhter Blutviskosität. Die Thrombosegefahr steigt. Allerdings wurden auch Thrombopenien beschrieben [3]. Für Dehydroepiandrosteron (eine Vorstufe von Androstenedion und Testosteron) konnte eine signifikante Verringerung des 2,3 DPG in Erythrozyten und damit eine Linksverschiebung der O_2-Bindungskurve mit allen Folgen nachgewiesen werden [1].

Veränderungen der Skelettmuskulatur

Eine Zunahme der Azetylcholinrezeptoren wird für eine gewisse Resistenz gegenüber Relaxanzien verantwortlich gemacht. Die vergrößerte Muskelmasse nebst abnormer Muskelarchitektur und verändertem Kalzium-Metabolismus werden als MH-disponierende Faktoren diskutiert, wobei keine MH-Fälle unter der Anästhesie in diesem Zusammenhang bekannt wurden. Vergleichbare Ereignisse sind aber bei Triathleten berichtet worden.

Psychische Veränderungen

Bekanntermaßen können Steroide zu psychischen Veränderungen und Verhaltensstörungen führen wie Aggressivität, Halluzinationen, Euphorie, aber auch Depression.

Sonstige Beobachtungen

Es existieren Berichte über periphere Neuropathien und zerebrale Insulte [2, 3]. Der Eingriff in das hormonale Gleichgewicht führt zu zusätzlichen Störungen, wobei im Zusammenhang mit Anästhesien eine mögliche Hypothyreose von Interesse ist [3]. Um Nebenwirkungen der Anabolika zu kompensieren werden häufig zusätzliche Medikamente eingenommen. Außer den bereits erwähnten Diuretika kommen z.B. Betarezeptorenblocker, aber auch Amphetamine zur Leistungssteigerung sowie Wachstumshormone in Betracht.

Eine verringerte Glukosetoleranz als Folge einer zunehmenden Insulinresistenz ist bekannt. Von Interesse ist die meist gleichzeitige extrem hochkalorische Ernährung mit gesteigertem Grundumsatz. Einer der seltenen Berichte über Probleme während der Anästhesie bezieht sich auf eine deutliche gesteigerte CO_2-Produktion des Patienten, die intraoperativ ein erhöhtes AMV erforderte und postoperativ länger anhielt [2].

Empfehlungen für die Durchführung von Anästhesien

Anamnese und Diagnostik

Die Steroideinnahme wird von „Bodybuildern" eher verschwiegen. Bei entsprechendem Verdacht sollte die Anamnese mit Nachdruck erhoben werden. Bei körperlichen Hinweise auf Anabolikaeinfluß oder Angabe durch den Patienten selbst sollte die präoperative Untersuchung auch bei Jüngeren erweitert werden. Dazu gehören: EKG, komplettes Blutbild mit Thrombozyten, Leberfunktionsparameter, (mindestens LDH, alkal. Phosphatase), Serum-Elektrolyte, Blutglukose-Spiegel, ein Übersichts-Gerinnungsstatus. Bei entsprechenden Befunden sind selbstverständlich weitere Untersuchungen und Konsultationen anzuschließen.

Anästhesieverfahren

Regionalanästhesie ist prinzipiell möglich. Spezielle Medikamenteninteraktionen zwischen Anabolika und Anästhetika sind bisher nicht bekannt geworden. Wegen seiner deprimierenden Wirkung auf die Nebennierenrindenfunktion wird Etomidat bei diesen Patienten nicht empfohlen. Unter den Relaxanzien bietet sich Atracurium wegen seines leberunabhängigen Abbaus an [1].

Angesichts des Nebenwirkungsspektrums und der vermuteten relativ hohen Anzahl von Anwendern solcher Medikamente sind die verfügbaren Publikationen zu der Problematik in Zusammenhang mit der Anästhesie selten.

Es sollte verstärkt auf den Mißbrauch von Anabolika bei Patienten geachtet werden mit dem Ziel, Daten und Erfahrungen über Anästhesiekomplikationen zu sammeln.

Literatur

1. Joyce JA, CRNA BS (1991) Anesthesia for athletes using performance-enhancing drugs. AANA J 59: 139–144
2. Sellers WFS, Culwick MD, Whiting RF (1991) Anabolic steroids and anaesthesia (correspondence). Anaest Intensive Care 19: 616
3. Smith BK, Haug RH et al. (1991) Management of the oral and maxillofacial. Surgery patent on anabolic steroids. J Oral Maxillofac Surg 49: 627–632

Dr. M. Metzger, Prof. Dr. Helga Schiffner
Universitätsklinikum Carl Gustav Carus der Technischen Universität Dresden
Klinik für Anästhesie und Intensivtherapie
Fetscherstraße 74, D-01307 Dresden

7.16 Biguanide und elektive Anästhesien

E. Kilger, M.M. Ritter

Im Fachinfo (Service der Roten Liste) wie auch in pharmakologischen Lehrbüchern wird auf die Kontraindikation zur Anwendung der Biguanide für die Therapie des Diabetes mellitus Typ II bei bevorstehenden Operationen und den damit verbundenen Narkosen hingewiesen. Ist im Umkehrschluß bei bestehender Biguanidtherapie der eingewiesene Elektivpatient nicht narkosefähig, so daß die Operation verschoben werden sollte?

Vorteile von Metformin

Wie in der Anfrage geschildert, erlebt die Therapie mit Metformin bei Patienten mit Diabetes mellitus Typ 2 derzeit eine erhebliche Renaissance. Da es die Insulinresistenz – als eine entscheidende Ursache für diesen Diabetestyp – günstig beeinflußt, kann man mit Metformin besser als mit den Sulfonylharnstoffen kausal therapieren. Wirkprinzip ist dabei eine verminderte Glukoseproduktion der Leber, eine verstärkte Glukoseaufnahme durch die peripheren Gewebe (vor allem der Muskulatur) sowie eine verzögerte Resorption aus dem Darm. Studien haben ergeben, daß Metformin eine ähnliche Blutzuckersenkung wie die Sulfonylharnstoffe ermöglicht, aber die gleichzeitige Gewichtszunahme deutlich geringer ist. Außerdem hat Metformin – im Gegensatz zu den Sulfonylharnstoffen – kein Hypoglykämierisiko. Derzeit werden Studien durchgeführt, die verschiedene therapeutische Optionen beim Typ 2-Diabetes hinsichtlich der Endpunkte mikro- und makrovaskuläre Komplikationen evaluieren.

Risiken und Kontraindikationen

Die in den 60er und 70er Jahren verwandten Biguanide Buformin und Phenformin hatten die Substanzklasse in Verruf gebracht, da sie zu einer Häufung von Laktatazidosen führten. Unter Metformin ist dieses Risiko etwa 20mal seltener (0,01–0,08 Fälle pro 1000 Patientenjahre, im Mittel 0,03), da Metformin ein geringeres Kumulationsrisiko hat [1]. Da die Substanz ausschließlich renal eliminiert wird, sind eine Niereninsuffizienz oder jede Maßnahme, die zu einer Niereninsuffizienz führen kann (z.B. Untersuchung mit Röntgenkontrastmitteln), die wichtigsten Kontraindikationen gegen Metformin. Ferner sind alle Zustände, die mit einer vermehrten Laktatproduktion einhergehen können, als Kontraindikation anzusehen.

Auch angesichts der ungünstigen Prognose einer solchen Laktatazidose, die in vielen Einzelfallberichten gut dokumentiert ist [4], ist eine Operation deshalb aus gutem Grund als Kontraindikation gegen eine Therapie mit Metformin anzusehen. Zwar ist eine Operation mit Laktatazidose im Zusammenhang mit einer Metformintherapie unseres Wissens nur einmal dokumentiert [2, 3], aber dies dürfte eher darauf zurückzuführen sein, daß von einem solchen Geschehen aus forensischen Gründen nicht berichtet wird. Schließlich würde sich – wenn man sich über die klaren Empfehlungen der pharmazeutischen Industrie und der pharmakologischen Literatur hinwegsetzt – auch im dann auftretenden Fall einer Laktatazidose (die ja gar nicht zwingend kausal mit der Metformintherapie zusammenhängen müßte) die Beweislast umkehren.

Fazit

Wir halten einen Patienten unter Metformin für einen elektiven operativen Eingriff nicht für narkosefähig und würden die Operation (wie auch jede Untersuchung mit Röntgenkontrastmitteln) erst nach 2tägiger Metforminkarenz durchführen.

Literatur

1. Bailey CJ, Path MRC, Turner RC (1996) Metformin. N Engl J Med 334: 574–579

2. Mercker SK, Maier C, Neumann G, Wulf H (1997) Lactat acidosis as a serious perioperative complication of andidiabetic biguanide medication with metformin. Anestesiology 87: 1003-1005
3. Schneider M (1995) Fatal hepatic necrosis following cardiac surgery and enflurane anaesthesia. Anaesth Intens Care 23: 225–227
4. Sirtori CR, Pasik C (1994) Re-evaluation of a biguanide, Metformin Mechanism of action and tolerability. Pharmacol Res 30: 187–228

Dr. E. Kilger
Herzklinik der Universität München am Augustinum
Wolkerweg 16, D-81375 München

8 Pharmakologie und Pharmakotherapie

8.1 ASS und das operative Risiko 351
8.2 ASS-induzierter Tinnitus 354
8.3 Alternierende Dosierung von Bisoprolol? 355
8.4 Eisenbubstitution oral oder parenteral? 356
8.5 Wundinfektion durch Eisen 360
8.6 Misteltherapie 362
8.7 Allergische Reaktionen auf Chlorhexidin 368
8.8 Wirkungen und Gefahren von Ecstasy 370
8.9 Opioidabgabe bei Drogenabhängigen 375
8.10 Lokalbehandlung mit Chloramphenicol 379
8.11 HMG-CoA-Reduktasehemmer 381
8.12 Alkohol-Inhalation bei Asthma bronchiale 384
8.13 Therapie bei Asthma bronchiale 388
8.14 Arzneimittelinteraktionen von Protonenpumpeninhibitoren 394
8.15 Therapie der Transfusionshämochromatose 399

8.1 ASS und das operative Risiko

Th. Wagner

Zahlreiche Unfallpatienten stehen unter der Medikation ASS 100 bis 500 mg. Schützt eine normale Blutungszeit präoperativ vor dem Risiko einer Nachblutung nach operativem Eingriff und macht der normale Ausfall der Blutungszeit das Einhalten einer mehrtägigen ASS-freien Pause überflüssig?

Acetylsalicylsäure (ASS) verlängert überwiegend durch Thrombozytenaggregationshemmung dosisabhängig die Blutungszeit. In geringem Umfang ist dieser Effekt, der auf einer irreversiblen Hemmung der Cyclooxygenase der Thrombozyten beruht, bei i.v.-Applikation schon nach 25 mg ASS zu beobachten [3]. Nach oraler Gabe kann man eine signifikante Verlängerung der Blutungszeit, die ca. 3 Tage anhält, nach einer täglichen Dosis von 100 mg sehen. Bei einer Einzelbestimmung ohne Ermittlung und Kenntnis eines Ausgangswertes vor ASS-Einnahme finden sich nach Einnahme von 100 mg ASS nur knapp 5% der gemessenen Werten eindeutig im pathologischen Bereich [6]. Verantwortlich hierfür ist die hohe biologische Varianz und methodisch bedingte Streubreite der Blutungszeit.

Bestimmung der Blutungszeit

Allgemein gilt, daß die in Deutschland häufig durchgeführte subaquale Blutungszeit nur bedingt zuverlässig ist und in ihrem Ergebnis stark von der ausführenden technischen Hilfskraft abhängt. Etwas besser geeignet ist die Methode nach Ivy, die nach einer definierten Inzision an der Volarseite des Unterarmes bestimmt wird. In Anlehnung an die von Ch. Mielke vorgeschlagene Vorgehensweise konnte hierüber international Einverständnis erzielt werden (International Committee and Standardisation of the Bleeding Time [3]). Ein weiterer Schritt zur Standardisierung und besseren Reproduzierbarkeit der Blutungszeit ist durch die Einführung kommerzieller halbautomatischer Inzisionsgeräte gegeben [2].

Obwohl die Blutungszeit unverändert ein klinisch relevanter und empfindlicher in vivo-Test der primären Blutstillung ist [4], kann er nicht als Routinetest für alle ärztlichen Einrichtungen in der präoperativen Situation empfohlen werden [1]. Nach Einnahme von ASS in Dosierungen von mehr als 500 mg täglich ist häufig mit einer Verlängerung der Blutungszeit im pathologischen Bereich zu rechnen. Dann ist auch in der operativen Situation eine Störung der primären Blutstillung und erhöhte Blutungsbereitschaft zu befürchten.

Andererseits gibt der normale Ausfall der Blutungszeit insbesondere bei einer ASS-Dosierung zwischen 100 und 500 mg keinen sicheren Hinweis auf eine völlig ungestörte primäre Hämostase. Etwas empfindlicher und zuverlässiger ist die Messung der ADP-induzierten Thrombozytenaggregation, die unter ASS-Einfluß vermindert ist. Auch hier ergeben sich allerdings Probleme in der Reproduzierbarkeit der Teste, die häufig nur in Laboratorien von Häusern der Maximalversorgung vorgehalten werden und zudem in ihren Ergebnissen sowohl vom Zeitintervall zwischen Blutentnahme und Testdurchführung als auch von den Bedingungen des Probentransportes abhängig sind. Insofern ist auch in diesem Testverfahren keine sichere Alternative zu sehen.

Empfehlungen

- Bei ASS-Einnahme bis 100 mg täglich ist nur von einer unbedeutenden Störung der primären Hämostase auszugehen, so daß für die meisten operativen Eingriffe keine Kontraindikation besteht. Vorsicht sollte man nur bei Eingriffen mit sehr hohem Risiko, z.B. neurochirurgischer Art, walten lassen.
- Bei täglicher ASS-Einnahme von 100 mg bis 500 mg ist bereits mit einem gering erhöhtem Blutungsrisiko zu rechnen. Der normale Ausfall der Blutungszeit schließt ein solches Risiko nicht aus. Eine weitgehende Normalisierung ist ca. 4 Tage nach Absetzen von ASS zu erwarten.

- Bei eindeutig pathologischer Blutungszeit ist an eine höher dosierte ASS-Einnahme zu denken und von einer klinisch relevanten Störung der primären Hämostase auszugehen. Sollte innerhalb weniger Tage bis maximal eine Woche keine Normalisierung eintreten, muß an medikamentenunabhängige Ursachen gedacht werden. In erster Linie wäre hier ein von Willebrand-Jürgens-Syndrom auszuschließen.
- Bei Verdacht auf vorausgehende höherdosierte ASS-Einnahme oder Vorliegen einer hämorrhagischen Diathese ist in der präoperativen Situation die Durchführung einer Blutungszeit indiziert, sofern alle o.g. Gesichtspunkte kritisch berücksichtigt werden.

Literatur

1. Barber A, Green D, Galluzzo T, Ts'ao C-H (1985) The bleeding time as a preoperative screening test. Am J Med 78: 761–764
2. Buchanan GR, Holtkamp ChA (1989) A comparative study of variables affecting the bleeding time using two disposable devices. Am J Clin Pathol 91: 45–51
3. Husted SE, Kristensen SD, Vissinger H, Morn B, Schmidt EB, Nielsen HK (1992) Intravenous acetylsalicylic acid-dose-related effects on platelet function and fibrinolysis in healthy males. Thromb Haemost 68: 226–229
4. Levine PH (1975) Platelet-function tests: predictive value. N Engl J Med 292: 1346–1347
5. Mielke Ch (1984) International Committee Communications: measurement of the bleeding time. Thromb Haemost 52: 210–211
6. Sauer W, Schwagmeier R, Nolte H (1992) Dauermedikation mit Acetylsalicylsäure. Ein Problem für die Regionalanästhesie? Anaesthesist 41: 489–493

Prof. Dr. Th. Wagner
Bereich Hämatologie/Onkologie, Medizinische Klinik I,
Medizinische Universität zu Lübeck
Ratzeburger Allee 160, D-23538 Lübeck

8.2 ASS-induzierter Tinnitus

T. Lenarz

Ich habe in meiner Sprechstunde relativ viele Patienten mit wahrscheinlich acetylsalizylsäureinduziertem Tinnitus. Die Patienten nehmen durchschnittlich 100 mg/die ASS ein, meist nach einem Infarktgeschehen. Gibt es dafür eine Erklärung?

Oder ist das Entstehen von Ohrgeräuschen bei dieser Dosis nicht möglich?

Ist es nur bei hohen Dosen wie 1-2 g/die als Intoxikation erklärbar?

Acetylsalizylsäure (Aspirin) kann dosisabhängig Hörverlust und Tinnitus erzeugen. Es handelt sich dabei um eine Innenohrschädigung, die im allgemeinen reversibel ist. Die Symptome treten in der Regel erst ab Tagesdosen >2 g auf. Durch Wechsel des Medikamentes oder Dosisreduktion lassen sich diese Symptome zuverlässig beseitigen. Der genaue pathophysiologische Mechanismus ist bisher nicht bekannt.

Bei Patienten mit vorgeschädigtem Innenohr sind auch niedrigere Dosierungen geeignet, einen vorbestehenden Tinnitus zu verstärken.

Bei geringen Dosierungen von 100 mg pro Tag wird in der Regel das Ohrgeräusch dadurch nicht ausgelöst, sondern allenfalls in der Intensität angehoben. Bei Patienten mit abgelaufenem Herzinfarkt müssen also andere Schädigungen des Innenohres vorliegen, so daß geringe Mengen Acetylsalizylsäure über eine kombinierte Wirkung mit anderen Ursachen die oben genannte Verschlimmerung der Symptomatik herbeiführen können.

Prof. Dr. Th. Lenarz
Klinik und Poliklinik für Hals-, Nasen-, und Ohrenheilkunde
Carl-Neuberg Straße 1, D-30625 Hannover

8.3 Alternierende Dosierung von Bisoprolol?

M. Wehling

Ist es aus pharmakokinetischer Sicht sinnvoll, Bisoprolol abwechselnd in einer Dosierung von 5 mg bzw. 10 mg/die zu verabreichen, da die erforderliche Dosis von 7,5 mg auf dem Markt nicht zur Verfügung steht?

Ist hinsichtlich des Wirkprofils mit einem Rebound-Effekt am niedrig dosierten Tag zu rechnen?

Der Betablocker Bisoprolol hat eine Halbwertszeit von 10-12 Stunden. Nach einer Einzeldosis ist bis zur nächsten Gabe mit einem Abfall der Plasmaspiegel auf ca. 30% der Ausgangswerte zu rechnen. Daher würden sich insbesondere bei morgendlicher Gabe die am Abend erzielten Plasmaspiegel am Tage mit der hohen Dosis deutlich von denen an Tagen mit niedriger Dosis unterscheiden. Ob der Patient diese Unterschiede verspürt, hängt jedoch von der Indikation ab: Wird der Betablocker wegen Angina pectoris gegeben, sollten derartig unterschiedliche Plasmaspiegel vermieden werden, während der antihypertensive Effekt protrahiert auftritt und gegenüber den Plasmakonzentrationen weniger empfindlich ist.

Andererseits erscheint es praktikabler, dem Patienten die Einnahme von 1 1/2 Tabletten zu empfehlen, da die 5 mg Tablette teilbar ist.

Prof. Dr. M. Wehling
Institut für Klinische Pharmakologie der
Ruprecht-Karls-Universität Heidelberg
Fakultät für Klinische Medizin Mannheim
Theodor-Kutzer-Ufer, D-68167 Mannheim

8.4 Eisensubstitution oral oder parenteral?

N. Gattermann

Ist eine parenterale Eisensubstitution nach akuter gastrointestinaler Blutung mit mittelschwerer bis schwerer Anämie vertretbar und sinnvoll?

Nach Füllgraff „Pharmakotherapie" sollte eine parenterale Fe-Substitution nur bei Resorptionsstörungen oder Unverträglichkeiten durchgeführt werden. Als Hauptgefahr wird ein Schock bei Überschreiten der Transferrinbindungskapazität genannt. Wie verhält es sich mit der Fe-Verteilung nach akuter Blutung?

Bei blutungsbedingter Eisenmangelanämie ist die parenterale Eisensubstitution in den allermeisten Fällen nicht sinnvoll, und zwar aus folgenden Gründen:

Anaphylaktische Reaktionen

Erstens ist die vom Fragesteller bereits genannte Gefahr eines anaphylaktischen Schocks nicht zu vernachlässigen (ca. 0,5–1% der Patienten) und hat in verschiedenen amerikanischen Lehrbüchern zu der Empfehlung geführt, eine parenterale Eisensubstitution nur vorzunehmen, wenn die Möglichkeit besteht, sofort effektive Reanimationsmaßnahmen durchzuführen. Die Gabe einer Testdosis eine Stunde vor der therapeutischen Injektion bietet keinen sicheren Schutz, da anaphylaktische Reaktionen nicht dosisabhängig sind und auch durch die Testdosis ausgelöst werden können. Wesentlich häufiger als anaphylaktische Reaktionen sind verzögerte schwere Reaktionen vom Typ der Serumkrankheit (mit Fieber, Urtikaria, Lymphadenopathie, Myalgie und Arthralgie), deren Häufigkeit mit der verabreichten Dosis zu korrelieren scheint [1]. Die Herstellerfirma eines in den USA weit verbreiteten

Präparates empfiehlt deshalb, pro Injektion nicht mehr als 2 ml (100 mg) zu verabreichen. Wenn man sich an diese unbequeme Empfehlung hält, bedeutet dies, daß Patienten mit Eisenmangelanämie zwischen 15 und 25 parenterale Eiseninjektionen bekommen müssen, wodurch diese Therapieform zumindest aus Sicht der Patienten wenig attraktiv erscheinen dürfte.

Effektivität der Eisensubstitution

Zweitens ist der erhoffte Vorteil parenteraler Eisensubstitution, nämlich ein gegenüber oraler Substitution deutlich schnellerer Ausgleich der Eisenmangelanämie, leider ein Wunschtraum. Bereits 1965 konnte McCurdy zeigen [3], daß orale und parenterale Eisenbehandlung sich in Bezug auf die Geschwindigkeit des Hämatokrit-Anstiegs nicht unterscheiden. McCurdy machte anhand eines Rechenexempels klar, daß dieses Ergebnis eigentlich nicht überraschend sei. Normalerweise benötigt das Knochenmark täglich etwa 25 mg Eisen für die Hämoglobinbildung. Wenn das hämatopoietische System versucht, eine schwere Eisenmangelanämie auszugleichen, kann es die Erythrozytenproduktion auf das Zwei- bis Vierfache steigern und benötigt dazu täglich 50–100 mg Eisen, welches therapeutisch zugeführt werden muß. Die enterale Absorption von Eisen kann im Fall einer Eisenmangelanämie bis auf 30–60% des oral angebotenen Eisens gesteigert werden. Wenn beispielsweise 180 mg (3 × 60 mg) täglich oral verabreicht werden, kann man davon ausgehen, daß etwa 60–100 mg absorbiert werden. Diese Menge entspricht also dem gesteigerten Bedarf.

Daß die klinische Effektivität oraler und parenteraler Eisensubstitution ähnlich ist, war auch das Ergebnis einer 1980 veröffentlichten großen amerikanischen Studie [1]. Es konnte zwar gezeigt werden, daß bei einem Hb-Wert von weniger als 9 g/dl die Erythrozytenproduktion unter i.v. Eisensubstition etwas stärker ist als unter oraler Substitution; die Autoren kamen jedoch zu dem Schluß, daß dies von zweifelhafter klinischer Relevanz sei, da die unterschiedlichen

Produktionsraten sich angleichen, sobald der Hb-Wert 9 g/dl überschreitet. In Deutschland wird diese Auffassung von einem renommierten Experten des Eisenstoffwechsels (Prof. J.P. Kaltwasser, Universität Frankfurt) geteilt, nach dessen Erfahrung die parenterale Eisensubstitution höchstens einen marginalen, klinisch nicht bedeutsamen Vorteil hinsichtlich der Geschwindigkeit des Hämoglobinanstiegs bietet.

Indikationen zur parenteralen Eisentherapie

Die parenterale Eisentherapie ist jedoch nicht völlig obsolet. Indikationen für parenterale Zufuhr von Eisen werden in großen Lehrbüchern der Hämatologie weitgehend übereinstimmend angegeben.

Demnach ist eine parenterale Verabreichung von Eisen sinnvoll:

- wenn der Patient eine orale Eisentherapie auch nach Präparatewechsel nicht verträgt (meist wegen gastrointestinaler Nebenwirkungen),
- wenn aus anderen Gründen Non-Compliance bezüglich der oralen Eisensubstitution vorliegt,
- wenn fortdauernder Eisenverlust besteht, der die Menge des oral zuführbaren Eisens übersteigt (dies kann beispielsweise bei intermittierend blutenden intestinalen Teleangiektasien beim Morbus Osler der Fall sein),
- wenn der Patient eine gastrointestinale Erkrankung hat (z.B. Colitis ulcerosa), deren Symptome durch orale Eisengabe aggraviert werden können,
- wenn Eisen nicht effektiv aus dem Gastrointestinaltrakt absorbiert wird (eine Unwirksamkeit der oralen Eisentherapie durch Eisenmalabsorption ist sehr selten und kommt praktisch nur bei Zustand nach Gastrektomie und bei Patienten mit totaler Darmzottenatrophie bei nicht behandelter Gluten-sensitiver Enteropathie vor).

In letzter Zeit ist noch eine weitere Indikation hinzugetreten. Wenn Dialysepatienten mit Erythropoietin behandelt werden, kann selbst bei ausreichend vorhandenen Eisenreserven der Epo-induzierte erythropoietische Streß zu einem „funktionellen Eisenmangel" führen, der offenbar durch inadäquate Reserveeisenmobilisation bedingt ist und sich durch parenterale Eisenapplikation signifikant besser behandeln läßt als durch orale Substitution [2]. Diese Extremsituation wird jedoch nur durch pharmakologische Dosierung von Erythropoietin erzeugt und ist mit der gesteigerten Erythropoiese nach gastrointestinaler Blutung nicht vergleichbar.

Eisenverteilung

Die Frage bezüglich der Eisenverteilung nach akuter Blutung läßt sich dahingehend beantworten, daß der akute Mehrbedarf der Erythropoiese auch durch gesteigerte intestinale Absorption von Eisen nicht gedeckt werden kann und es deshalb zum Verbrauch des Reserveeisens kommt. Im Stadium der Eisenmangelanämie kommt es zugleich auch zur Eisenverarmung extraerythropoietischer Gewebe, wobei funktionell so wesentliche Verbindungen wie Myoglobin, die Zytochrome und andere eisenhaltige Enzyme betroffen sind [2]. Da bei Eisenmangelanämie das oral angebotene Eisen zunächst vollständig für die eisendefizitäre Erythropoiese herangezogen wird, muß zur Wiederauffüllung der Eisenspeicher die orale Eisensubstitution etwa ein halbes Jahr lang fortgesetzt werden.

Literatur

1. Hamstra RD, Block MH, Schockert AL (1980) Intravenous iron dextran in clinical medicine. JAMA 243: 1726–1731
2. Kaltwasser JP (1996) Eisenstoffwechsel. In: Mueller-Eckhard C. (Hrsg) Transfusionsmedizin, 2. Aufl, Springer, Berlin Heidelberg S 113–124
3. McCurdy PR (1965) Oral and parenteral iron therapy. JAMA 191: 859–862

Priv.-Doz. Dr. N. Gattermann
Klinik für Hämatologie, Onkologie und klinische Immunologie, Medizinische Klinik u. Poliklinik
Moorenstr. 5, D-40225 Düsseldorf

8.5 Wundinfektion durch Eisen

R. Porschen

Ich habe gehört, daß Eisen für Bakterien ein guter Wachstumsfaktor sei und deshalb Infektionen begünstigen könne. Hat dies eine Konsequenz hinsichtlich einer postoperativen Eisensubstitution bei anämischen Patienten, welche dann zusammen mit der Anämie und postoperativen Immunsuppression eine Wundinfektion begünstigen könnte?

Eisen stellt ein essentielles Metall für die meisten Organismen dar. Auch Mikroorganismen benötigen Eisen für die Replikation und verschiedene metabolische Funktionen. Körperflüssigkeiten enthalten Eisen-bindende Glykoproteine, Transferrin (Plasma, Lymphe) bzw. Laktoferrin (Milch, Schleim). Die hohen Assoziationskonstanten dieser Substanzen bewirken eine extrem niedrige Verfügbarkeit von freiem Eisen, so daß die bakteriostastischen und bakteriziden Systeme im Blut, in der Lymphe und in Exsudaten aufrecht gehalten werden. Wenn freies Eisen verfügbar wird, gehen die antibakteriellen Eigenschaften dieser Flüssigkeiten verloren.

Pathophysiologische Mechanismen

Eine Abnahme des zirkulierenden Eisens stellt eine charakteristische Reaktion auf eine Infektion, eine schwere Erkrankung, ein Trauma oder eine Operation dar. Diese Abnahme entsteht durch Reduktion der intestinalen Eisenresorption, Translokation des Eisens in intrazelluläre Speicher, gesteigerte Ferritinsynthese, Eisenretention in Makrophagen, die Hämoglobin von zerfallenden Erythrozyten aufgenommen haben, und Freisetzung von Apolaktoferrin aus Neutrophilen am Ort der bakteriellen Invasion. Besonders die letzten Punkte sind wichtig, da unter den veränderten physiologischen Bedingungen einer Wunde Eisen aus Transferrin bzw. aus Hämatomen freigesetzt werden kann.

Schon in den späten Sechzigern wurde nachgewiesen, daß mit Eisen behandelte Tiere gegenüber bakteriellen Infektionen empfindlicher waren als die Kontrollen. Die vorliegenden Daten lassen vermuten, daß eine postoperative Eisensubstitutionstherapie bei chirurgischen Patienten mit einer erhöhten Infektionsgefährdung einhergeht.

Empfehlungen

Eine postoperative Eisentherapie sollte eher zurückhaltend eingesetzt werden.

Aufgrund der oben geschilderten pathophysiologischen Veränderungen spiegelt ein niedriger Eisenserumspiegel, der sich postoperativ rasch ausbilden kann, nicht unbedingt einen verringerten Eisenkörpergehalt wider und stellt somit für sich alleine nicht die Indikation zu einer Eisensubstitution dar. Dies impliziert die differentialdiagnostische Abklärung der Anämie, bevor eine Eisensubstitution bei definitivem Nachweis einer Eisenmangelanämie eingeleitet werden sollte. Im klinischen Alltag sind jedoch sicherlich die Faktoren, die zu einer Wundinfektion führen, zahlreich und komplex, so daß es schwierig sein wird, den relativen Anteil jedes einzelnen Faktors zu bestimmen.

Literatur

1. Mainous MR, Deitch EA (1994) Nutrition and infection. Surg Clin North Am 74: 659-676
2. Ward CG, Bullen JJ, Rogers HJ (1996) Iron and infection: new developments and their implications. J Trauma 41: 356-364

Prof. Dr. R. Porschen
Abteilung Innere Medizin 1, Medizinische Klinik
und Poliklinik der Universität
Otfried Müller-Straße 10, D-72076 Tübingen

8.6 Misteltherapie

C. Unger, M. Rostock

Gibt es neue Erkenntnisse zur Misteltherapie bei der Behandlung von Krebspatienten?

Mistelpräparate werden seit über 75 Jahren zur Behandlung von Krebserkrankungen eingesetzt. Die Anwendung geht auf den Begründer der Anthroposophie, Rudolf Steiner, zurück. Basis für die Zulassung der auf dem Markt befindlichen Mistelpräparate sind die Monographien zu Viscum album, in denen von der anthroposophischen und der phytotherapeutischen Arzneimittelkommission die wissenschaftlichen Erkenntnisse über die Mistel und ihre therapeutischen Anwendungen positiv beurteilt wurden.

Wirksamkeitsnachweis

Die Misteltherapie wird bezüglich ihrer Wirksamkeit bei Krebserkrankungen nach wie vor kontrovers diskutiert. Unter einer Vielzahl von durchgeführten klinischen Prüfungen fällt auf, daß es kaum klinische Studien der Phase-I und Phase-II gibt, abgesehen von einer negativen Phase II-Studie mit Iscador bei metastasiertem Nieren-Ca. [11]. Edler identifizierte insgesamt 5 randomisierte Studien, welche eine Misteltherapie (4 × Iscador, 1 × Helixor) prospektiv mit einer anderen Behandlungsform verglichen [3]. Die vorliegenden Studien reichen nicht für den Nachweis einer tumorspezifischen Wirksamkeit aus, wobei angemerkt sein sollte, daß mehrere dieser Studien methodische Mängel aufweisen. In einer Metaanalyse von Kleijnen und Knipschild [12] wurden 11 der besten Mistelstudien der Beurteilung anhand einer Kriterienliste unterzogen. Nach dieser Kriterienliste konnten einer Studie minimal 0 und maximal 10 Punkte zugesprochen werden. Bis auf eine Studie lag die Punktzahl zwischen 1 und 6. Vier Studien zeigten ein signifikantes Ergebnis zugunsten einer Mistelbehandlung, sechs einen positiven Trend. Eine Studie zeigte keinen signifikanten Effekt auf objektive Wirksamkeitsparameter; letztere erwies sich allerdings als die methodisch beste.

In einer Metaanalyse von Kiene wurden 35 vergleichende Mistelstudien untersucht. Die Vergleichbarkeit der Patientengruppen der einzelnen Mistelstudien wurde hinsichtlich der Verteilung prognostischer Faktoren wie Tumorstadium, histologischer Typus des Karzinoms, Geschlecht, Alter und Allgemeinbefinden der Patienten untersucht. Insbesondere wurde analysiert, ob die Form der Patientenzuteilung der jeweiligen Studie einen prognostischen Vor- oder Nachteil für die mistelbehandelten Patienten oder die Kontrollpatienten erbrachte. Diesbezüglich waren lediglich 12 der 35 Studien zu akzeptieren, bei 9 Studien war die Aussagekraft fraglich, bei 14 Studien sicher nicht gegeben. Zumindest bei den 12 Studien mit Aussagekraft zeigte sich eine Überlegenheit der mistelbehandelten Patienten hinsichtlich eines klinisch relevanten Parameters (wie z. B. Überlebenszeit oder Überlebensrate). Bei 9 dieser Studien war das Ergebnis statistisch signifikant [10].

Der wissenschaftlich fundierte Nachweis der antitumoralen Wirksamkeit steht noch aus

Faßt man alle bisherigen Erfahrungen mit randomisierten und nicht randomisierten Studien zur Misteltherapie zusammen, so reichen diese für den gemäß heute geforderten Standards wissenschaftlich fundierten Nachweis einer antitumoralen Wirksamkeit von Mistelpräparaten nicht aus. Derzeit laufen prospektiv randomisierte Studien mit verschiedenen Mistelpräparaten u.a. bei den Indikationen Mamma-Ca., Urothel-Ca., Nierenzell-Ca., Kopf-Hals-Plattenepithel-Ca., malignes Melanom und zur intrapleuralen Gabe bei malignem Pleuraerguß. Die Ergebnisse bleiben abzuwarten.

Wirkmechanismus

Neuere Erkenntnisse hinsichtlich des Wirkmechanismus der Mistel liegen vor bezüglich der Zytotoxizität und Apoptose-induktion [4, 2a] (mit einem möglichen Nutzen bei intratumoraler Applikation und bei der intrapleuralen Instillation) [17, 18] und antimutagenen und immunprotektiven Effekten (mit möglichem Nutzen in der Begleitbehandlung zur besseren Verträglichkeit einer Chemotherapie) [2, 2a]. Hier handelt es sich um experimentelle Ansätze, deren Relevanz erst in klinischen Studien überprüft werden muß. Interessant sind zudem Hinweise über eine Induktion der beta-Endorphinausschüttung mit dem möglichen Nutzeffekt der stimmungsaufhellenden Wirkung und Unterstützung bei der Krankheitsverarbeitung [8].

Die applizierte Dosis von Mistelextrakten bedingt unterschiedliche Wirkmechanismen: Niedrige Dosen wirken immunstimulierend, hohe Dosen zytotoxisch [15]. Des weiteren ist die Applikationsform von Bedeutung: Eine zytotoxische Wirkung ist nur zu erwarten bei direktem Kontakt zwischen Mistellektin und der Tumorzelle bei nicht Vorliegen von anti-ML-Antikörpern (intratumorale Injektion) und nicht bei der üblichen s.c-Injektion. Hier steht die immunmodulierende Wirkung im Vordergrund [16].

In welchen Fällen sollte man eine Misteltherapie erwägen bzw. davon abraten?

Mögliche Indikationen und Kontraindikationen

Erwägen sollte man eine Misteltherapie insbesondere bei Patienten mit inkurablen Tumoren, bei denen keine wirksame palliative Therapie zur Verfügung steht bzw. additiv zu einer palliativen Hormon- oder Chemotherapie. Die Indikation sollte allerdings immer auch unter Berücksichtigung der Vorstellungen und Bedürfnisse sowie der Befindlichkeit des einzelnen Patienten erörtert werden [13a].

Abraten sollte man aufgrund des derzeitigen Kenntnisstandes von einer Misteltherapie bei hämatologischen

Neoplasien, insbesondere bei akuten und chronischen Leukämien, bei myelodysplastischen Syndromen, Plasmozytomen und malignen Lymphomen. Es sind eine Reihe wissenschaftlicher Arbeiten zur Freisetzung von Interleukinen und TNF unter Anwendung von Immuntherapeutika publiziert worden [1, 7, 9, 13, 14]. Die Arbeiten zeigen, daß hämatopoetische Wachstumsfaktoren und Interleukine, also Stoffe, die über den Einsatz von Mistelpräparaten freigesetzt werden können, in der Lage sind, leukämische und lymphatische Tumorzellen im Wachstum zu stimulieren. Deshalb ist ein möglicher Tumorenhancement-Effekt denkbar, auch wenn hierzu bislang klinische Daten fehlen. Vorsicht empfiehlt sich auch bei immunogenen Tumoren, wie z.B. dem Nierenzellkarzinom oder beim malignen Melanom. Auch wenn bei diesen Tumoren immunoloigsche Verfahren in begrenztem Umfang positive Effekte zeigen, ist ein möglicher Tumorenhancement-Effekt grundsätzlich nicht auszuschließen [6].

Gibt es eine nachgewiesene immunstimulierende Wirkung dieser Präparate?

Eine Immunmodulation konnte sowohl in Zellkulturen, in Tiermodellen sowie auch am Menschen reproduzierbar nachgewiesen werden. Diesbezüglich gibt es eigentlich wenig Diskussionsbedarf. Allerdings sind große interindividuelle Unterschiede in der immunologischen Reaktion bekannt. Eine aktuelle Übersicht über die Effekte auf das zelluläre Immunsystem, auf das humorale Immunsystem und auf Zytokine ist sehr übersichtlich bei S. Fischer [5] nachzulesen. Eine Veränderung von Immunparametern zeigt zwar an, daß ein Patient auf eine Misteltherapie reagiert. Der Zusammenhang zwischen Veränderungen von Immunparametern und der möglichen Kontrolle von Tumorwachstum ist allerdings nach wie vor Gegenstand kontroverser Diskussionen.

Literatur

1. Berdel WE, Danhauser-Riedl S, Doll M, Herrmann F Effect of hematopoetic growth factors on nonhematopoetic tumor cell lines. CPMP Application rhu, GM-CSF. Behringwerke AG
2. Büssing A (1996) DNA-Stabilisierung und zytotoxische Wirkungen von Mistelextrakten. In: Büssing A et al Misteltherapie und immunologische Forschung, Arbeitstagung 3./4. Mai 1996. Herdecke Forsch Kompl 3 (Supp 1): 17-18

2a. Büssing A (1998) Apoptose-Induktion und DNA-Stabilisierung durch Viscum album L. (Übersichtsarbeit) Forsch Komplementärmed S 164-171

3. Edler L (1996) Randomisierte klinische Studien zur Misteltherapie bei Krebs: Ergebnisse, Erfahrungen, Perspektiven. In: Scheer R, Becker H, Berg PA (Hrsg) Grundlagen der Misteltherapie. Hippokrates, Stuttgart S 508-514
4. Fiebig HH, Drees M (1996) Direkte zytotoxische Effekte von Mistelextrakten an humanen Tumorxenografts im Kolonieassay und in der Nacktmaus. In: Scheer R, Becker H, Berg PA (Hrsg) Grundlagen der Misteltherapie. Hippokrates, Stuttgart S 283-293
5. Fischer S (1996) Stimulation der Immunabwehr durch Mistelinhaltsstoffe. Hippokrates, Stuttgart
6. Gabius H-J, Gabius S (1994) Wohin führt die naturwissenschaftliche Forschung über Misteltherapie? Dt Ärztebl 91: 1743-1747
7. Ganser A, Volkers B, Greher J et al (1989) Recombinant human granulocyte-macrophage colony-stimulating factor in patient with myelodysplastic syndromes - A phase I/II trial. Blood 73: 31-37
8. Heiny BM, Beuth J (1994) Mistletoe extract standardized for the galactoside-specific lectin (ML-1) induces b-endorphin release and immunopotentiation in breast cancer patients. Anticancer Res 14: 1339-1342
9. Kelly SA, Gschmeisser S, East N et al (1991) Enhancement of metastatic potential by interferon-gamma. Cancer Res 51: 4020-4027
10. Kiene H (1996) Beurteilung klinischer Studien zur Misteltherapie. In: Scheer R, Becker H, Berg PA (Hrsg) Grundlagen der Misteltherapie. Hippokrates, Stuttgart
11. Kjaer M (1987) Misteltoe (iscador) therapy in stage IV renal adenocarcinoma. A phase II-study in patients with measurable lung metastases. ECCO Conference, 1987, Madrid Meeting Abstract, S 56
12. Kleijnen J, Knipschild P (1994) Mistletoe treatment for cancer – review of controlled trials in humans. Phytomedicine 1: 255-260
13. Lollini PL, Bosco MC, Cavallo F et al (1993) Inhibition of tumor growth and enhancement of metastasis after transfection of the IFN-gamma gene. Int J Cancer 55: 320-329

13a. Nagel GA (1998) Unkonventionelle Mittel in der Krebstherapie. Karger, Basel
14. Prosz P, Echtenacher B, Falk W et al (1993) Enhancement of experimental metastasis by tumor necrosis factor alpha. J Exp Med 177: 1391-1398
15. Ribereau-Gayon G et al (1996) Mistletoe preparations: from cytotoxicity to immunostimulation. In: Scheer R, Becker H, Berg PA (Hrsg) Grundlagen der Misteltherapie. Hippokrates, Stuttgart S 265-283
16. Schlodder D (1996) Die Misteltherapie im Spannungsfeld zwischen Empirie und Wissenschaft. In: Hornung J (Hrsg) Forschungsmethoden in der Komplementärmedizin. Schattauer, Stuttgart S 56-66
17. Stumpf C et al (1997) Intratumorale Mistelapplikation bei stenosierendem Rezidiv eines Cardia-Carzinoms. Erfahrungsheilkunde S 509-513
18. Stumpf C, Büssing A (1997) Stimulation of antitumor immunity by intrapleural instillation of a Viscum album L. extract. Anti-Cancer Drugs 8 (Suppl 1): 23-26

Dr. M. Rostock, Prof. Dr. C. Unger
Klinik für Tumorbiologie an der Albert-Ludwigs-Universität
Hugstetterstraße 55, D-79106 Freiburg

8.7 Allergische Reaktionen auf Chlorhexidin

Y. Trautmann, W. Heppt

Seit Jahren verwende ich eine Chlorhexidin-haltige Nasensalbe in der Nachbehandlung von Operationen der Nase und der Nasennebenhöhlen, sowie bei Rhinitis sicca chronica. In der Zeitschrift „Allergologie Jahrgang 19, Nr. 11/1996" fand ich einen Fallbericht über einen anaphylaktischen Schock bei epikutaner Applikation von Chlorhexidin. In dieser Abhandlung wird ferner vor der Anwendung von Chlorhexidin-haltigen Zubereitungen auf Wunden und Schleimhäuten gewarnt.

Wie beurteilen Sie unter dem allergologischen Gesichtspunkt die Anwendung von Chlorhexidin-haltigen Zubereitungen?

Anwendung von Chlorhexidin

Chlorhexidin ist ein synthetisches kationisches Antiseptikum, welches bakteriostatisch auf grampositive und gramnegative Bakterien sowie gegen Candida albicans wirkt. Es findet breite Anwendung in Form von Nasensalben, wie Glukose-Nasensalbe, weicher Nasensalbe und Nasensalbe nach Maiwald und Schütz. Außerdem wird Chlorhexidin für die Zubereitung von Stomatitis-Lösungen und als Castellani-Ersatz verwendet. Die Substanz findet sich auch in Fertigarzneimitteln, wie Doreperol-Lösung, Gorsodyl-Lösung, Instillagel und Skinsept.

Nebenwirkungen

Chlorhexidin wird kaum durch die intakte Haut oder über den Gastrointestinaltrakt resorbiert, akkumuliert nicht im Körper und wird enteral ausgeschieden. Beschriebene Nebenwirkungen von Chlorhexidin umfassen Gingivitis, Geschmacksstörungen, Zahn- und Zungenverfärbung, Bindehautschäden (zum Teil irreversibel, daher nicht zur präoperativen Gesichtsdesinfektion verwenden!), Asthma, Hautirritationen, Kontakturticaria, Fotosensitivität, ototoxische Wirkung (bei Mittelohrkontakt) und schließlich anaphylaktische Reaktionen. Letztere sind nach den vorliegenden Publikationen sehr selten. Der Großteil der beschriebenen lebensbedrohlichen Überempfindlichkeitsreaktionen ereignete sich nach der topischen Anwendung von Chlorhexidin. Der Nachweis der Sensibilisierung erfolgte mittels des Intracutan-, Scratch- und Epicutantests. Studien über allergische Reaktionen auf die Einnahme von Chlorhexidin-Nasensalbe liegen bislang nicht vor.

Aufgrund eigener langjähriger Erfahrung ist das Risiko lokaler und systemischer allergischer Reaktionen bei Verwendung Chlorhexidin-haltiger Rhinologika und Mundspüllösungen jedoch als sehr gering einzustufen.

Literatur

1. Cheung J, O'Learly JJ (1985): Allergic reactions to chlorhexidine in an anesthetized patient. Anaesth Intern Care 13: 429
2. Fisher AA (1988): Contact urticaria from chlorhexidine. Cutis 43: 17-18
3. Layton GT, Stanworth DR, Amos HE (1989): The incidence of IgE and IgG antibodies to chlorhexidine. Clin Exp Allerqy 19: 307-314
4. Ohtoshi T, Yamaguchi N, Tadokorok et al. (1986): Antibody-mediated shock reactions to topical application of chlorhexidine. Clin Allergy 16: 155
5. Okano M, Nomura M, Hata S et al. (1989): Anaphylactic symptoms due to chlorhexidine gluconate. Arch Dermatol 125: 50-52

Dr. Y. Trautmann, Priv.-Doz. Dr. W. Heppt
Hals-Nasen-Ohren-Klinik, Städtisches Klinikum
Postfach 6280, D-76042 Karlsruhe

8.8 Wirkungen und Gefahren von Ecstasy

G. Huether

Wie wirkt Ecstasy und wo liegen die Gefahren?

Ecstasy ist eine Szenebezeichnung für bewußtseinsverändernde Substanzen (Psychedelika, Entaktogene) mit einem recht ähnlichen Wirkungsspektrum. Chemisch handelt es sich hierbei um substituierte Amphetamine, insbesondere 3,4-Methylendioxmethamphetamin (MDMA, „Ecstasy", „XTC", „E", „adam"), Methylendioxyethylamphetamin (MDE, „eve") und Methylendioxyamphetamin (MDA). Diese Substanzen werden über den Serotonintransporter recht selektiv in serotonerge Präsynapsen aufgenommen, verdrängen Serotonin aus seinem vesikulären Speichern und hemmen den Abbau von Serotonin durch die Monoaminooxidase. Die daraus resultierende massive Serotoninfreisetzung führt zu einer generellen Verstärkung serotonin-mediierter Einflüsse auf zentralnervöse Verarbeitungsprozesse.

Wirkungsmechanismus

Die serotonergen Axone der Raphe-Kerne sind extrem weitreichend und vielfach verzweigt. Sie erreichen so alle Hirnregionen, und zumindest im Cortex ist davon auszugehen, daß es kein Neuron gibt, das in seiner Aktivität nicht durch serotonerge Eingänge moduliert wird. Tagsüber feuert dieses System mit 3–5 Impulsen/s, während des Schlafes verringert sich diese tonische Aktivität und während des REM-Schlafes kommt sie völlig zum Erliegen. Aufgrund dieser Charakteristika ist das serotonerge System wie kein anderes Transmittersystem in der Lage, die Aktivität der in verschiedenen Hirnbereichen etablierten lokalen neuronalen Netzwerke zu koordinieren und zu globalisieren.

Die plötzliche, massive Serotoninfreisetzung nach der Einnahme substituierter Amphetamine führt daher zu einer extrem gesteigerten Harmonisierung der normalerweise sehr unterschiedlichen Aktivitäten in räumlich getrennten neuralen Netzen des ZNS. Auf psychischer Ebene äußert sich dieser Effekt als eine äußerst positiv empfundene Veränderung der allgemeinen Stimmungslage (euphorisch-empathische Gefühle, verstärkte Offenheit, emotionale Stabilisierung). Diese erlebte Wirkung bildet die Grundlage für die Ausbildung einer psychischen Abhängigkeit.

Gefahren von Ecstasy

Die für diese Wirkung verantwortliche massive Serotoninausschüttung kann unter bestimmten Umständen aber auch zum Untergang der betroffenen serotonergen Präsynapsen, insbesondere in den distalen Projektionsgebieten der Raphe-Neurone führen. Dieser Effekt ist aus der tierexperimentellen Forschung schon seit langem bekannt und wird genutzt, um selektive chemische Läsionen serotonerger Afferenzen insbesondere in kortikalen Strukturen zu erzeugen. Ebenso lange wird bereits darüber gestritten, ob die nach der Gabe substituierter Amphetamine im Gehirn von Ratten und Affen beobachtete Degenerationen serotonerger Axone und Präsynapsen auch beim Menschen und bei den in der Drogenszene gebräuchlichen Dosierungen auftreten.

Inzwischen konnte der massive Untergang serotonerger Nervenendigungen im Gehirn ehemaliger Ecstasy-Konsumenten mit Hilfe bildgebender Verfahren zweifelsfrei nachgewiesen werden [4]. Nicht die tatsächlich eingenommene Dosis, sondern die Intensität der nach der Einnahme von substituierten Amphetaminen auftretenden körperlichen Begleitreaktionen korreliert mit dem Ausmaß der Schädigung serotonerger Präsynapsen. Diese systemischen Reaktionen sind sowohl Konsumenten als auch Ärzten gut vertraut: Hyperthermie, Hyperventilation, Tachykardie, Dehydration und Hypermotilität. Die Stärke und Dauer dieser während der ersten Stunden nach der Einnahme substituierter Amphetamine auftretenden systemischen Reaktionen erlaubt Vorhersagen über das Ausmaß der Zerstörung serotonerger Nervenendigungen im Gehirn. Bleiben diese Symptome aus, so beträgt die Schädigung weniger als 10%. Werden diese systemischen Reaktionen sehr stark oder gar lebensbedrohlich, steigt der Anteil abgestorbener serotonerger Nervenendingungen in der Hirnrinde auf 90%.

Fatale Reaktionskette

Verantwortlich hierfür ist eine durch die Drogen ausgelöste fatale Reaktionskette. Die in die vesikulären Speicher der serotonergen Päsynapsen aufgenommenen substituierten Amphetamine verhindern die erfolgreiche Abspeicherung des ausgeschütteten Serotonins. Die serotonergen Nervenendingungen verbrauchen deshalb sehr viel Energie bei dem vergeblichen Versuch, ihren Transmitter wieder vesikulär abzuspeichern. Es kommt so zu einer bedrohlichen Verarmung der präsynaptischen Energie (ATP, Glucose)-Reserven. Gleichzeitig lösen diese Drogen über das von ihnen freigesetzte Serotonin sowie durch die zusätzliche Freisetzung von Katecholaminen eine Reihe von systemischen Reaktionen aus, die alle dazu beitragen, die ohnehin schon problematische Energieversorgung in den serotonergen Nervenendigungen weiter zu verschlechtern. Durch die Verengung der Blutgefäße im Gehirn wird ihre Versorgung mit Glukose und Sauerstoff verringert. Der Anstieg der Körpertemperatur kann nur unter großem Energieverbrauch gedrosselt werden und der erforderliche Wärmeaustausch funktioniert um so schlechter, je wärmer es in einer Diskothek ist und je weniger getrunken wird, um den Flüssigkeitsverlust durch Schwitzen auszugleichen. Die durch die Drogen ausgelöste z.T. extreme körperliche Aktivität beim Tanzen verstärkt diese Aufheizung und vergeudet die letzten noch vorhandenen Energiereserven.

So können immer weniger Ausgangsstoffe für die Energiegewinnung im Gehirn bereitgestellt werden, und die serotonergen Nervenendigungen sind über kurz oder lang nicht mehr in der Lage, die für die Erhaltung ihrer Integrität erforderlichen Energieträger herzustellen. Sie degenerieren nicht deshalb, weil sie durch die Droge vergiftet werden, sondern weil ihnen aufgrund der durch die Droge im ganzen Körper ausgelösten Energieverschwendung der für ihren vermehrten Energieverbrauch erforderliche Nachschub ausgeht. Aus diesem Grund führt die direkte Injektion dieser Substanzen in das Gehirn nicht zur Zerstörung der serotonergen Nervenendigungen. Da die systemischen Reaktionen letztlich für ihren Untergang verantwortlich sind, läßt sich aus ihrer Intensität auch das Ausmaß der Schädigung serotonerger Nervenendigungen nach der Einnahme einer bestimmten Menge MDMA durch eine Person abschätzen (Übersicht in [3]).

Dosis-Wirkungsbeziehungen

Es muß mit einer erheblichen interindividuellen genetischen Variabilität der systemischen und neurotoxischen Wirkung substituierter Amphetamine gerechnet werden. Hinzu kommt noch, daß die aktuelle Verfassung des Einzelnen (sein Gesundheitszustand, seine Ernährungslage, etc.) sowie die jeweils herrschenden äußeren Bedingungen (die Raumtemperatur, die Flüssigkeitszufuhr, die Musik als Stimulator für körperliche Anstrengung etc.) bei ein und derselben Dosierung zu unterschiedlich starken systemischen Reaktionen und damit neurotoxischen Wirkungen führen kann.

> Für die Konsumenten besonders fatal ist der Umstand, daß sich die noch einigermaßen „sichere" Dosierung für den Einzelnen nicht vorhersagen läßt

Es ist davon auszugehen, daß die zunehmende Zahl von Jugendlichen, die wegen der Schwere der körperlichen Reaktionen nach der Einnahme von Ecstasy notärztlich versorgt werden müssen [1], nur die Spitze des Eisberges darstellt und daß es bei Ecstasy-Konsumenten wesentlich häufiger als bisher angenommen zu schweren systemischen Reaktionen und damit zum Untergang serotonerger Afferenzen im Gehirn kommt. Immer mehr Jugendliche scheinen somit auf ihrer Suche nach Harmonie und einem kurzen Glücksgefühl genau das System in ihrem Gehirn zu zerstören, welches für die Generierung dieser Empfindungen notwendig ist.

Psychische Spätfolgen

Die psychischen Auswirkungen sind im Einzelfall schwer abschätzbar.

Durch den Verlust des serotonergen „Puffersystems“ wäre eine Akzentuierung bestimmter psychischer Anlagen und Grundstrukturen zu erwarten, die als anhaltende Veränderungen bestimmter Persönlichkeitsmerkmale zutage tritt. In Abhängigkeit von der individuellen Prädisposition kann es daher zur Manifestation atypischer Psychosen (Affektverflachung, Kontaktstörung, Denkstörungen) paranoider Psychosen (Verfolgungswahn, Beziehungswahn), depressiver Syndrome, zu Angst- und Panikerkrankungen, Depersonalisationssyndromen, verschiedenartigsten Verhaltensauffälligkeiten, Schlafstörungen und generellem Antriebsverlust kommen [2].

Literatur

1. Heinz TW (1996) Auswirkungen des Konsums von Designerdrogen. Dtsch Ärztebl 93: A446
2. Huether G, Poser W, Rüther E (1998) Blasted by Ecstasy: Psychopathological implications of the loss of serotonergic axon terminals caused by substituted amphetamines. Neurol Psychiat Brain Res 5: 131-136
3. Huether G, Zhou D, Rüther E (1997) Causes and consequences of the loss of serotonergic presynapses elicitid by the consumption of 3,4-methylenedioxymehtamphetamine (MDMA„,ecstasy“) and its congeners. J Neurol Transm 104: 771-794
4. McCann DU, Szabo Z, Scheffels W, Daunals RF, Ricaute GA (1998) Positronemmision tomographic evidence of toxic effects of MDMA („ecstasy“) on brain serotonergic neurons in human brains. Lancet 352: 1433-1437

Dr. G. Huether
Psychiatrische Klinik der Universität
v. Siebold-Straße 5, D-37075 Göttingen

8.9 Opioidgabe bei Drogenabhängigen

M. Schäfer

Ist es zulässig, Patienten, die anamnestisch einen Opiatabusus angeben, sich jetzt aber als „clean" bezeichnen, intra- bzw. postoperativ Opioide zu verabreichen. Worüber müssen diese Patienten aufgeklärt werden? Ist für den Fall der Gabe von Opioiden mit dem Auftreten einer Entzugssymptomatik zu rechnen?

Ist für den Fall eines „Rückfalls" in die Drogenabhängigkeit mit legalen Konsequenzen zu rechnen?

Unter Ärzten herrschen immer noch Verwirrung und Mißverständnis über die Definition der Begriffe Toleranz, physische Abhängigkeit, Sucht (psychische Abhängigkeit) und Drogenmißbrauch (Abusus). Dies erklärt teilweise die große Sorge der Ärzte, durch eine Therapie mit Opioiden Sucht zu erzeugen.

Definitionen

Verwirrung und Mißverständnis gibt es, weil die Einnahme von Opioiden trotz adäquater medizinischer Indikationsstellung und korrekter Einhaltung der Dosierung zu Toleranz und physischer Abhängigkeit führen kann [1].

- Toleranz kennzeichnet die Wirkungsabnahme nach wiederholter Einnahme eines Medikamentes.
- Eine physische Abhängigkeit besteht, wenn es bei plötzlichem Therapieabbruch oder Anwendung eines Rezeptorantagonisten zum akuten Auftreten von Entzugssymptomen kommt (vergleichbar einer Therapie mit β-Blockern).

Dies sind physiologische Adaptationsphänomene in Folge der wiederholten Einnahme von Opioiden, die in experimentellen Studien genau beschrieben [2] und in klinischen Studien exakt definiert worden sind [3]. Einige klinische Studien berichten sogar über das Auftreten von Naloxon-induzierten Entzugssymptomen nach einer einmaligen Gabe von Morphin [4, 5].

Im Gegensatz dazu kennzeichnen die Begriffe Sucht (psychische Abhängigkeit) und Drogenmißbrauch (Abusus) ein schwer zu beschreibendes, verhaltenspsychologisches Syndrom, welches besonders durch die zwanghafte, unkontrollierte Suche und Einnahme von Drogen charakterisiert ist [1]. Eine Suchtkrankheit entwickelt sich auf Grund des komplexen Zusammenspiels verschiedener Faktoren, wie z.B. der biologischen Prädisposition, psychosozialer und Umweltfaktoren, sowie der erhöhten Exposition von Drogen [6].

Es ist wichtig hervorzuheben, daß das Auftreten von Toleranz und physischer Abhängigkeit nicht notwendigerweise Sucht und Drogenmißbrauch mit einschließt [1].

Diese Unterscheidung ist von Bedeutung, da sonst die Gefahr besteht, Patienten mit dem Verdacht einer Toleranzentwicklung eine adäquate Opioidtherapie zur Behandlung ihrer Schmerzen zu verweigern.

Entzug, Abstinenz und Erholung

Ob ein Patient mit anamnestisch nachgewiesenem Opiatabusus „clean" ist, ist ebenfalls eine Frage der Definition. Nach einem akuten Entzug (5 bis 10 Tage) sind zwar die typischen Entzugssymptome (Schwindel, Erbrechen, Tachykardie, Hypertonie, Schwitzen, Fieber, etc.) überwunden, jedoch ist die Wahrscheinlichkeit eines Rückfalls sehr hoch [1]. Für einen Zeitraum von bis zu 6 Monaten können noch Symptome in abgemildeter Form (Angst, Schlaflosigkeit, intermittierende zwanghafte Drogensuche, etc.) auftreten, dies kennzeichnet ein protrahiertes Entzugssyndrom [1]. Ärzte mit Erfahrung in der Therapie von Suchtkranken unterscheiden einen Zeitraum der Abstinenz von dem einer vollständigen Erholung [6]. Suchtkranke in Abstinenz nehmen zwar keine Drogen ein, haben jedoch noch keine neuen Verhaltensstrategien zum Umgang mit stressvollen oder schmerzvollen Erlebnissen entwickelt, sind oft noch sozial isoliert und kämpfen mit der ständig wiederkehrenden zwanghaften Suche nach Drogen [6]. Eine vollständige Erholung von der Suchtkrankheit umfaßt die Entwicklung eines gesunden Selbstbewußtseins, die Einbindung in ein soziales Netz der Hilfe und Unterstützung und die neue Identifizierung eines Sinns und einer Motivation zum Leben [7].

Empfehlungen

Obwohl es bisher keinen direkten Nachweis gibt, daß eine adäquate Therapie mit Opioiden bei ehemals Suchtkranken zu einem Rückfall in die Suchtkrankheit führt, wird eine Therapie mit potentiellen Suchtmitteln (Opioide, Benzodiazepine, u.a.) möglichst vermieden und auf alternative Medikamente ausgewichen [6]. Eine Ausnahmesituation kann jedoch bei akutem Trauma, chirurgischem Eingriff oder einer malignen Erkrankung vorliegen, die mit starken Schmerzen einhergehen [6]. Ist es nachgewiesen, daß alternative Medikamente und/oder Methoden (Regionalverfahren) nicht angemessen oder ausreichend wirksam sind, so ist die Anwendung von Opioiden als letzte Therapiemöglichkeit zulässig [6].

Klinische Erfahrung zeigt, daß in einer solchen Situation die Behandlung von Schmerzen mit adäquaten Dosen eines Opioids üblicherweise ohne weitere Komplikationen durchgeführt werden kann [6]. Der behandelnde Arzt sollte in Erwägung ziehen, daß eine Toleranz in der analgetischen Wirkung auftreten kann. Deshalb sind oft höhere Dosen und kürzere Verabreichungsintervalle notwendig [6]. Wie eingangs hervorgehoben, weist dies jedoch nicht auf eine erneute Suchtkrankheit hin. Eine begonnene Therapie sollte nicht abrupt beendet, sondern die Dosis in langsamen Schritten reduziert werden, um ein akutes Entzugssyndrom zu vermeiden.

Fazit

Vor einem chirurgischen Eingriff ist auf jeden Fall mit dem Patienten diese Problematik, Möglichkeiten alternativer Medikamente und Verfahren und das „theoretische" Risiko eines Rückfalls ausführlich zu diskutieren und sein Einverständnis für die gemeinsam festgelegte Vorgehensweise einzuholen. Bei einer solchen umsichtigen Abwägung von Risiko und Nutzen einer intraoperativen Anwendung von Opioiden unter Einbeziehung des Patienten sollte nicht mit legalen Konsequenzen zu rechnen sein.

Literatur

1. O'Brien CP (1995) Drug addiction and drug abuse. In: Hardman JG, Limbird LE (Hrsg) Goodman & Gilman's the pharmacological basis of therapeutics, McGraw-Hill, New York S 557-577
2. Cox BM (1991) Molecular and cellular mechanisms in opiold tolerance. In: Basbaum AI und Besson JM (Hrsg) Dahlem Workshop on towards a new pharmacotherapy of pain, Vol 49. Wiley S 137-156
3. Portenoy RK (1994) Tolerance to opioid analgesics: clinical aspects. Cancer Surv 21: 49-65
4. Heishman SJ, Stiltzer ML, Bigelow GE, Liebson IA (1989) Acute opioid physical dependence in humans: Effect of varying the morphine-naloxone interval. J Pharmacol Exp Ther 250: 485-491
5. Kirby KC, Stitzer ML, Heishman SJ (1990) Acute opioid physical dependence in humans: Effect of varying the morphine-naloxone interval. II. J Pharmacol Exp Ther 255: 730-737
6. Savage SR (1993) Addiction in the treatment of pain: significance, recognition, and management. J Pain Symptom Manage 8: 265-278
7. Vailliant GE (1983) The natural history of alcoholism. Harvard University Press, Cambridge, MA

Dr. M. Schäfer
Klinik für Anästhesiologie und operative Intensivmedizin,
Freie Universität Berlin
Hindenburgdamm 30, D-12200 Berlin

8.10 Lokalbehandlung mit Chloramphenicol

J. Warnecke, W. Fehrs

Ist die Lokalbehandlung mit Chloramphenicol wegen des Risikos der Agranulozytose heute noch zu vertreten?

Für die systemische Therapie mit Chloramphenicol sind aplastische Blutschäden als fast immer irreversible Panzytopenie, aplastische Anämie, Neutropenie oder Thrombozytopenie beschrieben. Wallenstein et al. konnten für die systemische Therapie eine Inzidenz der aplastischen Anämie von 1/40000 pro Jahr ermitteln. Bei Modan liegt diese Rate bei 1/25000. Damit ist diese Rate 13mal höher als in der Normalbevölkerung. Die Häufigkeit nimmt mit der verabreichten Gesamtdosis und dem Alter zu.

Ophthalmologische Anwendung

Bei topischer Anwendung von Chloramphenicol-haltigen Ophthalmologika wurden seltene irreversible Panzytopenien bzw. aplastische Anämien beschrieben. Es bleiben bei kritischer Durchsicht nur 6 Fälle mit aplastischer Anämie nach ophthalmologischer Chloramphenicolapplikation übrig, wovon 2 tödlich verliefen. Dabei fällt insbesondere die z.T. ungewöhnlich lange Medikationsdauer von 40 Tagen bis 5 Jahren auf (Abrahams et al., Buckley et al., Carpenter, De Sevilla et al., Mühlendahl, Mulla). Erwähnenswert ist der Fall eines Schäfers, der seine Schafe mit Chloramphenicol-Spüllösung behandelte und an den Folgen einer Anämie und Thrombopenie verstarb (Del Giaccio).

Trotz dieser aufgeführten Fälle bewertete das Bundesinstitut für Arzneimittel und Medizinprodukte in seiner Monographie Chloramphenicol positiv mit einer zeitlichen Einschränkung auf 2 Wochen für die ophthalmologische Therapie. Bei länger dauernder Therapie muß das Blutbild regelmäßig kontrolliert werden.

Dermale Anwendung

Für die topische dermale Anwendung von Chloramphenicol liegen keinerlei Hinweise auf Schäden der blutbildenden Organe, insbesondere auf aplastische Anämien vor. Laut Simon Stille bestehen gegen die lokale Anwendung von Chloramphenicol als Hautsalbe keine Bedenken. Auch für das Arzneimittel Ichthoseptal-Lösung liegen nach jahrzehntelanger Anwendung keine Nebenwirkungen in Bezug auf knochenmarksschädigende Wirkungen vor.

Fluhr et al. konnten an 91 Patienten mit einer Akne papulopustulosa, Grad II-III nach Plewig und Kligman in einer 3armigen, doppelblinden, grundlagenkontrollierten Studie mit dem Präparat Ichthoseptal-Lösung keine klinisch relevante kutane Resorption von Chloramphenicol nachweisen. In der zur klinischen Studie parallel durchgeführten Kinetik-Untersuchung wurden Plasmaspiegel zum Zeitpunkt 0 sowie nach 30, 60 und 120 min nach 6wöchiger Behandlungsphase bestimmt. Die maximal gemessenen Chloramphenicol-Spiegel lagen zwischen <5 µg/l bis 180 µg/l (Mittelwert 25 µg/l). Im Vergleich zum Mittelwert von 25 µg/l bei topisch dermaler Anwendung von Chloramphenicol 1% werden nach systemischer Applikation therapeutische Plasmaspiegel von 25 mg/l Chloramphenicol gemessen. Umgerechnet wären dies 25000 µg/l. Daher ist aus toxikologischer Sicht die topisch dermale Anwendung von Chloramphenicol eine unbedenkliche Therapie.

Aus klinischer Sicht ist Chloramphenicol außerdem der einzige Wirkstoff, für den als Lokalantibiotikum in der Aknetherapie noch keine Resistenzen nachgewiesen werden konnten, im Gegensatz zur hohen Resistenzbildung nach Anwendung von Clindamycin, Erythromycin bzw. Tetracyclin.

Bei der topischen dermalen Anwendung von Chloramphenicol handelt es sich um eine sichere, wirksame sowie verträgliche Therapie zur Behandlung dermaler Erkrankungen.

Dr. J. Warnecke, W. Fehrs
Ichthyol-Gesellschaft Cordes, Hermanni & Co., Med.-Wiss. Abt.
Sportallee 85, D-22335 Hamburg

8.11 HMG-CoA-Reduktasehemmer

J. Thiery, D. Seidel

Bestehen klinisch relevante Unterschiede zwischen den verschiedenen, insbesondere neuen Cholesterolsynthese-Enzym-Hemmern in der Behandlung von Patienten mit familiärer kombinierter Hyperlipidämie?

Patienten mit einer familiären kombinierten Hyperlipidämie (FCH) tragen ein hohes koronares Risiko.

Aufgrund des Plasmalipoproteinprofils lassen sich drei Phänotypen abgrenzen:

- erhöhte VLDL-Plasmaspiegel (Triglyzeride erhöht),
- erhöhte LDL-Spiegel (Cholesterin erhöht)
- und häufig eine kombinierte Erhöhung beider Lipoproteinfraktionen (Cholesterin und Triglyzeride erhöht).

Der jeweilige Phänotyp kann sich mit der Zeit verändern, insbesondere bei zusätzlichem Auftreten einer Glukoseintoleranz und bei Übergewicht.

Pathophysiologische Aspekte

Die Ursache dieser relativ verbreiteten Erkrankung (Prävalenz 1%) liegt wahrscheinlich in einer vermehrten Produktion von Apolipoprotein B, dem Trägerprotein von VLDL und LDL, und einer sich hieraus ergebenden gesteigerten Sekretion triglyzeridreicher VLDL-Partikel durch die Leber. Bei einigen FCH-Patienten führt diese Erhöhung des Plasma-VLDL-Pools zu einer ausgeprägten Hypertriglyzeridämie, bei anderen Patienten mit einer effizienteren Lipolyse können die VLDL dagegen bis zu cholesterinreichen LDL abgebaut werden. Aus der individuell unterschiedlichen Lipolyse der VLDL ergeben sich die drei zuvor beschriebenen Phänotypen. Bei diesem Umwandlungsprozeß können durch Lipidtransfervorgänge sogenannte „small dense-LDL“ entstehen, die ungewöhnlich reich an Triglyzeriden und relativ arm an Cholesterinestern sind. Diese abnormen LDL-Paritkel gelten als besonders atherogen, da sie sich leicht oxidieren lassen und aufgrund einer schwachen Liganden-Rezeptorbindung nur verlangsamt über den funktionell sonst normalen LDL-Rezeptorweg abgebaut werden.

Therapie der kombinierten familiären Hypercholsterinämie

Eine FCH läßt sich in vielen Fällen mit einer fettarmen Diät, Gewichtsreduktion und wenn notwendig mit einem Fibratderivat ausreichend behandeln. Bei Erhöhung der VLDL und führender Erhöhung der LDL kann das Fibrat auch mit einem HMG-CoA-Reduktase-Hemmer kombiniert werden, hierbei ist jedoch eine sorgfältige Kontrolle der Muskelenzyme erforderlich!

Über den klinischen Nutzen einer Monotherapie der FCH mit einem HMG-CoA-Reduktasehemmer liegen bisher nur begrenzte klinische Erfahrungen vor, da diese Substanzen vorwiegend zur gezielten Behandlung der Hypercholesterinämie eingesetzt werden. Die triglyzeridsenkende Wirkung der schon länger eingeführten HMG-CoA-Reduktasehemmer (Lovastatin, Simvastatin, Pravastatin und Fluvastatin) ist im Vergleich zur Cholesterinsenkung nur gering ausgeprägt und liegt bei Patienten mit primärer Hypercholesterinämie zwischen 12 und 16%. Bei Patienten mit einer gemischten Hyperlipidämie, z.B. infolge eines Typ II-Diabetes oder bei Nierenerkrankungen läßt sich mit Simvastatin jedoch eine Absenkung der Triglyzeride zwischen 21 und 28% erreichen. Der im Frühjahr 1997 eingeführte HMG-CoA-Reduktasehemmer Atorvastatin besitzt nach ersten klinischen Studien neben einer ausgeprägten Senkung des LDL-Cholesterins bei der primären Hypercholesterinämie auch eine auffällig stark triglyzeridsenkende Wirkung von 25 bis 30%. Kürzlich wurde für dieses Statin auch bei Patienten mit primärer Hypertriglyzeridämie eine deutliche Triglyzeridsenkung von 26 bis 45% beschrieben. Zu dem seit September 1997 verfügbaren HMG-CoA-Reduktasehemmer Cerivastatin, der zur effektiven LDL-Cholesterinsenkung in einer Mikrogramm-Dosierung eingesetzt wird, liegen bisher ebenfalls nur wenige klinischen Anwendungsstudien vor. In einer kleineren Studie an Patienten mit primärer Hypercholesterinämie wurde eine Triglyzeridsenkung von 11% und eine LDL-Cholesterinsenkung bis zu 30% beobachtet.

Patienten mit gestörtem Glukosestoffwechsel und gemischter Hyperlipidämie profitieren eindeutig von einer Therapie mit HMG-CoA-Reduktasehemmern

Aus neuen Subgruppenanalysen der 4 S (Simvastatin) und der CARE-Studie (Pravastatin) wissen wir heute, daß in der sekundären Prävention der koronaren Herzerkrankung besonders Patienten mit einem gestörten Glukosestoffwechsel und begleitender gemischter Hyperlipidämie von einer konsequenten Therapie mit HMG-CoA-Reduktasehemmern klinisch eindeutig profitieren. Der beeindruckende Rückgang der koronaren Ereignisse bei Diabetikern von 55% in der 4 S-Studie und bei Patienten mit Glukoseintoleranz um 24% in der CARE-Studie ist neben der deutlichen Senkung des LDL-Cholesterin wahrscheinlich auch auf eine Absenkung der erwähnten triglyzeridreichen „small dense LDL" zurückzuführen, die jedoch auf die Gesamttriglyzeridkonzentration im Plasma nur wenig Einfluß haben. Die Reduktion kardiovaskulärer Ereignisse erfolgte in beiden Studien vielmehr unabhängig von der Höhe der Plasmatriglyzeridkonzentrationen, allerdings waren Patienten mit ausgeprägter Hypertriglyzeridämie ausgeschlossen.

Die klinische Relevanz einer Triglyzeridsenkung auf die koronare Herzerkrankung ist somit immer noch ungeklärt und bleibt umstritten. Gezielte klinische Studien zum klinischen Nutzen der heute verfügbaren HMG-CoA-Reduktasehemmer bei Patienten mit FCH, insbesondere bei Diabetikern sind dringend zu fordern!

Literatur bei den Verfassern

Priv. Doz. Dr. J. Thiery, Prof. Dr. D. Seidel
Institut für Klinische Chemie, Klinikum Großhadern
Marchioninistraße 15, D-81377 München

8.12 Alkohol-Inhalation bei Asthma bronchiale

R. Wößner, G.W. Sybrecht

Ich desinfiziere mein Spirometer mangels besserer Vorschläge mit Softaseptspray (Äthyl-Propyl-Alkohole), das durch die Gerätewärme nach einiger Zeit verdunstet. Eine Asthmapatientin wiederholte die Untersuchung unmittelbar nach Desinfektion. Die Patientin empfand die Therapie als befreiend (!), die Meßwerte lagen 20% besser, und sie betonte mehrfach den hervorragenden Effekt. Die Bronchialsprays auf FCKW-Basis enthalten als Lösungsmittel ebenfalls Alkohol. Erklärt das die Wirkung?

Die beschriebene Verbesserung der spirometrisch erhobenen Meßwerte (forcierte exspiratorische Einsekundenkapazität oder forcierte Vitalkapazität?) um 20% sind eine klinisch signifikante Verbesserung, wie sie auch als solche von der Patientin erlebt wurde.

Wirkung von Alkohol bei Asthma bronchiale

Diese effektive Bronchospasmolyse könnte dem inhalierten Alkoholderivat zuzuschreiben sein. Bereits 1863 wurde anekdotisch die erfolgreiche Beeinflussung von Asthmaanfällen durch Salter [10] bei drei Patienten mittels alkoholhaltiger Getränke beschrieben. Dieser Effekt wurde durch Messungen der Vitalkapazität (VK) bzw. der Conductance (Kehrwert der Resistance) bei Asthmapatienten vor und nach oraler Alkoholeinnahme bestätigt [1, 6]. Über die Wirkung von Alkoholinhalationen gibt es Einzelfallberichte im Zusammenhang mit der Auslösung von Asthmaanfällen [5, 12], wie sie klinisch bei einigen Asthmapatienten nach oraler Zufuhr alkoholhaltiger Getränke beobachtet werden [3, 5].

Orale Zufuhr

Oral zugeführter Alkohol zeigt eine biphasische Reaktion bei Asthmapatienten. Dabei kommt es für weniger als eine Minute zu einem Abfall der Conductance um ca. 19% vom Ausgangswert, welche dann in eine mehrere Minuten anhaltende Bronchodilatation mit einem Anstieg der Conductance bis zu 30% vom Ausgangswert umschlägt [1].

Inhalative Zufuhr

Eine neuere, randomisierte, plazebokontrollierte Studie befaßte sich mit der Wirkung von Alkoholdämpfen auf das Bronchialsystem von Asthmatikern, welche bereits auf orale Alkoholzufuhr mit einer Verschlechterung ihrer Atemsituation reagiert hatten. Dabei kam es zu einer geringen Verschlechterung der Lungenfunktion (<10% Abfall der FEV_1) durch die Inhalation von 20%iger Alkohollösung. Interessanterweise lag nach Alkoholinhalation die Schwellendosis bei der Methacholinprovokation, die einen FEV_1 Abfall um 20% bewirkt, signifikant höher als bei der Kontrolle mit physiologischer Kochsalzlösung [7]. Dies bedeutet, daß die Hyperreagibilität des Bronchialsystems durch die vorausgegangene Alkoholinhalation abnimmt. Als Wirkmechanismus wird eine Beeinflussung der Kalziumströme in der glatten Muskelzelle angenommen [7].

In Tierversuchen war die dosisabhängige Hemmung der Histaminfreisetzung demonstriert worden [11]. Weitere Tierversuche zeigten den permissiven Effekt von niedrigen Dosen Alkohol auf die präsynaptische sympathische Neurotransmission [1]. Ob diese Effekte für die alkoholbedingte Bronchodilatation beim Menschen verantwortlich sind, ist unklar.

Dosieraerosole

Gemäß der Roten Liste sind die in Deutschland erhältlichen Dosieraerosole wäßrige Lösungen der jeweiligen Wirkstoffe. Lediglich zwei Aerosole (Epaq, Bronchospray novo) enthalten Ethanol als Kosolvens. Bei diesen beträgt der Ethanolanteil ca. 14 Vol% im Sprühstoß von 30 mg. Dies sind weniger als 5,5 mg Ethanol, was auch bei wiederholter Applikation nur zu geringen Konzentrationen (in ‰) führt [9].

In der effektiven Wirkstoffdeposition sind die Pulverinhalatoren im Vergleich zu den Dosieraerosolen gleichwertig. Dies konnte für Salbutamol [8] und Budesonid [2] beispielhaft gezeigt werden. Bei gleicher Deposition des Wirkstoffs ist kein klinischer Unterschied in der bronchodilatatorischen Wirkung nachweisbar. Das Lösungsmittel der Dosieraerosole vermittelt deinen additiven Effekt zur Bronchodilatation.

Fazit

Alkohol stellt kein Therapeutikum dar und sollte deshalb nicht zur Behandlung eines Asthma bronchiale herangezogen werden.

Zum einen wegen des Suchtpotentials und der bekannten akuten und chronischen Toxizität. Zum anderen muß bei oral oder inhalativ zugeführtem Alkohol zunächst mit einer Verschlechterung der Lungenfunktion gerechnet werden, bevor bronchodilatatorische Effekte eintreten [1]. Hiervon sind insbesondere die Patienten betroffen, deren Atemwegsobstruktion durch Alkohol verschlimmert wird. Zur Akuttherapie des Asthmas stehen effektive „reliever"-Medikamente (β_2-Mimetika, Theophyllin, Steroide) zur Verfügung, welche gemäß den Empfehlungen der Deutschen Gesellschaft für Pneumologie und der Atemwegsliga [4] eingesetzt werden sollten.

Literatur

1. Ayres J (1982) Airways responses to oral ethanol in normal subjects and in patients with asthma. J R Soc Mes 75: 699–704
2. Barnes PJ, Pedersen S (1993) Efficacy and safety of inhaled corticosteroids in asthma. Am Rev Respir Dis 148: 1–26
3. Breslin AB et al. (1973) Effect of disodium cromoglycate and asthmatic reactions on alcoholic beverages. Clin Allergy 3: 71–82
4. Deutsche Gesellschaft für Pneumologie (1994) Empfehlungen zum Asthmamanagement bei Erwachsenen und Kindern. Pneumologie 48: 270–277
5. Gong H (1981) Alcohol-induced bronchospasm in an asthmatic patient. Chest 80: 167–173

6. Herxheimer H, Stresemann E (1963) Ethanol and lung function in bronchial asthma. Arch Int Pharmacodyn 144: 310–314
7. Myou S (1996) Effect of ethanol on airway caliber and nonspecific bronchial responsiveness in patients with alcohol-induced asthma. Allergy 51: 52–55
8. Newnham DM (1993) Comparison of the extrapulmonary β_2-adrenoceptors responses and pharmacokinetics of salbutamol given by standard metered-dose inhaler and modified actuator device. Brit J Clin Pharmacol 36: 445–450
9. Persönliche Mitteilungen Fa. 3M Medica 46322 Borken
10. Salter H (1863) On the treatment of the asthmatic paroxysm by full doses of alcohol. Lancet 2: 558–559
11. Schmidt MJ (1976) Ethanol inhibition of antigen induced histamine release from guinea pig lung; correlation with intracellular levels of cyclic nucleotides. Am Rev Respir Dis 114: 1107–1112
12. Zellweger JP (1982) Asthme et rhinite déclenchés par l'ingestion d'éthanol pur et par l'inhalation de vapeurs d'alcool. Schweiz Med Wschr 112: 212–214

Dr. R. Wößner, Prof. Dr. G.W. Sybrecht
Abteilung Pneumologie, Universitätsklinik
D-66421 Homburg/Saar

8.13 Therapie bei Asthma bronchiale

R. Meister

Welche zusätzlichen Therapieoptionen bestehen bei einer jungen Patientin (45 Jahre) mit schwerem therapierefraktärem kortikoidpflichtigen Asthma bronchiale (Kortikoiddosis 80 mg/die) bei bereits maximaler Begleittherapie mit Theophyllin, β-Mimetika, Parasympatholytika sowie Mastzellstabilisatoren/ Antihistaminika? Ist ein Therapieversuch mit Azathioprin oder Methotrexakt zur Kortikoiddosisreduktion erfolgversprechend?

Sollte eine Osteoporoseprophylaxe zusätzlich zu Kalzium und Vitamin D auch Hormone und/oder Biphosphonate enthalten?

Asthma ist eine entzündliche Erkrankung der Atemwege mit grundsätzlich gutem Ansprechen auf eine Glukokortikoidtherapie. Bei einem Großteil der Patienten besteht nur ein mäßiger bis niedriger Dosisbedarf zur Beherrschung der Asthmasymptome und Stabilisierung der Lungenfunktion. In diesen Fällen genügt oft die topische Therapie mit einem inhalativen Glukokortikoid. Eine andere Gruppe von Asthmatikern ist mit der alleinigen topischen Therapie auch im exazerbationsfreien Intervall nicht ausreichend behandelt. Patienten dieser Gruppe sind zur Asthmakontrolle langzeitlich auf die orale Steroidmedikation angewiesen. Die Tagesdosis kann beim „Difficult to control"-Asthma bei 10 mg Prednisolon-Äquivalent und darüber liegen. Versuche der Dosisreduktion führen reproduzierbar zu einer Instabilität mit Zunahme der Asthmasymptomatik und Verschlechterung der Lungenfunktion einschließlich der Peak-flow-Tagesprofile. Trotz des erhöhten Dosisbedarfs sind die Patienten dieser Asthmagruppe eindeutige Steroid-Responder, denen mit einer angepaßten Dosissteigerung im Falle einer Verschlechterung der Symptomatik gut zu helfen ist.

„Steroid resistant"-Asthma

Eine Herausforderung für den Therapeuten ist dagegen die kleine Subgruppe mit „Steroid-resistant"-Asthma. Der von Schwartz et al. 1968 geprägte Begriff „Steroid resistance" ist dann zutreffend, wenn selbst hohe Steroidtagesdosen nicht zur Beherrschung der Symptomatik ausreichen, so daß der Eindruck der Wirkschwäche oder sogar Wirkungslosigkeit des Steroids entsteht.

Ob bei der 45jährigen Patientin, die in der Frage zitiert wird, angesichts der hohen Kortikoidtagesdosis von 80 mg eine Steroid-Resistenz vorliegt, läßt zunächst einige Fragen offen:

- Wie lange besteht die hohe Kortikoiddosis, länger als 14 Tage?
- Ist die Diagnose eines Asthma bronchiale gesichert?
- Sind andere Erkrankungen mit asthmaähnlicher Symptomatik ausgeschlossen (z.B. laryngealer Stridor, Stimmbanddysfunktion, verschiedene endobronchiale Läsionen, Fremdgewebe, Fremdkörper, Hyperventilation mit Panikreaktion u.a.)?
- Wurde die verordnete Medikation nach Therapieplan konsequent eingehalten (gute Compliance)?
- Wurde die Steroidtagesdosis fraktioniert?
- Wurde bei allergischem Asthma die Empfehlung zur Allergenkarenz beachtet (z.B. Meidung von Tierkontaken, Abschaffung der Hauskatze)?

Nur wenn dieser Fragenkatalog bejaht werden kann, darf eine Steroid-Resistenz angenommen werden.

Welche Ursachen der Resistenz zugrunde liegen, ist bis heute nicht eindeutig geklärt. Dazu gibt es viele unterschiedliche Theorien. Diskutiert werden eine veränderte Pharmakokinetik mit gesteigerter Steroid-Elimination und/oder inkompletter Absorption, die Präsenz von Autoantikörpern gegenüber Lipocortin, Veränderungen an den Steroidrezeptoren, reduzierte Anzahl von Rezeptoren bzw. verminderte Bindungsaffinität, Vermehrung von Glukokortikoidrezeptor β (= potentieller endogener Inhibitor der Glukokortikoidaktivität) und andere zelluläre/molekulare Mechanismen. Klinisch auffällig ist mitunter das Fehlen der bei hohen Kortikoid-Tagesdosen zu erwartenden typischen Nebenwirkungen wie z.B. Cushingoid, Hautatrophie, Hypokaliämie, Katarakt u.a., was neben anderen Ursachen auf eine verminderte Anzahl von Rezeptoren schließen läßt.

Therapie bei Steroid-Resistenz

Die Klärung der Frage, ob wirklich ein steroidresistentes Asthma vorliegt, ist deshalb wichtig, weil davon die bisher noch zweifelhafte Indikation zum Einsatz von alternativen antiinflammatorischen Medikamenten abhängt. Solange keine echte Steroid-Resistenz vorliegt und ein Asthmatiker von einer hohen Dosis noch profitiert, ist die Frage nach anderen antiinflammatorisch wirkenden Medikamenten zweitrangig.

Die als Alternativen zum Glukokortikoid bisher eingesetzten Substanzen wie Methotrexat, Cyclosporin und Goldsalze sind toxisch und besitzen somit ein nicht unbedeutendes Nebenwirkungspotential.

Zudem konnte bisher beim Asthma kein überzeugender Glukokortikoid-Einspareffekt bei Einsatz dieser Substanzen dokumentiert werden. Insbesondere konnte nicht gezeigt werden, daß diese Substanzen in der Lage sind, die asthmatische Entzündung zu reduzieren. Ebenso wenig gelang eine Beeinflussung der bronchialen Hyperreaktivität durch die Gabe von Methotrexat. Insgesamt ist aufgrund der bisher vorliegenden Daten der therapeutische Wert der genannten alternativen antiinflammatorischen Substanzen fraglich, was nicht einen gewissen Nutzen für den ein oder anderen Einzelfall ausschließt.

Eine jüngst publizierte Metaanalyse hat ergeben: Von 11 plazebokontrollierten Studien mit low-dose Methotrexat führten 5 Studien zu einem leichten Steroid-Einspareffekt und 6 zu keinem signifikanten Unterschied im Vergleich zu Plazebo. Der Einspareffekt lag im Mittel bei 4,37 mg Prednosolonäquivalent/Tag. Am stärksten profitierten Patienten mit einem nur mäßigen initialen Steroidtagesbedarf von $\leq$ 20 mg und einer Methotrexat-Therapiedauer von 24 Wochen. Der Einspareffekt war bei initial hohem Steroidtagesbedarf geringer.

Eine therapeutische Empfehlung zum Einsatz von Methotrexat oder der anderen oben erwähnten Immunsuppressiva kann nach vorherrschender Meinung bisher nicht gegeben werden.

In den international gültigen Richtlinien zur Asthmatherapie finden sie darum keine Erwähnung. Die Deutsche Atemwegsliga bezieht in ihren Empfehlungen zum Asthmamanagement eine vorsichtig distanzierte Stellung mit folgendem Wortlaut: „Immunsuppressiva wie Cyclosporin oder Methotrexat sollten vorläufig nur im Rahmen kontrollierter Therapiestudien eingesetzt werden“. Unsicher ist auch der therapeutische Nutzen einer intravenösen γ-Globulin-Injektion. Es konnte nicht nachgewiesen werden, daß dadurch die bronchiale Hyperreaktivität beeinflußt wird. Ob von den neu entwickelten 5-Lipoxygenase-Inhibitoren und Leukotrien-Antagonisten bei Asthmatikern mit hohem Steroidbedarf ein relevanter Dosiseinspareffekt erreicht werden kann, bleibt abzuwarten.

Osteoporoseprophylaxe bei Asthmapatienten

Die Zusatzfrage nach der Osteoporoseprophylaxe bei der 45jährigen Asthmatikerin mit schwerem kortikoidpflichtigen Asthma bronchiale ist ohne Einschränkung zu bejahen. Die Kalziumsupplementierung und ergänzende Gabe von Vitamin D3 ist nach dem heutigen Verständnis von der Pathogenese der Kortikoidosteoporose sinnvoll.

Glukokortikoide hemmen die enterale und renal-tubuläre Kalziumrückresorption. Dies führt zu einer gesteigerten Sekretion von Parathormon und Stimulation der Osteoklasten. Zugleich ist die osteoblastäre Knochenneubildung reduziert. Hinzu kommt ein hemmender Effekt der Kortikoide auf die glandotropen hypophysären Hormone mit konsekutiver Reduktion der Sexualhormonsekretion – abgesehen von direkten Wirkungen auf die Gonaden.

Basierend auf diesen Erkenntnissen wird die Gabe von Kalzium und Vitamin-D-Supplementen empfohlen. Bei Frauen in der Postmenopause ist die zusätzliche Sexualhormonsubstitution ratsam. Im Falle einer Hyperkalziurie besteht eine Indikation zur Verordnung eines Thiaziddiuretikums. Für die Zusatzmedikation mit Biphosphonaten, Calcitonin oder Fluoriden ergibt sich dann eine Indikation, wenn ein höherer Schweregrad der Osteoporose mit meßtechnisch nachgewiesener Reduktion der Knochendichte und/oder bereits eingetretener Fraktur erreicht ist.

Literatur

1. American College of Rheumatology (1996) Task force on Osteoporosis Guidelines. Arthritis Rheum 39: 1791–1801
2. Banner AS (1998) Non-steroidal anti-inflammatory therapy for bronchial asthma. Lancet 351: 5–7
3. Barnes PJ, Greening AP, Crompton GK (1995) Glucocorticoid resistance in asthma. Am J Respir Crit Care Med 152: 125–140
4. Hamid QA, Wenzel SE, Hauk PJ et al (1999) Increased glucocorticoid receptor b in airway cells of glucocorticoid-insensitive asthma. Am J Resp Crit Care Med 159: 1600-1604
5. Kaiser H, Ringe JD (Hrsg) (1996) Cortison und Osteoporose. Thieme, Stuttgart, New York
6. Marin MG (1997) Low-dose methotrexate spares steroid usage in steroid-dependent asthmatic patients. A meta-analysis. Chest 112: 29–33
7. NHLBI/NIH workshop report (1995) Global Initiative for Asthma. Global strategy for asthma management and prevention. National Institutes of Health, National Heart, Lung, and Blood Institute Publication No 95–3659
8. Ringe JD (1995) Osteoporose. Postmenopausale Osteoporose. Sekundäre Osteoporose. Osteoporose des Mannes. Thieme, Stuttgart New York
9. Schwartz HJ, Lowell FC, Melby JC (1968) Steroid resistance in bronchial asthma. Ann Intern Med 69: 493–499
10. Szefler SJ, Leung DYM (1997) Glucocorticoid-resistant asthma: pathogenesis and clinical implications for management. Eur Respir J 10: 1640–1647
11. U.S. Department of Health and Human Services (1992) International Consensus Report on Diagnosis and Management of

Asthma. Public Health Service, National Institutes of Health Publication No 92–3091
12. Wettengel R, Berdel D, Cegla U et al. (1994) Empfehlungen der Deutschen Atemwegsliga zum Asthmamanagement bei Erwachsenen und Kindern. Med Klin 89: 57–67
13. Woolcock AJ (1993) Steroid resistant asthma: what is the clinical definition? Eur Respir J 6: 743–747

Prof. Dr. R. Meister
Marienkrankenhaus, Klinik für Erkrankungen der Atmungsorgane, Asthma und Allergie
Auguste-Viktoria-Allee 2, D-33175 Bad Lippspringe

8.14 Arzneimittelinteraktionen von Protonenpumpeninhibitoren

C.H. Gleiter

Lansoprazol wird unter anderem mit dem Argument beworben, daß dieses Präparat im Gegensatz zu Mitbewerbern keinerlei relevante Interaktionen mit so häufigen Komedikationen wie Marcumar, Theophyllin, Diazepam und einer Reihe anderer verfügt. Liegt die hier behauptete Interaktionsfreiheit in der Tat vor und besitzt sie praktische Relevanz?

Bei gleichzeitiger Verordnung verschiedener Arzneimittel besteht die Möglichkeit von Wechselwirkungen durch gegenseitige Beeinflussung der verschiedenen Wirkstoffe. Solche Interaktionen, die nach pharmakodynamischen oder pharmakokinetischen Wechselwirkungen unterschieden werden, können positive Wirkungen haben und werden dann mit therapeutischer Zielsetzung genutzt. Meist werden aber unter Wechselwirkungen nur die unerwünschten Wirkungen aus der Interaktion mehrerer gleichzeitig verabreichter Medikamente verstanden. Diese können zu schweren Zwischenfällen oder dauernden Schäden für den Patienten führen. Diese Problematik ist nicht grundsätzlich neu, jedoch ist aufgrund der in den letzten Jahrzehnten rasch steigenden Zahl hochwirksamer Arzneistoffe die Gefahr von Interaktionen deutlich gestiegen. Andererseits ist heute die Pharmakologie der meisten Arzneimittel gut bekannt und damit auch ein besseres Verständnis für grundlegende Mechanismen von Wechselwirkungen vorhanden.

Heute werden bereits vor der Zulassung eines Arzneimittels die wichtigsten aufgrund der Pharmakologie des in Frage stehenden Stoffs sowie der aufgrund indikationstypischer Begleitmedikation denkbaren Wechselwirkungen in klinischen Studien überprüft. Die Ergebnisse dieser Interaktionsstudien stehen dem behandelnden Arzt schon ab der Markteinführung zur Verfügung. Dies hat bei den in den letzten Jahren eingeführten Arzneistoffen die Anwendungssicherheit deutlich erhöht.

Hepatischer Metabolismus

Aufgrund ihres häufigen Einsatzes und ihres hepatischen Metabolismus sind Protonenpumpeninhibitoren (PPI) ein gutes Beispiel für die obigen Ausführungen. Als PPI sind Omeprazol, Lansoprazol und Pantoprazol verfügbar. Der Grad der Säuresekretionshemmung ist für alle drei Substanzen ähnlich hoch. Damit gewinnen die Nebenwirkungen, darunter auch Wechselwirkungen, als Auswahlkriterien für diese Substanzen an Bedeutung.

Alle genannten PPI sind substituierte Benzimidazole, werden hepatisch hydroxyliert und zu Sulfonderivaten umgewandelt. In den Metabolismus aller PPI sind die hepatischen Cytochrom P_{450} Isoenzyme CYP 2C19 und CYP 3A4 sequentiell und alternativ involviert, im Falle des Pantoprazol zusätzlich eine Sulfotransferase [1]. Aufgrund der Tatsache, daß 60% aller klinisch verwendeten Medikamente, darunter Makrolidantibiotika, Kalziumkanalblocker, Lidocain, Midazolam, Cyclosporin A, Steroide usw., über CYP 3A4 metabolisiert werden, wird die Gefahr einer Interaktion augenfällig. CYP 2C19 ist ein vergleichsweise weniger involviertes P_{450} Enzym, dessen wichtigste Arzneimittelsubstrate Citalopram, Diazepam, Hexobarbital und Proguanil sind [1]. Für das Ausmaß einer Interaktion ist die Affinität der Substrate und deren Metaboliten zu diesen Enzymen entscheidend.

Interaktionen können einmal durch Blockade des arzneimittelabbauenden Enzyms durch eine Substanz oder ihre Metaboliten und damit der Blockade des Abbaus einer zweiten oder mehrerer anderer Substanzen hervorgerufen werden. Weiter können diese Enzyme auch durch ihre Substrate (z.B. PPI) induziert werden, die dann den eigenen oder den Abbau anderer Stoffe beschleunigen [1]. So läßt z.B. das Fehlen einer Induktion der Koffein- und Theophyllinclearance (Tabelle 1)

Tabelle 1. Wichtige Interaktionen von Protonenpumpeninhibitoren und anderen Medikamenten (Angaben in Klammern bezeichnen die fragliche klinische Relevanz der Veränderung; mod. nach [1–3])

Komedikation	Substrat für	Effekt unter Omeprazol	Effekt unter Lansoprazol	Effekt unter Pantoprazol
Theophyllin	CYP 1A2	keine Interaktion	(↑ Clearance)	keine Interaktion
Koffein	CYP 1A2	↑ Metabolismus	nicht untersucht	keine Interaktion
Phenytoin	CYP 2C9	↓ Clearance	keine Interaktion	keine Interaktion
S-Warfarin	CYP 2C9	(↓ Clearance)	keine Interaktion	keine Interaktion
Carbamazepin	CYP 2C8 (?)	↓ Clearance	nicht untersucht	keine Interaktion
Diclofenac	CYP 2C9	nicht untersucht	nicht untersucht	keine Interaktion
Phenprocoumon	?	nicht untersucht	nicht untersucht	keine Interaktion
Mephenytoin	CYP 2C19	↓ Metabolismus	nicht untersucht	keine Interaktion
Diazepam	CYP 2C19	↓ Clearance	keine Interaktion	keine Interaktion
Propranolol	CYP 2D6 und andere	keine Interaktion	keine Interaktion	nicht untersucht
Metoprolol	CYP 2D6	keine Interaktion	nicht untersucht	keine Interaktion
Nifedipin	CYP 3A4	(↓ Clearance?)	nicht untersucht	keine Interaktion
Cyclosporin	CYP 3A4	keine Interaktion	nicht untersucht	nicht untersucht
Lidocain	CYP 3A4	keine Interaktion	nicht untersucht	nicht untersucht
Kontrazeptiva	CYP 3A4	nicht untersucht	keine Interaktion	keine Interaktion
Glibenclamid	CYP 3A	nicht untersucht	nicht untersucht	keine Interaktion
Alkohol	CYP 2E1	keine Interaktion	nicht untersucht	keine Interaktion
Methotrexat	–	↓ renale Exkretion	nicht untersucht	nicht untersucht

durch Pantoprazol darauf schließen, daß dieser PPI im Gegensatz zu Omeprazol oder Lanzoprazol nur ein geringes oder kein Potential als Induktor hat [3].

Ergebnisse der Interaktionsstudien

Um das Ausmaß und die klinische Relevanz solcher Wechselwirkungen einschätzen zu können, wurden deshalb für typische Komedikationskonstellationen von PPI und anderen Medikamenten Interaktionsstudien durchgeführt. Tabelle 1 zeigt für drei zugelassene PPI eine Auswahl der wichtigsten metabolischen Medikamenteninteraktionen. Die Angaben zeigen, daß diese Untersuchungen für die drei PPI in unterschiedlicher Vollständigkeit durchgeführt wurden. Pantoprazol ist das derzeit bezüglich solcher Interaktionen am besten charakterisierte Medikament. Es ist nach dem gegenwärtigen Stand der Kenntnis der Stoff mit dem geringsten Interaktionspotential unter den PPI. Die Ergebnisse der Interaktionsstudien (Tabelle 1) sollten für die Auswahl eines PPI herangezogen werden und entsprechend der Komedikation eines Patienten, neben anderen Kriterien, in die Überlegungen bei der Wahl der Substanz eingehen.

Weitere, hier nicht näher erörterte Probleme können sich aus der Tatsache ergeben, daß es für das P_{450} Enzym CYP 2C19 einen genetischen Polymorphismus, damit eine genetisch bedingte unterschiedlich rasche Metabolisierung gibt. Interaktionen können auch zustande kommen durch die PPI-bedingte Veränderung des gastralen pH. So ist z.B. eine geringe (klinisch vermutlich nicht relevante) Resorptionsbeschleunigung von Digoxin unter gleichzeitiger Gabe von Omeprazol nachgewiesen worden [1].

Empfehlungen

Generell erfordert eine Komedikation vor der Verordnung eine gründliche Recherche bezüglich bereits bekannter unerwünschter Wechselwirkungen. Bei der Vielzahl von Medikamenten, die zur Verfügung stehen, ist dies umfassend nur noch mit Hilfe eines ständig aktualisierten Expertensystems möglich. Unter der Medikation bedarf es der sorgfältigen Beobachtung des Patienten, da manche Interaktionen bzw. deren klinische Relevanz erst in der praktischen Anwendung am Patienten zu erfassen sind.

Literatur

1. Meyer UA (1996) Metabolic interactions of the proton-pump inhibitors lansoprazole, omeprazole und pantoprazole with other drugs. Eur J Gastroenterol Hepatol 8 [Suppl 1]: S21–S25
2. Parsons ME (1996) Pantoprazole, a new proton-pump inhibitor, has a precise and predictable profile of activity. Eur J Gastroenterol Hepatol 8 [Suppl 1]: S16–S20
3. Steinijans VW, Huber R, Hartmann M, Zech K, Bliesath H, Wurst W, Radtke HW (1996) Lack of pantoprazole drug interactions in man: an updated review. Int J Clin Pharmacol Ther 34: [Suppl 1]: S31–S50

Prof. Dr. C.H. Gleiter
Abteilung Klinische Pharmakologie der Universität
Wilhelmstr. 56, D-72074 Tübingen

8.15 Therapie der Transfusionshämochromatose

C. Aul, A. Giagounidis

Welche Therapiemöglichkeiten gibt es zur Verhinderung einer Transfusionshämochromatose bei Patienten mit myelodysplastischem Syndrom?

Welchen Stellenwert besitzt die subkutane Deferoxamininfusion?

Bei Patienten, die keine blutungsbedingten Eisenverluste aufweisen, können wiederholte Erythrozytentransfusionen zur sekundären Hämochromatose führen, da das in großen Mengen zugeführte Eisen (pro Konserve 200–250 mg) nicht aktiv ausgeschieden werden kann. Überschüssiges Eisen wird zunächst im retikuloendothelialen System von Leber, Milz und Knochenmark gespeichert. Die Symptome der Transfusionshämochromatose resultieren aus der Eisenablagerung in Herzmuskel (Herzinsuffizienz und Arrhythmien), Leber (Funktionsstörung, selten Zirrhose) und endokrinen Organen (Störungen des Glukosestoffwechsels, Hypogonadismus, Hypothyreose). Klinisch relevante Hämochromatosen finden sich in der Regel erst nach Transfusion von mehr als 100 Erythrozytenkonzentraten, bei Patienten mit myelodysplastischen Syndromen (MDS) gelegentlich aber schon nach deutlich geringeren Transfusionsmengen, da bereits die ineffektive Erythropoese mit einer gesteigerten intestinalen Eisenabsorption einhergeht und nicht selten vor Diagnosesicherung langfristige Therapieversuche mit Eisen durchgeführt werden.

Möglichkeiten der Therapie

Therapieoptionen, die zur verbesserten Hämoglobinproduktion der Erythropoese führen und damit die Notwendigkeit der Erythrozytentransfusion einschränken, sind beim myelodysplastischen Syndrom limitiert [2]. Einziger kurativer Therapieansatz ist die allogene Knochenmarktransplantation, die aber wegen der starken Altersbindung der MDS (medianes

Erkrankungsalter 60–70 Jahre) nur bei etwa 3% der Patienten möglich ist. Die Erfolgsaussichten einer Erythropoietin-Behandlung sind schlecht (Ansprechraten in großen Sammelstatistiken 20%; in bestimmten Subgruppen, z.B. Patienten mit RARS und erhöhten Serum-Erythropoietin-Spiegeln, 0%) [3]. Standardtherapie bei MDS-Patienten mit symptomatischer Anämie sind daher regelmäßige Blutübertragungen.

Indikationsstellung der Chelattherapie

In die Entscheidung, ob bei einem MDS-Patienten eine Eisenchelattherapie durchgeführt werden sollte, müssen verschiedene Überlegungen einfließen. Hierzu gehört vor allem die prognostische Abschätzung des weiteren Krankheitsverlaufs, der angesichts der Heterogenität dieser Knochenmarkerkrankungen sehr unterschiedlich sein kann. Patienten mit bei Diagnosestellung bereits erhöhtem medullären Blastenanteil weisen in der Regel eine so ungünstige Lebenserwartung (3–22 Monate) auf, daß eine Chelattherapie nicht indiziert ist. Dagegen kann sie bei Patienten mit frühem MDS (RA und RARS nach der FAB-Klassifikation) sinnvoll sein, da die medianen Überlebenszeiten 2–6 Jahre betragen und damit bei transfusionspflichtigen Patienten die Wahrscheinlichkeit einer lebensverkürzenden Hämochromatose groß ist. In einer italienischen Studie fanden sich bei über 80% der RARS-Patienten klinische und biochemische Zeichen der Eisenüberladung; knapp 50% der Todesfälle waren durch eine hämochromatotische Kardiomyopathie bedingt, die damit noch vor den typischen MDS-Komplikationen (Blutungen, Infektionen, Transformation in akute Leukämie) die häufigste Todesursache darstellte [7]. Eine zweite wichtige Überlegung vor Therapiebeginn muß der Frage gelten, ob der Patient aufgrund seiner individuellen körperlichen und geistigen Voraussetzungen überhaupt imstande ist, eine in der Regel zeitlich unbegrenzte Eisenentleerungsbehandlung durchzuführen.

> Bei der Entscheidung zur Chelattherapie müssen Alter, Begleiterkrankungen und Kooperationsfähigkeit (Compliance) des Patienten berücksichtigt werden

Durchführung der Chelattherapie

Standardmedikament ist das nur parenteral applizierbare Deferoxamin, das wegen seiner kurzen Plasmahalbwertszeit (5–10 Minuten) kontinuierlich intravenös oder subkutan infundiert werden muß. Der Einsatz von Deferoxamin wird nach Transfusion von 25–50 Erythrozytenkonzentraten empfohlen. Die erreichbare Eisenexkretion in Urin und Stuhl ist abhängig vom Ausmaß der Eisenüberladung, der Deferoxamin-Dosis, dem Verabreichungsweg (i.v. Infusion wirksamer als s.c. Infusion) sowie der gleichzeitigen Applikation von Vitamin C. Durchgesetzt hat sich die bei Thalassaemia major-Patienten erprobte nächtliche subkutane Dauerinfusion mit Hilfe eines tragbaren Infusionssystems (Deferoxamin-Dosis 25–50 mg/kg verabreicht über 8–12 Stunden an mindestens 5 Tagen der Woche). Hiermit lassen sich bei stark eisenüberladenen Patienten tägliche Ausscheidungsmengen von etwa 200 mg Eisen erreichen.

Trotz Verbesserung der Eisenentleerung wird von zusätzlicher Gabe von Ascorbinsäure abgeraten, da hierdurch die toxische Wirkung von Eisen am Herzen verstärkt werden kann [4]. Ziel der Chelattherapie ist eine Stabilisierung des Körpereisens auf 3–5 g (Serumferritin im Normbereich). Bei Verabreichung von Tagesdosen unter 100 mg/kg ist die Gefahr toxischer Nebenwirkungen gering. Hierzu gehören Netzhautschädigungen (Gesichtsfeldeinschränkung, Nachtblindheit), Hochtonschwerhörigkeit, Anaphylaxie, Lokalreaktionen (regelmäßiger Wechsel der Injektionsstellen!) und Begünstigung opportunistischer Infektionen (Septikämien mit Yersinia enterocolitica). Als Überwachungsmaßnahmen sind regelmäßige, mindestens halbjährliche ophthalmologische und audiometrische Kontrolluntersuchungen erforderlich. Langzeitbeobachtungen bei Thalassaemia major-Patienten haben gezeigt, daß sich bereits manifeste kardiale und hepatische Organschädigungen unter konsequenter Deferoxamin-Therapie zurückbilden können, während die hämochromatotische Endokrinopathie meist irreversibel ist [6].

Neue Therapieoption

Orale Eisenchelatoren könnten die Durchführung der Eisenentleerungstherapie wesentlich erleichtern. Die derzeit erfolgversprechendste Substanz ist Deferiprone (L1), das in Indien bereits zur Behandlung der Thalassämie zugelassen wurde, in Europa aber noch nicht über den freien Arzneimittelmarkt erhältlich ist. Deferiprone mobilisiert Eisen aus Ferritin, Hämosiderin, Laktoferrin und Transferrin und hemmt die Eisen-induzierte Bildung freier Radikale, die für die Schädigung zellulärer Proteine und Lipide verantwortlich gemacht werden [10]. Erste klinische Studien an weltweit über 500 Patienten sprechen dafür, daß unter L1-Tagesdosen von 75 mg/kg (verteilt auf 3–4 Einzelgaben jeweils 1 Stunde vor den Mahlzeiten) in den meisten Fällen eine negative Eisenbilanz erreichbar ist [1]. Entgegen tierexperimentellen Befunden scheint die klinische Verträglichkeit der Substanz auch bei Langzeitbehandlung gut zu sein [11]. Häufigste Nebenwirkung sind Gelenk- und Muskelschmerzen (20–40%), die mit einer Eisenumverteilung in die Synovialflüssigkeit erklärt werden. Einzelne Patienten entwickeln niedrigtitrige Autoantikörper (antinukleäre Faktoren, DNS- und Histon-Antikörper) ohne sichere Korrelation zu muskuloskelettären Symptomen. Schwerste Nebenwirkung ist eine Agranulozytose, die nach unterschiedlich langer Einnahmedauer (1,5–21 Monate) bislang bei 13 Patienten mit MDS, Thalassaemia major und Blackfan-Diamond-Anämie beobachtet wurde [8]. Obwohl der Pathomechanismus unklar ist, konnte die kausale Bedeutung der L1-Therapie durch Reexposition bewiesen werden. Einzelfälle mit prolongierter Leukozytopenie (bis 17 Wochen) nach Absetzen von Deferiprone wurden beschrieben. Wegen tierexperimentell nachgewiesener Teratogenität darf Deferiprone nicht bei Schwangeren eingesetzt werden. Weitere, meist harmlose Nebenwirkungen sind dystrophische Hautveränderungen durch Zinkmangel (Zinksubstitution!), Nausea und andere gastrointestinale Symptome sowie passagere Transaminasenerhöhungen [11]. In einer eigenen Pilotstudie an 6 MDS-Patienten (medianes Alter 59 Jahre, Serumferritinspiegel 2497–6324 ng/ml, L1-Tagesdosen 15–65 mg/kg, Therapiedauer 4–17 Monate) wurden keine gravierenden Nebenwirkungen beobachtet [9].

Dennoch empfehlen wir, daß diese neue Substanz nur im Rahmen sorgfältig überwachter klinischer Studien als Reservemedikament bei Unverträglichkeit gegenüber Deferoxamin eingesetzt werden sollte.

Literatur

1. Al-Refaie FN, Hershko C, Hoffbrand AV, Kosaryan M, Olivieri NF, Tondury P, Wonke B (1995) Results of long-term deferiprone (L1) therapy: a report by the International Study Group on Oral Iron chelators. Br J Haematol 91: 224–229
2. Aul C, Heyll A, Schneider W, Gattermann N, Runde V, Hossfeld DK (1995) Myelodysplastische Syndrome. Dtsch Ärztebl 92: 2836–2844
3. Boogaerts MA, Verhoef GEG, Demuynck H (1996) Treatment and prognostic factors in myelodysplastic syndromes. Baillière's Clin Haematol 9: 161–183
4. Bothwell TH, Charlton RW, Cook JD, Finch CA (1979) Iron metabolism in man. Blackwell, Oxford London Edinburgh
5. Cazzola M, Barosi G, Gobbi PG, Invernizzi R, Riccardi A, Ascari E (1988) Natural history of idiopathic refractory sideroblastic anemia. Blood 71: 305–312
6. Gabutti V, Piga A (1996) Results of long-term iron-chelating therapy. Acta Haematol 95: 26–36
7. Greenberg P, Cox C, LeBeau M, Fenaux P, Morel P, Sanz G, Sanz M, Vallespi T, Hamblin T, Oscier D, Ohyashiki K, Toyoma K, Aul C, Mufti G, Bennett J. International Workshop Risk Analysis System for evaluating prognosis in myelodysplastic syndromes. Blood (submitted for publication)
8. Hoffbrand AV (1996) Oral iron chelation. Sem Hematol 33: 1–8
9. Jaeger M, Aul C, Söhngen D, Germing U, Schneider W (1993) Efficacy and toxicity of the oral iron chelator L1 (deferiprone) in the treatment of secondary haemochromatosis. Ann Hematol 67: A57
10. Kontoghiorghes GJ (1987) Structure/iron binding activity of 1-hydroxypyrid-2-one chelators intended for clinical use. Inorganica Chimica Acta 135: 145–150
11. Olivieri NF (1996) Long-term therapy with deferiprone. Acta Haematol 95: 37–48

Prof. Dr. C. Aul, Dr. A. Giagounidis
Medizinische Klinik II (Hämatologie, Onkologie und Immunologie) St. Johannes-Hospital
An der Abtei 7-11, D-47166 Duisburg

9 Dermatologie

9.1 Kalzium und allergologische Hauterkrankungen 407
9.2 Tumeszenz-Anästhesie 410
9.3 Tumormarker bei Nävus und Melanom 412
9.4 Therapieempfehlung bei Befall mit Augustpocken 414
9.5 Pigmentstörungen bei Kortikoidinjektionen 416
9.6 Verletzungen durch Feuerwerkskörper 419
9.7 Externe Wismuttherapie 421

9.1 Kalzium und allergologische Hauterkrankungen

C. Neumann

Wie ist der Stellenwert der Kalziumtherapie bei allergischen Erkrankungen z.B. prophylaktisch bei „Sonnenallergie"?

Jede Therapie bei Patienten mit Juckreiz hat einen hohen Plazeboeffekt

Vorweg sei bemerkt, daß die Behandlung allergologischer Hauterkrankungen, insbesondere der Urtikaria (einer Allergie vom Soforttyp, die durch Quaddelbildung gekennzeichnet ist), mit Kalzium eine Maßnahme ist, die fast ausschließlich in Deutschland praktiziert wird. Ernst zu nehmende Studien zur Wirksamkeit dieser Therapieform gibt es nicht. Die weit verbreitete Meinung, daß Kalzium eine „gefäßabdichtende" Wirkung habe, ist eine aus pharmakologischer Sicht nicht haltbare Vorstellung. Die sehr hohen Konzentrationen an Kalzium, die in vitro benötigt werden, um die Histaminfreisetzung von Basophilen zu hemmen, werden auch durch iv.-Injektionen von Kalzium nicht erreicht. Kalzium-Injektionen beeinflussen histaminprovozierte Quaddeleruptionen, Erythem und Juckreiz nicht, wie in einer plazebokontrollierten Studie gezeigt wurde [3]. Somit kann man davon ausgehen, daß der therapeutische Effekt von Kalzium bei einer Urtikaria nicht über dem eines Plazebos hinausgeht. Es sollte bedacht werden, daß jede Therapie bei Patienten mit Juckreiz einen hohen Plazeboeffekt hat.

Formen der „Sonnenallergie"

Hinter der angesprochenen „Sonnenallergie" (polymorphe Lichtdermatose, aktinische Dermatitis) verbergen sich sonnenprovozierte Hautausschläge verschiedenartiger immunologischer Mechanismen mit einem entsprechend variablen klinischen Bild. Die Lichtreaktion vom Soforttyp (Lichturtikaria) ist extrem selten und beruht auf einer, meist durch einen Serumfaktor ausgelösten Histaminfreisetzung. Sie kann, wie die anderen Urtikariaformen auch, nicht durch Kalzium beeinflußt werden. Die übrigen Formen der polymorphen Lichtdermatose (knötchenförmige, bläschenförmige, ekzemartige und andere) beruhen auf immunologischen Reaktionen, bei denen T-Lymphozyten und/oder Immunkomplexe im Vordergrund stehen [2]. Die aktinische Dermatitis wird oft durch medikamentöse, lichtsensibilisierende oder andere chemische Substanzen verursacht [1]. Weder bei der polymorphen Lichtdermatose noch bei der aktinischen Dermatitis hat Kalzium eine prophylaktische noch therapeutische Wirkung. Dies ist ja auch bei anderen immunologischen Erkrankungen, bei denen T-Lymphozyten und Immunkomplexe kausal involviert sind, den sogenannten Autoimmunerkrankungen, nicht der Fall.

Therapieempfehlungen

Nachgewiesenermaßen wirksame prophylaktische Therapien bei polymorphen Lichtdermatosen sind neben Lichtschutzfaktor-haltigen Cremes, Betacarotin und eine spezielle UV-Therapie mittels derer die „Lichtschwelle“ erhöht wird. Hierbei wird die Empfindlichkeit gegen UV-Licht herabgesetzt. Bei der sogenannten Lichturtikaria, der gefährlichsten der polymorphen Lichtdermatosen, bei der es auch zu anaphylaktischen Reaktionen kommen kann, sind diese beiden Therapieformen manchmal nicht ausreichend. Bei schwer betroffenen Patienten stellte hier die Plasmapherese eine experimentelle Therapieform dar. Bei der aktinischen Dermatitis ist eine ausgedehnte Lichttestung einschließlich sogenannter Photopatch-Teste zur Identifizierung der auslösenden Substanzen indiziert.

Nicht unerwähnt bleiben sollte die Möglichkeit, daß sich hinter einer vermeindlichen „Sonnenallergie“ ein initialer Lupus erythematodes verbirgt oder auch eine Porphyrie. Eine hautfachärztliche Abklärung erscheint deshalb in jedem Fall indiziert.

Literatur

1. Gould JW, Mercurio MG, Elmets CA (1995) Cutaneous photosensitivity diseases induced by exogenous agents. JAAD 4: 551-573
2. Hönigsmann H, Ortel B (1988) Die polymorphe Lichtdermatose - Photobiologische Diagnostik und Therapie. Z Hautkr 63: 676-700
3. Pokropp A, Czarnetzki BM (1983) Untersuchungen zur Wirkung von intravenösem Kalzium auf experimentelle Quaddel- und Erythembildung. Allergologie 6: 82-83

Prof. Dr. Christine Neumann
Universitäts-Hautklinik
Von-Siebold-Straße 3, D-37075 Göttingen

9.2 Tumeszenz-Anästhesie

G. Sattler

Was versteht man unter Tumeszenz-Anästhesie?

tumescere: Lateinisch für aufdehnen, aufblasen

Gewebe aufzublasen bzw. aufzudehnen bedeutet, größere Mengen von Flüssigkeit in ein Zielareal zu injizieren, Gewebestrukturen durch einen iatrogen ausgelösten interstitiellen Spannungseffekt auseinander zu ziehen und quinckeödemartig bis myxödemartig zu verändern. Die damit verbundenen und in der Weichteilchirurgie wichtigen Effekte sind vielschichtig. Zum einen kann das lipophile Lokalanästhetikum, welches in die Tumeszenzlösung eingemischt wird, homogener auf ein großes Areal verteilt werden, außerdem hebt der interstitielle Druck Gewebeschichten ohne weitere chirurgische Maßnahmen voneinander ab. Dies ist im Rahmen von Nahlappenplastiken von besonderer Bedeutung.

Des weiteren hat eine Tumeszenzlösung im Fettgewebe nach einer Einwirkungszeit von ca. 20-60 min einen Homogenisierungseffekt, so daß im Rahmen der Fettabsaugung eine Konsistenzänderung des Gewebes eintritt. Bei dieser Fettabsaugung kann dann nach einer Aufweichung des Fettgewebes das Gewebe breiartig durch feine Kanülenöffnungen entfernt werden und somit zu einer gleichmäßigeren und weniger verletzenden Operation mit besserem kosmetischem Resultat führen.

Tumeszenz-Lokalanästhesie

Wenn Tumeszenzlösung mit Lokalanästhetika vermischt wird, spricht man von einer Tumeszenz-Lokalanästhesie. Das Lokalanästhetikum ist lipophil und bindet sich im Moment der Injektion ans Fettgewebe. Dies bedeutet, daß das Lokalanästhetikum zunächst nicht systemisch wirksam wird und somit kann bis zum siebenfachen der vom Hersteller angegeben maximalen Dosis (7 mg/kg Körpergewicht) verwendet werden. Konzentrationen von 0,05% Tumeszenz-Lokalanästhesielösung führen zu einer vollständigen Weichteilanästhesie von großen Körperarealen, da insgesamt bei einem Patienten mit 60 kg Körpergewicht 6 Liter Tumeszenz-Lokalanästhesielösung pro Eingriffsabschnitt verwendet werden können. Hieraus ergeben sich eine Reihe von Anwendungsmöglichkeiten.

Anwendungsgebiete im Rahmen der Dermatochirurgie und Phlebochirurgie:

- Venenstripping
- paratibiale Fasziotomie
- Lappenplastiken
- Dermabrasion

Verwendung in der Allgemeinchirurgie:

- Leistenhernien
- Arthroskopien

Dr. G. Sattler
Rosenparkklinik Darmstadt
Heidelberger Landstr. 20 D-64297 Darmstadt

9.3 Tumormarker bei Nävus und Melanom

E.-B. Bröcker

Bei einem Kind wurde ein Nävuszellnävus exzidiert. Beim anschließenden Besuch eines Heilpraktikers bestimmte dieser die Faktoren ICAM-1 und S-100-Protein im Serum.
Als histologische Marker sind mir diese Substanzen bekannt, nicht aber als serologisch nachweisbare „Tumor- oder Progressionsmarker".

Ist die Bestimmung von ICAM-1 und S-100-Protein im Serum tatsächlich möglich, und welche Schlüsse könnten aus der Bestimmung gezogen werden?

Die Bestimmung von Tumormarkern ist nur bei malignen Tumoren als Verlaufsparameter indiziert, nicht jedoch bei gutartigen Veränderungen, wie z.B. einem Nävuszellnävus.

Grundsätzlich ist die Interpretation im Serum meßbarer Sekretions-, bzw. Zellzerfallsprodukte nur im Rahmen einer Kinetik sinnvoll. Die von Ihnen gefragten Marker ICAM-1 (interzelluläres Adhäsionsmolekül 1) und S100-Protein sind neben anderen Parametern als Tumormarker beim Melanom untersucht worden. Lösliches ICAM-1 ist ein sehr unspezifischer Parameter, der zwar von Melanomzellen abgegeben werden kann, jedoch vor allem im Rahmen von Immunreaktionen entsteht und deshalb von geringem diagnostischen Wert ist. Die Bestimmung des kalziumbindenden Proteins S100, das konstitutiv in Melanozyten und im Nervensystem exprimiert wird, wird in der letzten Zeit mit Hilfe einer empfindlichen Methode zunehmend als Verlaufsparameter für das Melanom interessant. Erhöhte Werte werden jedoch nur bei fortschreitender Metastasierung gefunden. Die Bestimmung des S100-Proteins im Serum bei Patienten mit Nävi ist nicht sinnvoll.

Literatur

1. Glaser R (1997) Tumormarker des malignen Melanoms. In: Garbe, Dummer, Kaufmann, Tilgen (Hrsg) Dermatologische Onkologie. Springer, Berlin Heidelberg New York, S 324-329
2. Guo HB, Stoffel-Wagner B, Bierwirth P, Mezger J, Klingmüller D (1995) Clinical significance of serum S100 in metastatic malignant melanoma. Eur Cancer 31: 924-928

Prof. Dr. Eva-B. Bröcker
Universitäts-Hautklinik
Josef-Schneider-Str. 2, D-97080 Würzburg

9.4 Therapieempfehlung bei Befall mit Augustpocken

G.K. Steigleder

Welche Therapie empfehlen Sie bei Augustpocken?

Augustpocken:
Synonyme: aoûtat, Erythema autumnalis, Herbstbeiß, Erntebeiß, Sendlinger Beiß, Heukrätze, Erntekrätze, Trombidiose, Trombidiosis, Trombidiasis
Erreger:
Leprus autumnalis, Trombicula autumnalis

Die Larven der Trombididen befallen die Haut des Menschen von Mai bis Oktober mit Höhepunkt im September. An der Saugstelle entstehen bereits nach wenigen Stunden 1-2 mm große Papeln, die starken Juckreiz hervorrufen und zu entsprechenden Kratzeffekten Anlaß geben können. Kinder werden gelegentlich universell befallen. Sind die Betroffenen besonders sensibilisiert, kommt es zu Sofortreaktionen in der 1. oder 2. Stunde nach Befall mit Quaddelbildung. Die gesättigte Larve der Laufmilbe fällt von der Haut wieder ab: es bedarf daher keiner Abtötung der Milben, sondern lediglich der Behandlung der Symptome, nämlich Entzündung, Juckreiz und evtl. Sekundärinfektion.

Therapieempfehlung

Ich empfehle Einreiben z. B. mit 2% Thesit in Lotio alba aquosa oder Milch Cordes. Optiderm Creme oder Thesithaltige Bäder (Balneum Hermal plus), evtl. auch Cremes mit schwachen Kortikoiden. Bei Sekundärinfektionen sind Antibiotika-haltige Cremes, etwa Meclosorb-Creme, angezeigt. Zur Unterdrückung der Effloreszenzen und des Juckreizes ist die Gabe eines sedierenden Antihistaminikums am Abend zu erwägen, meist genügt eine Tablette, z.B. Tavegil oder Polaronil in einer dem Alter entsprechenden Dosis. Zur Prophylaxe wurde Einreiben mit Repellents empfohlen oder auch das Tragen festanliegender Kleidungsstücke, die kein Eindringen der Larven erlauben.

Ich verweise im übrigen auf mein Taschenbuch: Therapie der Hautkrankheiten, 4. Auflage, 1993 Thieme, Stuttgart. S 319

Prof. Dr. med. Dr. med. h.c. G.K. Steigleder
Kerpener Str. 111, D-50937 Köln

9.5 Pigmentstörungen bei Kortikoidinjektionen

H.C. Korting

Welche Ursachen haben Pigmentstörungen bei lokalen Kortikoidinjektionen?

Gibt es zumindest kosmetische Therapieansätze?

Im Regelfall gilt es, bei Pigmentstörungen im Zusammenhang mit örtlicher Anwendung von Arzneimitteln Hyper- und Hypopigmentierung zu unterscheiden, in dem Sinne, daß die Haut vermehrt oder vermindert braun tingiert imponiert. Im Zusammenhang mit örtlicher Glukokortikoidanwendung ist vorwiegend an eine Hypopigmentierung zu denken. In der einzigen umfassenden Monographie zum Thema „topische Glukokortikuide" bezeichnet Marks [3] die Hypopigmentierung als gelegentlich beobachtete unerwünschte Arzneimittelwirkung, die in der Regel vorübergehend und trivial sei. Grundsätzlich kann die Hypopigmentierung nach örtlicher Glukokortikoidanwendung bei Erwachsenen wie bei Kindern auftreten [4].

Aufklärung des Patienten

Für die Praxis wird dem Problem in der Fachliteratur keine große Relevanz zugebilligt. In einer Monographie wird auf Hypo- bzw. Hyperpigmentierungen im gegebenen Zusammenhang überhaupt nicht abgehoben [1]. Trotzdem führt der pharmazeutische Hersteller der einzigen in Deutschland in Form eines Fertigarzneimittels verfügbaren Glukokortikoidzubereitung zur Injektion unter Nebenwirkungen „Pigmentverschiebung" an (Bundesverband der Pharmazeutischen Industrie: Rote Liste 1996. Editio Cantor, Aulendorf). Es sollte mit diesem Problem also grundsätzlich gerechnet werden und erwogen werden, auf diese Möglichkeit im Rahmen der Aufklärung des Patienten vor Anwendung hinzuweisen, auch wenn zwingende Notwendigkeit hierfür eher nicht gegeben sein dürfte, da die unerwünschte Arzneimittelwirkung vermutlich in einer geringeren Häufigkeit als 1:1000 zu verzeichnen ist.

Glukokortikoide sind bei Anwendung an der Haut in der Lage, die Melaninsynthese in Melanozyten zu unterdrücken. Eine dauernde Schädigung der Melanozyten findet nicht statt [2].

Kommt es im Rahmen einer Glukokortikoidinjektionstherapie somit zur Hypopigmentierung, so ist im Regelfall von einer – relativ raschen – Spontanheilung auszugehen.

Therapeutische Möglichkeiten

Weder für die Glukokortikoid-induzierte Hypo- noch für eine etwaige Hyperpigmentierung gibt es eine etablierte Therapie. Das einzige bei melaninbedingter Hyperpigmentierung zur Verfügung stehende Topikum stellt ein Kombinationspräparat aus Hydrochinon, Tretinoin und Hydrocortison dar. Sein Einsatz kann im gegebenen Zusammenhang derzeit wohl kaum empfohlen werden.

Bei wesentlicher ästhethischer Beinträchtigung wird eine gesamthafte Abdeckung der betroffenen Hautareale und der Umgebung mit abdeckenden Kosmetika zu erwägen sein. Grundsätzlich gilt es im Einzelfall stets auch der Frage nachzugehen, ob die Pigmentstörungen tatsächlich auf die Kortikoidinjektion zurückgehen oder womöglich einen Ausdruck der behandelten Grundkrankheit darstellen.

Literatur

1. Clement M, Vivier N du (1990) Praxis der kutanen Steroidtherapie. Blackwell Überreuter, Berlin
2. Lavker RM, Schechter MM, Lazarus GS (1986) Effects of topical corticosteroids on human dermis. Br J Dermatol 115 [Suppl 31]: 101-107
3. Marks R (1992) Adverse side-effects from the use of topkal corticosteroids. In: Maibach HI, Surber C (eds) Topical corticosteroids. Karger, Basel, S 170-183
4. Smitt JHS, Winterberg DH (1992) Topical corticosteroids in children: local and systemic effects. In Maibach HI, Surber C (Hrsg.) Topical corticosteroids. Karger, Basel, S 196-209

Prof. Dr. H.C. Korting
Dermatologische Klinik und Poliklinik der LMU München
Frauenlobstr. 9-11, D-80337 München

9.6 Verletzungen durch Feuerwerkskörper

M. Landthaler

Ist bei Schwarzpulvereinsprengungen durch einen selbstgebastelten Feuerwerkskörper mit noch brennbaren Überresten zu rechnen, welche sich bei einer Dermabrasio mit dem CO_2-Laser entzünden könnten?

Schwarzpulver besteht je nach Herstellungsart aus etwa 75% Kaliumnitrat, 10% Schwefel und 15% Holzkohle. Der Hauptbestandteil Kaliumnitrat ist chemisch relativ inert, kann aber unter Wärmezufuhr in Kaliumnitrit umgesetzt werden, wobei Sauerstoff freigesetzt wird. Explosivstoffe reagieren allerdings nur im absolut trockenen Zustand, ferner sind bestimmte Mindestmengen erforderlich. Auch dürfte Kaliumnitrat im Gewebe durch Bakterien innerhalb von einigen Tagen abgebaut werden.

Eine Reaktion bei Laserabrasion von Schwarzpulvereinsprengungen ist deshalb von der Theorie her unwahrscheinlich. Allerdings gibt es neuerdings einen Fallbericht von einem Patienten, der vier Monate nach einer Schwarzpulvereinsprengung mit einem gütegeschalteten Rubin-Laser behandelt wurde. Bei jedem Laserimpuls gab es eine kutane Mikroexplosion mit Funkenbildung und Herausschleudern von kleinen Hautpartikeln. Gleichzeitig kam es zu einem schwefelartigen Geruch. Die behandelten Stellen heilten mit kleinen Narben ab.

Diese Kasuistik belegt, daß trotz der theoretischen Überlegungen eine Gefährdung der Patienten bei der Lasertherapie von Schwarzpulvereinsprengungen nicht ausgeschlossen werden kann, entsprechende Vorsichtsmaßnahmen sind deshalb unbedingt anzuraten.

Literatur

1. Taylor CR (1998) Laser ignition of traumatically embedded firework debris. Laser Surg Med 22: 157-158

Prof. Dr. M. Landthaler
Universitäts-Hautklinik
Franz-Josef-Strauß-Allee 11, D-93053 Regensburg

9.7 Externe Wismuttherapie

H. Ippen (†)

Ist Bismutum subnitricum noch ein zeitgemäßes Therapeutikum?

Bei der Behandlung subakuter Ekzeme haben sich Salbenrezepturen mit Bismutum subnitricum (3 bis 5%) bewährt. Ist der Einsatz von Bismutum subnitricum noch zulässig oder aus toxischen bzw. ökologischen Gründen als obsolet anzusehen?

Gibt es gegebenenfalls Obergrenzen bezüglich der Konzentration und der Anwendungsdauer?

Soweit mir bekannt ist, gibt es kein Verbot der externen Anwendung von basischem Wismutnitrat.

Dies wäre deshalb auch nicht verständlich, wenn man die verhältnismäßig großen Mengen an Wismutverbindungen sieht, die in Präparaten gegen Magen-Darm-Ulzera eingesetzt werden (Rote Liste 1997 Nr. 60174ff.). Zweifellos ist das mit dem Arsen und dem Antimon verwandte Wismut auch mit seinen wenig wasserlöslichen Verbindungen ein sehr potentes Gift, das u.a. eine Enzephalopathie hervorrufen kann. Jedoch ist seine Resorption sowohl aus dem Verdauungstrakt wie durch die Haut oder auch aus der Muskulatur so gering, daß derartige Reaktionen äußerst selten beobachtet werden. Man sollte nicht vergessen, daß außer bei der Behandlung von Magen- und Zwölffingerdarmgeschwüren früher bei der Syphilis sehr große Mengen derartiger Wismutverbindungen intramuskulär gegeben wurden, die sich noch heute gelegentlich als röntgendichter Schatten in der Gesäßmuskulatur bei alten Syphilitikern verraten. In allen diesen Fällen sind nur sehr selten Schleimhautulzerationen, der berüchtigte Wismutsaum an den Zähnen oder gar eine Enzephalopathie beschrieben worden, weil selbst aus den intramuskulären Depots meist nur eine geringfügige Resorption erfolgte.

Keine toxikologischen Bedenken

Deshalb würde ich aus toxikologischen Gründen keine Bedenken gegen das Bismutum subnitricum und andere dermatologisch gelegentlich noch verwendete Wismutverbindungen haben. Dagegen sollte erwogen werden, durch solche Dermatika die Umwelt wenigstens nicht noch zusätzlich mit diesem giftigen Metall zu belasten. Aus toxikologischer Sicht können Obergrenzen für die Konzentration in Dermatika oder die Anwendungsdauer nicht angegeben werden.

Dipl. Chem. Prof. Dr. med. H. Ippen (†)
Springstr. 67, D-37077 Göttingen

10 Public Health

10.1 Impfungen nach Splenektomie 425
10.2 Chronischer Tinnitus 428
10.3 Warzen beim Schwimmunterricht 432
10.4 BCG-Schutzimpfung bei Neugeborenen 437
10.5 Rötelntherapie bei nephrotischem Syndrom 439
10.6 Wiederzulassung zur Schule bei Verlausung 441
10.7 Rezidivierende Pertussis nach Impfung 443
10.8 Malariaprophylaxe 447
10.9 Multiresistente Staphylokokken 450

10.1 Impfungen nach Splenektomie

S. Eber

Vor einer geplanten Splenektomie wird eine Impfung gegen bekapselte Erreger (Pneumokokken und auch Haemophilus influenzae) zur Prophylaxe eines OPSI-Syndroms empfohlen. Ist eine derartige Impfung auch nach Splenektomie sinnvoll?

Wenn ja, sollte ein bestimmter Zeitabstand mindestens oder höchstens eingehalten werden? Wenn nein, besteht eine Gefahr durch den applizierten Impfstoff?

Nach Milzentfernung ist die körpereigene Abwehr für bestimmte kapseltragende Krankheitserreger (Pneumokokken, Hämophilus influenzae, Meningokokken u.a.) vermindert. Es besteht lebenslang ein erhöhtes Risiko einer schweren Postsplenektomie-Infektion (Overwhelming Postsplenectomy Infection, OPSI) [4]. Häufigste Erreger sind Pneumokokken, wesentlich seltener Hämophilus influenzae, Staphylokokken, Meningokokken u.a.

Der Verlauf der Postsplenektomie-Infektion ist so foudroyant, daß eine antibiotische Therapie oft zu spät kommt. Um so wichtiger sind prophylaktische Maßnahmen, d.h. eine mehrjährige postoperative antibiotische Prophylaxe sowie eine Impfung gegen Pneumokokken, Hämophilus und ggf. Meningokokken. Es besteht kein Zweifel, daß durch die Kombination aus antibiotischer Prophylaxe und Pneumokokkenimpfung schwere Pneumokokkeninfektionen weitgehend verhindert werden können [2]. Bereits das mehrstündige Auslassen der Penizillinprophylaxe kann zu schweren Pneumokokkenerkrankungen führen.

Impfempfehlungen bei Splenektomie

Alle splenektomierten Patienten müssen gegen Pneumokokken mit dem derzeitig verfügbaren 23valenten, nicht konjugierten Impfstoff geimpft werden (Pneumovax 23). Die Impfung führt zu einem gewissen, aber nicht vollständigen Schutz gegen Pneumokokkeninfektionen und erfolgt spätestens 2 Wochen vor einer elektiven Splenektomie. Sie kann aber nach der Splenektomie nachgeholt werden, da auch splenektomierte Patienten mit einem noch ausreichenden Antikörpertiteranstieg reagieren. Ein Mindestabstand zur Operation ist nicht erforderlich. Infolge des unterschiedlichen Ansprechens auf die verschiedenen Pneumokokkenantigene empfehlen wir, den Impferfolg zu kontrollieren. Dabei sollten die Antikörpertiter getrennt gegen die einzelnen Subtypen der Pneumokokken untersucht werden. Bei unzureichender Impfantwort ist eine baldige Nachimpfung zu empfehlen.

> Alle splenektomierten Patienten müssen gegen Pneumokokken geimpft werden. Der Impferfolg muß kontrolliert werden

In allen anderen Fällen sollte die Auffrischimpfung 5 Jahre nach der Erstimpfung durchgeführt werden [3]. Eine Gefährdung durch die wiederholte Applikation des Impfstoffes besteht nicht; allerdings können erhebliche lokale Nebenwirkungen auftreten. Die Impfung gegen Pneumokokken muß auch bei jahrzehntelang zurückliegender Splenektomie in jedem Alter erfolgen. Ich habe immer wieder erlebt, daß splenektomierte Eltern von Kindern, die wegen hämatologischer Erkrankungen vorgestellt wurden, berichteten, daß sie noch nicht geimpft worden seien. Ich betreue 3 Kinder mit Kugelzellanämie, von denen ein Elternteil Jahrzehnte früher splenektomiert und nicht geimpft wurde und plötzlich im Rahmen einer schweren Sepsis oder Meningitis verstarb [1]. Es ist daher eine wichtige Aufgabe von Internisten und Pädiatern, auf die notwendige Impfung splenektomierter Patienten oder Verwandter hinzuweisen.

Eine Impfung gegen Hämophilus Typ b ist in jedem Fall bei Kleinkindern erforderlich, die noch keinen ausreichenden Impfschutz gegen Hämophilus entwickelt haben. Bei allen älteren Patienten sollte im Rahmen der Splenektomie der Titer gegen Hämophilus bestimmt werden. Bei ungenügendem Titer wird eine einmalige Impfung empfohlen. Eine Impfung gegen Meningokokken ist vor allem dann sinnvoll, wenn eine Auslandsreise in Endemiegebiete (z.B. Meningitisgürtel Afrikas) geplant ist.

Literatur

1. Eber S, Langendörfer C, Ditzig M, Reinhardt D, Stöhr G, Soldan W, Schröter W, Tchernia G (1999) Frequency of very late fatal sepsis after splenectomy for herederitary spherocystosis: Impact of insufficient antibody response to pneumococcal infection. Ann Hematol: in press
2. Konradsen HB, Henrichsen J (1991) Pneumococcal infections in splectomized children are preventable. Acta Paediatr Scand 80: 423–427
3. Konradsen HB, Pedersa FK, Henrichsen J (1990) Pneumococcal revaccination of splectomized children. Pediatr Infect Disease 9: 258–263
4. Schilling RF (1995) Estimating the risk for sepsis after splenectomy in hereditary sperocytosis. Ann Intern Med 122: 187–188

Prof. Dr. St. Eber
Universitäts-Kinderklinik
Steinwiesstr. 75, CH-8032 Zürich

10.2 Chronischer Tinnitus

M. Haid

Welche Maßnahmen mit kurativem Ansatz sind bei chronischem Tinnitus (länger als 3 Monate) sinnvoll und wie hoch sind die Chancen auf komplette Remission?

Was ist von biomentaler Therapie zu halten?

Ursachen des Tinnitus

Als Tinnitus wird nicht ein einheitliches Krankheitsbild, sondern ein Symptom bezeichnet, dem sehr unterschiedliche Funktionsstörungen zugrunde liegen können. Obwohl Tinnitus ohne jede organische Grunderkrankung auftreten kann, müssen mögliche Erkrankungen des Mittel- und Innenohres, des Hörnervs und des Zentralnervensystems durch eine detaillierte audiologische Diagnostik gegebenenfalls mit Konsilien anderer Fachrichtungen abgeklärt werden.

Unter therapeutischen Aspekten wird der chronisch kompensierte vom chronisch dekompensierten (=komplizierten) Tinnitus mit sekundären Krankheitsfolgen (Konzentrationsstörung, Schlafstörung, Ängste, Depressionen) unterschieden. Abgesehen von den selteneren vaskulär bedingten Ohrgeräuschen, deren chirurgische Therapie die alleinige sinnvolle Maßnahme darstellt, ist die Pathophysiologie der subjektiven Tinnitusformen (kochleär, neural, zentral) [6] im Einzelnen nicht geklärt und eine rationale Therapie ist deshalb meist nicht begründbar.

Therapieformen

Für die Behandlung des chronischen Tinnitus stehen im wesentlichen medikamentöse, apparative und psychophysische

Therapieansätze zur Verfügung. Schon zu Beginn einer gezielten Tinnitusanamnese ergeben sich mit den Angaben zu Grad der Belästigung und subjektiven Tinnituslautheit sowie anhand der Ergebnisse der speziellen audiologischen Tinnitusanalyse wertvolle Hinweise für das therapeutische Vorgehen.

Medikamentöse Therapie

Rheologisch wirksame Medikamente (Pentoxifyllin, Dextran, Stärke) sind sinnvoll, wenn arteriosklerotische Gefäßveränderungen mit Minderdurchblutung als tinnitusbeeinflussende Faktoren vorliegen. Unter der Vorstellung einer Funktionsstörung der elektrischen Aktivität im auditorischen System kommen Substanzen mit stabilisierender Wirkung auf Zellmembranen (Kalziumantagonisten, Lidocain) oder Antikonvulsiva (Carbamazepin) zum Einsatz [3]. Bei Einschlafstörungen und bei larvierter Depression kann die Verordnung von Sedativa oder Antidepressiva zur symptomatischen Therapie des Tinnitus indiziert sein. Die medikamentöse Therapie ist jedoch durch Nebenwirkungen begrenzt und weist mit ca. 15% eine wenig überzeugende Erfolgsquote auf [7].

Apparative Therapie

Zeigen audiologische Untersuchungen eine Verdeckbarkeit des Ohrgeräusches und geht Tinnitus mit Schwerhörigkeit einher, besteht die Möglichkeit einer apparativen Versorgung mit einem Hörgerät mit dem Ziel der Tinnitusmaskierung [8]. Die individuelle Anpassung eines Tinnitusmaskers nutzt diese Verdeckbarkeit, indem in Lautstärke und Frequenzspektrum regulierbare Geräusche eingespielt werden.

Alternative Methoden

Bei chronisch dekompensiertem Tinnitus stehen mit psychotherapeutischen Maßnahmen wie Entspannungsübungen und Biofeedback Methoden zur Verfügung, die Streß als möglichen auslösenden Faktor und sekundäre Tinnitussymptome abbauen und die beherrschende Stellung des Ohrgeräusches aus dem Bewußtsein verdrängen helfen [2, 4].

Die Wirksamkeit der alternativen Methoden ist nicht gesichert

Viele dieser Therapieverfahren, so auch sog. biomentale Therapieverfahren, enthalten psychologisch-therapeutische Elemente, ihre Wirksamkeit ist jedoch nach den Kriterien klinisch kontrollierter Studien bislang nicht abgesichert. Ähnliches gilt für physikalische Verfahren wie Iontophorese und Tinnitusunterdrückung mittels elektrischer Reizung (Elektrotherapie).

In den letzten Jahren wurde die auf dem neurophysiologischen Modell der Habituation beruhende sog. Tinnitus-Retrainingtherapie entwickelt, in der verschiedene Therapiemodule (Tinnitus Counseling, Entspannungstechniken, psychologische Therapie) in einem Gesamtkonzept integriert sind [5] Erste mitgeteilte Ergebnisse sind mit Erfolgsquoten über 50% vielversprechend, eine abschließende Evaluation liegt derzeit nicht vor.

Fazit

Trotz bisher ernüchternder Therapieerfolge können einzelne Patienten dennoch eine Leidenslinderung erfahren.

Die Erfahrung in der HNO-ärztlichen Praxis zeigt, daß bei der Therapie besonders des chronischen dekompensierten Tinnitus die problemorientierte aufklärende Beratung (Tinnitus Counselling) und psychologische Führung des Patienten allerhöchsten Rang haben.

Es soll erreicht werden, dem Patienten durch eine Modellvorstellung die Ursache seiner Sinnesstörung plausibel zu erklären, ihm die Befreiung von Ängsten und eine rationale Verarbeitung der Störung zu ermöglichen. Jede organisch orientierte Therapie soll dabei als Unterstützung der psychologischen Führung verstanden werden [1].

Literatur

1. Feldmann H (1992) Tinnitus. Thieme Stuttgart
2. Goebel G (1992) Studien zur Wirksamkeit psychologischer Therapien bei chronischem Tinnitus – eine Übersicht. In Goebel G (Hrsg) Ohrgeräusche – Psychosomatische Aspekte des komplexen chronischen Tinnitus. Quintessenz-Verlags-GmbH, München
3. Goodey RJ (1988) Drugs in the treatment of tinnitus. In: Kitahara M (ed) Tinnitus. Pathophysiology and management. Igaku-Shoin, Tokyo New York S 64–73
4. Hallam RS (1987) Psychological approaches to the evaluation and management of tinnitus distress. In: Hazell J (ed) Tinnitus. Churchill Livingstone S 156–177
5. Jastreboff PJ, Hazell JW (1993) Aneurophysiological approach to tinnitus: clinical implications. Br J Audiol 27: 7-17
6. Lenarz T (1989) Ohrgeräusche. Pathophysiologie, Diagnostik und Therapie. Dtsch Ärzteblatt 86B: 1249–1253
7. Rudack C, Hillebrandt M, Wagenmann M, Hauser U (1997) Tinnitusbehandlung mit Lidocain? HNO 45: 69–73
8. Wedel H von (1987) A longitudinal study in tinnitus-therapy with tinnitus-maskers and hearing aids. Proceedings 3rd International Tinnitus Seminar S 257–260

Dr. M. Haid
Universitäts-HNO-Klinik
Robert-Koch-Str. 40, D-37075 Göttingen

10.3 Warzen beim Schwimmunterricht

G. Gross

Die Frage ob Schulkinder mit Warzen vom Schwimmunterricht ausgeschlossen werden sollten, wird nach wie vor unterschiedlich diskutiert. Logischerweise sollte die Fragestellung folgendermaßen lauten:
Sollte es Personen mit Warzen erlaubt sein, öffentliche Schwimmbäder zu besuchen?

Davon ausgehend, daß die Frage eigentlich auf Warzen der Fußsohle und nicht auf Viruswarzen im allgemeinen abzielt, besteht sicherlich keinerlei Zweifel daran, daß gerade unter den Bedingungen in Schwimmbädern Warzen dieser Lokalisation besonders leicht übertragen werden können. Für die Entstehung von Warzen an Händen und an anderen Stellen des menschlichen Körpers besteht sicherlich kein direkter Zusammenhang mit dem häufigen Besuch von Schwimmbädern. Inwiefern allerdings Warzen im Genitoanalbereich durch Saunabäder begünstigt werden, ist unklar und wird ebenfalls kontrovers diskutiert.

Epidemiologie

Die Frage nach exogenen Risiken für die Warzenentstehung erscheint sicherlich vor dem epidemiologischen Hintergrund wohl berechtigt. Es ist allgemein bekannt und akzeptiert, daß Warzenvirusinfektionen bzw. Infektionen mit den humanen Papillomviren (HPV) in den letzten 50 Jahren dramatisch zugenommen haben [8], obwohl bisher nur ungenaue Prävalenzdaten über Warzen in der Allgemeinbevölkerung vorliegen [5, 9, 13].

In einer neueren Studie aus Rußland an über 30 000 Patienten des Distrikts Tomsk konnte jedoch eine allgemeine Prävalenz für Viruswarzen von 13% festgestellt werden [4]. Im Gegensatz zu Genitalwarzen ist die Inzidenz von Hautviruswarzen eindeutig am höchsten bei Schulkindern und jugendlichen Erwachsenen zwischen dem 5. und 20. Lebensjahr, wobei der Altersgipfel zwischen dem 12. und 16. Lebensjahr liegt [6,14,15].

Studien aus verschiedenen europäischen Ländern haben gezeigt, daß Hautviruswarzen am häufigsten im Bereich der Hände vorkommen (ca. 70%). Die Inzidenz für Plantarwarzen schwankt dabei zwischen 3,8% und 19% je nach untersuchten Altersgruppen, wobei Unterschiede in der Inzidenz sogar zwischen einzelnen Schulen gefunden wurden [3,6,8,13,15]. Auf den Zusammenhang zwischen Gemeinschaftsbädern und Übertragung von Plantarwarzen wurde in mehreren Publikationen eingegangen [8, 10, 15]. Baden in warmem Wasser soll dabei das Übertragungsrisiko noch um das 2fache steigern [1,16].

Übertragung

Voraussetzung für die Infektion mit HPV sind kleine Epidermisdefekte oder Mazerationen, die z. B. an der Fußsohle durch Barfußgehen in Schwimmbädern, Turnhallen oder Saunabädern entstehen können. Gleichermaßen werden Warzenvirusinfektionen an der Fußsohle durch plantare Hyperhidrose, Fußdeformationen, durch Tragen von Gummischuhen sowie gleichzeitig bestehende Ekzeme und oberflächliche Hautinfektionen wie z. B. Tinea begünstigt.

Warzenviren vermehren sich ausschließlich in epithelialen Zellen der Warzen. Die Hauptquelle der Viren ist somit der Warzenpatient. In histologischen Schnitten prinzipiell aller Typen von Viruswarzen lassen sich Papillomviruspartikel in unterschiedlichem Ausmaß nachweisen. Bestimmte klinische Warzentypen wie die plantaren Einschlußwarzen (Myrmecia) sind jedoch virusreicher und damit infektiöser als andere. Die Übertragung von HPV erfolgt direkt oder indirekt über virushaltige Schüppchen von einer Stelle der Haut zu einer anderen (sog. Autinokulation) oder von einer Person zu einer anderen (Heteroinokulation) [11, 12].

Schutz vor Infektion

Warzen sind kein Grund für den Ausschluß von Schulkindern vom Schwimmunterricht, sofern die Viruswarzen sicher und wasserfest durch großflächige Pflaster abgedeckt sind.

Alternativ können Schutzsocken getragen werden, die in Apotheken und Sportgeschäften erhältlich sind. In gleicher Weise können sich auch „Nichtwarzenträger" vor Fußsohlenwarzen schützen. Dieses Verfahren hat sich in einer kontrollierter Studie an Sportstudenten als wirkungsvoll bewährt, die täglich Schwimmsport betrieben [7]. Das Umweltbundesamt greift diese Anregung auf und beabsichtigt im Einvernehmen mit der Badewasserkommission eine Neuauflage des Merkblattes des ehemaligen Bundesgesundheitsamtes „Mitteilung des Bundesgesundheitsamtes zum Vorkommen von Warzen und Dellwarzen im Zusammenhang mit dem Besuch von Turneinrichtungen und Schwimmbädern" (Bundesgesundheitsblatt 5/91, S. 231-232): Der entsprechende Text wird folgendermaßen lauten:

Sportlehrer und Kindergartenpersonal sollten Kinder und Jugendliche über die Übertragbarkeit von Warzen regelmäßig aufklären. Dabei ist auf das Folgende hinzuweisen:

- Die gemeinsame Benutzung von Handtüchern, Massageölen, Hautcremes, etc. durch mehrere Personen ist zu vermeiden.
- Das Barfußgehen in Schwimmbädern bei bestehenden Warzen ist zu unterlassen, außer es wird eine geeignete Schutzbedeckung (großflächige Pflaster, Schutzsocken) getragen. Eine entsprechende Pflasterbedeckung der Warzen soll auch beim Sportunterricht erfolgen, wenn Körperkontakt nicht auszuschließen ist.
- Warzenträgern (und den Erziehungsberechtigten) ist ein Arztbesuch zu empfehlen.

Hierdurch kann verhindert werden, daß sich Warzen in der Schulgemeinschaft rasch ausbreiten. Das gleiche gilt auch für andere Gemeinschaften wie Kasernen und Wohnheime. Allerdings muß berücksichtigt werden, daß nicht wenige Personen (plantare) Warzen aufweisen, ohne es zu wissen bzw. ohne sie als solche zu erkennen. Die Entwicklung eines Desinfektionsmittels, dessen Wirkungsspektrum auch HPV einschließt, wäre sehr wünschenswert und könnte sicherlich Grundlegendes an der Situation ändern, sofern die vielfältigen Übertragungsmöglichkeiten im Barfußbereich, z. B. der Schwimmbäder und anderer Einrichtungen, sicher in präventive Desinfektionsmaßnahmen eingeschlossen werden könnten.

Am wichtigsten sind vorbeugende Maßnahmen.

Mit dem Hinweis auf eine ältere Untersuchung aus dem Hygiene-Institut der Universität Tübingen [2] in der ein epidemischer Befall mit Mollusca contagiosa durch die Schließung eines Schwimmbades gestoppt werden konnte, wird eine andere Vorgehensweise bei Dellwarzen vorgeschlagen. Auf Anfrage wird das Institut für Wasser-, Boden- und Lufthygiene am Umweltbundesamt den örtlichen Gesundheitsämtern eine vorübergehende Schließung vorschlagen, falls Dellwarzenbefall im Zusammenhang mit dem Besuch eines Schwimmbades gesehen wird.

Literatur

1. Allen WH, Dickinson VA (1996) The problem of verrucae. Medical Officer 119: 261-264
2. Bader RE (1967) Gehäuftes Vorkommen von Molluscum contagiosum im Bereich eines Schwimmbades. Arch Hyg Bakteriol 151: 388-402
3. Barr A, Coles RB (1969) Plantar warts: a statistical survey. Trans St. John´s Hosp Derm Soc 52: 226
4. Beliaeva TL (1990) The population incidence of warts. Vesnik Dermatologii Venerologii 2: 55-58 (Russian to English abstract)

5. Benz U, Gilliet F (1976) Untersuchung über mögliche kausale Faktoren bei epidemischer Häufung von Plantarwarzen. Schweiz Med Wochenschr 106: 666-671
6. Bosse K, Christophers E (1964) Beitrag zur Epidemiologie der Warzen. Hautarzt 15: 80-86
7. Bunney MH (1972) Prevention of plantar warts by the use of protective footwear in swimming pools. Community Medicine 127: 127-129
8. Bunney MH, Benton C, Cubie HA (1992) Viral warts. Biology and treatment. 2nd ed. Oxford University Press
9. Curtis AC, Thurston CS (1966) What´s what about warts. University Michigan Med Center J 3: 260-262
10. Gentles JC, Evans EGV (1973) Foot infectons in swimming baths. Br Med J 111: 260-262
11. Gross G (1992) Viruserkrankungen der Haut. In: Czarnetzki B, Kerl H, Sterry W (Hrsg), Dermatologie und Venerologie mit Repetitorium. Walter De Gruyter, Berlin, New York S 38-63
12. Gross G, Jablonska S (1997) Skin warts: gross morphology and histology. In: Gross G, von Krogh G (eds.) Human papillomavirus infections in dermatovenerology. CRC Press Inc, Boca Raton, FL USA pp 243-258
13. Larsson PA, Lidén S (1980) Prevalence of skin disease amongst adolescents - 12-16 years of age. Acta Dermato-Venerol (Stockholm) 60: 415-423
14. Nagington J, Rook A, Highet AS (1986) Virus and related infections. In: Rook A (ed) Textbook of dermatology, 4th ed. Bleckwell, Oxford pp 668-679
15. Rasmussen KA (1958) Verrucae plantares. Acta Dermato-Venerologica (Stockholm) 38 [Suppl 39]: 132-134
16. Tranter AW (1969) A scheme for prevention of plantar warts. Medical Officer 120: 317-322

Prof. Dr. G. Gross
Univ.-Hautklinik
Augustenstr. 80-85, D-18055 Rostock

10.4 BCG-Schutzimpfung bei Neugeborenen

J. Leidel

Wie sehen die Impfempfehlungen zur BCG-Impfung bei Neugeborenen in den einzelnen Bundesländern aus? Wie ist die Wirksamkeit des z. Z. verwendeten BCG-Impfstoffes zu bewerten?

Gibt es Untersuchungen zu Nebenwirkungen und Komplikationen nach BCG-Impfungen?

Wie ist die derzeit gültige rechtliche Absicherung durch den Impfarzt bei Weiterimpfen mit BCG, da die STIKO die generelle Impfung aller Neugeborenen und Säuglinge nicht mehr empfiehlt?

Es war lange Konsens, daß die BCG-Impfung zwar möglicherweise nicht das Auftreten einer Tuberkulose verhindert, aber einen Beitrag zur Vorbeugung der tuberkulösen Meningitis und der Miliartuberkulose im Kleinkindesalter zu leisten vermag. Daher galt die Impfung bei hoher Tuberkulose-Prävalenz als sinnvoll.

Andererseits ist die BCG-Impfung der Neugeborenen – abgesehen von den damit verbundenen Kosten und der geringer werdenden Akzeptanz der Eltern: „kaum war das Kind geboren, wurde es auch schon geimpft" – nicht unproblematisch. Neben der BCG-Lymphadenitis und Lymphangitis besteht zumindest das theoretische Risiko einer disseminierten BCG-Infektion beim Vorliegen eines angeborenen Immunmangelsyndroms. In der Weltliteratur wurde über etwa 40 derartige, fatal verlaufene Infektionen berichtet.

Die BCG-Impfung ist keine von der STIKO empfohlene Impfung!

In den Empfehlungen der ständigen Impfkommission (STIKO) von 1998 wird die Impfung gegen Tuberkulose „mit dem derzeit verfügbaren BCG-Impfstoff" nicht empfohlen. Die STIKO führt hierzu aus: „In Anbetracht der epidemiologischen Situation in Deutschland, der nicht sicher belegbaren Wirksamkeit der BCG-Impfung und der nicht seltenen schwerwiegenden unerwünschten Arzneimittelwirkungen des BCG-Impfstoffes kann es die STIKO nicht mehr vertreten, diese Impfung zu empfehlen."

In den meisten Bundesländern werden von den obersten Landesgesundheitsbehörden die Empfehlungen der STIKO übernommen. In diesen Ländern ist damit die BCG-Impfung nicht mehr „öffentlich empfohlen" im Sinne von § 14 Abs. 3 Bundes-Seuchengesetz.

Die fehlende Empfehlung durch die STIKO hat schwerwiegende rechtliche Konsequenzen:

- Zum einen wird die Impfung im allgemeinen nicht mehr zu Lasten der Krankenkassen erfolgen können.
- Zum anderen besteht kein Anspruch mehr auf Versorgung aus öffentlichen Mitteln bei einem etwaigen Impfschaden.

Allerdings ist der BCG-Impfstoff nach wie vor in der Bundesrepublik durch das Paul-Ehrlich-Institut zugelassen. Er darf also durchaus auch angewendet werden. Jedoch muß bei der Aufklärung der Personensorgeberechtigten auf die fehlende „öffentliche Empfehlung" hingewiesen werden.

Dr. J. Leidel
Gesundheitsamt der Stadt Köln, D-50667 Köln

10.5 Rötelntherapie bei nephrotischem Syndrom

J. Ehrich

Welche Vorgehensweisen (Abwarten, Hyperimmunglobulin-Gabe, aktive Impfung) ist bei einem nicht-Röteln-geimpften, jedoch Röteln-inkubierten 11jährigen Mädchen indiziert, das wegen eines nephrotischen Syndroms seit 4 Wochen mit Prednison 60 mg/m²/Tag behandelt wurde und somit evtl. immunsupprimiert ist?

Wenn das nephrotische Syndrom auf die Prednisongabe angeprochen hat und die Proteinurie normalisiert ist, ist die Steroidgabe für 4 Wochen auf eine alternierende Therapie mit 40 mg/m² zu reduzieren und dann abzusetzen. Eine Röteln-prophylaxe (aktive oder passive Impfung) ist nicht erforderlich, da der Rötelnverlauf unter der alternierenden Prednison-Therapie mit großer Wahrscheinlichkeit unkompliziert sein wird.

Wenn das nephrotische Syndrom auf die Steroide nicht angesprochen hat und somit steroidresistent ist, sollte eine Nierenbiopsie erfolgen, um die zugrundeliegende Glomerulonephritis zu diagnostizieren. Die Steroidgabe ist bis zum Erhalt des Biopsieergebnisses auf eine alternierende Therapie umzustellen. Hinsichtlich der Rötelninkubation haben keine prophylaktischen Maßnahmen zu erfolgen. Sollte die Nierenbiopsie die Indikation zu einer erweiterten immunsuppressiven Therapie ergeben (z.B. Cyclosporin A Therapie einer fokal-segmentalen Glomerulosklerose), so stellt die Rötelninkubation keine Kontraindikation für den Beginn dieser Therapie dar.

> Die Rötelninkubation ist keine Kontraindikation für eine immunsuppressive Therapie

Eine Übersicht zur Durchführung aktiver und passiver Schutzimpfungen bei Kindern mit Nierenerkrankungen wurde von R. W. Steele in der Zeitschrift Pediatrie Nephrology

Band 5 Seite 7-10 im Jahre 1994 veröffentlicht. Eine aktuelle Richtlinie zur Impfung von chronisch niereninsuffizienten, dialysierten und nierentransplantierten Kindern wird gegenwärtig in Deutschland von der Impfkommission der Akademie für Kinderheilkunde erarbeitet.

Prof. Dr. J.H.H. Ehrich
Abteilung Kindernephrologie, Universitätsklinik und Poliklinik für Kinderheilkunde
Universitätsklinikum Charité
Schumannstr. 20/21, D-10117 Berlin

10.6 Wiederzulassung zur Schule bei Verlausung

J. Leidel

Im Bundesseuchengesetz heißt es, daß verlauste Schüler die Schule nicht betreten dürfen. Bisher habe ich es so gehandhabt, daß die Schüler auch frei von Nissen sein mußten, um einen erneuten Befall zu verhindern. In den von mir verwendeten Merkblättern wird diese Vorgehensweise auch empfohlen.
Nun wurde ich aber von der Hygieneärztin des Gesundheitsamtes eines „Besseren" belehrt. Weil im Bundesseuchengesetz nichts über die Nissen steht, müsse ich die Kinder nach Abtöten der Läuse auch mit vielen Nissen im Haar in die Schule schicken. Wer hat Recht?

Der in der Frage angesprochene § 45 des Bundesseuchengesetzes besagt in Absatz 1: „Lehrer, zur Vorbereitung auf den Beruf des Lehrers, in Schulen tätige Personen, Schüler, Schulbedienstete und in Schulgebäuden wohnende Personen, die an ... erkrankt oder dessen verdächtigt oder die verlaust sind, dürfen die dem Schulbetrieb dienenden Räume nicht betreten ..., bis nach dem Urteil des behandelnden Arztes oder des Gesundheitsamtes eine Weiterverbreitung der Krankheit oder der Verlausung durch sie nicht mehr zu befürchten ist". Entsprechendes gilt nach § 48 des Gesetzes auch für Schülerheime, Schullandheime, Säuglingsheime, Kinderheime, Kindergärten, Kindertagesstätten und ähnliche Einrichtungen.

In der amtlichen Begründung zu § 45 BSeuchG wird deutlich gemacht, daß nur solche Erkrankungen aufgeführt werden, die tatsächlich in der Schule von einer Person auf die andere übertragen werden können. So wird z.B. auch nicht auf eine aktive, sondern nur auf eine „ansteckungsfähige" Tuberkulose der Atmungsorgane abgestellt. Entsprechend gilt für die Verlausung, daß die Wiederzulassung dann zu erfolgen hat, wenn eine Weiterverbreitung nicht mehr zu befürchten ist.

Empfehlungen

Da die heute zugelassenen Mittel zur Behandlung des Kopflausbefalls sämtlich ovozid wirken, kann bei ordnungsgemäßer Anwendung davon ausgegangen werden, daß die noch im Haar verbliebenen Nissen abgetötet sind und eine Weiterverbreitung der Verlausung somit nicht zu befürchten ist.

Ein Kind kann also grundsätzlich nach ordnungsgemäß durchgeführter Behandlung zum Schulbesuch wieder zugelassen werden, auch wenn noch Nissen vorhanden sind.

Allerdings führt diese Handhabung in der Praxis häufig zu Schwierigkeiten. Die Schulen sind vielfach nicht bereit, die Wiederzulassung zu akzeptieren, das betroffene Kind wird häufig gemieden und diskriminiert. Aus diesem Grunde sollten nach der Behandlung auch die Nissen soweit wie möglich entfernt werden, auch wenn dies meist etwas Mühe seitens der Eltern erfordert. Nicht richtig wäre es m. E., mit der Wiederzulassung abzuwarten bis die Nissen von selbst abgefallen oder mit dem Haar ausgewachsen sind.

Dr. J. Leidel
Gesundheitsamt der Stadt Köln, D-50475 Köln

10.7 Rezidivierende Pertussis nach Impfung

U. Heininger

Ein 4 3/4jähriges Mädchen ohne Immundefekte wird 4mal gegen Pertussis geimpft (8/93, 10/93; 11/93 und 2/95). Im September 95 tritt ein langwieriger, später anfallsweiser Husten mit rezidivierendem Erbrechen auf. Bei V.a. Pertussis wird Ende November 95 eine Serologie durchgeführt:
Ergebnis: KBR neg, IgM AK pos, IgG AK pos, IgA AK neg
Schlußfolgerung: akute Pertussis
Unter Therapie mit Klarithromycin über 10 Tage Besserung der Beschwerden.
Danach für mehrere Monate hypersensibles Bronchialsystem mit rezidivierenden obstruktiven Bronchitiden, unter zweimonatiger Inhalationstherapie mit Fluticason ausgeheilt.

Im November 96 erkrankt das Mädchen erneut an einem mehrwöchigen Infekt mit Husten, teilweise auch anfallsweise und nachts. Bei weiter wechselnder Hustensymptomatik wird Anfang Dezember 96 erneut eine Pertussisserologie durchgeführt:
Ergebnis: KBR neg, IgM AK neg, IgG AK pos, IgA AK neg
Schlußfolgerung: Z. n. Pertussis oder Impfung

Bei weiter bestehenden Beschwerden erneute Serologie Mitte Januar 97:
Ergebnis: KBR 1:10, IgM AK pos, IgG AK neg, IgA AK neg
Schlußfolgerung: akute Pertussis
Nach entsprechender Therapie (Klarithromycin 10 d) Besserung und später Abklingen der Symptome.

Im Oktober erneut Infekt mit langanhaltendem Husten.
Pertussis-Serologie wie folgt:
Ergebnis KBR neg, IgM AK neg, IgG AK neg, IgA AK neg
Schlußfolgerung: ???
Im Nasen-Rachen-Abstrich: Moraxella catharralis, unter Cephalosporin Heilung.

Die geschilderte Situation ist nicht untypisch und gibt Gelegenheit, auf einige praktisch wichtige Besonderheiten der Symptomatik und Serumdiagnostik von Keuchhustenerkrankungen hinzuweisen.

Folgende Voraussetzungen sind der Interpretation der genannten serologischen Ergebnisse zugrunde gelegt:

- Alle Serumuntersuchungen wurden im selben Labor durchgeführt: es fand keine Methodenveränderung zwischen November 1995 und Oktober 1997 statt.
- Die IgM, IgG und IgA-Antikörper wurden in einem ELISA-Verfahren gemessen; als Antigen dienten Bordetella pertussis Ganzkeimpräparationen.

Wie ist eine akute Pertussis zehn Monate nach erfolgreicher Impfung möglich?

Der Erfolg einer Pertussisimpfung läßt sich leider nicht messen, es besteht postvakzinal kein serologisches Korrelat für den Schutz vor Erkrankung. Seit Einführung der Pertussisimpfung ist bereits bekannt, daß – wie bei den meisten anderen Impfungen – die Wirksamkeit nach kompletter Immunisierung nicht 100%, sondern je nach zugrundeliegender Falldefinition etwa 80 bis 95% beträgt [2, 3]. Umfangreiche Untersuchungen in den letzten Jahren haben dies bestätigt. Somit ist es durchaus möglich, daß die geschilderte Erkrankung eine B. pertussis Infektion oder Erkrankung war. Die positiven IgM-Antikörper (im übrigen bei Pertussis relativ unzuverlässig) legen dies nahe. Es gilt allerdings zu bedenken, daß auch eine B. parapertussis Infektion zugrunde liegen könnte, da serologische Kreuzreaktionen bekannt sind.

Wichtig wäre der spezifische Erregernachweis durch Anzucht (Spezialnährböden!) oder PCR gewesen. Dies erlaubt eine Unterscheidung von B. pertussis und B. parapertussis, einen engverwandten Erreger, der ein nahezu identisches

Krankheitsbild verursacht [1]. Pertussisvakzine scheinen nicht vor Parapertussis zu schützen [3]. Der positive IgG-Antikörpernachweis läßt sich durch die Impfungen erklären.

Läßt sich die zweite Pertussis 1 Jahr danach erklären?

Es ist keineswegs gesichert daß es sich bei der Hustenerkrankung im November 1996 erneut um Pertussis handelte. Zum einen wird häufig beobachtet, daß Patienten nach durchgemachter Pertussis bei erneuten Injektionen des Respirationstraktes „pertussiform" husten. Zum anderen kann es sich um Parapertussis gehandelt haben. Eine durchgemachte Pertussiserkrankung schützt vermutlich nicht vor Parapertussis und umgekehrt. Andere Infektionserreger (z.B. Chlamydien, Mykoplasmen, Adenoviren u.a.) können klinisch mit einer Pertussiserkrankung verwechselt werden.

Wie ist das völlige Fehlen der IgG-AK Ende 97 zu verstehen?

Die Immunantwort auf Pertussisimpfungen ist quantitativ wie auch qualitativ individuell sehr unterschiedlich. Es ist deshalb nicht ungewöhnlich, daß postvakzinal niedrig-positive IgG-Antikörper innerhalb von wenigen Jahren wieder in den nicht meßbaren Bereich abfallen. Die negativen bzw. niedrigpositiven Antikörper in der Komplementbindungsreaktion des hier diskutierten Kindes weisen darauf hin, daß die Impfung quantitativ keine ausgeprägte Immunantwort erzeugt hatte. Dies bedeutet aber nicht notwendigerweise, daß das Kind keinen Schutz vor Pertussis besitzt. Dieser läßt sich nämlich, wie bereits eingangs bemerkt, nicht anhand von Antikörperspiegeln messen.

Literatur

1. Heininger U (1995) Gemeinsamkeiten und Differenzen von Pertussis und Parapertussis. Pädiatr Prax 48: 437-445
2. Schmitt HJ, Wirsing v König CH, Seiss A, Bogaerts H, Bock HL, Schulte-Wissermann, Gahr M, Schult R, Folkens JU, Rast W, Clemens R (1996) Efficacy of acellular pertussis vaccine in early childhood after household exposure. JAMA 275: 37-41
3. Stehr K, Cherry JD, Heininger U, Schmitt-Grohé S, Überall MA, Laassucq S, Eckhardt T, Meyer M, Engelhardt R, Christenson P, Pertussis Vaccine Study Group (1998) A Comparative Efficacy Trial in Germany in Infants who Received Either the Lederle/Takeda Acellular Pertussis Component DTP (DTaP) Vaccine, the Lederle Whole-Cell Component DTP Vaccine or DT Vaccine. Pediatrics 101: 1-11

PD. Dr. U. Heininger
Universitäts-Kinderspital beider Basel - UKKB
Postfach, CH-4005 Basel

10.8 Malariaprophylaxe

W. Bommer

Grundsätzlich wird eine Malariaprophylaxe bei Reisen in Malariagebiete empfohlen. Nicht selten allerdings wird von einheimischen Ärzten in Malariagebieten davon abgeraten mit dem Argument, daß der Verlauf einer Malaria im Falle einer Ansteckung trotz Prophylaxe einen schwereren Krankheitsverlauf aufweist. Wie lautet die Expertenmeinung?

Das Argument der betreffenden „einheimischen Ärzte" in Malariagebieten ist irrig und gefährlich.

Der Infektionsdruck der Malaria ist in vielen tropisch-afrikanischen Ländern (z.B. in Kenia, Tansania, Ghana etc.), aber auch zunehmend in asiatischen Regionen derart hoch, daß die Unterlassung einer wirksamen Prophylaxe von Reisenden nicht verantwortet werden kann. Wir haben im Gegenteil bei Malaria-Patienten ohne vorhergehende Prophylaxe besonders schwere Infektionen beobachtet, z.B. eine Malaria perniciosa mit Tropica-Vermehrungsstadien im peripheren Blut.

Der europäische Reisende ist auch bei intaktem Immunstatus einer Malaria-Infektion praktisch ohne Abwehrmöglichkeit ausgeliefert. Auch wenn Einheimische oder sehr lange im Malariagebiet lebende Europäer vor Ort eine „Semiimmunität" erworben haben, schwindet dieser relative Schutz bei Übersiedlung in eine andere Region oder nach einem Aufenthalt in der europäischen Heimat, so daß bei der Wiedereinreise volle Empfänglichkeit besteht. Besonders gefährdet sind bekanntlich jüngere Kinder sowie schwangere Frauen, bei denen die Lebensbedrohung durch eine Infektion mit Malaria tropica um das 10-fache höher ist als bei Nichtgraviden.

Empfehlungen zur Malariaprophylaxe

Die Broschüre „International Travel and Health" wird jährlich von der WHO herausgegeben

Die Weltgesundheitsorganisation gibt für jedes Malariagebiet präzise Empfehlungen für die Malariaprophylaxe. Die betreffende Broschüre „International Travel and Health" wird jährlich nach Überarbeitung neu aufgelegt. Auch aus juristischen Gründen sollte sich jeder Arzt an diese Empfehlungen halten. Aus den dort gemachten Ausführungen geht hervor, daß es für verschiedene Regionen je nach Resistenzlage unterschiedliche Empfehlungen zur Chemoprophylaxe gibt.

Die zunehmende Resistenz gegen Chloroquin, Proguanil und Fansidar hat dazu geführt, daß z.B. in den afrikanischen Ländern mit hohem Infektionsdruck nur noch Mefloquin eine hinreichende prophylaktische Wirkung entfaltet, wenngleich auch hier ein 100%-iger Schutz nicht garantiert werden kann. Mefloquin ist ab dem 4. Monat auch in der Schwangerschaft als Prophylaxe sowie als Therapie von der WHO zugelassen. Noch gibt es Regionen, wo mit Chloroquin allein (z.B. Mittelamerika, Dominikanische Republik) ein Malariaschutz erzielt werden kann oder wo eine Kombination aus Chloroquin und Proguanil als ausreichend angesehen wird. Andererseits gibt es in Asien Malariagebiete (z.B. Nord-Thailand, Myanmar, Kambodscha), wo infolge der dort herrschenden Multiresistentz statt Mefloquin oder zusätzlich zu diesem, täglich eine Tablette Doxycyclin eingenommen werden muß. Selbst die Chininsensibilität der Malariaparasiten kann dort so beeinträchtigt sein, daß man in der Therapie der schweren Malaria tropica bei Patienten aus diesen Regionen nur durch eine Kombination von Chinin mit Tetracyclin oder Doxycyclin eine Ausheilung der Infektion garantieren kann.

Für die Behandlung der unkomplizierten Malaria tropica ist eine Kombination aus Atovaquon und Proguanil unter dem Handelsnamen Malarone seit über einem Jahr in deutschen Apotheken erhältlich. Das Mittel wirkt auch bei mefloquinresistenten Malariaerkrankungen.

Gefährliche Selbsttherapie

Europäer, die lange Zeit in Malaria-Gebieten leben, verzichten allerdings oft auf eine Chemoprophylaxe der Malaria. Sie warten lieber die Infektion ab und behandeln sich selbst oder begeben sich bei den ersten Anzeichen in ärztliche Behandlung. Diese Entscheidung muß jeder für sich selbst treffen. Besonders problematisch wird die Situation im Hinblick auf Kinder oder auf Schwangerschaften. Der Arzt sollte einem Reisenden ein derartiges Verhalten nicht empfehlen, besonders auch nicht die Selbsttherapie, bei der leicht Fehler gemacht werden können und die der Laie weder hinsichtlich ihrer Effektivität noch ihrer Nebenwirkungen zu beurteilen imstande ist.

Die sicherste Prophylaxe ist natürlich das Meiden von Malaria-Gebieten. Besonders sollten kleine Kinder und schwangere Frauen nicht in Malaria-Länder reisen.

Literatur

1. Bommer W, Christophel E-M, Dupont W, Kuhlencord A, Mergeryan H (1990) Zur Problematik importierter Malariainfektionen (Erfahrungen mit über 100 Malariaerkrankungen in Göttingen und Kassel 1986 bis 2/1990, Leitlinien für Diagnostik, Therapie und Prophylaxe) Med Klinik 85: 310–318
2. Bommer W, Christophel E-M, Dupont W, Kuhlencord A, Mergeryan H (1990) Importierte Malariainfektionen. Deutsch Ärztebl 87 A: 1540–1545, B: 1119–1123, C: 957–960
3. Bommer W (1995) Empfehlungen zur Malaria-Prophylaxe. Hess Ärztebl 56: 73
4. Bommer W (1995) Warnung vor Malaria nach Urlaubsreisen. Hess Ärztebl 56: 71–72
5. Bommer W (1995) Schwangerschaft und Tourismus – Tropische und subtropische Infektionen und ihre Bedeutung für die Gravidität (Prävention und Therapie). In: Kuhn W, Fleckenstein G (Hrsg) Infektionen in Geburtshilfe und Gynäkologie. Band 3. Blackwell Wissenschafts-Verlag, Berlin Wien S 60–94
6. World Health Organization (WHO) (1997) International Travel and Health. Vaccination Requirements and Health Advice.

Prof. Dr. W. Bommer
Tropenmedizinisches Beratungszentrum,
Werner-von-Siemens-Str. 10, D-37077 Göttingen

10.9 Multiresistente Staphylokokken

Th. Hauer, F. Daschner

Multiresistente Staphylokokken lassen sich von Materialien von Patienten auf Intensivstationen, insbesondere wenn sie antibiotisch behandelt wurden, mittlerweile häufig anzüchten und sind Anlaß zu großer Besorgnis. Da es sich zwar um einen nur mit wenigen Antibiotika erfolgreich zu behandelnden, aber meines Wissens nicht stärker als andere Staphylokokken virulenten Keim handelt, ist deshalb überhaupt eine aggressive „Ausrottungsstrategie" gerechtfertigt?

Teil der „Ausrottungsstrategie" ist eine Isolierung der Träger-Patienten. Gibt es verläßliche Daten, daß diese Maßnahme effektiv ist? Gibt es andere Methoden, um die Ausbreitung des Bakteriums zu verhindern?

Derzeit sind eine große Anzahl von Langzeitpatienten, aber auch Bewohner von Pflegeheimen mit oxacillinresistenten Staphylokokken (MRSA) kolonisiert. Man ist also vom Ziel einer „Ausrottung" weiter entfernt als je zuvor. Dennoch muß die Ausbreitung von MRSA im Krankenhaus verhindert werden.

Gefahrenpotential der MRSA

Es ist zwar richtig, daß MRSA nicht virulenter sind als „normale", also auf z.B. Flucloxacillin empfindliche Staphylokokken. Das Spektrum der ausgelösten Erkrankungen ist jedoch breit: fulminante Pneumonien, Septikämien, Gelenksinfektionen, Osteomyelitis, Meningitis und vieles mehr. Einige Stämme haben außerdem die Eigenschaft, sich schnell auszubreiten, weil sie besonders leicht zur (asymptomatischen) Kolonisierung führen können. Zur Behandlung systemischer Infektionen bleiben nur noch Glykopeptid-Antibiotika (z.B. Vancomycin oder Teicoplanin), wertvolle Reserve-Antibiotika, deren Wirksamkeit durch unkritischen Gebrauch verspielt werden kann [8]. Die Entdeckung einzelner Staphylokokken-Stämme in Japan und den USA, die auch auf Vancomycin nur noch vermindert ansprechen, steigert die Bedeutung von Präventivmaßnahmen noch mehr.

Hygienemaßnahmen

Übertragungen von MRSA lassen sich zum Teil schon verhindern, wenn Standard-Hygienemaßnahmen wie die Händedesinfektion und der sachgerechte Gebrauch von Einmalhandschuhen strikt eingehalten werden. Darüber hinaus sollten die Hände vor Verlassen des Zimmers nochmals desinfiziert werden, da auch über patientennahe Flächen eine Kontamination des Personals möglich ist. Theoretisch könnte man bei absolut konsequenter Einhaltung dieser Grundsätze durch alle Beteiligten vom Chefarzt bis zum Physiotherapeuten auf eine räumliche Isolierung der Träger-Patienten im Einzelzimmer verzichten. In den großen Untersuchungen zur Effektivität der Hygienemaßnahmen war jedoch die räumliche Isolierung immer ein wesentlicher Teil der Strategie [1, 3-7]. Sie muß daher dringend empfohlen werden. Der eigentliche Sinn liegt darin, daß das Personal, insbesondere auf Intensivstationen, sich nicht während der Versorgung eines MRSA-Patienten akut um einen anderen Patienten kümmern muß. In solchen Situationen ist dann häufig keine Händehygiene mehr möglich oder sie wird vergessen.

Prophylaktische Antibiose

Topische Sanierung des Hauptreservoirs Nasenhöhle!

Die Besiedlung mit MRSA insbesondere im Nasenrachenraum stellt eine wesentliche Voraussetzung für eine nachfolgende Infektion dar [2]. Andere Infektionskontrollmaßnahmen zielen daher auf die Aufhebung des Trägerzustandes. Die systemische Gabe von Antibiotika aller Art, auch von z.B. Vancomycin, ist dafür nicht geeignet (mangelnde Effizienz, Resistenzproblematik, Nebenwirkungen). Am besten wird Mupirocin topisch für fünf Tage in die vordere Nasenhöhle appliziert. Auch dabei soll man Zurückhaltung in der Anwendung üben, da eine Resistenzentwicklung möglich ist. Zeichnet sich ein Therapieversagen ab, kann alternativ PVP-Jodsalbe eingesetzt werden. Bei einem Patienten allerdings, der wegen einer schweren Grunderkrankung voraussichtlich immer wieder hospitalisiert werden muß, sollte in jedem Falle ein Sanierungsversuch unternommen werden. Die generelle prophylaktische Anwendung bei Risiko-Patienten (z.B. Hämodialyse-Patienten, Zustand nach großen operativen Eingriffen) kann jedoch nicht empfohlen werden. Häufig wird vergessen, das Krankenblatt von Patienten, die einmal kolonisiert oder infiziert waren, deutlich zu kennzeichnen, um bei Wiederaufnahme ein potentielles Erregerreservoir zu erkennen. Durch einen Nasenabstrich läßt sich klären, ob der Patient immer noch besiedelt ist oder nach primärer Sanierung evtl. rekolonisiert wurde. Solange das Ergebnis aussteht, ist eine Isolierung angezeigt.

Umstritten ist, wann exponiertes Personal untersucht werden soll. Dies gilt auch für Ausbruchssituationen, weil nicht klar ist, ob eine daraus resultierende topische Behandlung der besiedelten Personen eine Epidemie begrenzen hilft. Entschließt man sich dazu, sollten außer dem Hauptreservoir Nasenhöhle immer auch eventuelle Hautläsionen untersucht werden [1].

Für die Praxis kann empfohlen werden, Personal nur dann einem Screening zu unterziehen, wenn ein unmittelbarer epidemiologischer Zusammenhang mit einem Ausbruch besteht. Findet man dann MRSA, sollte eine topische Behandlung begonnen werden.

Literatur

1. Boyce JM (1991) Should we vigorously try to contain and control methicillin-resistant Staphylococcus aureus. Inf Contr Hosp Epidemiol 12: 46–54

2. Casewell MW, Hill RLR (1986) The carrier state: methicillin-resistant Staphylococcus aureus. J Antimicrob Chemother 18 (Suppl A): 1–12
3. Flaherty JP, Weinstein RA (1996) Nosocomial infection caused by antibiotic-resistant organisms in the intensive-care unit. Inf Contr Hosp Epidemiol 17: 236–248
4. French GL, Phillips I (1996) Antimicrobial resistance in hospital flora and nosocomial infections. In: Mayhall CH (ed) Hospital epidemiology and infection control. Williams & Wilkins, Baltimore S 980–999
5. Hospital Infection Control Practices Advisory Committee (HICPAC) (1995) Recommendations for preventing the spread of vancomycin resistance. Inf Contr Hosp Epidemiol 16: 105–113
6. Hospital Infection society and British Society for Antimicrobial Chemotherapy (1990) Revised guidelines for the control of epidemic methicillin-resistant Staphylococcus aureus. J Hosp Inf 16: 351–377
7. Kappstein I (1996) Multiresistente und andere nosokomiale Problemkeime. In: Daschner F et al (Hrsg) Praktische Krankenhaushygiene und Umweltschutz. Springer Berlin Heidelberg New York S 279–292
8. Michel M, Gutmann L (1997) Methicillin-resistant Staphylococcus aureus and Vancomycin-resistant enterococci: therapeutic realities and possibilities. Lancet 349: 1901–1906

Dr. Th. Hauer, Prof. Dr. F. Daschner
Institut für Umweltmedizin und Krankenhaushygiene
Hugstetter Straße 55, D-79106 Freiburg

11 Umweltmedizin

11.1 Nachweis einer Amalgamallergie 457
11.2 Aspergillus fumigatus in der Raumluft 461
11.3 Gesundheitliche Aspekte eines Waldkindergartens 465
11.4 BSE durch Heparin oder Gelatinepräparate 467
11.5 Allergisierende Potenz von Teebaumöl 472
11.6 Lungenkrebs durch Chemikalien 478

11.1 Nachweis einer Amalgamallergie

Th. Fuchs

Wie ist der Kenntnisstand bei Verdacht auf eine Allergie gegen Amalgam oder Zahnprothesen-Material?

Welches Vorgehen wird empfohlen?

Dentalwerkstoffe, vornehmlich Legierungen, werden in den letzten Jahren immer wieder angeschuldigt, als „Allergene" neben Schleimhaut- und Hautveränderungen auch diverse allgemeine Befindlichkeitsstörungen auszulösen. Allergologen wird eine große Zahl von Patienten zugewiesen, bei denen die unterschiedlichsten Beschwerden auf Amalgam, Zahnprothesenmaterial (u.a. Kunststoffe, andere Metalle) bezogen werden. Erhofft wird, daß sich allergologische Zusammenhänge darstellen lassen. Hierfür besteht jedoch nur selten eine Chance.

Indikationen und Grenzen der verfügbaren Teste

Wie beim allergischen Kontaktekzem ist auch für eine allergische Kontaktstomatitis, Gingivitis oder Cheilitis der Epikutantest die geeignete Nachweismethode. Die potentiellen Allergene werden in einer Konzentration, die die Haut nicht mehr reizt, für die Auslösung allergischer Reaktionen aber noch hoch genug ist, okklusiv unter speziellen Testpflastern für 24 oder 48 Stunden auf die klinisch gesunde Rückenhaut des Patienten geklebt. Anschließend wird sofort, sowie nach 48 und 72 Stunden untersucht, ob bestimmte Substanzen im Testgebiet umschriebene, ekzematöse Reaktionen ausgelöst haben. Expositionszeiten von 7 bis 14 Tagen, wie immer wieder in diesem Zusammenhang empfohlen, sind obsolet. Dies gilt auch für planlose und wiederholte Testungen in kurzen

Abständen, da hierdurch iatrogene Sensibilisierungen zu erwarten sind.

Voraussetzung für die antigenspezifische Stimulierung der immunkompetenten T-Lymphozyten ist, daß Antigene (Synonym: Allergene) in ausreichender Menge aus den Kontaktstoffen freigesetzt werden und in die Haut bzw. Schleimhaut penetrieren. Epimuköse Teste an der Mundschleimhaut sind wenig aussagefähig. Durch Verdünnungseffekte und immunologische Besonderheiten der Mundschleimhaut werden wesentlich höhere Allergenkonzentrationen benötigt, um allergische Reaktionen auszulösen.

In vitro-Teste (Lymphozytentransformationstest, MELISA u.a.) bringen für die Routine-Diagnostik keine nennenswerten Vorteile oder sind aus methodischen Gründen ohnehin nicht anwendbar.

Ein positiver Epikutantest besagt, daß irgendwann eine spezifische Sensibilisierung stattgefunden hat und noch entsprechend geprägte T-Lymphozyten existieren. Er beweist aber nicht, daß ein aktueller Kontakt mit dem entsprechenden Stoff diese Sensibilisierung induziert hat, noch daß die jeweiligen Beschwerden bzw. Symptome mit der Sensibilisierung zusammenhängen. Dies kann nur durch Einbeziehung weiterer Kriterien, wie topographischer und zeitlicher Zusammenhang von Exposition und Beschwerden, klinischem Bild und Verlauf bei Allergenkarenz sowie eventueller Reexposition mehr oder weniger sicher bewiesen werden.

In Einzelfällen können Testungen kontraindiziert sein, da sie von der eigentlichen Ursache ablenken. Die nicht selten psychisch auffälligen Patienten können durch den diagnostischen Aufwand in ihrer irrtümlichen Fixierung auf eine Allergie bestärkt werden.

Bioresonanzmessungen, Elektroakupunktur u.ä. ermöglichen keinen Hinweis auf eine Werkstoff-Unverträglichkeit. Obsolet ist der Wunsch nach allergologischen Untersuchungen, wenn Vergiftungen durch Dentalwerkstoffe vermutet werden. Hier können ausschließlich anerkannte toxikologische Untersuchungsmethoden zu relevanten Aussagen führen [1].

Durchführung und Auswertung der Epikutantestung

Quecksilberallergien können Ausdruck einer Spättyp-Allergie (Kontaktallergie) sein. Epikutantestungen mit den verschiedenen Quecksilberverbindungen zum Nachweis einer solchen Reaktion zeigen wechselhafte, nicht immer reproduzierbare Ergebnisse. Der Epikutantest sollte mit standardisiertem Quecksilber(II)-amidchlorid in Vaseline (1%) und Amalgam in Vaseline (5%) durchgeführt werden. Zu fordern sind eine 24- bzw. 48-h-Exposition sowie Spätablesungen (mindestens 72 h). Wegen vielfältiger morphologischer Reaktionsmöglichkeiten ist die Testung nur von erfahrenen, dermatologisch versierten Allergologen durchzuführen. Zur Beurteilung einer Testreaktion sind Kenntnisse über die Testmodalitäten erforderlich. Jeder Eintrag in einen Allergiepaß ist hinsichtlich der klinischen Relevanz des Testbefundes zu präzisieren.

Sind eindeutige allergische (ekzematöse) Reaktionen auf anorganisches Quecksilber(II)-amidchlorid (1% Vas) und/oder Amalgam (5% Vas) im Epikutantest nachweisbar, dann ergeben sich hieraus folgende mögliche Folgerungen:

- Es besteht kein charakteristisches klinisches Bild wie Kontaktstomatitis, Gingivitis, Lichen ruber-artige Veränderungen der Mundschleimhaut, rezidivierende aphthöse Läsionen: die Amalgamfüllungen können belassen werden.
- Eine der genannten Diagnosen besteht und es erscheint ein zeitlicher bzw. topographischer Zusammenhang mit einer Amalgamversorgung möglich: Die Füllungen sollten ersetzt werden. Auch sollte jeder weitere Kontakt mit Quecksilberverbindungen unterbleiben.
- In den sehr seltenen Fällen von urtikariell-exanthematischen oder akuten ekzematösen Hauterscheinungen, die in unmittelbarem zeitlichen Zusammenhang mit neuen Amalgamfüllungen auftreten und unter adäquater Therapie innerhalb weniger Wochen nicht abheilen, ist gleichermaßen zu verfahren.
- Bei einer zukünftigen Kavitäten-Versorgung ist in jedem Fall vorsichtshalber auf Amalgam zu verzichten.

Allergische Reaktionen auf Phenylquecksilberborat oder -acetat bzw. auf andere organische Quecksilberverbindungen (z.B. Thiomersal) sind allenfalls vage Hinweise, daß auch eine Allergie gegen anorganisches Quecksilber vorliegen könnte. Dies bedarf aber der Bestätigung durch Tests mit den eingangs genannten Substanzen. Bleiben diese negativ, ergeben sich keine Konsequenzen.

Die alleinige Vorlage eines Allergiepasses mit dem Hinweis auf eine Quecksilberallergie ist nicht ausreichend, um den Kostenersatz für alternative Füllungen zu begründen.

Andere Dentalwerkstoffe

Die aus den Quecksilberallergien abgeleiteten Konsequenzen gelten sinngemäß für andere Dentallegierungen und Kunststoffe. Entscheidend ist nicht die chemische Zusammensetzung, sondern die Freisetzung ausreichender Mengen allergen wirkender Substanzen, wobei Abrieb, Korrosion, Einwirkung von Speichel, Nahrungsmitteln usw. zu berücksichtigen sind. Nachweisbare Allergien müssen nicht zwangsläufig zu klinischen Bildern im Mund führen. Es gibt zahlreiche Patienten mit eindeutiger Metall- oder Kunstharz-Allergie, die diese Werkstoffe im Mund problemlos vertragen. Unter praktischen, aber auch forensischen Gesichtspunkten sollten jedoch Substanzen, gegen die eine Allergie bekannt ist, gemieden werden, wenn eine Freisetzung aus der Legierung bzw. dem Kunstharzkomplex nicht ausgeschlossen werden kann.

Literatur

1. Stellungnahme der Deutschen Kontaktallergiegruppe zur Amalgam-Allergie (1994) Hautarzt 45: 415

Prof. Dr. Th. Fuchs
Hautklinik und Poliklinik, Funktionsbereich
Allergologie der Georg-August-Universität,
Von-Siebold-Straße 3, D-37075 Göttingen

11.2 Aspergillus fumigatus in der Raumluft

M. Dettenkofer, F. Daschner

Welche klinische Relevanz hat der Pilznachweis von Aspergillus fumigatus im Rahmen einer baubiologischen Analyse (Kolonien 17 Kol/1,2x10=140 Kol/m^3) des Schlafzimmers nach Wasserschaden vor 2 Jahren? Der Patient gibt Schwäche, Belastungsdyspnoe, Hautallergien und Polyneuritis an.

Schimmelpilze der Gattung Aspergillus sind in der Natur weit verbreitet. Unter den potentiell pathogenen Arten ist Aspergillus fumigatus das häufigste Isolat aus klinischem Material. Invasive Aspergillus-Infektionen sind hauptsächlich bei sehr stark immunsupprimierten Patienten von Bedeutung. Hier hat die Zahl der Aspergillosen in den letzten Jahren stetig zugenommen [4]. Überwiegend handelt es sich dabei um nosokomiale, durch die 2–3 mm großen Sporen aerogen übertragene Infektionen [5]. Als Ursache sind v.a. ungefilterte (sporenhaltige) Außenluft, kontaminierte raumlufttechnische Anlagen, Freisetzung von Staub und Sporen durch Umbaumaßnahmen und Exposition von Patienten mit Aspergillussporen aus Topfpflanzen zu nennen [1].

Eine Aspergillose bei immunkompetenten Patienten ist sehr selten [3]: Am Beispiel einer Intensivstation konnten eine abgehängte Deckenverkleidung mit Löchern sowie Umbauarbeiten in der Nähe als Ursache verantwortlich gemacht werden [8]. In einer anderen Arbeit wurde über 25 angeblich immunkompetente Patienten mit Aspergillus-Infektion berichtet. In der Aufarbeitung der Fälle konnte jedoch nur bei elf dieser Patienten eine Suppression des Immunsystems tatsächlich ausgeschlossen werden [9].

Gesundheitliche Gefährdung durch Aspergillus fumigatus

Bei mehr als 10% der Patienten mit allergisch bedingten Atemwegserkrankungen besteht eine Sensibilisierung gegenüber Schimmelpilzsporen, die im Vergleich zu einer Pollenallergie schwerer zu diagnostizieren ist [6]. Besonders bei hohen Schimmelpilzkonzentrationen kann es auch zu einer exogen-allergischen Alveolitis kommen. Zahlreiche Studien weisen darauf hin, daß eine Exposition gegenüber Schimmelpilzen und ihren Bestandteilen (Zellwandmakromoleküle, Mykotoxine) zu einer Freisetzung von Mediatoren wie Histamin führen kann [2].

Die Schimmelpilzflora der Außen- und Innenraumluft ist in erheblichem Maß saisonal und regional variabel. Nur durch eine zeitgleiche Bestimmung der Schimmelpilz-Sporenkonzentrationen in der Raum- und in der Außenluft läßt sich abschätzen, ob erstere durch innere Emissionsquellen kontaminiert ist [10]. Als Ursachen kommen in diesem Fall durchfeuchtete Baumaterialien in Betracht, z.B. auch nicht ausgetrocknetes Mauerwerk nach einem Wasserschaden. Weitere Quellen sind Blumentopferde und Abfälle biologischen Ursprungs (Kompost). Neben den invasiven und allergenen Eigenschaften können Schimmelpilze z.T. geruchsintensive flüchtige organische Verbindungen abgeben, die in Verdacht stehen, eine Reizwirkung zu haben [12]. Da bezüglich einer möglichen gesundheitlichen Gefährdung durch Schimmelpilzsporen im Gegensatz zu wichtigen chemischen Luftschadstoffen bislang keine Richt- bzw. Referenzwerte existieren, müssen für eine Beurteilung Erfahrungswerte bzw. Literaturangaben herangezogen werden. So ist z.B. nach Erfahrungen aus Schweden ab 50 KBE/m^3 thermotoleranter Aspergillusspezies (u.a. A. fumigatus) in der Innenraumluft mit einem gesundheitlichen Risiko der Bewohner zu rechnen [7].

Empfehlungen

Weil im vorliegenden Fall kein Vergleichswert der Aspergillus-Sporenkonzentration der Außenluft verfügbar ist, kann der in der Schlafzimmerluft nach Wasserschaden bestimmte Wert von 140 KBE/m^3 nur in eine orientierende Abschätzung einbezogen werden, zumal auch nähere Angaben zum Meßverfahren fehlen und die Abgabe von Sporen in die Raumluft zeitlich variabel ist. Ein infektiologisches Risiko ist für immunkompetente Personen weitgehend auszuschließen. Es ist zwar nicht sehr wahrscheinlich, daß die von dem Patienten angegebenen Krankheitssymptome ursächlich mit der nachgewiesenen Sporenbelastung zusammenhängen, wobei zur Beurteilung eine eingehende differentialdiagnostische, v.a. allergologische und neurologische Abklärung erforderlich ist. Es sollte allerdings unbedingt eine sachkundige Inspektion der Wohnung, besonders des Schlafzimmers erfolgen. Sind noch feuchte Stellen, ggf. sogar mit Schimmelpilzwachstum, sichtbar, so muß schon aus prophylaktischen Gründen eine fachmännische Sanierung erfolgen. Die Verwendung von „Anti-Schimmel"-Sprays ist allerdings unwirksam und mit einer zusätzlichen bedenklichen Raumluftbelastung verbunden [11].

Findet sich keine offensichtliche Quelle für die Schimmelpilzsporen (z.B. Zimmerpflanzen) und kein Hinweis auf andere Schadstoffquellen, so sollte die Messung als Vergleich Innen-/Außenluft wiederholt werden, um die innenraumbedingte Belastung genauer abschätzen zu können. Alternativ oder auch parallel dazu ist es sinnvoll, das betroffene Zimmer für etwa vier Wochen zu meiden und eine mögliche Änderung der Symptome zu beobachten.

Literatur

1. Birch M, Anderson MJ, Denning DW (1995) Molecular tying of Aspergillus species. J Hosp Infect 30 [Suppl]: 339–351
2. Flannigan B, Miller JD (1994) Health implications of fungi in indoor environments – an overview. In: Samson RA, Flannigan B, Flannigan ME, Verhoeff AP, Adan OCG, Hoekstra ES (Eds) Health implications of fungi in indoor environments. Elsevier, Amsterdam, Lausanne, New York, Oxford, Shannon, Tokyo p 3–28
3. Goodley JM, Clayton YM, Hay RJ (1994) Evironmental sampling for aspergilli during building construction on an hospital site. J Hosp Infect 26: 27–35
4. Groll A, Shah PM, Menzel C, Just G, Schneider M, Hübner, K (1993) Invasive mycosis in post-mortem findings. J Infect 28 [Suppl]: 57
5. Hay RJ, Clayton YM, Goodley JM (1995) Fungal aerobiology: how, when and where? J Hosp Infect 30 [Suppl]: 352–357

6. Helbling A, Reese G, Horner W, Lehrer S (1994) Aktuelles zur Pilzsporen-Allergie. Schweiz Med Wochenschr 124: 885–892
7. Holmberg K (1987) Indoor mould exposure and health effects. In: Indoor Air '87. Proceedings, Berlin, p 637–642
8. Humphreys H, Johnson EM, Warnock DW, Willatts SM, Winter RJ, Speller DCE (1991) An outbreak of aspergillosis in a general ITU. J Hosp Infect 18:1 67–177
9. Karam GH, Griffin FM (1986) Invasivepulmonary aspergillosis in non immunosuppressed, non-neutropenic hosts. Rev Infect Dis 8: 357–363
10. Senkpiel K, Kurowski V, Ohgke H (1996) Raumluftuntersuchungen schimmelpilzbelasteter Wohn- und Aufenthaltsräume bei ausgewählten Patienten mit Asthma bronchiale. Zbl Hyg 198: 191–203
11. Senkpiel K, Soon A, Ohgke H (1996) Untersuchungen zur mikrobiziden Wirkung von ausgewählten kommerziell erhältlichen Antischimmelpilz-Präparaten für den häuslichen Gebrauch. Ges-Ing 197: 86–92
12. Wilkins K, Larsen K (1995) Variation of volatile organic compound patterns of mould species from damp buildings. Chemosphere 31: 3225–3236

Dr. M. Dettenkofer, Prof. Dr. F. Daschner
Institut für Umweltmedizin und Krankenhaushygiene
Hugstetter Straße 55, D-79106 Freiburg i. Br.

11.3 Gesundheitliche Aspekte eines Waldkindergartens

V. Wahn

Von einer „Initiative Waldkindergarten" bin ich um eine fachliche Stellungnahme gebeten worden. Bei dieser Kindergartenform sind die Kinder, unabhängig vom Wetter, größtenteils draußen. Es gibt einen Aufwärm- und Frühstücksraum, aber die Kinder sollen sich vorwiegend in freier Natur aufhalten.
Was ist von kinderärztlicher Seite zu bedenken (Infektionsgefahren, Ausschluß von Kindern mit Grunderkrankungen von der Teilnahme, Prävention von Verletzungen)?

Infektionsgefahren

Bei verstärktem Aufenthalt in der Natur drohen Infektionsgefahren in erster Linie von wildlebenden Tieren (Bisse) und Insekten. Als mögliche übertragbare Krankheiten seien beispielsweise die Tollwut bzw. die Borreliose oder FSME genannt. Weitere Gefahren könnten entstehen, wenn Abwässer im Aufenthaltsbereich der Kinder eingeleitet würden. Ich gehe aber davon aus, daß selbst die alternativsten Eltern Vernunftsaspekte nicht ganz außer acht lassen.

Grunderkrankungen

Eine besondere Gefährdung würde ich für Pollenallergiker sehen. Hier kann in der Tat durch verstärkte Pollenexposition, evtl. in Verbindung mit hohen Ozonkonzentrationen eine Gefährdung resultieren. Auch die Gefährdung von Kindern mit Insektengiftallergien ist nicht zu unterschätzen. Durch die Sonneneinwirkung sind photoallergische Kinder sowie Kinder mit durch Licht provozierbaren Erkrankungen gefährdet. Schließlich gibt es, wenn auch selten, genetische Erkrankungen, bei denen die Sonnenbestrahlung schwerwiegende gesundheitliche Folgen haben kann (Albinismus, Xeroderma pigmentosum etc.). Bei Syndromen mit erhöhter Chromosomenfragilität (Bloom-Syndrom, Louis-Bar-Syndrom etc.)

ist aus meiner Sicht intensive Lichteinwirkung nicht unbedenklich

Verletzungen

Zunächst sollte darauf geachtet werden, daß alle Kinder laut Impfplan durchgeimpft sind (Tetanus). Sollten Drogenabhängige im Spielbereich der Kinder ihre Nadeln regelmäßig entsorgen, ist zu einer Hepatitis B-Impfung zu raten. Auch auf mechanische Prävention von Verletzungen (gute Kleidung) sollte geachtet werden.

Prof. Dr. V. Wahn
Kinderklinik der Heinrich-Heine-Universität
Moorenstr. 5, D-40225 Düsseldorf

11.4 BSE durch Heparin oder Gelatinepräparate

H. Laubenthal

Mit welcher Sicherheit ist auszuschließen, daß in aus Rindern gewonnenem Heparin oder in Gelatinepräparaten wie „Gelifundin" Erreger der BSE enthalten sind?

Müssen wir Gelifundin in jedem Falle aus psychischen Gründen aus dem Gebrauch nehmen, um einen Unsicherheitsfaktor bei uns und unseren Patienten auszuräumen?

Die „Bovine spongiforme Encephalopathie" (BSE), die sogenannte Rinderseuche, gehört zu einer Gruppe von Krankheiten, die als TSE („Transmissible Spongiform Encephalopathies") zusammengefaßt werden. Die am besten bekannte Krankheit von den TSE aus dem Tierreich ist Scrapie, eine Encephalopathie, die endemisch in Schaf- und Ziegenherden einiger Länder Westeuropas (UK und Frankreich) aber auch in den USA vorkommt und 1732 erstmals beschrieben wurde. Unter den humanen Formen der TSE ist die Creutzfeldt-Jakob-Krankheit (CJD) die bekannteste; daneben gibt es weitere seltenere Erkrankungen, wie die Kuru-Krankheit, die z.T. familiär vorkommen; die familiäre Häufung erfolgt nach heutiger Kenntnis durch die Vererbung der Disposition für eine Infektion mit dieser Erkrankung.

Wesentliche Charakteristika der TSE insgesamt sind:

- Die Krankheiten verlaufen alle progressiv und enden tödlich. Eine Therapie gibt es derzeit nicht.
- Die Krankheiten haben eine lange Inkubationszeit.
- Es gibt derzeit noch keinen etablierten Test zur Diagnosesicherung in der Inkubationszeit.
- Kennzeichen sind eine Nervenzelldegeneration des Groß- und Kleinhirns, der Basalganglien und des Rückenmarks mit entsprechenden funktionellen Ausfällen und Amyloidablagerungen in netzförmigen Strukturen.

Infektiöses Agens

Die BSE wurde erstmals im November 1986 in Großbritannien identifiziert. Die Art des infektiösen Agens ist bis heute noch nicht eindeutig gesichert. Lange Zeit nahm man ein „unconventional slow virus" an, womit die lange Inkubationszeit beschrieben wurde und die Tatsache, daß klassische Virusinaktivierungsmethoden wie UV-Sterilisation, Behandlung mit ionisierenden Strahlen oder Hitzesterilisation nicht zur Inaktivierung führten. 1982 fand Stanley B. Prusiner, daß das infektiöse Agens der TSE hohe Mengen an Protein enthielt. Er formulierte die Prion-These (proteinaceous infectious particle), die besagt, daß das infektiöse Agens ausschließlich aus Protein bestehen soll. Damit war einerseits erstmals postuliert, daß Replikationsprozesse ohne Beteiligung von Nukleinsäuren erfolgen können sollen, andererseits wurde eine Erklärung geliefert, daß übliche Behandlungen zur Degradation von Nukleinsäuren erfolglos blieben. Eine zweite Gruppe von Wissenschaftlern postuliert aber weiterhin, daß bei Infektionen neben einem reinen proteinhaltigen infektiösen Agens eine kleine Nukleinsäure (als Coprion) mitübertragen wird und zur Infektion beide erforderlich sind.

Übertragung

Kann nun die BSE auf den Menschen übertragen werden? Derzeit ist diese Frage immer noch nicht eindeutig beantwortet. Das Überspringen einer Speziesbarriere ist offensichtlich nicht ohne weiteres möglich, immerhin wurde bislang noch nie nachgewiesen, daß die Scrapie der Schafe direkt auf den Menschen übertragen wurde. Dennoch ist die Scrapie wahrscheinlich der Auslöser der BSE. Nachdem die Verfütterung von u.a. aus Schafskadavern gewonnenem Tiermehl an Rinder vor den 80er Jahren keine erkennbaren Folgen hatte, konnten wahrscheinlich nach Umstellung der Herstellungsverfahren für Tiermehlprodukte Anfang der 80er Jahre „virulente Scrapie-Erreger" in das Tiermehl gelangen. Offensichtlich infizierten sich die Rinder durch diese Erreger, die von Schafen stammten. Die Seuche wurde dann dramatisch beschleunigt, als fatalerweise auch an BSE verendete Rinder der Tiermehlproduktion zugeführt wurden. Damit gelangten erstmals nicht nur Scrapie-Erreger sondern auch BSE-Erreger in das Tiermehl. Ein Wirtswechsel war nun nicht mehr erforderlich, konsequenterweise stiegen Infektionsrate und später die Erkrankungsrate sprunghaft an. In Großbritannien sind mittlerweile weit über 100.000 Rinder an BSE erkrankt und wurden notgeschlachtet.

Man kann heute prinzipiell nicht völlig ausschließen, daß der Verzehr von infiziertem Rinderfleisch auch beim Menschen eine Krankheit des TSE-Formenkreises auslösen kann, z.B. CJD.

So werden in einer Publikation 10 Fälle von CJD in Großbritannien beschrieben, die ein verändertes neuropathologisches Profil aufwiesen und deren Histopathologie am ehesten an das Krankheitsbild Scrapie erinnerte. Die Möglichkeit einer kausalen Verknüpfung dieser neuen Form der CJD mit BSE ist nach Ansicht der Autoren möglich und plausibel, jedoch nicht abgesichert [1].

Die Verfütterung von Tiermehl an Wiederkäuer ist seit Juli 1988 in England verboten. Wie lange dieses Verbot noch unterlaufen wurde und ob dieses derzeit noch der Fall ist, ist Gegenstand von Vermutungen. 1991 veröffentlichte der Arzneispezialitätenausschuß der Europäischen Union eine „Richtlinie zur Minderung des Risikos der Übertragung von Erregern spongiformer Encephalopathie durch Arzneimittel". 1994 publizierte das damalige Bundesgesundheitsamt eine „Bekanntmachung der Sicherheitsanforderungen an Arzneimittel aus Körperbestandteilen vom Rind, Schaf oder Ziege zur Vermeidung des Risikos einer Übertragung von BSE bzw. Scrapie". Hierin werden konkrete Anforderungen an die pharmazeutische Qualität von Arzneimitteln und deren Dokumentation sowie an ihre Anwendungsbestimmungen formuliert, die zu erfüllen sind, um eine TSE-Infektion durch Arzneimittel, die aus Körperbestandteilen von Wiederkäuern hergestellt werden, zu verhindern. Es folgt eine Klassifizierung der risikorelevanten Charakteristika (Herkunft der Tiere, Ausgangsmaterialien, Verfahren zur Abreicherung oder Inaktivierung infektiöser Erreger, Tagesdosis, Anzahl der Tagesdosen, Applikationsart) und deren Bewertung. Nach diesem Konzept kann eine hinreichende Sicherheit vor einer Infektion dann angenommen werden, wenn die Summe der in den einzelnen Klassen ermittelten Sicherheitspunkte ≥ 20 ist. Unter diesen Voraussetzungen (Sicherheitspunkte ≥ 20) kann die Wahrscheinlichkeit einer durch Qualitätsmangel bedingten Übertragung von TSE-Erregern nach dem Stand der wissenschaftlichen Erkenntnis als unter 1:1000000 liegend eingeschätzt werden. Dies wiederum entspricht der natürlichen Inzidenz von CJD (1:1 Mill. Menschen/Jahr). Arzneimittel, die diesem Standard genügen, tragen demnach allenfalls ein geringfügiges infektiöses Risiko.

Gesundheitspolitische Aspekte

Im September 1995 und im April 1996 hat das Bundesinstitut für Arzneimittel und Medizinprodukte (Nachfolgeinstitution des Bundesgesundheitsamtes) zwei Bescheide bezüglich aller Arzneimittel erlassen, die Bestandteile von Rindern enthalten und die nicht den o.a. Anforderungen genügen: Die Zulassung dieser Arzneimittel ruht seitdem, und ihr Rückruf wurde angeordnet. D.h. für die weiterhin zugelassenen Arzneimittel muß nachgewiesen sein, daß das Risiko mit BSE-Erregern infiziert zu werden mit sehr großer Wahrscheinlichkeit geringer ist, als das Risiko an der CJD zu erkranken. Es ist davon auszugehen, daß alle in Deutschland in den Handel kommenden Arzneimittel auf Gelatinegrundlage die Anforderungen der o.a. Bescheide des Bundesinstitutes für Arzneimittel und Medizinprodukte erfüllen. Damit ist das Risiko der Übertragung einer BSE-Infektion auf den Menschen wahrscheinlich deutlich kleiner als 1:1000000, immer vorausgesetzt, eine solche Übertragung könnte überhaupt eine Infektion auslösen.

Andererseits kann heute nicht mit Sicherheit festgestellt werden, daß das Verbot der Tiermehlverfütterung an Wiederkäuer, z.B. in Großbritannien, auch vollständig eingehalten wird. Zum anderen ist nicht sicher, ob nicht auch das Importverbot z.B. für Rinderprodukte umgangen wird.

Fazit für die Praxis

Zusammenfassend kann derzeit festgehalten werden, daß nach heutigem Wissen das Risiko durch gelatinehaltige Arzneimittel BSE zu übertragen in Deutschland geringer als 1:1.000.000 einzuschätzen ist. Dies läßt jedoch derzeit noch nicht die Aussage zu, daß das Risiko einer BSE-Übertragung durch diese Produkte auf den Menschen ausgeschlossen ist. Das Nutzen-Risiko-Verhältnis ist im Einzelfall abzuwägen.

Für Heparin ist festzuhalten, daß in Deutschland nur aus Schweinedarmmukosa gewonnenes Heparin im Handel ist. Zwar wird auch in Deutschland Heparin aus Rinderdarm gewonnen, dies ist jedoch nur für islamische Länder bestimmt.

Literatur

1. Will RG et al (1996) A new variant of Creutzfeldt-Jakob disease in the UK. Lancet 347: 921-925

Prof. Dr. H. Laubenthal
St. Josef-Hospital, Ruhr-Universität Bochum
Gudrunstraße 56, D-44791 Bochum

11.5 Allergisierende Potenz von Teebaumöl

B. Kränke

Eine neue Wunderdroge beglückt derzeit in epidemieartiger Verbreitung die unter allen möglichen Gebrechen leidende Bevölkerung, denen die Schulmedizin nicht helfen kann oder soll: Teebaumöl. Ich selbst beobachtete in meiner Praxis eine heftige Dermatitis, die eine Woche nach Auftragen von Teebaumöl auftrat. Im Epikutantest blieben die Allergene der europäischen Standardreihe, Parfüm- und Konservierungsstoffe ohne Reaktion. Auf das mitgebrachte Teebaumöl fand sich eine dreifach positive Reaktion. Eines der Teebaumöl-Produkte, Melaleuka-Öl informiert über einen Mindestgehalt von Terpenin-4-ol von über 35%, so daß ich annehme, daß möglicherweise im berichteten Falle eine Terpen-Allergie vorliegt. Mich interessiert die Frage nach den Risiken des Umganges mit Teebaumöl, insbesondere nach dem bisher bekannt gewordenen oder möglichen Allergisierungspotential.

Über 150 Repräsentanten der Pflanzengattungen Leptospermum und Melaleuca aus der Familie der Myrtaceae werden unter der Bezeichnung „Teebaum" zusammengefaßt, wobei als wirtschaftlich wichtigster Vertreter der Australische Teebaum (Melaleuca alternifolia) anzusehen ist. Sein Verbreitungsgebiet wurde im Rahmen der Kultivierung von seinem natürlichen Vorkommen in subtropischen Küstenregionen auf vergleichbare Klimazonen auch in Europa ausgedehnt [9, 17].

Anwendung und Wirkung

Vermutlich seit Jahrtausenden wird Teebaumöl von australischen Ureinwohnern (mittels Umschlägen oder Aufgüssen der Teebaum-Blätter) vor allem bei Wunden, Insektenstichen oder -bissen, Hautmykosen, Lausbefall sowie bei Halsentzündungen angewandt [9, 17]. Eine unter wissenschaftlichen Gesichtspunkten durchgeführte Destillation gelang erstmals 1925; kurze Zeit später konnten weitreichende fungizide und bakterizide Eigenschaften beschrieben werden [19, 20]. Bis zur Entdeckung des Penicillins war damit eine antiseptische Alternative zum Phenol gefunden, die quasi als Standardantiseptikum für Operationen, besonders im Mundraum, Bedeutung erlangte [1, 9, 24]. Die damalige Ölproduktion belief sich allerdings auf weniger als 10 Tonnen pro Jahr (australische Wildbestände). Heute werden für medizinische und kosmetische Belange die nadelartigen reifen Blätter sowie das aus ihnen durch Wasserdampfdestillation gewonnene ätherische Öl [1, 9] genutzt, wobei für Melaleuca alternifolia und dessen Zubereitungen derzeit in Deutschland keine Registrierung bzw. Zulassung als Arzneimittel vorliegen [21]. Dennoch ließ das zunehmende Interesse großer Teile der Bevölkerung an Präparaten aus der Ethnomedizin die heutzutage aus Baumkulturen gewonnenen Mengen bis 1992 auf etwa 750 Tonnen anwachsen [1, 9, 17, 21].

Fungizide und bakterizide Eigenschaften des Teebaumöls wurden beschrieben

Neben mehreren anekdotischen Beschreibungen sowie Anwenderbezeugungen über Wirkungen und Einsatzmöglichkeiten der Teebaumölzubereitungen (z.B. bei Osteoarthritis, rheumatoider Arthritis, AIDS, Herpes simplex und Herpes zoster, Warzen etc.) existieren kaum gut dokumentierte therapeutische Studien und Anwendungsbeobachtungen. Kleine Untersuchungsreihen befaßten sich mit der Wirkung topisch applizierten Teebaumöls bei diversen Vaginitisformen [4, 5, 18], Tinea pedis, Onychomykose und Candida-Infektionen [4, 7, 8] sowie bei Akne vulgaris im Vergleich zu 5%igem Benzoylperoxid [3].

Teebaumöl ist ein hoch lipophiles Vielstoffgemisch mit mindestens 100 bekannten Bestandteilen. Es enthält vor allem Terpene (50-60%) wie Terpinen4-ol (ca. 40%), α-Terpinen (ca. 20%), γ-Terpinen (ca. 10%), Terpinolen (ca. 4%), α-Terpineol (ca. 3%), α-Pinen, β-Pinen, Myrcen, α-Phellandren, p-Cymen, Limonen, 1,8-Cineol sowie die Sesquiterpentene Aromadendren, Viridifloren und d-Cadinen [6, 21]. Britische und australische Standardisierungen schließen Produkte mit hohem Cineol-Anteil von der Verwendung im medizinisch kosmetischen Bereich aus (Mindestgehalt an Terpinen-4-ol von 30% sowie Maximalgehalt an 1,8-Cineol von 15%), da ein entsprechend hautirritierendes Potential des Cineol (Hauptbestandteil des Eukalyptusöls) vermutet wird. Humantoxikologische Daten liegen nicht in ausreichendem Umfang vor, jedoch sind kasuistische Vergiftungsfälle bei Kindern bekannt: nach akzidenteller Zufuhr von 10 ml Teebaumöl stellten sich für bis zu 48 h Übelkeit, Durchfälle und Verwirrtheitszustände ein [1, 11, 15]. Die letale Dosis wird für Cineol bei oraler Aufnahme mit 3,5 bis 22 g angegeben [12].

Allergische Reaktionen

Da in Deutschland keine Zulassung für Teebaumöl als Arzneimittel vorliegt, kann nur spekulativ von einer zunehmend weiten Verbreitung entsprechender Öl-Formulierungen über „Bioläden", Reformhäuser, Drogerien, und Apotheken ausgegangen werden. Eine epidemiologische Aussage über Sensibilisierungsprävalenzen und – daraus abgeleitet – ein klinisch bedeutsames Allergisierungspotential ist mangels Studien nicht möglich. Um diese Lücke zu schließen, wird derzeit von der Deutschen Kontaktallergie Gruppe (DKG) eine Multizenterstudie in Deutschland und Österreich durchgeführt.

In Australien sind jedoch Kontaktekzeme auf Melaleucaöl wohl bekannt [3], und in letzter Zeit werden auch in Europa zunehmend kontaktallergische Reaktionen beschrieben [10, 16, 22, 24]. Knight und Hausen fanden innerhalb von 3 Jahren insgesamt 7 Patienten, die ein allergisches Kontaktekzem nach Anwendung unverdünnten Teebaumöls auf vorgeschädigter Haut aufwiesen. Alle Patienten reagierten im Epikutantest auf ein 1%iges Teebaumöl positiv, 6 auf Limonen, 5 auf α-Terpinen und Aromadendren, 2 auf Terpinen-4-ol und jeweils 1 auf p-Cymen sowie α-Phellandren. Im Gegensatz dazu halten Van der Valk et al. bei 4 Teebaumöl allergischen Patienten vor allem

Eucalyptol (Cineol) für das relevante Allergen [23]. Tierexperimentelle Untersuchungen an Meerschweinchen zeigten (mittels modifizierter FCA-Methode) ein schwach sensibilisierendes Potential für 1,8-Cineol [16] bzw. in einer aktuellen Arbeit [13] ein stärker sensibilisierendes Potential für die Monoterpene, besonders deren Hydroperoxide, als die Sesquiterpene.

Für die Praxis bedeutet dies, daß durch Lagerung oder Sonnenexposition gealtertes Teebaumöl eine erhöhte Sensibilisierungspotenz aufweisen dürfte.

Zur Patiententestung sollte daher neben kommerziellem 10%igen Terpentin in Vaseline das patienteneigene Öl (2,5% in Olivenöl) herangezogen werden. Auf mögliche kreuzreagierende Öle (Jasminöl, Kajeput-Öl) ist zu achten [14]. Wir hatten kürzlich selbst Gelegenheit, eine 40jährige Patientin, die nach Applikation von Teebaumöl „zur Heilung" dreier Basaliom-verdächtiger Hautveränderungen ein allergisches Kontaktekzem entwickelt hatte, epikutan zu testen: es fanden sich positive Reaktionen auf das eigene Teebaumöl, Orangenöl sowie Limonen.

Fazit

Insgesamt lassen sich aufgrund des derzeitigen Datenmaterials keine konkreten epidemiologischen Aussagen zur Sensibilisierungspotenz von Teebaumöl und dessen Zubereitungen machen. Das Sensibilisierungsrisiko durch Verwendung von Teebaumöl in kosmetischen Produkten erscheint vor dem Hintergrund fehlender Berichte über diesbezügliche Kontaktallergien gering, von einer medikamentösen Applikation (in konzentrierter Form) auf vorgeschädigter Haut muß jedoch aus allergologischer Sicht abgeraten werden.

Literatur

1. Altman PM (1988) Australian tea tree oil. Aust J Pharmacol 69: 276-278
2. Apted JH (1991) Contact dermatitis associated with the use of tea-tree oil [Letter]. Australas J Dermatol 32: 177

3. Basset IB, Pannowitz DL, Barnetson RS (1990) A comparative study of tea-tree oil versus benzoylperoxide in the treatment of acne. Med J Aust 153: 455-458
4. Belaiche P (1985) Treatment of vaginal infections of candida albicans with the essential oil Melaleuca alternifolia. Phytotherapy 15: 15-16
5. Blackwell AL (1991) Tea tree oil and anaerobic (bacterial) vaginitis. Lancet 337: 330
6. Brophy JJ, Davies NW, Southwell IA et al. (1989) Gas chromatographic quality control for oil of Melaleuca terpinen-4-ol type (Australian tea-tree). J Agric Food Chem 37:1 330-1335
7. Buck DS, Nidorf DM, Addino JG (1994) Comparison of two topical preparations for the treatment of onychomycosis: melaleuca alternifolia (tea tree) oil and clotrimazole. J Fam Pract 38: 601-605
8. Carson CF, Riley TV (1993) Antimicrobial activity of the essential oil of Melaleuca alternifolia. Lett Appl Microbiol 16: 49-56
9. Cribb JW (1985) Australia's medical plants. Med J Aust 143: 12-13
10. De Groot AC, Weyland JW (1992) Systemic contact dermatitis from tea tree oil. Contact Dermatitis 27: 279-280
11. Del Beccaro MA (1995) Melaleuca oil poisoning in a 17 month old. Vet Hum Toxicol 37: 557-558
12. Hänsel R, Haas H (Hrsg) (1984) Therapie mit Phytopharmaka. Springer, Berlin Heidelberg NewYork S 115-116
13. Hausen BM, Reichling J, Harkenthal M (1999) Dagradation products of monoterpenes are sensitizing agents in tea tree oil. Am J Contact Dermatitis 10: 67-77
14. Hausen BM, Vieluf IK (1998) Allergiepflanzen – Pflanzenallergene. Melaleuca alternifolia CHEE'L. Ecome (2. Aufl.) Landsberg, München S 183-187
15. Jacobs MR, Hornfeldt CS (1994) Melaleuca poisoning. J Toxicol Clin Toxicol 32: 461-464
16. Knight TE, Hausen BM (1994) Melaleuca oil (tea tree oil) dermatitis. J Am Acad Dermatol 30: 423-427
17. Lassak EV, McCarthy T (1983) Australian medical plants. Australian tea tree. Mcthuen, Sydney pp 94-100
18. Pena EF (1962) Melaleuca alternifolia oil use for trichomonal vaginitis and other vaginal infections. Obstet Gynecol 19: 793-795
19. Penfold AR, Grant R (1925) The germicidal values of some Australian essential oils and their pure constituents. Together with those for some essential oil isolates and synthetics (Part 3). Proc R Soc NSW 58: 346-350
20. Penfold AR (1937) Some notes on the essential oil of Melaleuca alternifolia. Aust J Pharm 30: 274-275
21. Saller R, Reichling J (1995) Teebaumöl. Ein natürliches Universalheilmittel? Deutsche Apotheker Zeitung 135: 3180-3188

22. Selvaag E, Eriksen B, Thune P (1994) Contact allergy due to tea tree oil and cross-sensitization to colophony. Contact Dermatitis 31: 124-125
23. Van derValk PG, De Groot AC, Bruynzeel DP, Coenraads PJ, Weijland JW (1994) Allergic contact eczema due to tea tree oil. Ned Tijdschr Geneeskd 138: 823-825
24. Walsh IJ, Longstaff J (1987) The antimicrobial effects of an essential oil on selected oral pathogens. Peridontology 8: 11-15
25. Williams LR, Home VN, Zhang X (1988) The position and bactericidal activity of oil Melaleuca alternifolia (tea tree oil). Int J Aromather 1: 15-17

Dr. B. Kränke
Universitäts-Hautklinik, Abteilung für Umweltdermatologie
Auenbruggerplaz 8, A-8036 Graz

11.6 Lungenkrebs durch Chemikalien

K.-M. Müller, T. Wiethege

Ein 56jährigen Nichtraucher, der stets gesund war, ist seit 3 Jahrzehnten in der Kunststoffproduktion tätig, wobei er nach eigenen Angaben regelmäßig Dämpfe einatmet und dabei keine Maske trägt. Der Patient erkrankte an einem großzelligen Karzinom mit neuroendokriner Differenzierung und verstarb wenige Wochen nach Diagnosestellung. Besteht ein Zusammenhang zwischen der beruflichen Tätigkeit und der Erkrankung? Können Kunststoffe, bzw. die hierbei verwendeten Chemikalien Lungenkrebs auslösen?

Das Spektrum der bei der Produktion und Verarbeitung von Kunststoffen eingesetzten chemischen Verbindungen ist vielfältig. Ohne genaue Kenntnis der konkreten Expositionsdaten kann bei der vorliegenden Fragestellung eine Stellungnahme unter gutachterlichen und versicherungsmedizinischen Gesichtspunkten nicht erfolgen. Generell ist aber anzumerken, daß vielen der bei der Kunststoffproduktion eingesetzten Lösemitteln grundsätzlich ein gesundheitsgefährdendes Potential zukommt. Das Problem der Einwirkung von Lösemitteln am Arbeitsplatz ist unter arbeitsmedizinischen Gesichtspunkten von Bedeutung, da die eingesetzten Lösemittel in der Regel leicht verdampfbar sind. Neben der Möglichkeit einer kutanen Aufnahme steht daher eine inhalative Aufnahme und eine damit verbundene mögliche Schädigung des Respirationstraktes im Vordergrund.

Vinylchlorid

Für die große und heterogene Gruppe der „Lösemittel" liegen für Beschäftigte im Bereich der Kunststoff-produzierenden Industrie epidemiologische Daten in Bezug auf die gesundheitsschädliche Wirkung insbesondere für Halogenkohlenwasserstoffe und hier besonders für den Stoff Vinylchlorid [75-01-4] vor. Vinylchlorid wurde und wird im Bereich der Kunststoffproduzierenden Industrie in großem Umfang verarbeitet. Die Exposition bezieht Arbeiter aus der Produktion, der Polymerisation und der weiterverarbeitenden Industsrie mit ein.

In Studien wurde das kanzerogene Potential von Vinylchlorid bewiesen

Mehrere unabhängige, hinsichtlich der Ergebnisse aber übereinstimmende Studien haben gezeigt, daß die Exposition gegenüber Vinylchlorid ein erhöhtes kanzerogenes Potential beim Menschen bedingt. Dies gilt für bösartige Neubildungen der Leber, des Gehirns, der Lungen und des hämatopoetisch-lymphatischen Systems. Ein gesicherter Zusammenhang zwischen einer Exposition gegenüber Vinylchlorid und einer erhöhten Tumorsterblichkeitsrate konnte bereits durch epidemiologische Studien in den siebziger Jahren erbracht werden [3, 9, 11, 15]. Diese Befunde wurden durch epidemiologische und genotoxische Studien wiederholt bestätigt [1, 5, 8, 16].

Bei langfristiger Einwirkung von gasförmigem Vinylchlorid in hohen Konzentrationen (Herstellung und Polymerisation) wurden gehäuft Hämangioendothelsarkome der Leber, gelegentlich auch Lungenkarzinome, beobachtet. Ferner werden andere Tumorlokalisationen, z.B. Gehirn, diskutiert. Bei der Verarbeitung des Polymers (PVC) besteht dagegen kein besonderes Gesundheitsrisiko. Die Expositionszeit beträgt 5–25 Jahre (Durchschnitt ca. 20 Jahre), die Latenzzeit 10–40 Jahre (Durchschnitt ca. 30 Jahre) [4, 10].

Grenzwerte für Vinylchlorid

In der aktuellen MAK-Liste (maximale Arbeitsplatzkonzentration) ist Vinylchlorid in die Kategorie 1 der krebserzeugenden Arbeitsstoffe eingestuft (Stoffe, die beim Menschen Krebs erzeugen und bei denen davon auszugehen ist, daß sie einen nennenswerten Beitrag zum Krebsrisiko leisten)[6]. Stoffe, die dieser Gruppe zugeordnet sind, werden im allgemeinen nicht mit BAT-Werten (biologische Arbeitsstofftoleranzwerte) belegt, da gegenwärtig kein als unbedenklich anzusehender biologischer Wert angegeben werden kann. Krebserzeugende Arbeitsstoffe werden bei der Untersuchung biologischer Proben nicht unter der strengen Definition von BAT-Werten, sondern unter dem Blickwinkel arbeitsmedizinischer Erfahrungen zum Nachweis und zur Quantifizierung der individuellen Arbeitsstoffbelastung berücksichtigt. Vor diesem Hintergrund werden von der MAK-Kommission Beziehungen zwischen der Stoffkonzentration in der Luft am Arbeitsplatz und der Stoff- bzw. Metaboliten Konzentration im biologischen Material (Expositions-Äquivalent für krebserzeugende Arbeitsstoffe, EKA) aufgestellt. Aus ihnen kann entnommen werden, welche innere Belastung sich bei ausschließlich inhalativer Aufnahme ergeben würde [6]. Für Vinylchlorid ergeben sich auf der Grundlage der Bestimmung der Thiodiglykolsäure im Harn dabei für die EKA die in Tabelle 1 wiedergegebenen Werte.

Der Grenzwert gemäß der TRGS 905 (Technische Regeln für Gefahrstoffe) beträgt für Vinylchlorid bei bestehenden Anlagen für die Vinylchlorid- und Polyvinylchlorid (PVC)-Herstellung 8,0 mg/m³ Luft und an übrigen Arbeitsplätzen 5 mg/m³ Luft. Von den Berufsgenossenschaften initiierte Messungen an verschiedensten Arbeitsplätzen im Bereich der Kunststoffproduzierenden und verarbeitenden Industrie belegen, daß

Tabelle 1. Expositionsäquivalente für krebserzeugende Arbeitsstoffe (EKA) – Vinylchlorid [75-01-4] (nach: [12])

Vinylchlorid in der Luft am Arbeitsplatz		Probenentnahmezeitpunkt: nach mehreren vorangegangenen Schichten
		Thiodiglykolsäure im Harn
[ml/m³]	[mg/m³]	[mg/24 h]
1	2,6	1,8
2	5,2	2,4
4	10	4,5
8	21	8,2
16	41	10,6

nicht zuletzt bedingt durch die in den letzten Jahren verstärkt durchgeführten Arbeitsschutzmaßnahmen Werte von 0,10 bis 0,15 mg/m^3 Luft in der Regel am Arbeitsplatz nicht überschritten werden [14]. Da im Einzelfall eine vergleichsweise deutlich erhöhte berufliche Exposition in früheren Jahren nicht ausgeschlossen werden kann, sind im jeweils genaue Ermittlungen des technischen Aufsichtsdienstes (TAD) der zuständigen Berufsgenossenschaft notwendig.

Das Berufskrankheitenverfahren

Die umfangreichen medizinisch-wissenschaftlichen, insbesondere epidemiologischen Erkenntnisse sind durch den Verordnungsgeber in der Berufskrankheiten-Gesestzgebung dadurch berücksichtigt worden, daß die in Tabelle 2 aufgeführten Berufskrankheiten durch Lösemittel bereits Gegenstand der Liste der entschädigungspflichtigen Berufskrankheiten (Anlage zur Berufskrankheitenverordnung, BKV) sind, obwohl es bislang eine spezielle Berufskrankheit durch Lösemittel nicht gibt [2].

Im Rahmen von Berufskrankheitenverfahren können bösartige Tumoren der Lungen als Berufskrankheit nach Nr. 1302 der Anlage zur BKV anerkannt werden (Erkrankungen durch Halogenwasserstoffe). Im Zeitraum von 1978 bis 1997 wurde von den gewerblichen Berufsgenossenschaften in insgesamt 44 Fällen bei Versicherten mit einem bösartigen Tumor der Leber nach einer vergleichsweise erhöhten beruflichen Expo-

Tabelle 2. Entschädigungspflichtige Berufskrankheiten (Anlage zur Berufskrankheitenverordnung, BKV vom 31. Oktober 1997 im Zusammenhang mit der beruflichen Exposition gegenüber Lösemitteln)

Ziffer	Erkrankung
BK 1302	Erkrankung durch Halogenkohlenwasserstoffe
BK 1303	Erkrankung durch Benzol, seine Homologe oder durch Styrol
BK 1305	Erkrankung durch Schwefelkohlenstoff
BK 1306	Erkrankung durch Methylalkohol (Methanol)

sition gegenüber Halogenkohlenwasserstoffen eine Berufskrankheit anerkannt. Bei 35 der 44 Fälle lag dabei eine Exposition gegenüber Vinylchlorid vor [4]. Bösartige Tumoren der Lunge wurden in diesem Zeitraum nicht als Berufskrankheit nach Nr. 1302 anerkannt.

Während für die einzelnen Glieder der Kausalkette, also die versicherte Tätigkeit, die Einwirkung und die Erkrankung der Vollbeweis im Rechtssinne vorliegen muß, muß für einen Ursachenzusammenhang sowohl zwischen der versicherten Tätigkeit und der Schadstoffeinwirkung der Lösemittel (haftungsbegründende Kausalität) als auch zwischen der Einwirkung und den Gesundheitsschaden (haftungsausfüllende Kausalität) der Zusammenhang wahrscheinlich sein. Dies bedeutet, daß bei einem vernünftigen Abwägen aller Umstände die auf die berufliche Verursachung bedeutenden Faktoren so stark überwiegen, daß darauf die Entscheidung gestützt werden kann [2].

Handelt es sich bei der angeschuldigten Einwirkung von Lösemitteln um sog. Nichtlistenstoffe oder Lösemittelgemische, die keine Listenstoffe enthalten, so sind Ansprüche nach § 9 Abs. 2 SGB VII zu prüfen. Im Prinzip werden die sog. Listenstoffe in den Merkblättern für die ärztliche Untersuchung zu den einzelnen Berufskrankheiten exakt festgelegt oder in etwa umschrieben.

Bei einer Entscheidung nach § 9 Abs. 2 SGB VII hat der Unfallversicherungsträger folgende Kriterien zu beachten:

- Es muß eine bestimmte Personengruppe bei ihrer Arbeit in erheblich höherem Grade als die übrige Bevölkerung besonderen Einwirkungen ausgesetzt sein.
- Diese Einwirkungen müssen nach den Erkenntnissen der medizinischen Wissenschaft generell geeignet sein, Krankheiten solcher Art zu verursachen.
- Diese medizinischen Erkenntnisse müssen neu sein.
- Der ursächliche Zusammenhang der Krankheit mit der gefährdenden Arbeit muß im konkreten Einzelfall hinreichend wahrscheinlich sein.

Vorgehen im konkreten Fall

Im vorliegenden Fall ist der behandelnde Arzt bei Verdacht auf das Vorliegen einer durch die berufliche Tätigkeit verursachten Erkrankung in jedem Fall verpflichtet, seinen Verdacht gegenüber dem Unfallversicherungsträger anzuzeigen. Dieser wird dann die weitergehenden notwendigen Ermittlungen einleiten.

Im Rahmen des Verfahrens werden dann – soweit dies für länger zurückliegende Arbeitsperioden heute noch möglich ist – Expositionsdaten ermittelt. Parallel hierzu erfolgt eine gutachterliche Beurteilung des klinischen Krankheitsbildes. Im konkreten Fall muß sich die medizinische Begutachtung darauf beschränken, das Vorliegen eines primären bösartigen Lungentumors mit der versicherungsmedizinisch relevanten Wahrscheinlichkeit, also im Sinne des Vollbeweises, zu sichern. Aus Sicht der Pathologie ist hierzu anzumerken, daß es ein spezifisches histomorphologisches Substrat für durch Lösemittel verursachte bösartige Lungentumoren nicht gibt. Während das relativ seltene Tumorbild des Hämangiosarkoms der Leber ein relativ pathognomonischer Befund für eine Vinylchlorid-assoziierte Tumorentwicklung ist, sind entsprechende Befunde für Lungentumoren nicht verfügbar. Diese Tatsache liegt allein bereits darin begründet, daß im Regelfall die Lungenkrebsentwicklung Folge einer multifaktoriellen Kausalkette ist [17]. Kritisch diskutiert wird derzeit die Möglichkeit spezifischer, reproduzierbarer genetischer Alterationen (A:T → T:A Transversion), die im Zusammenhang mit der Exposition gegenüber Vinylchlorid beobachtet werden [7, 13].

Literatur

1. Belli S, Bertazzi PA, Comba P, Foa V, Maltoni C, Masina A, Pirastu R, Reggiani A, Vigotti MA (1987) A cohort study on vinyl chloride manufacturers in Italy: study design and preliminary results. Cancer Lett 35: 253–261
2. Blome O (1995) Berufskrankheiten in Verbindung mit Lösemitteln. In: Hauptverband der gewerblichen Berufsgenossenschaften

(HVBG) (Hrsg.) BGZ-Report 6/95 – Fachgespräch „Lösemittel“. Hauptverband der gewerblichen Berufsgenossenschaften, Sankt Augustin S 95–104

3. Buffler PA, Wood S, Eifler C, Suarez L, Kilian DJ (1979) Mortality experience of workers in a vinyl chloride monomer production plant. J Occup Med 21: 195–203
4. Butz M (1999) Beruflich verursachte Krebserkrankungen – Eine Darstellung der im Zeitraum 1978 bis 1997 anerkannten Fälle. Hauptverband der gewerblichen Berufsgenossenschaften, Sankt Augustin
5. Ciroussel F, Barbin A, Eberle, A-H (1990) Investigations on the relationship between DNA ethenobase adduct levels in several organs of vinyl chloride exposed rats and cancersusceptibility. Biochemical Pharmacology 39: 1109–1113
6. Deutsche Forschungsgemeinschaft (1998) MAK- und BAT-Werte-Liste 1998. VCH, Weinheim
7. Hollstein M, Marion MJ, Lehman T, Welsh J, Harris CC, Martelplanche G, Kusters I, Montesano R (1994) P53 mutations at A:T base pairs in angiosarcomas of vinyl chloride-exposed factory workers. Carcinogenesis 15: 1–3
8. Laplanche A, Clavel F, Contassot JC, Lanouziere C (1987) Exposure to vinyl chloride monomer: report on a cohort study. Br J Ind Med 44: 711–715
9. Lilis R, Anderson H, Nicholson WJ, Daum S, Fischbein AS, Selikoff IJ (1975) Prevalence of disease among vinyl chloride and polyvinyl chloride workers. Ann NY Acad Sci 246: 22–41
10. Mehrtens G, Perlebach E (1977) Die Berufskrankheitenverordnung (BeKV) – Handkommentar. 35. Lfg. ed. Erich Schmidt Verlag, Bonn
11. Menck HR, Henderson BE (1976) Occupational differences in rates of lung cancer. J Occup Med 18: 797–801
12. Pflaumbaum M, Blome H, Kleine H, Smola T (1997) Gefahrstoffliste – Gefahrstoffe am Arbeitsplatz – BIA-Report 1/97. Hauptverband der gewerblichen Berufsgenossenschaften, Sankt Augustin
13. Soini Y, Welsh JA, Ishak KG, Bennett WP (1995) p53 mutations in primary hepatic angiosarcomas not associated with vinyl chloride exposure. Carcinogenesis 16: 2879–2881
14. Stamm R, Bock W, Breuer D, Hahn JH, Kleine H, Pfeiffer W, Pflaumbaum W, Stückrath M, Blome H (1996) BIA-Report 2/96 – Zur Exposition krebserzeugender Gefahrstoffe am Arbeitsplatz. Hauptverband der gewerblichen Berufsgenossenschaft, Sankt Augustin
15. Tabershaw IR, Gaffey WR (1974) Mortality study of workers in the manufacture of vinyl chloride and its polymers. J Occup Med 16: 509–518

16. Ward E (1995) Overview of preventable industrial causes of occupational cancer. Environ Health Perspect 103 [Suppl 8]: 197–203
17. Woitowitz H (1988) Die Problematik der konkurrierenden Kausalfaktoren. In: Süddeutsche Eisen- und Stahl-Berufsgenossenschaft (Hrsg.) Krebserkrankungen und berufliche Tätigkeit. Mainz S 37–61

Prof. Dr. K.-M. Müller, Dipl.-Biol. Th. Wiethege
Institut für Pathologie, Berufsgenossenschaftliche Kliniken Bergmannsheil
Bürkle-de-la-Camp-Platz 1, D-44789 Bochum

12 Genetik

12.1 Warum bluten Bluter? 489
12.2 Besonderheiten bei Thalassämia minor 492
12.3 Antikoagulation bei hereditärer Thrombophilie 495
12.4 APC-Resistenz 500
12.5 Lebertransplantation bei
Familiärer Amyloid Polyneuropathie 504

12.1 Warum bluten Bluter?

H. Pollmann

Warum kommt es bei Patienten mit Hämophilie A überhaupt zu den bekannten Blutungskomplikationen, da doch das exogene Gerinnungssystem durch den Mangel an Faktor VIII nicht berührt wird und es trotzdem zu einer Aktivierung von Faktor X kommen kann?

Physiologische Grundlagen

Die Blutstillung und Blutgerinnung erfolgt durch das Zusammenwirken von drei mehr oder weniger unabhängigen Systemen. Der erste Schritt wird durch die vasogene und thrombozytäre Blutstillungsphase repräsentiert. Nach traumatischer Verletzung von Gefäßen kommt es zunächst zur Vasokonstriktion, wodurch der Blutfluß verringert wird. Bei kleinen Gefäßen spielt diese Vasokonstriktion jedoch keine bedeutende Rolle. Erst der durch eine Verletzung entstehende Kontakt zwischen Blut und Gewebe führt zur Adhäsion und Aggregation der Thrombozyten. Diese primäre Hämostase wird mit der Blutungszeit gemessen und allgemein als Blutstillung beschrieben. Bei ungestörtem Ablauf beträgt die primäre Blutstillung maximal 5 Minuten. Der so gebildete plättchenreiche Abscheidungsthrombus ist recht labil und wird erst durch die plasmatische Blutgerinnung verfestigt.

Für die plasmatische Blutgerinnung bestehen zwei weitere Kaskaden: das Extrinsic- und Intrinsic-System. Ziel beider Systeme ist die Fribrinbildung. Bis zur Aktivierung des Faktor X laufen beide plasmatischen Gerinnungskaskaden parallel; die Endstrecke mit der Aktivierung von Prothrombin und Fibrinogen ist für beide Systeme identisch (Abb. 1).

Der primär gebildete labile Plättchenpfropf wird infolge der plasmatischen Blutgerinnung durch Fibrinfibrillen verfestigt. In einem letzten, von Faktor XIII abhängigen Schritt er-

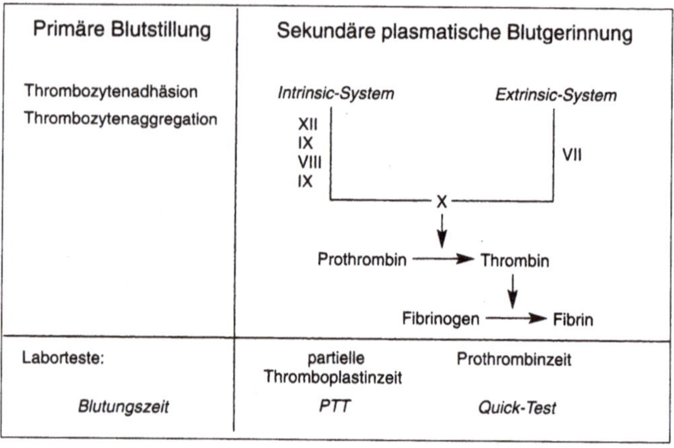

Abb. 1. Schematische Darstellung der primären Blutstillung und sekundären plasmatischen Blutgerinnung

folgt die endgültige stabile Vernetzung der Fibrinfäden. Zusätzlich wird im Rahmen der Gerinnselretraktion das so gebildete Blutgerinnsel zusammengezogen. Erst jetzt liegt ein stabiler Wundverschluß vor, der die Grundlage für die weitere Narbenbildung und Restitution darstellt.

Fehlende Kompensation

Leider sind diese verschiedenen Phasen und Systeme der Blutstillung und Blutgerinnung nicht austauschbar oder kompensationsfähig. Wenn im Gesamtsystem der Hämostase ein einziger Faktor fehlt, resultiert daraus eine mehr oder weniger stark ausgeprägte Blutungsneigung. Es ist vielleicht vergleichbar mit einem Uhrwerk, das nicht funktioniert, wenn nur ein Rädchen defekt ist.

Zur häufigsten und zugleich schwersten angeborenen Blutungsneigung zählt die Hämophilie A und B mit nicht ausreichender Aktivität bzw. Fehlen des Faktors VIII oder IX. Laboranalytisch finden wir eine verlängerte PTT bei normalem Quickwert und normaler Blutungszeit. Die primäre thrombozytäre Blutstillung und auch das Extrinsic-System sind nicht betroffen. Trotzdem kommt es zu einer erheblichen Blutungsneigung, die unbehandelt zum Verblutungstod führen kann, da die beiden unbetroffenen Phasen nicht in der Lage sind, das defekte Intrinsic-System zu kompensieren. Auch ein isolierter Defekt der Thrombozytenfunktion, wie er beim M. Glanzmann vorliegt, resultiert in einer erheblichen Blutungsneigung, weil das plasmatische Gerinnungssystem nicht die Funktion der primären Blutstillung übernehmen kann.

Zusammenfassend verlangt eine normale Hämostase den unbeeinträchtigten Ablauf aller drei Phasen der Blutstillung und -gerinnung, die laboranalytisch mit der Kombination der drei Globalteste Blutungszeit, PTT und Quickwert überprüft werden können.

Literatur

1. Barthels M, Poliwoda H (1997) Gerinnungsanalysen. 5. Aufl. Thieme, Stuttgart New York
2. Colmann RW et al. (ed) (1994) Hemostasis and Thrombosis. 3rd edn. J.B. Lippincot, Philadelphia
3. Lechner K (1982) Blutgerinnungsstörungen. Springer, Berlin Heidelberg New York

Dr. H. Pollmann
Hämophilie-Ambulanz,
Klinik und Poliklinik für Kinderheilkunde,
Westfälische Wilhelms-Universität
Albert-Schweitzer-Straße 33, D-48129 Münster

12.2 Besonderheiten bei Thalassämia minor

S. Eber

Gibt es bei der Thalassämia minor eine Unverträglichkeit von bestimmten Medikamenten, ähnlich der Porphyrie? Was muß bei der Gabe von Acetylsalicylsäure (Aspirin) beachtet werden?

Sind Psychosen oder andere psychische Auffälligkeiten bekannt?

Medikamente bei Thalassämie

Medikamente, die die klinische Symptomatik verstärken, sind bei Patienten mit Thalassämie nicht bekannt.

Insofern besteht keine Ähnlichkeit zu der akuten intermittierenden Porphyrie, bei der es vor allem nach Gabe von Barbituraten zu einer Verstärkung der Symptomatik kommt. Patienten mit β-Thalassämia minor haben kein erhöhtes Thromboserisiko, so daß eine Behandlung mit Aspirin in der Regel nicht erforderlich ist. Anders verhält es sich bei den Patienten mit homozygoter β-Thalassämia major, die in vielen Fällen splenektomiert werden. Diese Patienten weisen nach Splenektomie eine deutliche Thrombozytose mit Plättchenaktivierung auf und sind für thromboembolische Komplikationen gefährdet [1]. Das gleiche gilt auch für die wenigen Patienten mit heterozygoter oder homozygoter Thalassämia intermedia, die splenektomiert wurden. Bei diesen Patienten erscheint mir die Gabe von Aspirin durchaus sinnvoll.

Psychische Auffälligkeiten

Psychosomatische, psychosoziale und psychiatrische Auffälligkeiten finden sich gehäuft bei Geschwisterkindern von Patienten mit homozygoter Thalassämie, die in der Regel eine Thalassämia minor aufweisen [3].

Am häufigsten finden sich eine Überängstlichkeit und Verweigerungshaltung. Die Geschwisterkinder nehmen weniger an sportlichen und nichtsportlichen Aktivitäten teil und haben einen kleineren Freundes- und Bekanntenkreis als Vergleichskinder.

Die psychopathologischen Auffälligkeiten und die soziale Kontaktstörung gleichen Veränderungen, die von Patienten mit Thalassämia major bekannt sind und zeigen den Trend der „gesunden" Geschwisterkinder mit Thalassämia minor, die gleichen Auffälligkeiten wie ihre schwer betroffenen Geschwisterkinder zu entwickeln. Inwieweit die psychosoziale Entwicklung und Integration der Kinder mit Thalassämia minor dadurch wirklich beeinträchtigt ist, ist unklar. Teilweise könnte diese Entwicklung darauf zurückzuführen sein, daß die schwer erkrankten Kinder einen Großteil der elterlichen Zuwendung und Zeit benötigen und die gesunden Geschwisterkinder zurückstehen müssen. Ausführliche psychologische Interviews ergaben, daß in manchen Familien die Eltern den schwer betroffenen Kindern näher standen als den Geschwisterkindern [2]. Bezeichnenderweise klagen die schwer betroffenen Patienten über ein Zuviel an elterlicher Fürsorge [4].

Die genannten psychosozialen Auffälligkeiten von Patienten mit Thalassämia minor wurden bisher nur bei Familien beschrieben, die im Mittelmeerraum leben. In diesen Ländern ist die Thalassämie viel häufiger. Die Ergebnisse können nur bedingt auf Geschwisterkinder und Angehörige mit Thalassämia minor, die in Deutschland leben, übertragen werden. Nach eigenen Erfahrungen weisen Patienten mit homozygoter Thalassämia major durchaus z.T. schwere Verhaltensauffälligkeiten im Sinne einer Verweigerungshaltung, tiefer Resignation und mangelnder Compliance auf. Psychiatrische Auffälligkeiten bei den „gesunden" Geschwisterkindern mit Thalassämia minor sind mir nicht bekannt.

Literatur

1. Eldor A et al (1991) In vivo activation in beta-thalassemia major reflected by increased platelet-thromboxane urinary metabolites. Blood 77: 1749–1753
2. Georganda ET (1988) Fam Systems Med 6: 150
3. Labropoulou S, Beratis S (1995) Psychological adjustment of thalassaemic children's siblings. J Psychosom Res 39: 911-919
4. Woo R et al (1985) A psychological needs assessment of patients with homozygous beta-thalassemia. Ann N Y Acad Sci 445: 316-323

Prof. Dr. S. Eber
Universitätskinderklinik
Steinwiesstr. 75, CH-8032 Zürich

12.3 Antikoagulation bei hereditärer Thrombophilie

R. Mesters

Wie ist bei Protein S-Mangel und Auftreten venöser thromboembolischer Ereignisse zu verfahren?

Wie lange muß antikoaguliert werden?

Bei Patienten mit einer hereditären Thrombophilie als Folge eines Mangels der physiologischen Gerinnungsinhibitoren Antithrombin, Protein C, Protein S oder einer APC-Resistenz (Faktor V Leiden-Mutation) gibt es hinsichtlich der Dauer der Antikoagulation nach erstem venösen Thromboembolieereignis keine einheitlichen Empfehlungen, da hierzu prospektive, randomisierte Studien fehlen. Wohl existieren größere Studien, in denen eine 4- oder 6wöchige orale Antikoagulation mit einem Kumarinderivat (Warfarin) gegen eine 3- oder 6monatige orale Antikoagulation nach erstem venösen Thromboembolieereignis prospektiv randomisiert geprüft wurde [4, 6, 8]. Die Patienten mit längerer Antikoagulation erlitten signifikant weniger venöse Thromboembolierezidive. In diesen Studien waren Patienten mit einem Mangel von Antithrombin, Protein C oder Protein S ausgeschlossen worden [4, 8] oder nicht im Hinblick auf das Vorliegen einer hereditären Thrombophilie untersucht worden [6]. Es zeigte sich jedoch, daß bei Vorliegen permanenter irreversibler thrombosefördernder Risikofaktoren eine Antikoagulation für 4 oder 6 Wochen nicht ausreichend war, da in dieser Untergruppe das Rezidivrisiko besonders hoch war. Als Analogieschluß wird daher z.Z. bei Vorliegen einer angeborenen Thrombophilie eine Antikoagulation für mindestens 6 Monate empfohlen [1, 3].

Retrospektive Analysen demonstrieren, daß das Rezidivrisiko eines venösen Thromboembolieereignisses bei Vorlie-

Bei Patienten mit hereditärer Thrombophilie gibt es keine einheitlichen Empfehlungen zur Dauer der Antikoagulation

gen eines hereditären Antithrombin-, Protein C- oder Protein S-Mangels hoch ist [5, 10], so daß von einigen Zentren eine unbefristete Antikoagulation nach erstem Thromboseereignis vorgeschlagen wurde [5, 2]. In diesem Zusammenhang sind 2 prospektive Untersuchungen erwähnenswert, die zeigen, daß Patienten bei Vorliegen einer APC-Resistenz auf dem Boden einer Faktor V Leiden-Mutation ein mindestens doppelt so hohes kumulatives Rezidivrisiko nach erstem venösen Thromboembolieereignis haben wie Patienten ohne Faktor V Leiden-Mutation (kumulative Inzidenz nach einer Nachbeobachtung bis zu 8 Jahren: 39,7 versus 18,3% [7, 9]).

Empfehlungen

Als Kompromiß zu diesen beiden Positionen (mindestens 6monatige Antikoagulation versus dauerhafte Antikoagulation) nach erstem Thromboseereignis wird in vielen Zentren einschließlich unserer Klinik so verfahren, daß bei gesichertem Nachweis einer hereditären Thrombophilie nach einer Antikoagulation mit einem Kumarinderivat (z.B. Marcumar) für 12 Monate ein Auslaßversuch mit dem Patienten besprochen wird. Der Patient wird dann über das Risiko und die Symptome eines erneuten venösen Thromboembolieereignisses eingehend aufgeklärt. Sollte es nach dem Auslaßversuch zum Rezidiv kommen, so empfehlen wir in der Regel eine längerfristige Antikoagulation auf unbestimmte Zeit. Die Indikation hierfür wird jedoch in 6monatigen Abständen reevaluiert. Natürlich sollten bei diesen Entscheidungen über die Dauer der Antikoagulation immer auch individuelle klinische Risikofaktoren berücksichtigt werden, welche den relativen Nutzen einer längerfristigen Antikoagulation (Verhinderung eines Thromboembolierezidivs) gegenüber dem Risiko einer Antikoagulation (schwere Blutung) abwägen. Zu diesen klinischen Faktoren zählen, ob das erste oder weitere Thromboseereignisse spontan oder während passagerer thrombosefördernder Risikosituationen aufgetreten sind (Operationen, Traumata, Immobilisation, Schwangerschaft, Einnahme hormoneller Kontrazeptiva), ob der Beruf des Patienten mit einem erhöhten Thromboserisiko (z.B. partielle Immobilisation) oder Verletzungsrisiko (somit Blutungsrisiko) einhergeht, das Ausmaß und die Schwere des thrombotischen Ereignisses (z.B. massive Lungenembolie), der Grad eines etwaigen postthrombotischen Syndroms, die Familienanamnese und das Fehlen bzw. der Nachweis weiterer hereditärer Risikofaktoren (z.B. APC-Resistenz/Faktor V Leiden-Mutation).

Antikoagulation

Somit ist ohne zusätzliche klinische Angaben keine exakte Empfehlung hinsichtlich der Dauer der Antikoagulation zu geben. Vertretbar wäre sicherlich eine Dauer von mindestens 6–12 Monaten. Dabei sollte die Therapiesteuerung unbedingt anhand der Bestimmung der „International Normalized Ratio" (INR) mit einem Zielbereich von 2,0 bis 3,0 und nicht anhand der Thromboplastinzeit nach Quick erfolgen [2]. Wird nach 6–12 Monaten ein Auslaßversuch unternommen, so wird die Gabe von s.c. Heparin (unfraktioniert oder niedermolekular) in prophylaktischer Dosierung in Risikosituationen (Operation, Schwangerschaft, Immobilisation, längere Flug-/PKW-/Zugreisen) i.S. einer Sekundärprophylaxe empfohlen [11], da hierdurch das Rezidivrisiko nach einer größeren retrospektiven Analyse um etwa 50% reduziert werden kann [10]. Ferner sind eine Kontrolle der Protein S-Parameter 4–6 Wochen nach Beendigung der oralen Antikoagulation zur Verifizierung und exakten Klassifizierung des Protein S-Mangels (Protein S-Mangel Typ I, II oder Typ III) sowie eine Familienuntersuchung ratsam, da ein Protein S-Mangel in der Regel autosomal dominant vererbt wird.

Sollte bei Kindern eines Patienten ebenfalls ein Protein S-Mangel vorliegen, so wird im Sinne einer Primärprophylaxe die s.c. Gabe von Heparin in prophylaktischer Dosierung in Risikosituationen (Operation, Immobilisation, Schwangerschaft, längere Flug-/PKW-/Zugreisen) empfohlen [11]. Darüber hinaus wäre die zukünftige Gabe von hormonellen Kontrazeptiva kontraindiziert.

Fazit

Zusammenfassend sollten bei der Entscheidung über die Dauer der oralen Antikoagulation nach stattgehabtem erstem venösen Thromboembolieereignis und Vorliegen einer hereditären Thrombophilie immer auch individuelle klinische Faktoren mit berücksichtigt werden, so daß keine exakte generelle Empfehlung ausgesprochen werden kann. Da die Interpretation der zur Abklärung einer etwaigen Thrombophilie durchgeführten Laboruntersuchungen hämostaseologische Fachkenntnisse erfordert, wäre es wünschenswert, solche Patienten in spezialisierten Zentren zur konsiliarischen Mitbetreuung vorzustellen.

Literatur

1. Ginsberg JS (1996) Management of venous thromboembolism. N Engl J Med 335: 1816–1828
2. Hyers TM, Hull RD, Weg JG (1995) Antithrombotic therapy for venous thromboembolic disease. Chest 108: (Suppl) 335S–351S
3. Lane DA, Mannucci PM, Bauer KA, Bertina RM, Bochkov NP, Boulyjenkov V, Chandy M, Dahlbäck B, Ginter EK, Miletich JP, Rosendaal FR, Seligsohn U (1996) Inherited thrombophilia: part 2. Thromb Haemost 76: 824–834
4. Levine MN, Hirsh J, Gent M, Turpie AG, Weitz J, Ginsberg J, Geerts W, LeClerc J, Neemeh J, Powers P, Piovella F (1995) Optimal duration of oral anticoagulant therapy: a randomized trial comparing four weeks with three months of warfarin in patients with proximal deep vein thrombosis. Thromb Haemost 74: 606–611
5. Papinger I, Schneider B for the Gesellschaft für Thrombose- und Hämostaseforschung (GTH) Study Group on Natural Inhibitors (1996) Thrombotic risk in hereditary antithrombin III, protein C, or protein S deficiency. Arterioscler Thromb Vasc Biol 16: 742–748
6. Research Committee of the British Thoracic Society (1992) Optimum duration of anticoagulation for deep-vein thrombosis and pulmonary embolism. Lancet 340: 873–876
7. Ridker PM, Miletich JP, Stampfer MJ, Goldhaber SZ, Lindpaintner K, Hennekens CH (1995) Factor V Leiden and risks of recurrent idiopathic venous thromboembolism. Circulation 92: 2800–2802

8. Schulman S, Rhedin AS, Lindmarker P, Carlsson A, Lärfars G, Nicol P, Loogna E, Svensson E, Ljungberg B, Walter H, Viering S, Nordlander S, Leijd B, Jönsson K-Å, Hjorth M, Linder O, Boberg J and The Duration of Anticoagulation Trial Study Group (1995) A comparison of six weeks with six months of oral anticoagulant therapy after a first episode of venous thromboembolism. N Engl J Med 332: 1661–1665
9. Simioni P, Prandoni P, Lensing AWA, Scudeller A, Sardella C, Prins MH, Villalta S, Dazzi F, Girolami A (1997) The risk of recurrent venous thromboembolism in patients with an Arg^{506}→Gln Mutation in the gene for factor V (Factor V Leiden). N Engl J Med 336: 399–403
10. De Stefano V, Leone G, Mastrangelo S, Tripodi A, Rodeghiero F, Castaman G, Barbui T, Finazzi G, Bizzi B, Mannucci PM (1994) Clinical manifestations and management of inherited thrombophilia: retrospective analysis and follow-up after diagnosis of 238 patients with congenital deficiency of antithrombin III, protein C, protein S. Thromb Haemost 72: 352–358
11. De Stefano V, Finazzi G, Mannucci PM (1996) Inherited thrombophilia: pathogenesis, clinical syndromes and management. Blood 87: 3531–3544

Priv.-Doz. Dr. R. Mesters
Medizinische Klinik und Poliklinik, Abteilung Innere Medizin A
Albert-Schweitzer-Straße 33, D-48129 Münster

12.4 APC-Resistenz

H.D. Bruhn

Welche Bedeutung hat die APC-Resistenz (Faktor V – Leiden) für die Entstehung von Thrombosen?

Wie wird sie bestimmt? (Normalwerte?) Welche therapeutischen Konsequenzen ergeben sich bei einer verminderten APC-Resistenz?

Wann und wie lang sollte mit oralen Antikoagulanzien behandelt werden?

Bedeutung der APC-Resistenz für die Entstehung von Thrombosen

Neuere Ergebnisse einer schwedischen Arbeitsgruppe [2] machen es wahrscheinlich, daß bei 20 bis 40% der Patienten mit einer Becken-Beinvenenthrombose eine angeborene Störung des Gerinnungssystems vorliegt. Durch eine Mutation des Gerinnungsfaktors V (Faktor V: R 506Q) ist dieser Faktor V gegen seinen natürlichen Hemmkörper, gegen aktiviertes Protein C, resistent, man spricht daher auch von Resistenz gegenüber aktiviertem Protein C, abgekürzt von APC-Resistenz. Die Mutation des Faktors V wurde in Leiden (Holland) beschrieben, so daß man auch vom Faktor V Leiden spricht. In der Normalbevölkerung Europas beträgt die Häufigkeit der APC-Resistenz mit Thrombosefolge ca. 5–10%.

Die Prävalenz reicht an die Größenordnung des Diabetes mellitus heran

Heterozygote Merkmalsträger mit APC-Resistenz haben ein drei- bis siebenfach erhöhtes thromboembolisches Risiko. Homozygote Merkmalsträger sollen sogar ein fünfzig- bis hundertfach erhöhtes thromboembolisches Risiko haben.

In diesem Zusammenhang muß grundsätzlich darauf hingewiesen werden, daß es beim einzelnen Patienten davon abhängt, welche Manifestationsfaktoren einer Thrombose bei ihm vorliegen, ob beim angeborenen Thromboserisiko tatsächlich auch eine Thrombose auftritt. Natürlich erleiden auch Patienten ohne APC-Resistenz venöse Thrombosen auf dem Boden besonderer Risikosituationen: Immobilisierung durch Bettlägerigkeit, Gipsverbände, Operationen, langes Sitzen bei Überseeflügen (Reisethrombose), Krampfadern, verstärkte Diuretikawirkung mit Hämatokritanstieg, verborgenes Tumorleiden (Tumorthrombose).

Bei Frauen soll das Risiko eine venöse Thrombose zu erleiden, durch die Einnahme von Kontrazeptiva, aber grundsätzlich von höher dosierten Hormonpräparaten jeglicher Art, durch das Vorhandensein der APC-Resistenz signifikant erhöht werden. In neueren Studien [4] soll daher geklärt werden, wie viele Becken-Beinvenenthrombosen sich vermeiden lassen, wenn durch eine vorherige Screening-Analyse Frauen mit APC-Resistenz von der Pille abgeraten wird.

Labordiagnose der APC-Resistenz

Als Standardmethode zur Messung der APC-Resistenz wird die aktivierte partielle Thromboplastinzeit gemessen (APTT), und zwar einmal in Gegenwart von aktiviertem Protein C und einmal in Abwesenheit von aktiviertem Protein C. Das Verhältnis beider Analysen wird als „APC-ratio“ bezeichnet. Die Normalwerte hängen grundsätzlich stark von den Reagenzien ab, zumal durch Einsatz von Faktor V-Mangelplasma eine größere Empfindlichkeit erzielt wird und Patienten auch unter oraler Antikoagulation untersucht werden können. Wenn die APC-ratio über 2,5 liegt, werden die Werte als sicher normal bezeichnet, Werte unter 2,3 können Hinweis auf heterozygote Merkmalsträger sein, Werte unter 1,5 auf homozygote Merkmalsträger.

Empfehlungen

Die therapeutischen Konsequenzen einer verminderten APC-Resistenz liegen in der erhöhten Thrombosebereitschaft in

Risikosituationen. Wichtig ist dabei im Hinblick auf die Notwendigkeit, ob die APC-Resistenz bei einem Patienten analysiert werden soll, die sorgfältige Erhebung einer Familienanamnese. Sofern ein Patient zu einer „Thrombose-Familie" gehört, ergibt sich die Indikation zur Analyse der APC-Resistenz, natürlich auch der Protein-C- und Protein-S-Aktivität/-Konzentration. Auch Antithrombin III ist dann zu bestimmen, wobei die zuletzt genannten Hemmkörper sämtlich seltener (bis zu 5%) Ursache einer Thromboseneigung sind verglichen mit der relativ häufigen APC-Resistenz. Patienten, die aus einer Thrombose-Familie stammen, und Patienten mit bekannter APC-Resistenz oder einem anderen Hemmkörpermangel sollten in Risikosituationen besonders sorgfältig antikoaguliert werden. Eine grundsätzliche Indikation zur lebenslangen Antikoagulation bei bekannter APC-Resistenz wird zur Zeit noch nicht gesehen, vielmehr nur die Antikoagulation in Risikosituationen. Allerdings sollten die Ergebnisse laufender Studien zu diesem Thema abgewartet werden.

Nach den Erfahrungen einer schwedischen Arbeitsgruppe sollte bei Patienten mit APC-Resistenz eine lebenslange Antikoagulation bereits nach der ersten Thrombose beginnen.

Daraus ergibt sich die Forderung, bei Patienten mit Beinvenenthrombosen nach thrombophilen Gerinnungsstörungen zu suchen.

APC-Resistenz und arterielle Thromboembolien

In den letzten Jahren sind auch einzelne Berichte über arterielle Thromboembolien bei APC-Resistenz erschienen: so bei einem 32jährigen Mann mit tödlicher arterieller Thromboembolie und ausgeprägter APC-Resistenz (APC-ratio unter 1,6). Auch bei jugendlichen Schlaganfallspatienten wurde eine Häufung von Fällen mit pathologischer APC-Resistenz beschrieben [3]. Im Gegensatz zu diesen Berichten ist jedoch in der Mehrzahl der größeren Studien in letzter Zeit keine Korrelation zwischen pathologischer APC-Resistenz und arteriellen Thromboembolien festgestellt worden. Vielmehr wird die Prävalenz der APC-Resistenz in Zusammenhang mit venösen Thromboembolien gesehen.

Literatur

1. Bertina RM, Koelemann BPC, Koster T et al. (1994) Mutation in blood coagulation factor V associated with resistance to activated protein C. Nature 369: 64–67
2. Dahlbäck B, Carlsson M, Svensson PJ (1993) Familial thrombophilia due to a previously unrecognized mechanism characterized by poor anticoagulant response to activated protein C: prediction of a cofactor to activated protein C. Proc Nat Acad Sci 90: 1004–1008
3. Halbmayer WM, Haushofer A, Schön R, Fischer M (1994) The prevalence of poor anticoagulant response to activated protein C (APC-resistance) among patients suffering from stroke or venous thrombosis and among healthy subjects. Blood Coag Fibr 5: 51–57
4. Schramm W (1996) Pille und Thromboserisiko. MMW 138: 1-2
5. Simioni P et al (1997) N Engl J Med 336: 399

Prof. Dr. H.D. Bruhn
I. Medizinische Universitätsklinik
Schittenhelmstraße 12, D-24105 Kiel

12.5 Lebertransplantation bei Familiärer Amyloid Polyneuropathie

M.P. Manns, H. Schmidt

Bei einem Patienten mit Familiärer Amyloid Polyneuropathie wurde eine Lebertransplantation durchgeführt. Warum produziert die dem Patienten implantierte neue Leber kein Amyloid?

Bei der Familiären Amyloid Polyneuropathie (FAP) handelt es sich um Ablagerungen des Proteins Transthyretin (Präalbumin) im Gewebe. In seiner normalen Form wird Transthyretin nur in geringen Mengen abgelagert und führt erst im hohen Alter zu Veränderungen, welche die biologische Alterung mitbedingen. Erst wenn Patienten bestimmte genetische Mutationen des Transthyretin-Gens haben, kommen diese Gewebeablagerungen bereits im jungen Erwachsenenalter vor. Der primäre Syntheseort des Transthyretin stellt die Leber dar. Die einzig zur Zeit bestehende Therapie der hereditären Amyloidose besteht in der Lebertransplantation. Dabei erhält der betroffene Patient eine Leber von einem Spender, der normales Transthyretin synthetisiert. Somit produziert die neu implantierte Leber normales Transthyretin. Die mutierte Form des Transthyretins ist im Serum nach erfolgter Lebertransplantation nicht mehr nachweisbar [1–3].

Wie kann man sich eine Verminderung der Amyloidablagerungen nach Lebertransplantation vorstellen?

Zur Zeit sind mehr als 200 FAP Patienten lebertransplantiert worden. Die Nachbeobachtungen in den einzelnen Zentren bestehen erst für wenige Jahre. Unsere längste Nachbeobachtungszeit bei einem lebertransplantierten FAP Patienten ist 4,5 Jahre. Die klinischen Erfahrungen zeigen, daß eine weitere Progredienz der Erkrankung nicht besteht, d.h. weitere Amyloidablagerungen scheinen nach unserem derzeitigen Wissensstand nicht aufzutreten. Eine Regression der Amyloidablagerungen und damit eine Remission der klinischen Symptome wurde in einzelnen Fällen beobachtet. Entscheidend hierfür ist der Zeitfaktor. Erst nach mehreren Jahren scheint eine deutliche klinische Verbesserung (ca. 3 Jahre) aufzutreten. Inwieweit der Organismus die bestehenden Amyloid-Ablagerungen wieder abbauen kann, ist noch unbekannt.

Ein wichtiger Aspekt bei der Indikationsstellung zur Lebertransplantation stellt der Zeitpunkt dar. FAP Patienten mit einer fortgeschrittenen Manifestation z.B. im GI-Trakt (Maldigestion, Diarrhoe, Erbrechen) bedingen Schwierigkeiten in der Einstellung der immunsuppressiven Therapie post-LTX. Da die herkömmlichen immunsuppressiven Medikamente insbesondere bei höherer Dosierung ebenfalls als Nebenwirkung eine Polyneuropathie verursachen können, kann die neurologische Verlaufsbeurteilung post-LTX im Einzelfall erschwert sein. Prinzipiell sollte bereits beim Auftreten der ersten klinischen Auffälligkeiten einer FAP eine Lebertransplantation erwogen werden.

Warum produziert die bei einem Patienten mit Amyloidose explantierte Leber in einem anderen Menschen kein Amyloid?

Diese Frage umschreibt den Begriff der Domino-Lebertransplantation. Dabei erhalten Patienten, die eine Indikation zur Lebertransplantation haben, eine Leber von einem FAP-Patienten, der lebertransplantiert wird (Abb. 1). Die vom FAP Patienten explantierte Leber wird somit zur Lebertransplantation für einen geeigneten Kandidaten wiederverwendet. Da die FAP Leber weiterhin das defekte Transthyretin produziert,

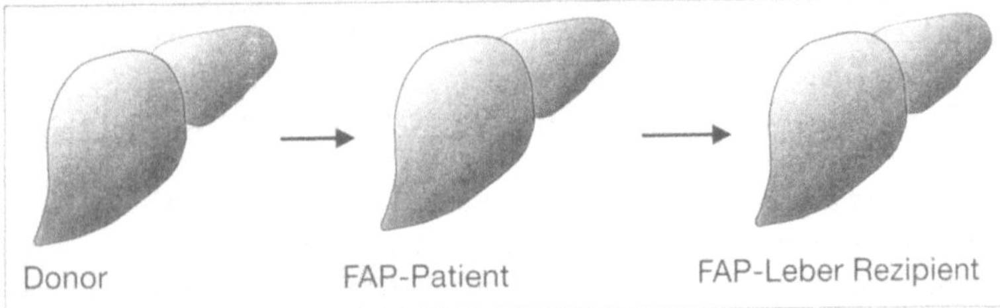

Abb. 1. Domino-Lebertransplantation

entstehen bei dem Empfänger Amyloidablagerungen. Diese Ablagerungen führen dann zeitversetzt (ca. 25–40 Jahre) wiederum zur klinischen Symptomatik der FAP. Deshalb ist ein Kriterium der Wahl dieser FAP Leber Empfänger ein Alter von z.B. mehr als 50 Jahren. Die Idee der Domino-Lebertransplantation ist Folge der geringen Organangebote zur Lebertransplantation.

Literatur

1. Andrade C (1952) A peculiar form of peripheral neuropathy. Familial atypical generalized amyloidosis with special involvement of the peripheral nerves. Brain 75: 408–427
2. Benson MD (1995) Amyloidosis. In: Scriver CR, Beaudet AL, Sly WS, Valle D (eds) The metabolic and molecular bases of inherited disease, Vol III. 7th edn. McGraw Hill Book Co, New York, p 41459–4191
3. Costa PP, Figuera AS, Bravo FR (1978) Amyloid fibril protein related to prealbumin in familial amyloidotic polyneuropathy. Proc Natl Acad Sci USA 75: 4499–4503
4. Holmgren G, Ericzon BG, Groth CG, Steen L, Suhr O, Andersen O, Wallin BG, Seymour A, Richardson S, Hawkins PN, et al (1993) Clinical improvement and amyloid regression after liver transplantation in hereditary transthyretin amyloidosis. Lancet 341: 1113–1116
5. Holmgren G, Steen L, Ekstedt J, Groth CG, Ericzon BG, Eriksson S, Andersen O, Karlberg I, Norden G, Nakazato M, et al (1991) Biochemical effects of liver transplantation in two Swedish

patients with familial amyloidotic polyneuropathy (FAP-met30). Clin Genet 40: 242–246
6. Lewis WD, Skinner M, Simms RW, Jones LA, Cohen AS, Jenkins RL (1994) Orthotopic liver transplantation for familial amyloidotic polyneuropathy. Clin Transplant 8: 107–110
7. Schmidt H, Nashan B, Nakazato M, Pröpsting M, Pichlmayr R, Manns M (1998) Familial amyloidotic polyneuropathy as a model for domino liver transplantation (Submitted)

Prof. Dr. M.P. Manns, Dr. H. Schmidt
Abteilung Gastroenterologie und Hepatologie,
Medizinische Hochschule
Carl-Neuberg-Straße 1, D-30623 Hannover

13 Labor und Diagnose

13.1 Das „Routinelabor" 511
13.2 Bewertung von Anti-Streptolysin Titern 518
13.3 Diagnostik bei Chlamydien 521
13.4 Gemischte Kryoglobulinämie bei chronischer Hepatitis C .. 525
13.5 Serumlipoproteine nach Myokardinfarkt 529
13.6 Bronchiale Provokationstestung 532
13.7 Zellulärer Antigenstimulationstest (CAST) 536
13.8 Korrekte Blutdruckmessung 540
13.9 Rechtliche Folgen einer histologischen Fehldiagnose 547
13.10 Saures Blut durch Streß? 553

13.1 Das „Routinelabor"

H. Heimpel

Für die meisten internistischen Abteilungen ist es üblich, bei einem neu aufgenommenen stationären Patienten ein „Routinelabor" abzunehmen. Man kann sich natürlich auf den Standpunkt stellen, bei jedem Patienten nur die seiner Problematik entsprechenden Laborparameter zu bestimmen, andererseits hat es sich jedoch bewährt, bei jedem neuen Patienten bestimmte Werte regelmäßig zu bestimmen. Welches „Routineprogramm" würden Sie vorschlagen?

Versteht man unter „Routinelabor" das Anforderungsprofil, das unabhängig von Anamnese und klinischem Befund bei jedem Patienten mit zunächst unbekannter Diagnose oder unbekannter Komplikation eines Patienten mit bekannter Diagnose sinnvoll und notwendig ist, so sind vereinfacht zwei Situationen zu unterscheiden:

Situation 1

Aufnahme eines Patienten wegen akuter Beschwerden oder Symptome kurz vor oder nach Ende der Dienstzeit der regulären Stationsbesatzung und der diagnostischen Laboratorien, d.h. am späten Nachmittag, am Abend und Wochenende. Hier dient das Anforderungsprofil primär der Sicherheit des Patienten, sekundär der diagnostisch sinnvollen Auswahl weiterer Untersuchungen am nächsten Morgen oder am nächsten Werktag. In dieser Situation ist zu beachten, daß Patienten mit zunächst ungefährlich erscheinenden akuten Erkrankungen von nicht selten weniger erfahrenen diensthabenden Ärzten gesehen werden und daß vor allem in größeren Laboratorien mit spezialisierten Arbeitsplätzen die Erfahrung der medizinisch-technischen Assistenten geringer ist als im Routinebetrieb. Teilweise werden in den Laboratorien zu diesen Zeiten kleinere Analysegeräte mit beschränkter Auswahl von Analyten verwendet.

Eine unabdingbare – wenn auch bedauerlicherweise nicht immer erfüllte Forderung ist die sofortige diagnostische Verwendung der Laborergebnisse auch nach Schichtwechsel und die besonders kritische Betrachtung der Plausibilität der Ergebnisse durch den diensthabenden Arzt.

Situation 2

Das Anforderungsprofil bei regulär in der Dienstzeit aufgenommenen Patienten mit akuten Beschwerden und Symptomen oder von einbestellten Patienten mit nicht oder unvollständig bekannter Diagnose. Dies dient gleichwertig der Patientensicherheit und einer ersten Stufe der Diagnostik und wird in der Mehrzahl der Fälle bereits aufgrund ausführlicher Anamnese und klinischer Untersuchung, ggfs. unter Verwendung der in der Situation 1 erhobenen Laborbefunde ergänzt.

Anforderungsprofil bei Situation 1

Elektrolytkonzentrationen im Serum (Natrium, Kalium, Kalzium)

Für die Patientensicherheit, also für unmittelbar einzuleitende Korrekturen und für die Planung einer Elektrolyttherapie ist vor allem die Kaliumkonzentration wichtig. Bei praktisch allen im Notdienst verwendeten Analysenautomaten wird die Natriumbestimmung mitgeführt. Sowohl eine Verminderung als auch eine Erhöhung der Kaliumkonzentration ist potentiell lebensgefährlich und bedarf der sofortigen Korrektur. Veränderungen des Serumkaliums resultieren nicht nur aus der zugrundeliegenden Erkrankung selbst, sondern häufig noch aus einer vor allem bei älteren Patienten häufigen Vorbehandlung mit auf den Kaliumstoffwechsel einwirkenden Medikamenten ohne ausreichende Kontrolle. Veränderungen des Serumkaliums führen zu vielfältigen, aber wenig spezifischen Symptomen.

Über den Einschluß der Kalziumbestimmung in das Routineprofil sind die Meinungen nicht einheitlich. Diese Untersuchung dient der Diagnose der seltenen, aber akut gefährlichen Hyperkalziämie, deren Symptome zwar charakteristisch sind, aber nach eigener Erfahrung sehr häufig nicht erkannt werden. Muskelschwäche, Erbrechen, Durst und leichte Bewußtseinstrübung sind sehr häufige, auf vielfachen Ursachen beruhende Symptome. Eine am Freitagabend nicht erkannte Hyperkalziämie kann bis zum Montag zu einer Niereninsuffizienz führen.

Bestimmung der Kreatinin- oder Harnstoffkonzentration

Eine Niereninsuffizienz bei normaler Diurese ist vor allem bei älteren Menschen häufig. Sie ist zwar in den meisten Fällen nicht kurzfristig korrigierbar, muß aber bei der Anwendung vieler, für den Krankheitszustand notwendiger Medikamente beachtet werden. Sie ist wie die Serum-Elektrolytbestimmung für die Planung einer evtl. notwendigen parenteralen Flüssigkeits- und Elektrolyttherapie wichtig, die bei vielen Patienten mit Erkrankungen des Herz-Kreislauf-Systems, Exsikkose oder unklarem Fieber durchgeführt wird.

Bestimmung der Blutglukose

Sie ist wegen der Häufigkeit des Typ II Diabetes bei älteren Menschen und der vielfältigen Symptomatik eines unentdeckten Typ I Diabetes bei jungen Menschen notwendig.

Kreatinkinase (CK)

Da Schmerzen im Thorax oder Abdomen, Bewußtseinsstörungen oder neurovaskuläre Ereignisse für einen hohen Anteil internistischer Notaufnahmen verantwortlich sind, ist die Bestimmung der CK angebracht. Ob gleichzeitig des Isoenzym CK-M(uskel) B(rain) bestimmt wird, oder ob diese Entscheidung dem Labor („nur wenn CK erhöht ist“) überlassen wird, ist lokal zu entscheiden.

„Kleines Blutbild“

Auch bei den im Notfalldienst eingesetzten Blutbildautomaten wird heute zummindestens Hämoglobin, Erythrozyten-, Leukozyten- und Thrombozytenzahl gleichzeitig bestimmt. Eine Anämie, nicht aber eine noch asymptomatische, aber potentiell gefährliche Thrombozytopenie und Leukozytopenie, kann bei sachgerechter klinischer Untersuchung vermutet werden. Änderungen der Thrombozyten- und Leukozytenzahl treten nicht nur bei hämatologischen Erkrankungen, sondern auch bei akuten Infektionskrankheiten auf. Da viele in der Akutbehandlung eingesetzte Medikamente – wenn auch das einzelne Medikament nur selten – Thrombozytopenien und Leukopenien auslösen können, ist für die spätere Evaluation der Ursache und die Interpretation später festgestellter Veränderungen der Aufnahmebefund von Bedeutung. Wichtig ist auch die Beachtung einer Makrozytose, die in der Mehrzahl der Fälle durch eine chronische Alkoholkrankheit bedingt ist.

Anforderungsprofil bei Situation 2

Zusätzlich zu den genannten Untersuchungen scheinen folgende Routineanforderungen für eine rasche und zielgerichtete Diagnostik sinnvoll:

Blutsenkungsgeschwindigkeit (BSG)

Trotz nur mäßiger Spezifität und Sensitivität ist sowohl eine normale wie auch eine eindeutig erhöhte BSG auch heute noch von diagnoseleitender Bedeutung. Sie ist nicht nur deswegen preiswert, weil der primäre Arbeitsaufwand gering ist, sondern weil der bei Rentabilitätsschätzungen meist vergessene Aufwand bei intrainstutionellen Probenversand und Befundmitteilung entfällt. Während eine normale oder grenzwertig erhöhte BSG ggf. durch andere, sensitivere Akutephasereaktionen ergänzt werden muß, erlaubt eine eindeutig erhöhte BSG die Vermutung einer entzündlichen oder neoplastischen Erkrankung. Eine stark beschleunigte BSG bei normalem C-reaktiven Protein erfaßt zusätzlich nicht-entzündliche Serumveränderungen wie eine Paraproteinämie.

Gesamtproteine und Elektrophorese

Die Bestimmung der α_2-, β- und γ-Fraktion und ihre Umrechnung in absolute Konzentrationen erlaubt die Erfassung akut und chronisch entzündlicher Erkrankungen und zusätzlich die Erkennung seltener, aber symptomatisch uncharakteristischer hämatologischer, infektiöser und Stoffwechselerkrankungen. Sie dient außerdem der richtigen Interpretation einer evtl. erhöhten BSG (Paraproteinämie?) und der Befundveränderungen bei chronischer Lebererkrankung.

GOT oder GPT, Alkalische Phosphatase, Gamma-GT

Die Bestimmung dieser Werte dient der Erfassung asymptomatischer Lebererkrankungen. Nach eigenen Ergebnissen sind etwa 15% aller internistischen Aufnahmen durch Alkohol induzierte Erkrankungen bedingt. Außerdem sind Primärbefunde für die Interpretation von Medikamentenentschädigungen von Bedeutung. Selbstverständlich muß bei erhöhter Alkalischer Phosphatase die Möglichkeit sowohl einer Cholestase, als auch eines destruktiven Knochenprozesses beachtet werden. Wenig aussagekräftig bei Jugendlichen im Wachstumsalter!

Laktatdehydrogenase (LDH)

Die LDH ist ein für die einzelnen Tumorerkrankungen nicht spezifischer, für Tumorerkrankungen allgemein recht sensitiver Laborparameter. Auch bei einer Reihe anderer Erkrankungen, wie nicht-maligne hämatologische Erkrankungen mit erhöhtem Zellumsatz und anderen Formen der Gewebsdestruktion ist sie erhöht.

TSH (Thyroxin-stimulierendes Hormon), Basalwert

Durch eine Störung der Schilddrüsenfunktion können eine Vielzahl wenig spezifischer Symptome ausgelöst werden. Der Einschluß dieser Suchreaktion ist auch sinnvoll in Hinsicht auf die notwendigen Vorsichtsmaßnahmen in Diagnostik und Therapie bei Bestehen einer nicht entdeckten und evtl. asymptomatischen Schilddrüsenautonomie.

Differentialblutbild

Verschiebungen der Relation von Neutrophilen zu Lymphozyten, und die evtl. Erkennung von nichtnormalen Zellformen im peripheren Blut sind diagnoseweisend bei Infektionskrankheiten und bei hämatologischen Erkrankungen, die vor allem bei älteren Menschen oft mit Symptomen einhergehen können, die als Anzeichen einer Herz-Kreislauf- oder Lungenerkrankung verkannt werden. In der Routinediagnostik reicht das von Analysenautomaten mit hoher Sicherheit bestimmte Verhältnis der Neutrophilen zu den Lymphozyten und Monozyten aus. Eine mikroskopische Differenzierung des Blutausstriches ist bei bestimmten Symptomen oder Befunden und immer bei pathologischen Werten der Blutzellzählung notwendig.

Kleiner Gerinnungsstatus (Quickwert, PTT)

Neben der diagnostischen Wertigkeit für Infektionskrankheiten und entzündlichen Erkrankungen (Erhöhung des Fibrinogens) sowie der Erkennung nicht dokumentierter Einnahme von Antikoagulantien wird der kleine Gerinnungsstatus in sehr vielen Fällen für spätere diagnostische Eingriffe (z.B. Endoskopie mit Biopsie) gebraucht.

Der Einschluß von AT III in das Primärprofil ist umstritten. Für die Aufnahme spricht die hohe Zahl der Patienten, die in der ersten Phase des Krankenhausaufenthaltes Heparin erhalten.

Urinbefund

Ist nicht nur bei akuten Infektionskrankheiten und Kollagenosen mit Nierenschädigung, sondern auch bei Tumoren der Niere und der ableitenden Harnwege sowie bei seltenen, aber häufig langzeitig nicht bekannten Erkrankungen, wie Paraproteinämien oder der bakteriellen Endokarditis wegweisend. Dabei ist die auf der Station durchgeführte Untersuchung mit Multistix preiswerter und genauso aussagekräftig wie die Einsendung einer Laborprobe an das Labor.

Kosten

Die Kosten, berechnet nach den tatsächlichen Aufwendungen orientiert am Krankenhaustarif DK-NTG 1996, liegen für die unter Situation 1 genannten Untersuchungen bei 43,30 DM, für die zusätzlichen unter Situation 2 genannten Untersuchungen bei 152,90 DM. Das unter 2 genannte erweiterte Anforderungsprofil ist auch unter gesundheitsökonomischen Gesichtspunkten gerechtfertigt, weil die Bestimmung dieser Basisparameter in der nächsten Stufe eine gezielte und durch die Abkürzung des diagnostischen Gesamtprozesses kostengünstigere Diagnostik erlaubt.

Modifikationen

Verschiedene Kliniken und Krankenhäuser würden das hier vorgeschlagene Minimalprogramm zu Recht modifizieren. Dabei spielt einerseits die bereits erwähnte apparative Ausstattung des Notfall- und Routinelaboratoriums eine Rolle. Ein zweiter Parameter ist die zu erwartende Häufigkeit bestimmter Erkrankungen und Risiken, die wiederum von dem Aufnahmeprofil der Institution in Hinsicht auf Alter, Krankheitsspektrum und Patientenalter abhängig ist. In der klinischen Praxis werden bereits bei der ersten Probenentnahme meist Informationen vorliegen, welche eine gezielte Erweiterung des Minimalprogramms rechtfertigen.

Unter präventiven Gesichtspunkten ist bei Patienten des mittleren und höheren Lebensalters die Bestimmung des Fettstatus (Cholesterin, Neutralfett) und die Hämokkultprobe sinnvoll. Diese Untersuchungen können entfallen, wenn sie nach zuverlässigen Angaben im Halbjahr vor der Krankenhausaufnahme mit unauffälligem Ergebnis durchgeführt wurden.

Unabhängig von dem Sinn eines „Routinelaborprofils" bleibt die Forderung aktuell, vor jeder technischen Untersuchung die Anamnese zu erheben und den Patienten körperlich zu untersuchen. Die darauf basierenden diagnostischen Hypothesen erlauben häufig die Ergänzung oder Einengung eines Routineprofils, die allerdings im Einzelfall zu begründen ist.

Prof. Dr. H. Heimpel
Medizinische Universitätsklinik
Robert-Koch-Str. 8, D-89081 Ulm

13.2 Bewertung von Anti-Streptolysin Titern

K. Becker, G. Peters

Wie ist ein konstant erhöhter ASL-Titer bei Zustand nach Tonsillektomie zu werten, wenn keine klinischen Symptome vorliegen?

Besteht die Notwendigkeit einer antibiotischen Therapie?

Der Nachweis spezifischer Antikörper gegen Streptokokken-Antigene (Streptolysin O, Desoxyribonuklease B, Hyaluronidase, Streptokinase, Nikotinamid-Adenin-Dinukleotid-Glykohydrolase) liefert Hinweise über vorausgegangene Streptokokken-Infektionen wie Scharlach, Tonsillitis, akutes rheumatisches Fieber (ARF) und akute Glomerulonephritis [2]. Bewährt hat sich die Kombination von Anti-Streptolysin-O-Reaktion (ASL, ASO, AST) und Anti-DNase-B-Nachweis (A-DNase B, ADB).

Innerhalb von zwei Monaten nach Entstehung eines AFR findet man bei ca. 80-85% der Patienten einen ASL-Titer von mehr als 200 IE/ml. Auch nach respiratorischen Infektionen mit Gruppe-A-Streptokokken sind Titeranstiege zu finden, allerdings spielt hier die Serologie aufgrund der Latenzzeit bis zum Titeranstieg für die Akutdiagnostik keine Rolle. Im Gegensatz dazu ist bei S. pyrogenes-verursachten Hautinfektionen die ASL-Antwort zumeist gering. Hier liefert die A-DNase B-Reaktion in ca. 80% einen Titeranstieg.

Zu beachten ist, daß die ASL-Reaktion nicht absolut spezifisch für Gruppe-A-Streptokokken-Infektionen ist. Auch bei Infektionen mit C- und G-Streptokokken und seltener bei Infektionen mit anderen grampositiven Erregern werden kreuzreagierende Hämolysine gebildet, die zu Anti-Streptolysin-O-Titern führen. Der ASL-Titer erscheint etwa in der zweiten Woche post infectionem, erreicht nach ca. 4-6 Wochen sein Maximum und fällt dann langsam über Wochen und Monate auf einen persistierenden, i.d.R. geringen Titer ab [4].

Einzeltiter besitzen eine geringe Aussagekraft!

Da jeder in seinem Leben eine immunologische Auseinandersetzung mit Streptokokken erfährt, weisen praktisch alle Seren einen ASL-Titer auf, der u.a. individuell, altersabhängig und lokal variieren kann. Falschpositive oder falsch-negative Ergebnisse durch Serumbestandteile (β-Lipoproteine, Bakterienkomponenten), bei Lebererkrankungen, oxidiertem ASL oder durch kreuzreagierende Hämolysine sind zu beachten. Die ASL-Bestimmung besitzt den Vorteil einer Standardisierung. Für Deutschland kann ein „Normalbereich" mit einer „oberen Normalgrenze" (=Serumwert, der von 80% der Gesunden in der Bevölkerung nicht überschritten wird) von 160 IE/ml (Erwachsene) bzw. 200 IE/ml (Schulkinder, Jugendliche) angegeben werden. Dieser wird von der Mehrzahl der Probanden ohne klinische Streptokokken-Symptomatik nicht überschritten, wobei allerdings definitionsgemäß 20% aller Probanden (Gauss'sche Normalverteilungskurve) Werte außerhalb dieses Bereiches besitzen. Steht nur ein Serum zur Verfügung kann mit Vorbehalt ein Überschreiten der „oberen Normalgrenze" als pathologisch gelten. Allerdings besitzen Einzeltiter grundsätzlich wenig Aussagekraft. Relevante Aussagen erhält man wie generell in der serologischen Diagnostik nur durch die Bewertung der Titerdynamik, d.h. durch das Verfolgen eines Titeranstieges bzw. -abfalls (mind. zweistufige Titerveränderung) über Testwiederholungen mit mindestens einwöchigem Abstand [1, 3].

Zusammenfassend ergeben sich daher die folgenden Empfehlungen:

- Der vorliegende Befund ist als Zufallsbefund mit fehlender klinischer Relevanz einzuordnen.
- Der persistierende, erhöhte ASL-Befund ist als Zustand nach A-Streptokokken-Infektion zu werten. Weitere Titerkontrollen sind nicht erforderlich.
- Da auch keine Klinik vorliegt, ist eine Antibiotikatherapie nicht indiziert.

Literatur

1. Gray GC, Struewing JP, Hyams KC, Escamilla J, Tupponce AK, Kaplan EL (1993) Interpreting a single antistreptolysin O test: A comparison of the "upper limit of normal" and likelihood ratio methods. J Clin Epidemiol 46: 1181–1185
2. Kaplan EL, Anthony BF, Chapman SS, Ayoub EM, Wannamaker LW (1970) The influence of the site of infection on the immune response to group A streptococci. J Clin Invest 49: 1405–1414
3. Lütticken R (1992) Streptococcaceae. In Burkharkt F (Hrsg.) Mikrobiologische Diagnostik. Thieme, Stuttgart S 51–67
4. Wood HF, McCarty M (1954) Laboratory aids in the diagnosis of rheumatic fever and in evaluation of disease activity. Am J Med 17: 768–774

Dr. K. Becker, Prof. Dr. G. Peters
Institut für Medizinische Mikrobiologie der Westfälischen Wilhelms-Universität
Domagkstraße 10, D-48149 Münster

13.3 Diagnostik bei Chlamydien

H. Freidank

Besteht eine Therapiebedürftigkeit bei erhöhten IgA-Titern von Chlamydia pneumoniae bzw. trachomatis?

Der Nachweis und die Höhe von IgA-Titern gegen Chlamydien sind vom Testverfahren abhängig. Es werden gattungsspezifische Tests, die Antikörper gegen alle Chlamydien-Arten nachweisen, und spezies-spezifische Tests zum Erfassen von Antikörpern gegen die einzelnen Chlamydien-Arten unterschieden. In die Interpretation muß immer der jeweils eingesetzte Test einbezogen werden, da verschiedene Tests unterschiedliche Antikörper messen (z.B. gegen Lipopolysaccharid, gegen Protein-Antigene). Davon hängt ab, ob erhöhte IgA-Titer vorliegen und wie stark erhöht diese Titer sind.

Bewertung der Antikörper

IgA-Antikörper wurden sowohl als Marker einer akuten Primär- oder Re-Infektion von der Gruppe um Sarov [9] als auch als Hinweis auf chronische Infektionen von der Arbeitsgruppe von Saikku [5,6,8] vorgeschlagen. Beides ist bisher nicht gesichert. Nach unseren Erfahrungen weisen 35% gesunder Medizinstudenten IgA-Antikörper gegen C. pneumoniae in Titern von ≥1:16 auf [3], was möglicherweise ein Hinweis auf eine in näherer Vergangenheit durchgemachte Infektion ist, aber für sich alleine keine Therapieindikation darstellt. Wichtig ist, ob klinische Symptome vorhanden sind. Inwieweit inapparente persistierende Infektionen an der Entstehung von Folgekrankheiten (wie z.B. Arteriosklerose, Asthma, chronisch obstruktive Bronchitis) beteiligt sein können, ist noch nicht bekannt. Möglicherweise sind über einen noch zu bestimmenden Grenztiter (≥1:16?, ≥1:32?, ≥1:28?) erhöhte IgA-Titer relevant, aber auch hierzu liegen keine gesicherten Kenntnisse vor.

Bei der Diagnostik von C. trachomatis-Infektionen wurde verschiedentlich vorgeschlagen, IgA-Antikörper als Marker einer akuten, behandlungsbedürftigen Infektion zu verwenden. Nach unseren Untersuchungen mit dem Mikroimmunfluoreszenz-Test und anderen serologischen Verfahren ließ sich diese Annahme nicht bestätigen. Der IgA-Antikörper-Nachweis hatte eine sehr niedrige Sensitivität, das heißt er war auch bei nachgewiesener Infektion häufig negativ. Andererseits ließ sich auch bei positivem IgA-Nachweis nicht sicher zwischen einer akuten und einer zurückliegenden Infektion unterscheiden.

Bei der Fragestellung „akute, therapiebedürftige C. trachomatis-Infektion" sollte immer der Erreger-Nachweis angestrebt werden [2].

Besteht nur eine Therapiebedürftigkeit bei begleitenden rheumatischen Beschwerden?

Ob und wie häufig C. pneumoniae-Infektionen zu rheumatischen Beschwerden führen, ist noch nicht bekannt. C. trachomatis gehört zu den möglichen Ursachen einer reaktiven Arthritis. Nach unseren Erfahrungen ist es auch bei dieser Fragestellung nicht möglich, die Behandlungsbedürftigkeit allein von IgA-Titern abhängig zu machen. Bei rheumatischen Beschwerden und IgG- und/oder IgA-Antikörpern gegen C. trachomatis, die mit einem spezies-spezifischen Test nachgewiesen wurden, ist eine Therapie zu empfehlen.

Wie lange muß therapiert werden?

Für eine unkomplizierte Urethritis oder Zervizitis durch C. trachomatis sind die Therapieempfehlungen entweder die

Einmalgabe von 1 g Azithromycin oder eine 7tägige Gabe von 2 x 100 mg Doxycyclin [1]. Bei tieferer Infektion (Endometritis, Salpingitis) kann die Verlängerung der Therapie sinnvoll sein (mind. 20 Tage). Bei reaktiver Arthritis wurde über bessere Ergebnisse einer Langzeittherapie (30–90 Tage) berichtet [7], wobei im Einzelfall ein Therapieerfolg schwer von einer Spontanbesserung zu unterscheiden sein kann.

Zur Therapie einer Atemwegsinfektion durch C. pneumoniae wird gegenwärtig die Gabe von Doxycyclin (2 x 100 mg/d über 2–3 Wochen) oder Erythromycin (4 x 500 mg/d über 2–3 Wochen) oder Azithromycin (1.5 g verteilt auf 5 Tage) [4] empfohlen.

Wie lange ist mit der Persistenz erhöhter IgA-Titer zu rechnen?

Hierzu liegen keine gesicherten Daten vor. IgG-Titer sowohl gegen C. trachomatis als auch gegen C. pneumoniae können jahrelang persistieren. Nach unseren Erfahrungen findet man bei Verlaufsuntersuchungen von Patienten auch IgA-Titer häufig über mehrere Jahre.

Literatur

1. Centers for Disease Control (1993) Recommendations for the prevention and management of Chlamydia trachomatis infections. MMWR 42/No RR-12
2. Clad A, Freidank H, Plünnecke J, Jung B, Petersen EE (1994) Chlamydia trachomatis-specific serology: ImmunoComb Chlamydia Bivalent versus Microimmunofluorescence (MIF). Infect 22: 165–173
3. Freidank HM, Brauer D (1993) Prevalence of antibodies to Chlamydia pneumoniae in a group of German medical students. J Infect 27: 89–93
4. Hammerschlag MR (1994) Antimicrobial susceptibility and therapy of infections caused by Chlamydiaa pneumoniae. Antimicrob Agents Chemother 38: 1873–1878

5. Hertzen von L, Isoaho R, Leinonen M, Koskinen R, Laippala P, Töyrylä M, Kivelä SL, Saikku P (1996) Chlamydia pneumoniae antibodies in chronic obstructive pulmonary disease. Intern J Epidemiol 25: 1–7
6. Hertzen von L, Leinonen M, Surcel HM, Karjalainen J, Saikku P (1995) Measurement of sputum antibodies in the diagnosis of acute and chronic respiratory infections associated with Chlamydia pneumoniae. Clin Diagn Labor Immunol 2: 454–457
7. Lauhio A, Leirisalo-Repo M, Lähdevirta J, Saikku P, Repo H (1991) Double-blind, placebo-controlled study of three-month treatment with lymecycline in reactive arthritis, with special reference to Chlamydia arthritis. Arthritis and Rheumatism 34: 6–14
8. Saikku P, Leinonen M, Tenkanen L, Linanmäki E, Ekman M-R, Manninen V, Mänttäri M, Frick MH, Huttunen JK (1992) Chronic Chlamydia pneumoniae infection as a risk factor for coronary heart disease in the Helsinki Heart Study. Ann Intern Med 116: 273–278
9. Sarov I, Insler V, Sarov B, Cevenini R, Rumpianesi F, Friedman M, Donati M, Kleinman D, Piura B, Lieberman J, La Placa M (1984) Specific serum IgA antibodies in the diagnosis of active viral and chlamydial infection. In: Sanna A, Morace G (eds) New Horizons in Microbiology. Elsevier, Amsterdam, S 157–168

Dr. Heike Freidank
Institut für Medizinische Mikrobiologie
und Hygiene der Universität
H.-Herder-Straße 11, D-79104 Freiburg

13.4 Gemischte Kryoglobulinämie bei chronischer Hepatitis C

H. Hartmann

Fallbeispiel

Bei dem Patienten besteht seit mehr als 25 Jahren eine chronische Lebererkrankung, die aller Wahrscheinlichkeit nach durch eine chronische Hepatitis-C-Virusinfektion bedingt ist. Die beobachtete geringradige Erhöhung der Leberenzyme ist mit dieser Annahme gut vereinbar [11]. Vermutlich handelt es sich bei der histopathologischen Begutachtung („geringe periportale lymphozytäre Infiltrate") um die Beurteilung einer älteren Leberbiopsie. Es erscheint wahrscheinlich, daß zum jetzigen Zeitpunkt bereits eine morphologisch fortgeschrittene Erkrankung, möglicherweise eine Leberzirrhose, vorliegt. Klinische Symptome einer Leberzirrhose bzw. typische Komplikationen (z.B. Aszites) bestehen offensichtlich nicht. Darüber hinaus sind seit 18 Jahren Veränderungen der γ-Globulin-Fraktion („doppelgipflig") bei der Serum-Eiweiß-Elektrophorese sowie eine Erhöhung der Serum-Immunglobulin-M-Konzentration bekannt (max. ca. 28 g/L, Referenzbereich 0,6-3,7 g/L). Weiterhin wurde eine erhöhte Rheumafaktor-Aktivität im Serum festgestellt. Eine Untersuchung des Knochenmarks hatte keinen Hinweis auf eine maligne Erkrankung ergeben.

Eine Therapie mit Interferon-α führte zur Abnahme der IgM-Serumkonzentration, obwohl HCV-RNA im Serum nachweisbar blieb. Ein zweiter Interferon-α Therapiezyklus (ca. 2 Jahre nach der ersten Behandlung) führte zunächst zur Abnahme der zwischenzeitlich wieder deutlich angestiegenen IgM-Konzentration, im weiteren Therapieverlauf wurde jedoch ein erneuter Anstieg beobachtet.

Besteht ein Zusammenhang zwischen der chronischen Hepatitis C und der Entwicklung einer IgM-Gammopathie mit positiven Rheumafaktoren?

Ein Zusammenhang zwischen der chronischen HCV-Infektion und den dargestellten Veränderungen der IgM-Serumkonzentration und der erhöhten Rheumafaktoraktivität erscheint wahrscheinlich. Weitere diagnostische Maßnahmen sollten zunächst durchgeführt werden, nämlich eine immunelektrophoretische Untersuchung des Serums, die Bestimmung von Kryoglobulinen im Serum und eine erneute Knochenmarksuntersuchung, möglichst unter Einschluß molekularbiologischer Methoden zum Nachweis von monoklonal expandierten B-Lymphozyten. Möglicherweise liegt eine gemischte Kryoglobulinämie (Typ II nach Brouet) vor, bei der im Kryopräzipitat polyklonale IgG und eine monoklonale IgM-Komponente nachgewiesen werden können [2]. Monoklonales IgM kann auch im Serum gefunden werden. Die erhöhte Rheumafaktoraktivität im Serum stützt die Annahme einer Kryoglobulinämie. Die Assoziation der chronischen HCV-Infektion mit gemischten Kryoglobulinämien ist in letzter Zeit durch zahlreiche Studien belegt worden [1, 4, 5, 9]. Der Übergang einer Typ III- in eine Typ II-Kryoglobulinämie ist in Einzelfällen beschrieben worden. Im vorliegenden Fall wird die Annahme einer HCV-bedingten Kryoglobulinämie auch dadurch gestützt, daß unter der Interferontherapie eine Abnahme der IgM-Serumkonzentration beobachtet wurde [8, 10]. Zugegebenermaßen wird in der Regel eine Besserung der Kryoglobulinämie durch Interferon-α nur dann beobachtet, wenn gleichzeitig eine Remission der HCV-Infektion erreicht wird [10]. Insoweit ist es ungewöhnlich, daß im vorliegenden Fall die Serum-HCV-RNA nachweisbar blieb. Eine Besserung der Kryoglobulinämie wurde jedoch auch unabhängig von der HCV-Elimination beschrieben [3].

Ein Zusammenhang von HCV und monoklonaler Gammopathie in Abwesenheit einer Kryglobulinämie ist bisher nicht zweifelsfrei belegt [6, 7].

Ist ein erhöhter IgM-Spiegel mit Werten bis knapp 3000 im Sinne einer benignen IgM-Gammopathie von sich aus krankheitswertig und stellt er für sich einen besonderen Risikofaktor dar?

Die ausgeprägte Erhöhung der IgM-Konzentration stellt ein Risiko insbesondere für die Entwicklung eines Hyperviskositäts-Syndroms einschließlich neurologischer Symptome dar.

Spricht der Abfall von IgM unter Therapie mit Interferon bei weiterhin gering aktiver Hepatitis-C für einen Zusammenhang mit der Hepatitis? Der zeitl. Verlauf über 25 Jahre macht dies wahrscheinlich.

Der Abfall der IgM-Konzentration unter Interferontherapie stützt die Annahme eines Zusammenhangs mit der HCV-Infektion. In der Regel sollte dieser Interferoneffekt mit der antiviralen Wirkung verknüpft sein. Inwieweit im vorliegenden Fall der Nachweis von HCV-RNA unter Therapie als nichtgegebene antivirale Interferonwirkung interpretiert werden kann, erscheint ohne Kenntnis weiterer Parameter (z.B. Transaminasen-Aktivität, HCV-RNA-Titer) schwierig.

Da es sich um eine anerkannte Berufskrankheit handelt, bestehen hier auch unter Umständen versicherungsrechtliche Konsequenzen?

Beim Nachweis einer Kryoglobulinämie dürfte wenig Zweifel über den Zusammenhang mit der als Berufskrankheit anerkannten HCV-Infektion bestehen. Entsprechend könnte sich insbesondere bei klinischen Symptomen einer Kryoglobulinämie (z.B. Purpura, Glomerulonephritis) eine Änderung der Minderung der Erwerbsfähigkeit ergeben.

Literatur

1. Agnello V, Chung RT, Kaplan LM (1992) A role for hepatitis C virus infection in type II cryoglobulinemia. N Engl J Med 327: 1490-1495

2. Brouet J-C, Clauvel J-P, Danon F, Klein M, Seligmann M (1974) Biologic and clinical significance of cryoglobulins: a report of 86 cases. Am J Med 57: 775-788
3. Glück T, Dürk H, Kötter I, Zimmermann C, Saal JG (1995) Kryoglobulinämie bei chronischer Hepatitis C: Besserung durch α-Interferon unabhängig von der Viruselimination. Med Klin 90: 674-680
4. Hartmann H, Schott P, Polzien F, Mihm S, Uy A, Kaboth U, Pardowitz I, Ramadori G (1995) Cryoglobulinemia in chronic hepatitis C virus infection: prevalence, clinical manifestations, response to interferon treatment and analysis of cryoprecipitates. Z Gastroenterol 33: 581-584
5. Lunel F, Musset L, Cacoub P, Frangeul L, Cresta P, Perrin M, Grippon P, Hoang C, Piette JC, Huraux JM, Opolon P (1994) Cryoglobulinemia in chronic liver diseases: role of hepatitis C virus and liver damage. Gastroenterol 106: 1291-1300
6. Luppi M, Ferrari MG, Bonaccorsi G, Longo G, Narni F, Barozzi P, Marasca R, Mussini C, Torelli G (1996) Hepatitis C virus infection in Subsets of neoplastic lymphoproliferations not associated with cryoglobulinemia. Leukemia 10: 351-355
7. Mangia A, Clemente R, Musto P, Cascacvilla I, La Floresta P, Sanpaolo G, Gentile R, Vigliotti ML, Facciorusso D, Carotenuto M, Rizzetto M, Andriulli A (1996) Hepatitis C virus infection and monoclonal gammopathies not associated with cryoglobulinemia. Leukemia 10: 1209-1213
8. Mazzaro C, Franzin F, Tulissi P, Pussini E, Crovatto M, Carniello G, Efremov D, Burrone O, Santini G, Pozzato G (1996) Regression of monoclonal B-cell expansion in patients affected by mixed cryoglobulinemia responsive to α-interferon therapy. Cancer 77: 2604-2613
9. Misiani R, Bellavita P, Fenili D, Borelli G, Marchesi D, Massazza M, Vendramin G, Comotti B, Tanzi E, Scudeller G, Zanetti A (1992) Hepatitis C virus infection in patients with essential mixed cryoglobulinemia. Ann Intern Med 117: 573-577
10. Misiani R, Bellavita P, Fenili D, Vicari O, Marchesi D, Sironi PL, Zilio P, Vernocchi A, Massazza M, Vendramin G, Tanzi E, Zanetti A (1994) Interferon alfa-2a therapy in cryoglobulinemia associated with hepatitis C virus. N Engl J Med 330: 751-756
11. Takahashi M, Yamada G, Miyamoto R, Doi T, Endo H, Tsuji T (1993) Natural course of chronic hepatitis C. Am J Gastroenterol 88: 240-243

Prof. Dr. H. Hartmann
Medizinische Klinik und Poliklinik der Georg-August-Universität
Robert-Koch-Straße 40, D-37075 Göttingen

13.5 Serumlipoproteine nach Myokardinfarkt

E. Windler

Ist die Bestimmung des Gesamtcholesterins und gegebenenfalls anderer Lipidparameter innerhalb von 24 Stunden nach einem Herzinfarkt sinnvoll?

Bereits seit den fünfziger Jahren ist bekannt, daß das Serumcholesterin nach einem Myokardinfarkt sinkt. Das hat häufig dazu geführt, daß die Cholesterinbestimmung aufgeschoben und womöglich vergessen wurde. Jetzt allerdings ist die Frage nach dem frühestmöglichen Zeitpunkt aktuell geworden, da die Studienlage für eine rechtzeitige Senkung erhöhter Werte spricht und dies durch die modernen Lipidsenker möglich geworden ist.

Veränderungen der Serumlipoproteine

Die Konzentrationen der Serumlipoproteine ändern sich unter dem Einfluß von Akutphaseproteinen nicht nur nach einem Herzinfarkt, sondern auch nach Operationen, Traumata, Verbrennungen, Pankreatitis und chronischen wie akuten Entzündungen. Die Veränderungen gehen parallel zur Zytokin-induzierten Akutphasereaktion, die mit der Entzündungsreaktion in der Myokardnekrose etwa 24 Stunden nach Beginn der Ischämie einsetzt und nach etwa 5 Tagen ihren Höhepunkt erreicht. Eine Reihe von Akutphaseproteine reagieren auf einen Herzinfarkt, darunter beispielsweise Amyloid A, Haptoglobin, Fibrinogen, Coeruloplasmin und das aktuell viel diskutierte, aber im Zusammenhang mit der koronare Herzkrankheit bereits seit langem bekannte C-reaktive Protein.

Gesamtcholesterin

Die Werte für das Gesamtcholesterin, ob nüchtern oder nicht nüchtern erhalten, bleiben noch innerhalb der ersten 24 Stunden nach Schmerzbeginn unverändert, sinken dann aber rasch während der folgenden 24 Stunden ab und erreichen nach 4 bis 12 Tagen ihren tiefsten Punkt bis zu 70% unter dem Ausgangswert. Das Ausmaß der Senkung ist allerdings von der Höhe des Cholesterins abhängig und spielt bei Werten unter 220 mg/dl kaum noch eine Rolle. Ob auch Ischämie ohne Zellschädigung zu einer Cholesterinsenkung führt, ist nicht klar. Das Cholesterin kann für einen Monat erniedrigt bleiben und normalisiert sich spätestens innerhalb von 2 Monaten.

LDL-Cholesterin

Das LDL-Cholesterin folgt verständlicherweise dem Gesamtcholesterin. Am zweiten Tag nach Schmerzbeginn kann es um etwa ein Drittel sinken und nach einer Woche tiefste Werte von minimal 50% erreichen. Nach einem Monat liegt das LDL-Cholesterin oft noch etwa ein Drittel unter dem Ausgangswert, zu dem es spätestens nach zwei Monaten zurückkehrt. Die LDL-Senkung wird auf mehrere Mechanismen zurückgeführt. Als Akutphasereaktion sinkt die Synthese von VLDL und die Konversion zu LDL. Der Abbau von LDL kann durch Bindung an Aggregate des C-reaktiven Proteins gestört sein.

Lipoprotein (a)

Die Änderungen von Lipoprotein (a) sind gegenläufig. Nach einem Infarkt kann sich das Lipoprotein (a) bis zum 11. Tag verdreifachen, um innerhalb eines Monats wieder zur Norm zurückzukehren.

HDL-Cholesterin

Das HDL-Cholesterin sinkt später als das LDL-Cholesterin. Es bleibt 2 bis 3 Tage unverändert und erreicht dann nach etwa einer Woche tiefste Werte von etwa zwei Drittel des Ausgangswerts. In dieser Zeit bindet Amyloid A an die HDL-Partikel, so daß sie relativ einheitlich die Größe von HDL2, aber die Dichte von HDL3 annehmen. Diese Partikel werden beschleunigt katabolisiert. Schon nach 2 bis 4 Wochen normalisieren sich die Werte.

Triglyzeride

Die Serumtriglyzeride machen eine komplexere Bewegung. Zunächst sinken die Triglyzeride in den ersten Stunden nach Infarkt ab, was möglicherweise der postprandialen Clearance entspricht. Dann nämlich kommt es zu einem Anstieg, so daß die Nüchternwerte nach einer Woche mehr als 50% über dem Ausgangswert liegen können. Die Erhöhung kann für Wochen bestehen bleiben und erst nach 3 Monaten zurückgehen. Erhöhte Synthese, aber insbesondere Hemmung der Lipoproteinlipase sind dafür verantwortlich gemacht worden. Verschiedene Zytokine und das C-reaktive Protein können die Lipoproteinlipase hemmen.

Fazit

Bei einem Myokardinfarkt sind die Lipidwerte innerhalb der ersten 24 Stunden nach Schmerzbeginn noch repräsentativ und sollten gemessen werden, um frühzeitig über Therapiemaßnahmen entscheiden zu können. Die endgültige Einstellung der Lipide ist aber erst nach 2 Monaten möglich.

Literatur

1. Dodds C, Mills GL (1959) Influence of myocardial infarction on plasma-lipoprotein concentration. Lancet 1971: 1160–1163
2. Sewdarsen M, Vythilingum S, Jialal I, Nadar R (1988) Plasma lipids can be reliably assessed within 24 hours after acute myocardial infarction. Postgrad Med J 64: 352–356
3. Rosenson RS (1993) Myocardial Injury: The Acute Phase Response and Lipoprotein Metabolism. J Am Coll Cardiol 22: 933–940
4. Ryder REJ, Hayes TM, Mulligan IP, Kingswood JC, Williams S, Owens DR (1984) How soon after myocardial infarction should plasma lipid values be assessed? Brit Med J 289: 1651–1653

Prof. Dr. E. Windler
Medizinische Kernklinik und Poliklinik,
Universitäts-Krankenhaus Eppendorf
Martinistraße 52, D-20246 Hamburg

13.6 Bronchiale Provokationstestung

R. Ferlinz, J. Schlegel, E. Samson

Zum Nachweis einer unspezifischen bronchialen Überempfindlichkeit ist eine bronchiale Provokationstestung erforderlich. Neben der Anwendung von physikalisch und osmotisch wirksamen Reizeffekten können auch verschiedene Pharmaka wie Acetylcholin, Carbachol, Histamin und Metacholin inhalativ appliziert werden. Im allgemeinen wird heute die Testung mit Metacholin bevorzugt. Obwohl vom Bundesgesundheitsamt weder für Metacholin noch für andere pharmakologische Substanzen eine Zulassung zur bronchialen Provokationstestung vorliegt, werden diese Präparate in der Routinediagnostik regelmäßig eingesetzt. Der Hersteller von Metacholin gibt in dem Beipackzettel ausdrücklich folgenden Hinweis: „for laboratory use only, not for drug, houshold or other uses".

Macht sich ein Arzt strafbar, wenn er diese Mittel dennoch zum Nachweis einer bronchialen Überempfindlichkeit benutzt?

Die vorliegende Frage beinhaltet zwei Aspekte. Zum einen ist der Sachverhalt aus medizinisch wissenschaftlicher Sicht, zum anderen aus strafrechtlicher Sicht zu beurteilen. Im folgenden werden daher zwei entsprechende Stellungnahmen nebeneinander gestellt, die auch Klarheit zu der grundsätzlichen Frage der Anwendung nicht als Arzneimittel zugelassener Substanzen am Menschen schaffen.

Medizinisch-wissenschaftliche Sicht

Pharmakologische Substanzen

Unspezifische bronchiale Provokationstests mit pharmakologischen Substanzen zur Diagnostik der bronchialen Hyperreaktivität sind als Bestandteil der pneumologischen Diagnostik fest etabliert. Als Provokationssubstanzen kommen die

Cholinergika Acetylcholin, Carbachol und Metacholin in Frage. Häufig wird auch Histamin eingesetzt. In der Auswahl der geeigneten Provokationssubstanz gilt Metacholin unter den Cholinergika als das bevorzugte Präparat. Metacholin (Methylacetylcholin) zeichnet sich durch einen nur schwach tussigenen Effekt, die günstigste quasi kumulative Wirkung und das geringste systemische Nebenwirkungsprofil aus. Bei Carbachol werden in höheren Dosierungen, die zum Ausschluß der Verdachtsdiagnose bronchiale Hyperreaktivität benötigt werden, gelegentlich systemische Nebenwirkungen beobachtet. Aufgrund dieser Eigenschaften des Metacholins wird es heute allgemein bevorzugt. Auch Histamin kann in höheren Dosierungen zu systemischen Nebenwirkungen führen. Hinsichtlich kumulativer Eigenschaften finden sich in der Literatur widersprüchliche Angaben. Bei Durchführung der Untersuchungen im Sinne einer Dosiswirkungskurve wurden für keine der genannten Substanzen schwere Zwischenfälle beobachtet.

Fehlende Arzneimittelzulassung

Problematisch mag jedoch sein, daß für Metacholin und Acetylcholin keine Zulassung als Arzneimittel in der Bundesrepublik vorliegt. Die derzeitige Praxis ist, die Laborsubstanz Metacholin als steril filtrierte Lösung hohen Reinheitsgrades bei der inhalativen Provokation anzuwenden. Aufgrund der großen inzwischen jahrzehntelangen Erfahrung mit Metacholin als Provokationssubstanz bestehen aus medizinischer Sicht keine Bedenken gegen diese Anwendung. Ein anderer Aspekt ist jedoch die rechtliche Seite. Hier ist prinzipiell die Frage zu stellen, inwieweit die Anwendung einer nicht als Arzneimittel zugelassenen Substanz am Menschen zu diagnostischen Zwecken möglich ist. Dies gilt insbesondere für Acetylcholin und Metacholin, da für diese beiden Substanzen keine entsprechende offizielle Zulassung in der Bundesrepublik Deutschland besteht. Für Histamin und Carbachol gilt dies nicht in dem Maße, da beide Substanzen als Arzneimittel, wenn auch nicht mit dieser speziellen Anwendung, zugelassen sind. Hier stellt sich die Frage der Ausdehnung der Indikation. Für Metacholin besteht eine Zulassung in den USA als Provocholin Inhalationsampullen. Diese wären über entsprechende Auslandsimporte zu beziehen.

Medizinische Unbedenklichkeit

Wichtig für die Anwendung von Laborsubstanzen ist die Frage der Reinheit und Qualität. Metacholin kann auch in der Bundesrepublik in USPXXIII-Qualität (United States Pharmacopoe) bezogen werden. Dies entspricht Arzneibuchqualität. Bei entsprechendem Reinheitsgrad bestehen keine Bedenken bei der Anwendung. Entsprechend wird auch in unserem Hause verfahren. Bei der Anwendung von Laborsubstanzen muß nach §5 Arzneimittelgesetz von ärztlicher Seite eine Unbedenklichkeitsbescheinigung erstellt werden. Aus dieser muß hervorgehen, daß nach dem augenblicklichen Stand der wissenschaftlichen Erkenntnisse bei bestimmungsmäßem Gebrauch kein begründeter Verdacht schädlicher Wirkungen, die über ein nach den Erkenntnissen der medizinischen Wissenschaft vertretbares Maß hinausgehen, besteht.

Aus strafrechtlicher Sicht

Obwohl Metacholin in der Bundesrepublik Deutschland nicht als Arzneimittel zugelassen ist, ergibt sich für den Arzt, der es am Patienten anwendet, dennoch kein strafrechtliches Risiko aus dem Arzneimittelgesetz. Das liegt daran, daß das Arzneimittelgesetz Strafvorschriften nur für denjenigen enthält, der zulassungspflichtige Arzneimittel in Verkehr bringt, obwohl diese nicht zugelassen wurden. Die Anwendung eines Arzneimittels am Menschen stellt aber kein „Inverkehrbringen" dar.

Körperverletzung

Damit richtet sich die mögliche Strafbarkeit des Arztes allein nach dem Tatbestand der Körperverletzung in §223 StGB. Hier kommt ein strafrechtliches Risiko in zweierlei Hinsicht in Betracht:

- Soweit die Anwendung des Präparates zu schädlichen Nebenwirkungen führt, liegt der Tatbestand der fahrlässigen

Körperverletzung dann vor, wenn bei der Anwendung selbst Fehler gemacht wurden oder der Einsatz zur Begründung eines nicht vertretbaren gesundheitlichen Risikos für den Patienten geführt hat. Für die Beantwortung dieser Frage kommt es allein darauf an, ob nach den Kenntnissen, die sich aus der Literatur und gegebenenfalls aus eigenen Erfahrungen ergeben, der Einsatz des Mittels medizinisch bedenklich oder unbedenklich ist.
- Daneben kann der Einsatz des Mittels dann zu dem Vorwurf einer strafbaren Körperverletzung führen, wenn Verletzungen der Aufklärungspflicht erfolgt sind.

Aufklärungspflicht!

Hier wäre insbesondere zu fragen, ob der Patient darauf hingewiesen werden muß, daß an ihm ein Arzneimittel eingesetzt wird, das in der Bundesrepublik nicht als Arzneimittel zugelassen wurde. Angesichts der erheblichen Weite, mit der die Rechtsprechung den Kreis der aufklärungspflichtigen Tatsachen umschreibt, dürfte zu empfehlen sein, bei Anwendung des Mittels den Patienten jeweils darauf hinzuweisen, daß eine solche Zulassung in der Bundesrepublik nicht stattgefunden hat.

Fazit

Aus medizinisch wissenschaftlicher Sicht und bei entsprechender Aufklärung bestehen auch aus strafrechtlicher Sicht keine Bedenken hinsichtlich der Anwendung von Metacholin im unspezifischen inhalativen Provokationstest.

Prof. Dr. R. Ferlinz, Dr. J. Schlegel
III. Medizinische Klinik, Schwerpunkt Pneumologie
der Universitätsklinik
Langenbeckstraße 1, D-55131 Mainz

Prof. Dr. jur. E. Samson
Institut für Umweltschutz-, Wirtschafts- und
Steuerstrafrecht der Christian-Albrechts-Universität
Neufeldtstraße, D-24118 Kiel

13.7 Zellulärer Antigenstimulationstest (CAST)

B. Wedi, A. Kapp

Der zelluläre Antigenstimulationstest CAST wird als Labortest zur Diagnostik von Allergien und Pseudoallergien propagiert und z.T. auch kommerziell angeboten. Andererseits herrscht meines Wissens weiterhin die Lehrmeinung, daß für Pseudoallergien kein verläßlicher Labortest existiert. Welche Bedeutung und Aussagekraft wird dem CAST zugestanden?

Sollte er vor einer oralen Provokation z.B. mit ASS durchgeführt werden?

Der zelluläre Allergenstimulationstest (CAST) wurde als zellulärer Assay von de Weck in die Allergiediagnostik eingeführt [4]. Im CAST werden Leukozytensuspensionen mit Interleukin-3 vorstimuliert und anschließend mit dem Allergen stimuliert. In den Überständen werden die daraufhin neu synthetisierten Sulfidoleukotriene (LTG_4, LTD_4, LTE_4) mit Hilfe eines ELISA bestimmt.

In der In-vitro-Diagnostik IgE-vermittelter Soforttypreaktionen besitzt der CAST als Mediatorassay eine dem Basophilen-Histamin-Freisetzungstest (BHFT) ähnliche Bedeutung [5]. Da der CAST im Gegensatz zum BHFT jedoch keinen gespeicherten, sondern einen neusynthetisierten Mediator bestimmt, wird hier ein anderer immunologischer Mechanismus beleuchtet.

Immunologische Grundlagen

Im Gegensatz zu den IgE-vermittelten allergischen Reaktionen gelten pseudoallergische Reaktionen (PSAR) als nicht immunologisch vermittelt. Sie werden häufig durch nichtsteroidale Antiphlogistika ausgelöst. Die klinisch nicht von allergischen Soforttypreaktionen zu unterscheidenden PSAR, zu denen insbesondere Patienten mit chronischer Urtikaria und Asthma bronchiale neigen, werden bisher durch eine einfach bzw. doppelblinde placebokontrollierte orale Provokationstestung mit den verdächtigen Substanzen diagnostiziert. Im eigenen Patientenkollektiv der Urtikariasprechstunde fanden sich bei 99 Patienten 15% PSAR auf Acetylsalicylsäure (ASS), in Einzelfällen auch auf Nahrungsmitteladditiva [9].

Bei PSAR gegenüber ASS sowie anderen Cyclooxygenasehemmern sind nach der oralen Provokation erhöhte Leukotrienspiegel im Serum und Urin nachgewiesen worden. Ein Shift im Arachidonsäuremetabolismus vom Cyclooxygenase in den Lipoxygenaseweg wird daher bei pseudoallergischen Reaktionen diskutiert [6].

Modifikationen

Wir konnten zeigen, daß mit Hilfe eines modifizierten CAST-Protokolls bei Patienten mit durch orale Provokationstestung gesicherter ASS-Pseudoallergie tatsächlich in Leukozytensuspensionen signifikant erhöhte Sulfidoleukotrienspiegel im Vergleich zu ASS-toleranten Individuen nachweisbar sind [2, 3, 7, 8, 10]. Für diese erhöhte Freisetzung war jedoch eine Modifikation des kommerziell erhältlichen CAST-Protokolls erforderlich, und zwar die zusätzliche Stimulation mit dem Komplementspaltprodukt C5a. Überraschenderweise war die Stimulation mit dem Pseudoallergen ASS für das Testergebnis irrelevant [3, 7, 8]. Bei Patienten mit gesicherter Pseudoallergie konnten wir und andere mit dem kommerziell erhältlichen CAST, d.h. lediglich Vorstimulation der Leukozytensuspension mit Interleukin-3 und Stimulation mit ASS oder anderen Analgetika oder Additiva keine signifikante Sulfidoleukotrienfreisetzung im Vergleich zu Kontrollen feststellen [1, 3, 7, 8].

Diagnostische Bedeutung

Aus unserer Sicht kann mit Hilfe des modifzierten CAST bei ASS-Pseudoallergikern eine vermehrte Reagibilität von basophilen Leukozyten auf inkomplette Basophilenagonisten (C5a, aber auch fMLP und PAF) nachgewiesen werden [7, 8, 10]. Ob diese vermehrte Reagibilität ASS-spezifisch ist, oder ob sie möglicherweise auch bei Pseudoallergien gegenüber anderen Analgetika und Additiva vorliegt, ist derzeit Gegenstand weiterer Untersuchungen. Unsere Ergebnisse zeigen darüber hinaus, daß das CAST-Ergebnis von dem Zeitpunkt der letzten Exposition, der Krankheitsaktivität sowie der Einnahme von Antihistaminika und Steroiden beeinflußt wird [7, 8]. Untersuchungen an einem größeren Kollektiv sind daher erforderlich und werden auch derzeit im Rahmen in einer Multizenterstudie geplant.

CAST kann die bisherige Diagnostik nicht ersetzen!

Unter Berücksichtigung dieser Erkenntnisse kann das modifzierte CAST-Protokoll (Stimulation mit C5a, evtl. auch PAF, fMLP) die bisherige Diagnostik pseudoallergischer Reaktionen ergänzen aber nicht ersetzen. Erwähnenswert ist, daß insgesamt bei den Arzneimittelreaktionen, z.B. auch bei der Diagnostik der Spättypreaktionen (Lymphozytentransformationstest), kein 100%ig zuverlässiges In-vitro-Testverfahren zur Verfügung steht. Für die Pseudoallergien könnten weiterführende Untersuchungen bezüglich des Pathomechanismus der vermehrten Reagibilität basophiler Granulozyten langfristig zur Entwicklung eines zuverlässigeren In-vitro-Testverfahrens führen. Dies ist insbesondere erforderlich, da der bisherige diagnostische Goldstandard, die stationär durchgeführte orale Provokationstestung, risikoreich und aufwendig ist und das Ergebnis ebenfalls stark von der aktuellen Krankheitsaktivität, der Psyche des Patienten und der Einnahme weiterer Medikamente abhängt.

Literatur

1. Brunner B, Eberlein-König B, Przybilla B (1996) Histamine and sulfidoleukotriene (SL) release from peripheral blood leukocytes (PBL) of patients with anaphylactoid reactions provoked by acetylsalicyclic acid (ASA). J Allergy Clin Immunol 97: 344 (Abstr.)

2. Czech W, Kapp A (1994) Erarbeitung von Verfahren zur in vitro Diagnostik bei pseudoallergischen Reaktionen auf Nahrungsmittel-Additiva. Jahresbericht 3. Statuskolloquium PUG, Kernforschungszentrum Karlsruhe
3. Czech W, Schöpf E, Kapp A (1995) Release of sulfidoleukotrienes in vitro: its relevance in the diagnosis of pseudoallergy to acetylsalicylic acid. Inflamm Res 44: 291-295
4. De Weck AL, Stadler BM, Urwyler A, Wehner HU, Bühlmann RP (1993) Cellular allergen stimulation test (CAST) - a new dimension in allergy diagnostics. Allergy Clin Immunol News 5: 9-14
5. Sanz ML, Prieto I, Oehling A (1995) The histamine release test as an importart complement to the diagnosis of allergic diseases. ACI News 7: 56-61
6. Van Arsdel PP (1984) Aspirin idiosyncracy and tolerance [Editorial]. J Allergy Clin Immunol 73: 889-891
7. Wedi B, Elsner J, Kapp A (1996) In vitro diagnostic of pseudo-allergic reactions - new aspects. Allergy Clin Immunol Intern 8: 113-115
8. Wedi B, Kapp A (1996) Erarbeitung von Verfahren zur in vitro Diagnostik bei pseudoallergischen Reaktionen auf Nahrungsmittel-Additiva - Teil B. Jahresbericht 5. Statuskolloquium PUG, Kernforschungszentrum Karlsruhe
9. Wedi B, Wagner S, Werfel T, Manns MP, Kapp A (1998) Prevalence of Helicobacter pylori associated gastritis in chronic urticaria. Int Arch Allergy Immunol 116: 288-294
10. Wedi B, Kapp A (1998) In-vitro Diagnostik der Acetylsalicylsäure-Pseudoallergie. In: Garbe, Rassner (Hrsg) Dermatologie – Leitlinien und Qualitätssicherung für Diagnostik und Therapie. Springer, Berlin Heidelberg New York S 128-131

Dr. Bettina Wedi, A. Kapp
Klinik und Poliklinik für Dermatologie und Venerologie der Medizinischen Hochschule Hannover
Ricklinger Straße 5, D-30449 Hannover

13.8 Korrekte Blutdruckmessung

M. Tepel

Wie beeinflußt der Oberarmumfang bei der nicht-invasiven Messung des arteriellen Blutdrucks die gemessenen Werte?

Aus epidemiologischen Kohortenstudien (Langzeitstudien) ist ein signifikanter Zusammenhang zwischen der Blutdruckhöhe und kardiovaskulären Erkrankungen wie apoplektischer Insult, koronare Herzerkrankung, Herzinsuffizienz oder Claudicatio intermittens belegt worden [9]. Auch die Gesamtmortalität steigt mit den Blutdruckwerten kontinuierlich an. Ein bestimmter Schwellenwert existiert nicht. Die Bestimmung des „richtigen" Blutdruckwertes erscheint daher umso wichtiger.

Vorteile der nicht-invasiven Blutdruckmessung

Die invasive Messung des arteriellen Blutdrucks über eine direkte Kanülierung der Arteria radialis ist Sondersituationen wie dem Monitoring des Blutdrucks auf einer Intensivstation oder experimentellen Bedingungen vorbehalten. Die nicht-invasive Blutdruckmessung mit einem Sphygmomanometer nach der Methode von Riva-Rocci/Korotkoff wird dagegen als leicht praktikables, ausreichend reproduzierbares Verfahren angesehen [4]. Wegen der einfachen Durchführbarkeit ist darüberhinaus ein Vergleich der in Praxis oder Klinik bestimmten Blutdruckwerte („office blood pressure") mit den notwendigen Blutdruck-Selbstmessungen durch den Patienten oder durch medizinisches Hilfspersonal möglich.

Probleme bei der nicht-invasiven Blutdruckmessung

Die Aussagekraft der nicht-invasiven Blutdruckmessung kann durch eine Reihe von Faktoren limitiert sein [3, 8, 13]:

- Die Druckwerte, die durch die nicht-invasiven Blutdruckmeßverfahren gewonnen werden, entsprechen nicht in jedem Fall den invasiv gemessenen Werten.
- Die Veränderungen von systolischen und diastolischen Blutdruckwerten können von Minute zu Minute mehr als 5 mmHg betragen.
- Der Einfluß der Person, die den Blutdruck mißt, ist nicht nur als sogenannter „white-coat" Effekt bekannt, sondern erstreckt sich auch auf Meßfehler durch Rundung der Meßwerte, Werte-Präferenzen oder schwierige Bestimmung des Schwellenwertes, z.B. durch Schwerhörigkeit.
- Die Korotkoff-Geräusche können durch die Veränderungen der elastischen Gefäßwandeigenschaften beeinflußt werden, was die Erkennung der Geräusche erschweren kann.
- Die Reflexion von Pulswellen kann artefizielle Geräusche hervorrufen, die eine Bestimmung der Korotkoff-Geräusche erschwert.
- Eine sogenannte auskultatorische Lücke, d.h. ein kurzzeitiges Verschwinden der Korotkoff Geräusche nach Unterschreitung des systolischen Blutdrucks, führt zur möglichen Unterschätzung des systolischen oder Überschätzung des diastolischen Blutdrucks.

Der Einfluß des Oberarmumfangs auf die korrekte Bestimmung des arteriellen Blutdrucks stellt ein weiteres Problem bei der nicht-invasiven Blutdruckmessung dar [10]. Generell sollte die Breite/Länge des aufblasbaren Gummiteils der Manschette etwa 40% / 80% des Armumfangs betragen, um „richtige" arterielle Blutdruckwerte zu bestimmen.

Die Benutzung einer zu schmalen Manschette führt zu einer Überschätzung des systolischen und diastolischen Blutdrucks.

Bei der Benutzung einer Standard-Manschette von 12 × 23 cm (anstelle einer dem Oberarmumfang angepaßten Manschette von 15 x 30 cm) wird der systolische Blutdruck um 4 mmHg, der diastolische Blutdruck um 3 mmHg überschätzt [5]. Bei der Benutzung einer Standard-Manschette (anstelle einer dem Oberarmumfang angepaßten Manschette) werden der systolische und diastolische Blutdruck bei Männern um 2 bis 6 mmHg und bei Frauen um 3 bis 4 mmHg überschätzt [14]. Die Einführung von Korrekturverfahren zur Anpassung der abgelesenen Blutdruckwerte durch Berücksichtigung der Weichteildicke hat sich dagegen in der Praxis nicht durchgesetzt. Ursächlich dafür ist, daß die Einfachheit und Vergleichbarkeit der Methode (Messungen durch Patienten, medizinisches Hilfspersonal, Ärzte, Anwendung als Screening-Untersuchung etc.) durch die Einführung von Korrekturfaktoren erschwert wird, da immer die gleichzeitige Angabe des Korrekturfaktors notwendig wäre. Zur Langzeitverlaufskontrolle bei ein und demselben Patienten spielen Veränderungen des Oberarmumfangs normalerweise keine Rolle.

Korrekte Blutdruckmessung

Eine routinemäßige, konventionelle, nicht-invasive Blutdruckmessung mit einer handelsüblichen Blutdruckmanschette und einem Stethoskop sollte entsprechend den Empfehlungen der American Heart Association [1,7] und der Deutschen Liga zur Bekämpfung des hohen Blutdruckes, Deutsche Hypertonie Gesellschaft [6], durchgeführt werden.

Tabelle 1. Die Breite/Länge des aufblasbaren Gummiteils der Manschette sollte ca. 40% / 80% des Armumfangs betragen. Bei entsprechender Manschettengröße muß keine Korrektur der abgelesenen Werte durch Berücksichtigung der Weichteildicke erfolgen.

Patient	Oberarmumfang	aufblasbarer Gummiteil der Manschette
Erwachsener	< 33 cm	12 × 23 bis 24 cm
	33 bis 41 cm	15 × 30 cm
	> 41 cm	18 × 36 cm
Kind		8 × 13 cm
Kleinkind		5 × 8 cm

Die korrekte Blutdruckmessung umfaßt folgende Punkte:

- Patient sitzend in Ruhe für 10 Minuten in entspannter Haltung
- Ausschluß von Fieber, Schmerzen, akuter Symptomatik, kein Nikotin, kein Alkohol
- Bildung des Mittelwertes aus drei aufeinanderfolgenden Messungen, Messungen an mindestens 3 verschiedenen Tagen zu verschiedenen Tageszeiten zur Etablierung der Diagnose „Hypertonie"
- Lagerung der Ellenbeuge und des leicht gebeugten Unterarms auf Herzhöhe
- enges, aber nicht abschnürendes Anlegen der luftleeren Manschette, so daß der Unterrand etwa 25 mm oberhalb der Ellenbeuge endet, Kleidung oberhalb der Manschette darf nicht abschnüren, der aufblasbare Gummiteil der Manschette liegt über der A. brachialis
- Benutzung einer Standard-Blutdruckmanschette, Anpassung der Größe des aufblasbaren Gummiteils an den Oberarmumfang entsprechend Tabelle 1.
- Aufpumpen der Manschette unter Palpation des Radialispulses bis auf einen Wert, der etwa 30 mmHg oberhalb des Radialis-Verschlußdrucks liegt
- langsames Ablassen des Manschettendrucks mit einer Geschwindigkeit von etwa 3 mmHg/Sekunde
- Auskultation der Korotkoff-Geräusche über A. brachialis
- Ablesen der Druckwerte auf 2 mmHg genau
- Ablesen des systolischen Blutdrucks beim ersten Auftreten des Korotkoff-Geräusches („Phase 1")
- Ablesen des diastolischen Blutdrucks beim völligen Verschwinden des Korotkoff-Geräusches („Phase 5")
- Ausnahme: Ablesen des diastolischen Blutdrucks beim deutlichen Leiserwerden des Korotkoff-Geräusches („Phase 4") in der Gravidität oder bei Patienten mit Korotkoff-Geräuschen <40 mmHg
- eine auskultatorische Lücke wird durch gleichzeitige Palpation des Radialispulses erkannt
- völlige Druckentlastung der Blutdruckmanschette
- Wiederholungsmessung am ipsilateralen Arm nach einer Pause von mindestens 2 Minuten
- Messung des Blutdrucks am kontralateralen Arm
- signifikante Seitendifferenzen zwischen den Armen bei Erwachsenen betragen >20 mmHg systolisch oder >15 mmHg diastolisch

Langzeit-Blutdruckmessung

Bei der 24-Stunden-Langzeit-Blutdruckmessung (ambulante Blutdruck-Langzeit-Messung, ABDM) werden Geräte mit auskultatorisch oder oszillometrisch (Bestimmung von Schwingungen/Pulswellen des arteriellen Blutflusses bei abfallendem Manschettendruck) messenden Systemen verwendet. Die technischen Aspekte und die Beeinflussung der Messungen durch Manschettengröße, Bewegungen, Körperhaltung und kurzzeitige Blutdruckvariabilität wurden kürzlich zusammengefaßt dargestellt [15].

Die üblichen Abmessungen des aufblasbaren Gummiteils der Standard-Manschette für die Geräte der 24-Stunden-Langzeit-Blutdruckmessung entsprechen mit 12 x 24 cm den Empfehlungen der American-Heart-Association [7] für Oberarm-Umfänge bis 33 cm. Die Geräte für die 24-Stunden- Langzeit-Blutdruckmessung sollten jedoch mit mindestens 3 verschiedenen Manschettengrößen ausgerüstet sein: kleine Manschetten bis 22 cm Oberarmumfang, Standard-Manschetten für 22 bis 33 cm und große Manschetten über 33 cm Oberarmumfang. Bei Benutzung einer an den Oberarmumfang angepaßten Manschette ist dann keine Korrektur der abgelesenen Blutdruckwerte vorgesehen. Hinsichtlich der Auswertung und Normwerte der 24-Stunden-Langzeit-Blutdruckmessung wird auf die entsprechende Literatur verwiesen [2, 11, 12].

Als Anhaltspunkt für einen Normalbefund bei der 24-Stunden-Langzeit-Blutdruckmessung gelten Tagesmittelwerte unter 136/84 mmHg und ein Abfall der nächtlichen systolischen und diastolischen Blutdruckmittelwerte um etwa 15%. Tagesmittelwerte oberhalb von 145/87 mmHg gelten als manifeste arterielle Hypertonie.

Wichtig erscheint der Hinweis, daß diese Anhaltswerte der 24-Stunden-Langzeit-Blutdruckmessung bei speziellen Gruppen wie älteren Patienten oder Schwangeren oder unter besonderen Bedingungen, wie sportliche Belastungen, nicht anzuwenden sind.

Literatur

1. American Heart Association (1980) Recommendations for human blood pressure determination by sphygmomanometers. Circulation 62: 114A–115A
2. Baumgart P (1992) Die ambulante 24-Stunden-Blutdruckmessung. Indikation, Durchführung, Auswertung, Relevanz, Aufwand und Nutzen. Nieren Hochdruckkrh 6: 223–228
3. Bruce NG, Shaper AG, Walker M, Wannamethee G (1988) Observer bias in blood pressure studies. J Hypertens 6: 375–381
4. Campbell NRC, Chockalingam A, Fodor JG, McKay DW (1990) Accurate, reproducible measurement of blood pressure. Can Med Assoc J 143: 19–24
5. Croft PR, Cruickshank JK (1990) Blood pressure measurement in adults: large cuffs for all? J Epidemiol Commun Health 44: 170–173
6. Deutsche Liga zur Bekämpfung des hohen Blutdruckes, Deutsche Hypertonie Gesellschaft (1989) Empfehlungen zur Blutdruckmessung
7. Frohlich ED, Grim C, Labarthe D, Maxwell MH, Perloff D, Weidman WH (1988) Recommendations for human blood pressure determination by sphygmomanometers. Hypertension 11: 210A–222A
8. Graettinger WF, Lipson JL, Cheung DG, Weber MA (1988) Validation of portable noninvasive blood pressure monitoring devices: comparisons with intra-arterial and sphygmomanometer measurements. Am Heart J 116: 1155–1169
9. Kannel WB (1991) Office assessment of coronary candidates and risk factor insights from the Framingham study. J Hypertens 9: 13–19
10. Karvonen MJ, Telivuo LJ, Jarvinen EJK (1964) Sphygmomanometer cuff size and accuracy of indirect blood pressure measurement. Am J Cardiol 13: 668–693
11. Middeke M (1992) Ambulante Blutdruck-Langzeitmessung (ABDM). Thieme, Stuttgart
12. O'Brien E, Mee F, Atkins N, O'Malley K (1991) Accuracy of the SpaceLabs 90207 determined by the British Hypertension Society Protocol. J Hypertens 9: 573–574
13. Pannarale G, Bebb G, Clark S, Sullivan A, Foster C, Coats AJS (1993) Bias and variability in blood pressure measurement with ambulatory recorders. Hypertension 22: 591–598
14. Sprafka JM, Strickland D, Gomez-Marin O, Prineas RJ (1991) The effect of cuff size on blood pressure measurement in adults. Epidemiology 2: 214–217

15. Staessen JA, Fagard R, Thijs L, Amery A (1995) A consensus view of the technique of ambulatory blood pressure monitoring. The Fourth International Consensus conference on 24 Hour Ambulatory Blood Pressure Monitoring. Hypertension 26: 913–918

Priv.-Doz. Dr. M. Tepel
Medizinische Klinik I,
Universitätsklinik Marienhospital der Ruhr-Universität
Hölkeskampring 40, D-44625 Herne

13.9 Rechtliche Folgen einer histologischen Fehldiagnose

G. Geserick

Von einem Gastroenterologen wurde eine Biopsie aus einem Magengeschwür entnommen. Die histologische Diagnose eines Pathologen stellte ein Karzinom fest. Daraufhin wurde eine Gastrektomie durchgeführt. Die Untersuchung des Operationspräparates und eine referenzpathologische Untersuchung konnten kein Karzinom nachweisen. Wer ist für die unnötige Operation verantwortlich?

Muß prinzipiell eine zweite histologische Diagnostik veranlaßt werden?

Was ist zu unternehmen, um eine Verwechslung der Präparate auszuschließen?

Aufgrund der vorliegenden Schilderung muß eine Gesundheitsschädigung (Gastrektomie) aufgrund einer ärztlichen Fehlleistung (histologische Fehldiagnose oder Präparateverwechslung, damit Fehlen einer Indikation zur Operation) angenommen werden. Damit liegen die juristischen Voraussetzungen für eine strafrechtliche Verurteilung (Tatbestand der Körperverletzung § 230 StGB) und/ oder zivilrechtliche Haftung (Schadensausgleich § 823 BGB, Schmerzensgeld § 847 BGB) vor, wenn ein Verschulden (zumindest Fahrlässigkeit § 15 StGB, § 276 BGB) zu dem Schaden führte.

Damit ist schon gesagt: Verantwortlich für eine unnötige Operation wäre derjenige, der eine Fehldiagnose verschuldet hätte.

Diese Frage ist aber aus dem formulierten Sachverhalt nicht zu klären. Theoretisch wäre erstens denkbar, daß der für die Biopsie verantwortliche Gastroenterologe (oder seine Mitarbeiter) eine falsche Probe an den Pathologen einsandte. Zweitens ist an die Möglichkeit der Probenverwechslung in der Verantwortung des untersuchenden Pathologen zu denken. Drittens könnte an dem richtigen Präparat eine falsche Diagnose (histologische Fehldiagnose) gestellt worden sein. Hierzu schreiben Friemann und Müller [3]: „Pathologen können selbst zur Verursachung iatrogener Schäden beitragen, indem z.B. eine folgenschwere Karzinomdiagnose ohne ausreichende gewebliche Grundlage gestellt wird (Überdiagnostik)".

Zu einer Meldung oder Selbstanzeige ist der Pathologe auch beim Erkennen der Fehldiagnose mit Schadensfolge nicht verpflichtet – wie dies auch für andere Ärzte gilt. Eine frühzeitige Information der beteiligten Ärzte und des betroffenen Patienten unter gleichzeitiger Benachrichtigung der Haftpflichtversicherung wird aber als besserer Weg empfohlen [5].

Auf jeden Fall sollten die Beweisunterlagen (Proben, Dokumentation) gesichert werden, da sonst im Haftungsprozeß der Pathologe durch eine Beweislastumkehr in eine schlechte Position gerät.

Cyran [1] und Doerr [2] geben Beispiele für Fehldiagnosen von Pathologen an Biopsiematerial, darunter auch mit falscher Neoplasma-Diagnose [2]. An gleicher Stelle referiert Hagedorn [4] über Fehldiagnosen und ihre Rechtsfolgen. Er spricht sich dafür aus, daß ein behandelnder Arzt (hier Allgemeinmediziner) gelieferte Diagnosen z.B. eines Laborarztes grundsätzlich übernehmen darf. Dies gelte für Diagnose-Irrtümer von Fachärzten, zu denen ein Patient überwiesen wurde, wenn der Untersuchungsauftrag zur Stellung der richtigen Diagnose ausreichend war.

So ist auch im konkreten Fall bei dem operierenden Chirurgen keine Verantwortlichkeit zu sehen, denn er führte aus seiner Sicht mit der histologischen Diagnose „Karzinom" bei einem Patienten mit einem gastroenterologisch verdächtigen Magenbefund (Ulkus) eine indizierte Gastrektomie (offenbar sachgerecht) durch.

Zusammenarbeit von Fachdisziplinen

Der geschilderte Fall ist ein wichtiges Beispiel für die arztrechtlichen Probleme bei der Zusammenarbeit verschiedener Fachdisziplinen. Dieses Thema wird häufiger für klinische Fächer diskutiert, sicher am häufigsten für die in enger Nachbarschaft kooperierenden Fächer Chirurgie und Anaesthesiologie [10, 12, 13].

Vertrauensgrundsatz

Die moderne Medizin hat mehr und mehr zu fachlicher Spezialisierung geführt. Es macht dabei keinen Sinn, daß sich die Spezialisten (Fachärzte) gegenseitig regelmäßig überprüfen und kontrollieren. Moderne Hochleistungsmedizin ist nur auf der Basis einer strikten Arbeitsteilung möglich, diese erfordert wiederum eine enge Zusammenarbeit auf der Basis des Vertrauensgrundsatzes, d.h. unabhängig und weisungsfrei. Hierfür gibt es den Begriff der „horizontalen Arbeitsteilung", gemeint ist die gleichwertige und gleichberechtigte Zusammenarbeit zwischen Fachärzten bzw. -abteilungen unterschiedlicher Fachrichtungen (gemäß Definition in der Weiterbildungsordnung).

Der Vertrauensgrundsatz ermöglicht eine Zusammenarbeit, in der jeder Partner die volle ärztliche und rechtliche Verantwortung für seinen Teil (für sein Fachgebiet) zu tragen hat. Das schließt nicht aus, daß wichtige Befunde für die Übernahme in die eigene Arbeit plausibel sein müssen. Der Vertrauensgrundsatz gilt nämlich nur so lange, wie nicht Widersprüche oder Mängel bzw. Gefahren (durch fehlende Qualifikation oder konkrete Leistungen des Partners) erkennbar sind. Zu den Grenzen des Vertrauensgrundsatzes bei Lilie [8].

Für den konkreten Fall heißt das, die Kliniker dürfen der histologischen Diagnose des Pathologen vertrauen, wenn sie plausibel ist und die Qualifikation sowie bisherigen Leistungen des Pathologen keinen Grund zum Mißtrauen gaben. Für eine prinzipielle zweite histologische Untersuchung gibt es keine rechtliche Grundlage.

Vorbeugung

Bedeutsam ist aber die Frage nach vorbeugenden Maßnahmen der Qualitätssicherung und -kontrolle. Hierfür werden ständiges klinik- bzw. institutsinternes Selbsttraining, Fortbildung und Falldiskussionen gefordert. Daneben sind technisch alle Schritte der „Input-Phase" (von der Probenentnahme bis zum Mikroskopieren) wie der „Output-Phase" (Befundniederschrift und -übermittlung) zu optimieren. Erfahrungsgemäß werden hier meist organisatorische Fehler gemacht. Damit sind Probleme der Anleitung und Kontrolle von Mitarbeitern sowie organisatorische Sicherungsmaßnahmen in den Arbeitsbereichen gefordert (z.B. Definition und Dokumentation von Arbeitsbereichen). In Einrichtungen wie Krankenhäusern hat der Träger hierfür eine Verantwortung, bei sog. Organisationsverschulden haftet er für Schäden [6,9].

Für die Frage, ob eine Fehldiagnose vermeidbar war, müssen die grundsätzlichen Schwierigkeiten bei der bioptischen Diagnostik berücksichtigt werden: Es gibt häufig Grenz- oder Zwischenbefunde, nicht immer sind diagnostische Standards für „falsch" oder „richtig" vorhanden [11]. Auch wird das Ausgangsmaterial nach Qualität und Quantität variieren. Besonders schwierig sind Schnellschnitt-Diagnosen. Die Fehlerbreite wird hierfür mit 3,5% angegeben, darunter „falsch-positive" mit 0,12-0,2% [11]. Gerichtliche Konsequenzen scheinen aber selten zu sein. So fanden wir in der umfangreichen Fallsammlung von Kuntz [7] nicht einen vergleichbaren Fall.

Schließlich tragen auch der Patient (mit seinen Angaben zur Anamnese, zum Beschwerdebild u.a.) wie der behandelnde Arzt (Operationsbefund, Anamnese, bisheriger Verlauf u.a.) durch ihre Informationen an den Pathologen eine gewisse Mitverantwortung.

Klärung durch DNA-Analytik

Für die Klärung von Behandlungsfehlern infolge von Befund- oder Probenverwechslungen gibt es die modernen Methoden der DNA-Analytik. Diese gestattet auch an geringen Probenmengen mit PCR-Techniken die individuelle Zuordnung der Probe zu einem bestimmten Patienten. In der forensischen Spurenkunde erfahrene rechtsmedizinische Institute sind hierzu in besonderer Weise befähigt. Auch an unserem Institut haben wir in den letzten Jahren mehrere derartige Fälle klären können – übrigens immer auf Wunsch einer Klinik. Dies ist ganz sicher im Interesse des betroffenen Patienten. Wünschenswert wäre natürlich die vollständige Verhütung solcher Fehler.

Literatur

1. Cyran W (1992) Vermeidbare Behandlungsfehler des Arztes. Fischer, Stuttgart Jena New York
2. Doerr W (1987) Fehldiagnosen aus der Sicht des klinischen Pathologen. In: Schrömbgens H-H (Hrsg) Die Fehldiagnose in der Praxis. Hippokrates Verlag, Stuttgart
3. Friemann J, Müller KM (1996)Schäden aus pathologisch-anatomischer Sicht. In: Fritze E (Hrsg) Die ärztliche Begutachtung. Steinkopff, Darmstadt
4. Hagedorn M (1987) Fehldiagnosen und ihre Rechtsfolgen. In: Schrömbgens H-H (Hrsg) Die Fehldiagnose in der Praxis. Hippokrates, Stuttgart
5. Janssen W (1984) Rechtsfragen in Verbindung mit Leichenschau, Sektion und bioptischer Diagnostik. In: Remmele W (Hrsg) Pathologie Bd 1. Springer, Berlin Heidelberg New York Tokyo
6. Krieshammer G, Theußen U (1995) Die „gerichtsfeste" Organisation des Krankenhausbetriebes. Erscheinungsform, Diagnose, Therapie. Dtsch Ärzteblatt 92: C317-C319
7. Kuntz K (1997) Arzthaftungsrecht. Sammlung von Entscheidungen. Luchterhand, Neuwied
8. Lilie H (1985) Haftung für Diagnosefehler. Dtsch Med Wschr 110: 1906-1909

9. Narr H, Rehborn M (1991) Arzt - Patient - Krankenhaus. Beck-Rechtsberater, Deutscher Taschenbuch Verlag
10. Ratzel R (1994) Fachgebietsgrenzen bei der Erbringung von Laborleistungen. Med R H1: 4-6
11. Remmele W (1984) Einführung in die bioptische Diagnostik. In: Remmele W (Hrsg) Pathologie, Bd 1. Springer, Berlin Heidelberg New York Tokyo
12. Seehafer W (1991) Der Arzthaftungsprozeß in der Praxis. Springer, Berlin Heidelberg New York
13. Weißauer W (1991) Die Zusammenarbeit in der operativen Medizin aus der Sicht des Juristen. Anästhesiol Intensivmed 8: 228-230

Prof. Dr. G. Geserick
Institut für Rechtsmedizin, Medizinische Fakultät der Humboldt-Universität Berlin
Hannoversche Straße 6, D-10115 Berlin

13.10 Saures Blut durch Streß?

P.E. Petrides

Es heißt heute bekanntlich bei jeder Gelegenheit, wenn man sich ärgert oder unmutig ist „ich bin sauer oder sogar stinksauer". Kann sich der pH-Wert im Blut durch psychische Einflüsse nach der sauren Seite verschieben?

Oder was steckt hinter dieser Redensart, die ja nicht erst neuerdings erfunden wurde, sondern alte Volkserfahrungen widerspiegelt?

Daß man bei Ärger oder Unmut „sauer" wird, ist bereits im Alten Testament erwähnt: in Moses, 1.14 wird berichtet, „die Ägypter machen den Kinder Israels das Leben sauer". Redensarten wie diese drücken in der Regel allgemeingültige Sätze aus, die auf Erfahrungen des täglichen Lebens oder am eigenen Leib beruhen.

Blut-pH-Wert unter Streß

Da Änderungen des Blut-pH-Wertes von uns nicht wahrgenommen werden, ist es unwahrscheinlich, daß sie dieser Redensart zugrundeliegen. Ein hochentwickeltes System an Puffern hält den pH-Wert in den Flüssigkeiten unseres Körpers innerhalb bestimmter Grenzen konstant [1]. Mit dem Leben vereinbar sind eine Vervierfachung der Protonenkonzentration (Abfall des pH-Wertes auf 6,8) bzw. eine Halbierung (Anstieg des pH-Wertes auf 7,7). Psychischer Streß kann zwar den pH-Wert des Blutes beeinflussen, verursacht aber keine Azidose, sondern durch eine Stimulierung des Atemzentrums über eine vermehrte Abatmung von Kohlendioxid eine Alkalose.

Auch die Geschmackserfahrung der Magensäure liefert keine einleuchtende Erklärung für das „sauer werden". Seit den

Untersuchungen von Pavlow ist zwar bekannt, daß psychische Einflüsse die Magensaftsekretion beeinflussen (kephale Phase): Aggressionen und Streß können sekretionssteigernd, Wut, Schmerz, Angst und Trauer dagegen sekretionshemmend wirken [3]. Aber erst die Regurgitation von Säure in den Mund oder das saure Aufstoßen bei der Refluxkrankheit, die zumeist von Sodbrennen begleitet ist, lassen uns die pH-Verhältnisse im Magen erfahren.

Die Redensart, sauer oder stinksauer zu sein, dürfte demnach am ehesten mit unseren Geschmacks- und Geruchssinnen in Verbindung stehen. Bereits das Neugeborene zeigt die gleichen Lust- bzw. Unlustreaktionen auf Geschmacksstoffe der vier Grundqualitäten sauer, süß, salzig und bitter wie Erwachsene: es schaut „sauer", macht eine bittere Miene oder lächelt süß.

Aber ebenso wie die Physiologie und Biochemie unseres gesunden und kranken Organismus bedarf auch die Erklärung unseres Redensartenschatzes weiterer Forschung [2].

Literatur

1. Petrides PE (1998) Säure-Basen-Haushalt. In: Löffler G, Petrides PE Biochemie und Pathobiochemie. 6. Auflage. Springer, Heidelberg S 932–947
2. Röhrich L (1995) Lexikon der sprichwörtlichen Redensarten. Band 1–5. Herder, Freiburg S 1286
3. Schmidt RF, Thews G (1995) Physiologie des Menschen. 26. Auflage. Springer, Heidelberg S 823

Prof. Dr. P.E. Petrides
Medizinische Klinik und Poliklinik,
Abteilung Onkologie und Hämatologie
Schumannstr. 20/21, D-10117 Berlin